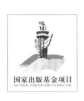
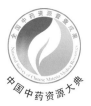

国家出版基金项目
NATIONAL PUBLICATION FOUNDATION

中国中药资源大典

"十三五"国家重点图书出版规划项目　　　全国中药资源普查项目
国家新闻出版改革发展项目　　　　　　　国家科技支撑计划专项
国家出版基金项目　　　　　　　　　　　国家重点研发计划政府间/港澳台重点专项
中央本级重大增减支项目　　　　　　　　内蒙古自治区科学技术协会科普图书专项
科技基础性工作专项　　　　　　　　　　科技基础资源调查专项

阴山
中蒙药资源图志

【 第一卷 】

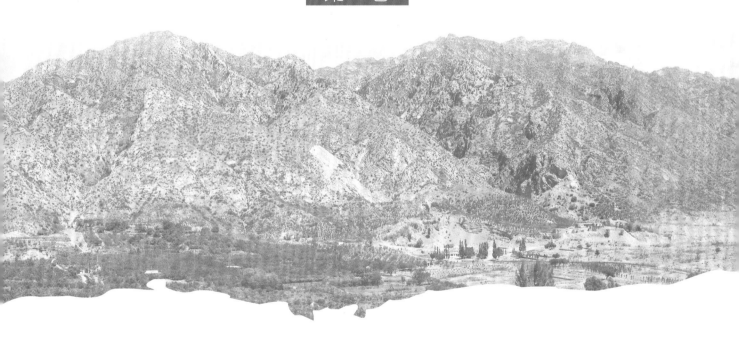

| 主 编 |

黄璐琦　李旻辉　阿古拉　张春红

海峡出版发行集团 | 福建科学技术出版社
THE STRAITS PUBLISHING & DISTRIBUTING GROUP | FUJIAN SCIENCE & TECHNOLOGY PUBLISHING HOUSE

图书在版编目（CIP）数据

阴山中蒙药资源图志 / 黄璐琦等主编. —福州：福建
科学技术出版社，2021.4
（中国中药资源大典）
ISBN 978-7-5335-6252-6

Ⅰ.①阴… Ⅱ.①黄… Ⅲ.①中药资源－中药志－内
蒙古 Ⅳ.①R281.4

中国版本图书馆CIP数据核字（2020）第194237号

书　　名　阴山中蒙药资源图志
　　　　　　中国中药资源大典
主　　编　黄璐琦　李旻辉　阿古拉　张春红
出版发行　福建科学技术出版社
社　　址　福州市东水路76号（邮编350001）
网　　址　www.fjstp.com
经　　销　福建新华发行（集团）有限责任公司
印　　刷　中华商务联合印刷（广东）有限公司
开　　本　889毫米×1194毫米　1/16
印　　张　118.75
插　　页　12
图　　文　1900码
版　　次　2021年4月第1版
印　　次　2021年4月第1次印刷
书　　号　ISBN 978-7-5335-6252-6
定　　价　1580.00元（全三卷）
　　　　　书中如有印装质量问题，可直接向本社调换

编委会

主　编

黄璐琦　李旻辉　阿古拉　张春红

副主编

伊乐泰　张重岭　张　娜　王　佳

编　委（按姓氏音序排列）

阿古拉	阿木古楞	巴格那	毕雅琼	布和巴特尔
常　虹	陈苏依勒	陈志军	额尔定达来	范　军
龚　雪	哈斯巴特尔	黄璐琦	侯兴坤	蒋林林
李彩峰	李富荣	李旻辉	李沁瑜	李　烨
马建军	满　达	孟　克	苗利平	那木汗
乔永胜	渠　弼	全瑞国	石贵荣	孙亚红
王聪聪	王　佳	王　宇	席琳图雅	许谨帆
杨　敏	伊乐泰	臧二欢	张艾华	张春红
张春杰	张　磊	张明旭	张　娜	张重岭

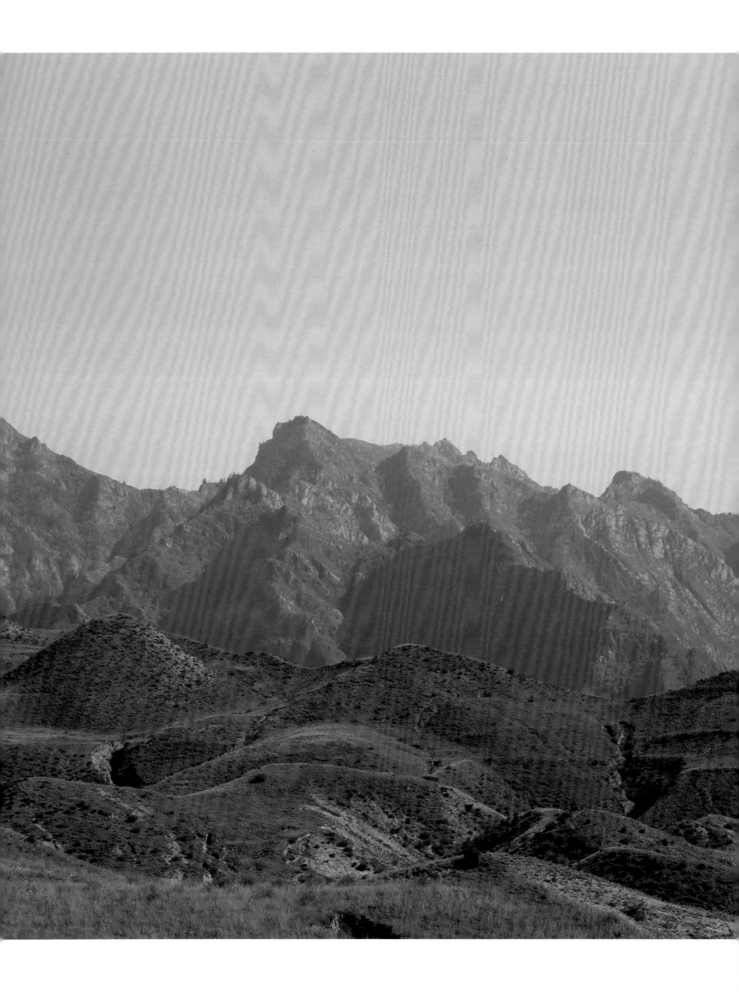

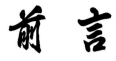

前　言

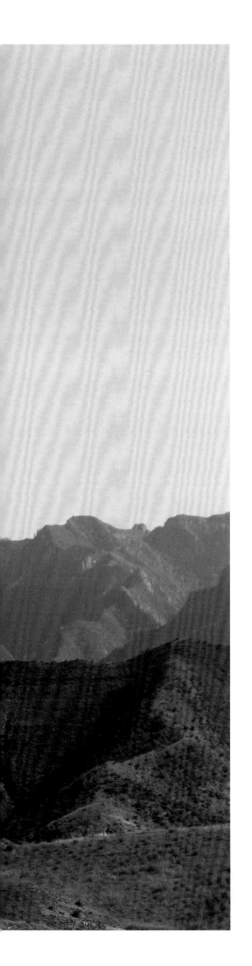

　　阴山（阴山山脉的简称）位于内蒙古自治区中西部，蒙古语名为达兰喀喇，意为"70个黑山头"。阴山东起多伦以西的滦河上游谷地，西端没入阿拉善高原东北部的亚玛雷克沙漠，南坡与黄土高原的河套平原接壤，北坡逐渐过渡到内蒙古高原；横跨东经109°16′~113°08′，北纬40°15′~41°37′地区，东西绵延长1200km，南北宽50~100km，平均海拔1800m；经过乌兰察布市（察哈尔右翼后旗、察哈尔右翼前旗、察哈尔右翼中旗、丰镇市、化德县、集宁区、凉城县、商都县、四子王旗、兴和县、卓资县）、呼和浩特市（和林格尔县、回民区、清水河县、赛罕区、土默特左旗、托克托县、武川县、新城区、玉泉区）、包头市（白云鄂博矿区、达尔罕茂明安联合旗、东河区、固阳县、九原区、昆都仑区、青山区、石拐区、土默特右旗）、巴彦淖尔市（磴口县、临河区、乌拉特后旗、乌拉特前旗、乌拉特中旗）、阿拉善盟（阿拉善左旗行政区）5个盟（市）35个旗（县、区），主要包括大青山、蛮汉山、乌拉山和狼山4大山体；东与冀北山地衔接，西与贺兰山、北大山、马鬃山相通，构成了一条环内亚干旱、半干旱区南缘的生态交错带。又阴山山脉地势起伏较大，南北气候差异明显，使阴山成为内蒙古暖温型气候和中温型气候的分界线，草原与荒漠草原的分界线，亦是农牧业分界线，其生态位置十分重要，是我国北方重要的生态屏障。

　　多变的地形地貌和独特的气候条件，造就了阴山地区富饶的自然资源，有白桦、青杨、山榆、杜松等优良的野生树种，后又增加了人工种植的油松、樟子松、落叶松等次生林资源，乔木、灌木和草本植物相互交错生长，山地、水生、沙生、草原、林下植物种类繁多，植被类型复杂多样的生态条件，为赤狐、雉鸡、鹌鹑、虎斑颈槽蛇、达乌尔猬等野生药用动物提供了良好的栖息环境，同时也是肉苁蓉、锁阳、麻黄、黄芪、甘草、

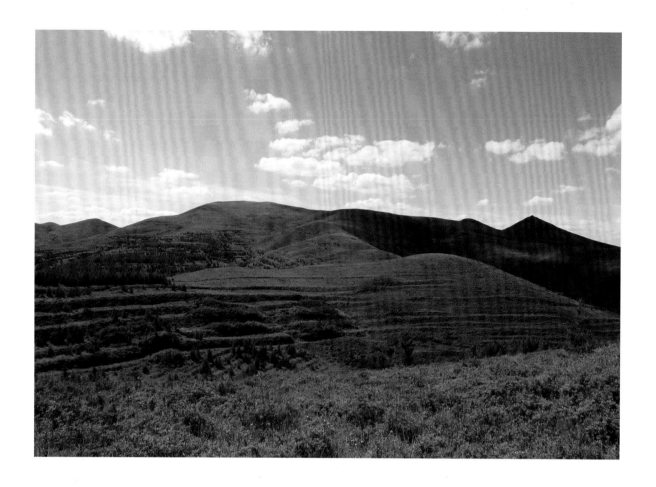

远志、赤芍、知母、山丹、金莲花等野生中药资源理想的生长地。

此外,阴山地区还是一个多民族聚居地。自古以来,汉族、蒙古族、匈奴、鲜卑、突厥、回鹘、契丹、党项、女真等众多民族在阴山地区生存繁衍,创造了十分丰富的物质文明和精神文明成果,形成了具有远古性、草原性、民族性、融合性特征的阴山文化。民族的多样性和文化的多元性沉淀了阴山地区特有的蒙医药及民间用药资源和习惯。且阴山地区作为古代草原丝绸之路的重要通道,早在元代便有医药的输出,以及东南亚、阿拉伯及欧洲等外来医药的传入。随着药物交易的扩大,外域药的大量输入,药物品种日益增多,药物知识更加丰富,药物理论逐步形成。

2012 年 9 月,内蒙古自治区开始第四次全国中药资源普查内蒙古自治区蒙中药资源普查试点工作的筹备工作。2013 年 5 月 30 日,内蒙古自治区卫生健康委员会(原内蒙古自治区卫生厅)下发《关于内蒙古自治区蒙中药材资源普查实施方案的通知》,正式启动包括阴山地区在内的普查工作。在国家中医药管理局、中国中医科学院中药资源中心、内蒙古自治区卫生健康委员会的组织和领导下,历经七载,探明了阴山地区中蒙药资源的种类、分布、流通、传统用药知识及重点中蒙药材的资源等情况。在此基础上,我们承担了《阴山中蒙药资源图志》(中国中药资源大典)的编写任务。

在中国中医科学院中药资源中心、内蒙古自治区卫生健康委员会、内蒙古自治区省级普查中心的支持下，我们组织了参加阴山地区第四次全国中药资源普查并担任技术指导的内蒙古科技大学包头医学院、内蒙古自治区中医药研究所、内蒙古民族大学、阿拉善盟蒙医医院、包头市蒙医中医医院、内蒙古医科大学、大兴安岭林业调查规划设计院等单位的专业技术人员组成编委会，参考了《内蒙古植物药志》《内蒙古中草药》《中华本草·蒙药卷》等有关资料，历时数年，完成了书稿的编写任务。在此，对参加阴山地区普查的队员及各位编委的辛勤付出和无私奉献，表示衷心的感谢。

《阴山中蒙药资源图志》分为总论、各论两部分。总论分为四章，主要介绍阴山地区的自然地理与社会经济概况、蒙医药文化资源概况、中蒙药资源普查概况及中蒙药资源概况；各论为全书的主体，分为三章，主要介绍阴山地区的药用植物资源、药用动物资源和药用矿物资源，全面系统地呈现阴山地区第四次中药资源普查工作的丰硕成果，共收录142科1206种药用植物资源、21科38种药用动物资源、4种药用矿物资源。书末附有常见蒙医学名词解释、第四次全国中药资源普查阴山地区蒙药资源名录，以便于读者更好地理解和运用蒙药知识。

本书从资料查阅、标本采集、照片拍摄到书稿编写完成，历经数载，倾注了编者大量的心血，但由于编者水平有限，书中难免有不妥之处，恳请读者批评指正。

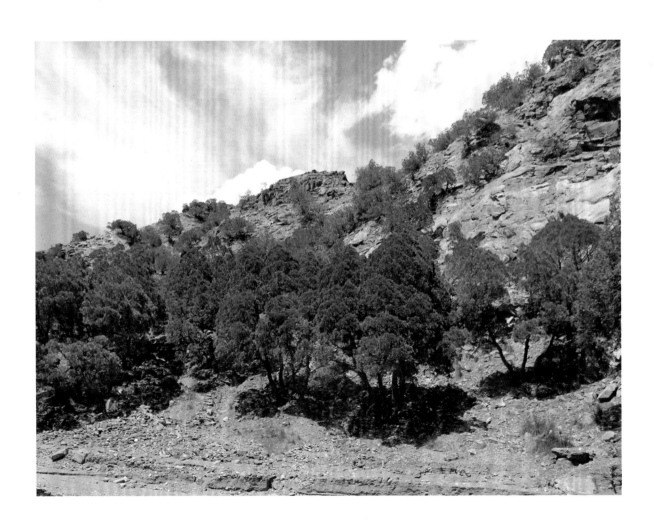

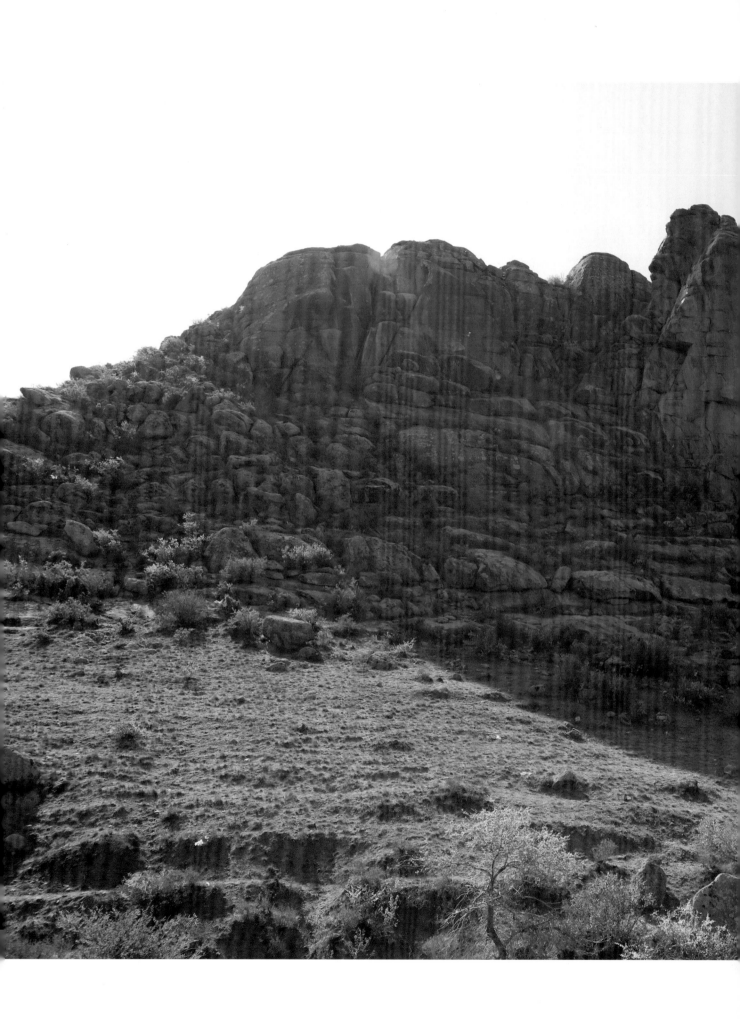

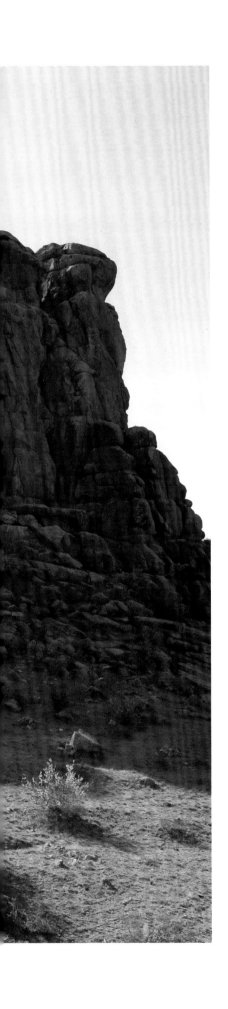

编写说明

1. 本书以第四次全国中药资源普查成果为基础，结合文献调查结果，选择阴山地区有分布、功效确切且图像资料齐全的中蒙药资源进行系统整理。其中，药用植物资源142科1206种；药用动物资源21科38种；药用矿物资源4种。

2. 本书中收载的药用植物资源按照由低等到高等的顺序排列，介绍了药用藻类植物、药用真菌植物、药用苔藓植物、药用蕨类植物、药用裸子植物和药用被子植物资源。其中，药用蕨类植物、药用裸子植物、药用被子植物均采用《中国植物志》的分类系统。药用动物资源按照由低等到高等的顺序排列，分类系统参照《中国药用动物志（第2版）》。

3. 各论部分：

（1）物种名：药用植物采用《中国植物志》记载的中文名、拉丁学名，同时兼顾《内蒙古植物志》等地方典籍记载的信息。药用动物主要采用《中国药用动物志（第2版）》中记载的中文名、拉丁学名。药用矿物则采用《中华人民共和国药典》（以下简称《中国药典》）中记载的中文名、药材拉丁名。别名一般收录2~3个，为常用的俗名、地方名，其中蒙名以波浪线标示。

（2）标本采集号：记录第四次全国中药资源普查阴山地区所采集的药用植物资源的腊叶标本采集号，力求物种鉴定有实据可查。部分历史文献有记载但在本次普查中并未遇到的物种，标本采集号从略。

（3）形态特征：记述中药资源的形态特征，主要参考《中国植物志》《内蒙古植物志（第三版）》《中国药用动物志（第2版）》。其中，植物形态特征包括生活型、根、茎、叶、花、果实、种子及花期、果期等。

（4）适宜生境：主要综合实地考察结果及文献资料记载，介绍野生资源在阴山地区的生长环境，包括海拔、群落特征等；

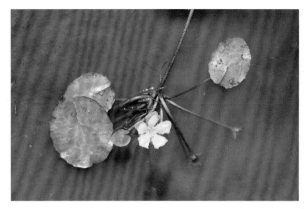 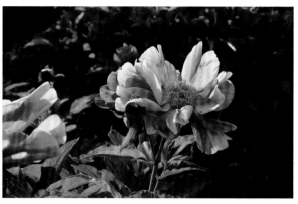

栽培资源简要介绍栽培适宜条件及适宜种植区域。

（5）资源状况：①根据第四次全国中药资源普查阴山地区中蒙药资源的实际采集情况，描述该中蒙药资源在阴山地区的分布情况，精确到市（盟）及旗（县、区），此次普查中未遇到（没有标本采集号）的物种，分布则主要参考《内蒙古植物志（第三版）》中其在阴山地区的分布描述。②根据第四次全国中药资源普查阴山地区中蒙药资源普查情况，以"十分常见""常见""少见""偶见""罕见"表示野生药用资源的蕴藏量特征。栽培种从略。

（6）入药部位：介绍入药部位，括注对应的药材名称，多囊括中药名、蒙药名等。

（7）采收加工：介绍相应药材的采收时间、产地初加工方法等。在动物药材的采收加工过程中，提倡以人道的方式处死动物，即实施安死术，正文中不再一一说明。

（8）功能主治：介绍相应药材（中药、蒙药等）的功能与主治，突出民族、民间药用药经验的梳理与总结，以促进中药、蒙药交流融合发展。

（9）用法用量：除另有规定外，用法系指水煎内服；用量系指成人一日常用剂量，必要时可根据需要酌情增减。

上述入药部位、采收加工、功能主治、用法用量在结合地方特色的基础上，主要参考《中国药典》《中华本草》《全国中草药汇编》《内蒙古植物药志》《内蒙古中草药》等。其中，引用不详的项目从略。

（10）评述：介绍阴山地区道地药材、特色蒙药材等特色物种的拓展性阅读内容，以增加本书的特色，具体内容囊括以下几个方面：

①介绍该种的主要化学成分。

②道地药材简要介绍其形成的道地沿革、产量、产地适宜性、品质等。

③介绍该种在阴山地区的资源变化、开发利用、引种栽培等情况。

④如该种为特有种，则进行简要说明。

（11）图片：每种药用资源均配有多张高清照片图，药用植物资源主要包括生境、整体植株（近景）、根、花、果实、枝、叶、种子、药用部位等，以全面反映该物种的生境及形态特征。

总 论 **1**

第一章 阴山地区自然地理与社会经济概况 3

第一节 阴山地区自然地理概况 ———————————— 4

第二节 阴山地区社会经济概况 ———————————— 6

第二章 阴山地区蒙医药文化资源概况 11

第一节 阴山地区蒙医药文化历史 ——————————— 12

第二节 阴山地区蒙医药文化发展特点 ———————— 15

第三节 阴山地区蒙医药文化保护与传承 ——————— 17

第三章 阴山地区中蒙药资源普查概况 21

第一节 阴山地区中蒙药资源普查实施情况 —————— 22

第二节 阴山地区相关平台、数据库、监测体系建设情况 ———— 26

第四章 阴山地区中蒙药资源概况 33

第一节 阴山地区中蒙药资源空间分布差异分析 ———— 34

第二节 阴山地区特色重点药材蕴藏量 ———————— 41

第三节 阴山地区道地药材资源概况 ————————— 47

第四节 阴山地区蒙药资源概况 ———————————— 49

第五节 阴山地区珍稀濒危药用物种概况 ——————— 50

第六节 阴山地区特有药用植物资源概况 ——————— 51

第七节 阴山地区新植物类群 ————————————— 53

| 各 论 59

第一章 阴山地区药用植物资源 61

念珠藻科 /62	提灯藓科 /112	檀香科 /222
侧耳科 /63	柳叶藓科 /113	桑寄生科 /225
裂褶菌科 /65	蕨科 /114	蓼科 /226
鹅膏菌科 /66	中国蕨科 /115	蓼科 /273
白蘑科 /67	冷蕨科 /117	苋科 /314
球盖菇科 /69	蹄盖蕨科 /118	紫茉莉科 /324
网褶菌科 /74	铁角蕨科 /119	商陆科 /326
牛肝菌科 /76	球子蕨科 /121	马齿苋科 /327
多孔菌科 /78	岩蕨科 /122	落葵科 /330
锈革孔菌科 /86	水龙骨科 /123	石竹科 /332
木耳科 /88	卷柏科 /124	睡莲科 /359
马勃科 /90	木贼科 /127	毛茛科 /363
羊肚菌科 /99	银杏科 /134	小檗科 /429
树花科 /100	松科 /136	防己科 /439
梅衣科 /101	柏科 /149	木兰科 /441
黄枝衣科 /103	麻黄科 /155	罂粟科 /443
耳叶苔科 /104	杨柳科 /165	山柑科 /458
瘤冠苔科 /105	胡桃科 /187	十字花科 460
地钱科 /106	桦木科 /191	景天科 /500
凤尾藓科 /107	壳斗科 /195	虎耳草科 509
丛藓科 /108	榆科 /197	蔷薇科 /521
葫芦藓科 /110	桑科 /208	豆科 /625
真藓科 /111	荨麻科 /217	酢浆草科 /750

牻牛儿苗科 /751

旱金莲科 /764

亚麻科 /765

蒺藜科 /769

苦木科 /785

远志科 /787

大戟科 /790

黄杨科 /805

漆树科 /807

卫矛科 /809

槭树科 /812

无患子科 /819

凤仙花科 /822

鼠李科 /826

葡萄科 /835

椴树科 /845

锦葵科 /846

藤黄科 /855

柽柳科 /858

堇菜科 /870

秋海棠科 /883

瑞香科 /885

胡颓子科 /888

千屈菜科 /893

柳叶菜科 /895

小二仙草科 /905

杉叶藻科 /907

锁阳科 /909

伞形科 /911

山茱萸科 /949

鹿蹄草科 /951

报春花科 /954

白花丹科 /970

柿科 /975

木犀科 /976

马钱科 /991

龙胆科 /992

夹竹桃科 /1016

萝藦科 /1019

旋花科 /1031

花葱科 /1049

紫草科 /1051

马鞭草科 /1072

唇形科 /1076

茄科 /1131

玄参科 /1158

紫葳科 /1201

胡麻科 /1205

列当科 /1207

车前科 /1215

茜草科 /1221

忍冬科 /1228

败酱科 /1245

川续断科 /1250

葫芦科 /1253

桔梗科 /1273

菊科 /1300

香蒲科 /1518

黑三棱科 /1523

眼子菜科 /1525

泽泻科 /1533

花蔺科 /1537

禾本科 /1539

莎草科 /1608

天南星科 /1614

浮萍科 /1616

鸭跖草科 /1617

灯心草科 /1618

百合科 /1621

薯蓣科 /1678

鸢尾科 /1680

美人蕉科 /1691

兰科 /1695

第二章　阴山地区药用动物资源　　　1713

钳蝎科 /1714　　鸠鸽科 /1729　　马科 /1741

蜈蚣科 /1715　　燕科 /1730　　猪科 /1744

龟科 /1716　　鸦科 /1731　　骆驼科 /1745

游蛇科 /1717　　文鸟科 /1733　　鹿科 /1746

鸭科 /1718　　猬科 /1734　　牛科 /1752

雉科 /1722　　猫科 /1736　　松鼠科 /1755

鹤科 /1728　　犬科 /1737　　兔科 /1757

第三章　阴山地区药用矿物资源　　　1759

主要参考文献 ………………………………………………………………1764

附录一　常见蒙医学名词解释 ……………………………………………1766

附录二　第四次全国中药资源普查阴山地区蒙药资源名录 ………………1768

中文名（正名、别名）笔画索引 …………………………………………1787

拉丁学名索引 ………………………………………………………………1835

| 总 论 | 1 |

第一章	阴山地区自然地理与社会经济概况	3
第一节	阴山地区自然地理概况	4
第二节	阴山地区社会经济概况	6

第二章	阴山地区蒙医药文化资源概况	11
第一节	阴山地区蒙医药文化历史	12
一、12 世纪以前（萌芽期）	12
二、13 至 16 世纪（形成期）	12
三、17 世纪至新中国成立（发展期）	13
四、新中国成立以后（兴盛期）	13
第二节	阴山地区蒙医药文化发展特点	15
一、体现民族文化	15
二、师徒传承发展	16
三、结合现代技术	16
四、基础理论与临床实践相结合	16
五、蒙医蒙药整体观	16
第三节	阴山地区蒙医药文化保护与传承	17
一、引入现代化的科技手段	17
二、改进蒙医方剂及疗术器械	17
三、融入现代人文科学的成就	19

第三章　阴山地区中蒙药资源普查概况 21

第一节　阴山地区中蒙药资源普查实施情况 22

一、第一阶段（普查试点阶段）... 22

二、第二阶段（正式普查的第一批）... 23

三、第三阶段（正式普查的第二批）... 24

四、第四阶段（正式普查的第三批）... 25

第二节　阴山地区相关平台、数据库、监测体系建设情况 26

一、科研平台 26

二、阴山药用植物资源数据库 29

三、国家基本药物中药原料资源动态监测与信息服务站（监测站）... 30

第四章　阴山地区中蒙药资源概况 33

第一节　阴山地区中蒙药资源空间分布差异分析 34

一、阴山地区中蒙药资源总体分布规律 34

二、阴山地区水平方向中蒙药资源种类分布规律 35

三、阴山地区不同海拔中蒙药资源种类差异 39

第二节　阴山地区特色重点药材蕴藏量 41

第三节　阴山地区道地药材资源概况 47

第四节　阴山地区蒙药资源概况 49

第五节　阴山地区珍稀濒危药用物种概况 50

第六节　阴山地区特有药用植物资源概况 51

第七节　阴山地区新植物类群 53

一、形态学研究 53

二、分子生物学研究 57

各 论   59

第一章　阴山地区药用植物资源   61

念珠藻科 /62

　发菜 /62

侧耳科 /63

　侧耳 /63

　密褶亚侧耳 /64

裂褶菌科 /65

　裂褶菌 /65

鹅膏菌科 /66

　毒蝇鹅膏菌 /66

白蘑科 /67

　斑玉蕈 /67

　硬柄小皮伞 /68

球盖菇科 /69

　簇生黄韧伞 /69

　砖红韧黑伞 /69

　黄伞 /70

　白鳞环锈伞 /71

　黄鳞环锈伞 /72

　滑子菇 /73

网褶菌科 /74

　卷边网褶菌 /74

牛肝菌科 /76

　粘盖牛肝菌 /76

点柄粘盖牛肝菌 /77

多孔菌科 /78

　云芝 /78

　单色云芝 /79

　毛云芝 /80

　二型云芝 /81

　血红栓菌 /82

　三色拟迷孔菌 /83

　硫磺菌 /84

　灵芝 /85

锈革孔菌科 /86

　桦褐孔菌 /86

木耳科 /88

　黑木耳 /88

马勃科 /90

　白刺马勃 /90

　网纹马勃 /90

　小马勃 /92

　梨形马勃 /92

　龟裂秃马勃 /93

　头状秃马勃 /94

　大秃马勃 /95

　大口静灰球菌 /96

栓皮马勃 /97

羊肚菌科 /99

　黑脉羊肚菌 /99

树花科 /100

　中国树花 /100

梅衣科 /101

　旱黄梅 /101

　暗腹黄梅 /102

黄枝衣科 /103

　中国石黄衣 /103

耳叶苔科 /104

　盔瓣耳叶苔 /104

瘤冠苔科 /105

　石地钱 /105

地钱科 /106

　地钱 /106

凤尾藓科 /107

　凤尾藓 /107

丛藓科 /108

　小石藓 /108

　扭口藓 /109

葫芦藓科 /110

　葫芦藓 /110

真藓科 /111

真藓 /111

提灯藓科 /112

尖叶匐灯藓 /112

柳叶藓科 /113

牛角藓 /113

蕨科 /114

蕨 /114

中国蕨科 /115

银粉背蕨 /115

无粉银粉背蕨 /116

冷蕨科 /117

冷蕨 /117

蹄盖蕨科 /118

东北蹄盖蕨 /118

铁角蕨科 /119

北京铁角蕨 /119

过山蕨 /120

球子蕨科 /121

荚果蕨 /121

岩蕨科 /122

耳羽岩蕨 /122

水龙骨科 /123

华北石韦 /123

卷柏科 /124

红枝卷柏 /124

中华卷柏 /125

小卷柏 /126

木贼科 /127

犬问荆 /127

草问荆 /128

问荆 /129

节节草 /131

木贼 /132

银杏科 /134

银杏 /134

松科 /136

红皮云杉 /136

白扦 /137

青海云杉 /138

青扦 /139

华北落叶松 /141

落叶松 /142

华山松 /143

白皮松 /144

樟子松 /145

油松 /147

柏科 /149

侧柏 /149

叉子圆柏 /150

圆柏 /152

杜松 /153

麻黄科 /155

膜果麻黄 /155

中麻黄 /156

草麻黄 /158

木贼麻黄 /160

斑子麻黄 /161

单子麻黄 /163

杨柳科 /165

银白杨 /165

新疆杨 /166

山杨 /168

小叶杨 /169

小青杨 /171

钻天杨 /172

箭杆杨 /173

胡杨 /174

五蕊柳 /176

旱柳 /177

龙爪柳 /179

垂柳 /180

皂柳 /182

乌柳 /183

北沙柳 /184

筐柳 /185

胡桃科 /187

胡桃 /187

胡桃楸 /189

桦木科 /191

榛 /191

虎榛子 /192

白桦 /193

壳斗科 /195

蒙古栎 /195

榆科 /197

欧洲白榆 /197

大果榆 /198

榆树 /199

垂枝榆 /201

中华金叶榆 /203

旱榆 /204

春榆 /206

黑弹树 /207

桑科 /208

桑 /208

蒙桑 /209

葎草 /211

啤酒花 /212

大麻 /213

野大麻 /215

荨麻科 /217

麻叶荨麻 /217

宽叶荨麻 /218

狭叶荨麻 /219

墙草 /221

檀香科 /222

急折百蕊草 /222

长叶百蕊草 /223

桑寄生科 /225

槲寄生 /225

蓼科 /226

萹蓄 /226

习见蓼 /227

两栖蓼 /228

春蓼 /229

酸模叶蓼 /231

绵毛酸模叶蓼 /233

红蓼 /234

水蓼 /236

珠芽蓼 /237

狐尾蓼 /239

拳参 /240

柳叶刺蓼 /242

西伯利亚蓼 /243

高山蓼 /245

叉分蓼 /246

卷茎蓼 /247

木藤蓼 /249

苦荞麦 /250

荞麦 /252

沙拐枣 /254

阿拉善沙拐枣 /255

酸模 /256

毛脉酸模 /257

巴天酸模 /259

皱叶酸模 /260

羊蹄 /262

齿果酸模 /263

刺酸模 /264

波叶大黄 /266

华北大黄 /267

掌叶大黄 /269

单脉大黄 /270

矮大黄 /271

藜科 /273

糖萝卜 /273

盐角草 /274

轴藜 /275

平卧轴藜 /276

驼绒藜 /278

华北驼绒藜 /279

西伯利亚滨藜 /280

野滨藜 /282

中亚滨藜 /283

菠菜 /284

沙蓬 /286

绳虫实 /287

兴安虫实 /288

软毛虫实 /289

刺藜 /290

菊叶香藜 /291

灰绿藜 /292

红叶藜 /293

尖头叶藜 /295

杂配藜 /296

小藜 /297

藜 /299

木地肤 /300

地肤 /301

碱地肤 /303

雾冰藜 /304

碱蓬 /305

盐地碱蓬 /307

梭梭 /308

短叶假木贼 /309

珍珠猪毛菜 /310

猪毛菜 /311

刺沙蓬 /312

苋科 /314

鸡冠花 /314

尾穗苋 /315

千穗谷 /316

繁穗苋 /318

反枝苋 /319

皱果苋 /320

牛膝 /321

千日红 /322

紫茉莉科 /324

紫茉莉 /324

商陆科 /326

商陆 /326

马齿苋科 /327

马齿苋 /327

大花马齿苋 /328

落葵科 /330

落葵 /330

石竹科 /332

拟漆姑 /332

毛脉孩儿参 /333

蔓孩儿参 /334

簇生卷耳 /335

卷耳 /336

繁缕 /337

叉歧繁缕 /338

银柴胡 /340

沙地繁缕 /341

翻白繁缕 /342

老牛筋 /343

毛叶老牛筋 /344

浅裂剪秋罗 /345

蔓茎蝇子草 /346

山蚂蚱草 /348

坚硬女娄菜 /349

准噶尔蝇子草 /350

女娄菜 /351

麦蓝菜 /352

石竹 /354

兴安石竹 /355

瞿麦 /356

细叶石头花 /358

睡莲科 /359

莲 /359

睡莲 /361

毛茛科 /363

牡丹 /363

草芍药 /364

芍药 /365

驴蹄草 /367

三角叶驴蹄草 /368

金莲花 /370

单穗升麻 /371

兴安升麻 /373

西伯利亚乌头 /375

北乌头 /376

阴山乌头 /377

细须翠雀花 /379

翠雀 /380

蓝堇草 /382

楼斗菜 /383

唐松草 /385

贝加尔唐松草 /386

瓣蕊唐松草 /388

狭裂瓣蕊唐松草 /389

腺毛唐松草 /391

亚欧唐松草 /393

长梗亚欧唐松草 /394

东亚唐松草 /395

箭头唐松草 /396

短梗箭头唐松草 /398

展枝唐松草 /399

小花草玉梅 /400

大花银莲花 /402

白头翁 /403

细叶白头翁 /404

白花细叶白头翁 /406

黄花白头翁 /407

芹叶铁线莲 /409

宽芹叶铁线莲 /410

长瓣铁线莲 /412

白花长瓣铁线莲 /413

黄花铁线莲 /414

灌木铁线莲 /416

棉团铁线莲 /417

短尾铁线莲 /418

石龙芮 /419

毛茛 /421

茴茴蒜 /422

水葫芦苗 /424

长叶碱毛茛 /425

水毛茛 /427

小檗科 /429

西伯利亚小檗 /429

紫叶小檗 /431

鄂尔多斯小檗 /432

置疑小檗 /434

细叶小檗 /435

黄芦木 /437

防己科 /439

蝙蝠葛 /439

木兰科 /441

五味子 /441

罂粟科 /443

虞美人 /443

野罂粟 /444

白屈菜 /445

角茴香 /447

细果角茴香 /449

小黄紫堇 /450

北紫堇 /451

地丁草 /452

灰绿黄堇 /453

齿瓣延胡索 /455

荷包牡丹 /456

山柑科 /458

醉蝶花 /458

十字花科 /460

甘蓝 /460

花椰菜 /461

擘蓝 /462

芜青 /463

芸苔 /464

白菜 /466

青菜 /467

根用芥 /469

油芥菜 /470

芝麻菜 /472

萝卜 /473

诸葛菜 /474

宽叶独行菜 /476

独行菜 /477

欧洲菘蓝 /479

菘蓝 /480

沙芥 /481

宽翅沙芥 /483

菥蓂 /485

山菥蓂 /486

荠 /487

葶苈 /488

垂果南芥 /489

燥菜 /491

风花菜 /492

糖芥 /493

小花糖芥 /494

垂果大蒜芥 /496

蚓果芥 /497

播娘蒿 /498

景天科 / 500

钝叶瓦松 /500

瓦松 /501

长药八宝 /502

白八宝 /504

费菜 /505

乳毛费菜 /506

小丛红景天 /507

虎耳草科 / 509

零余虎耳草 /509

五台金腰 /510

细叉梅花草 /511

梅花草 /512

薄叶山梅花 /514

欧洲醋栗 /515

糖茶藨子 /516

东北茶藨子 /517

双刺茶藨子 /518

美丽茶藨子 /520

蔷薇科 / 521

三裂绣线菊 /521

土庄绣线菊 /522

蒙古绣线菊 /523

珍珠绣线菊 /525

珍珠梅 /526

华北珍珠梅 /527

风箱果 /529

水栒子 /530

灰栒子 /531

全缘栒子 /532

黑果栒子 /534

山楂 /535

山里红 /537

辽宁山楂 /538

花楸树 /539

秋子梨 /540

杜梨 /542

山荆子 /544

苹果 /545

花红 /546

楸子 /547

西府海棠 /548

蚊子草 /550

光叶蚊子草 /552

华北覆盆子 /553

库页悬钩子 /554

石生悬钩子 /556

路边青 /557

金露梅 /559

银露梅 /560

白毛银露梅 /562

小叶金露梅 /563

二裂委陵菜 /565

长叶二裂委陵菜 /566

蕨麻 /567

灰叶蕨麻 /568

多裂委陵菜 /569

多茎委陵菜 /570

西山委陵菜 /572

轮叶委陵菜 /573

委陵菜 /575

大萼委陵菜 /576

雪白委陵菜 /578

白萼委陵菜 /579

菊叶委陵菜 /580

腺毛委陵菜 /582

蛇含委陵菜 /583

朝天委陵菜 /584

星毛委陵菜 /585

莓叶委陵菜 /586

绢毛匍匐委陵菜 /587

匍枝委陵菜 /588

地蔷薇 /590

阿尔泰地蔷薇 /591

草莓 /592

黄刺玫 /593

单瓣黄刺玫 /595

玫瑰 /596

山刺玫 /597

美蔷薇 /599

大叶蔷薇 /600

月季花 /602

绵刺 /604

龙芽草 /605

地榆 /606

长叶地榆 /608

榆叶梅 /609

重瓣榆叶梅 /610

长梗扁桃 /611

蒙古扁桃 /612

桃 /613

山桃 /614

杏 /616

西伯利亚杏 /617

山杏 /618

李 /619

欧李 /621

毛樱桃 /622

稠李 /624

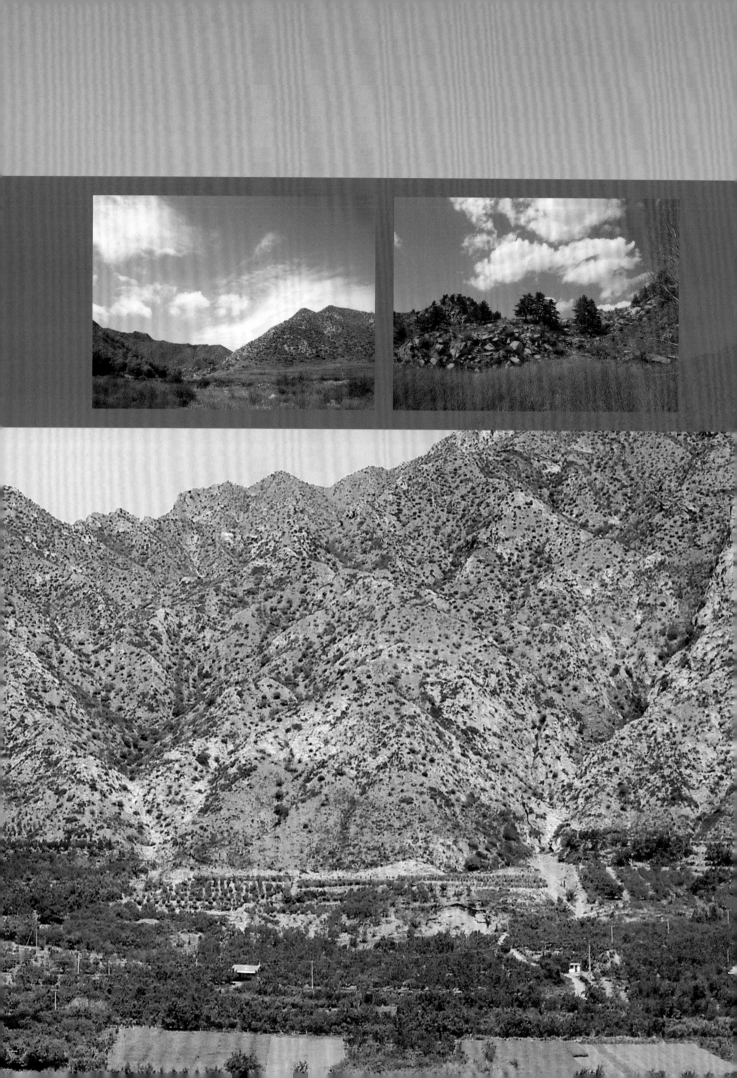

总 论
General Introduction

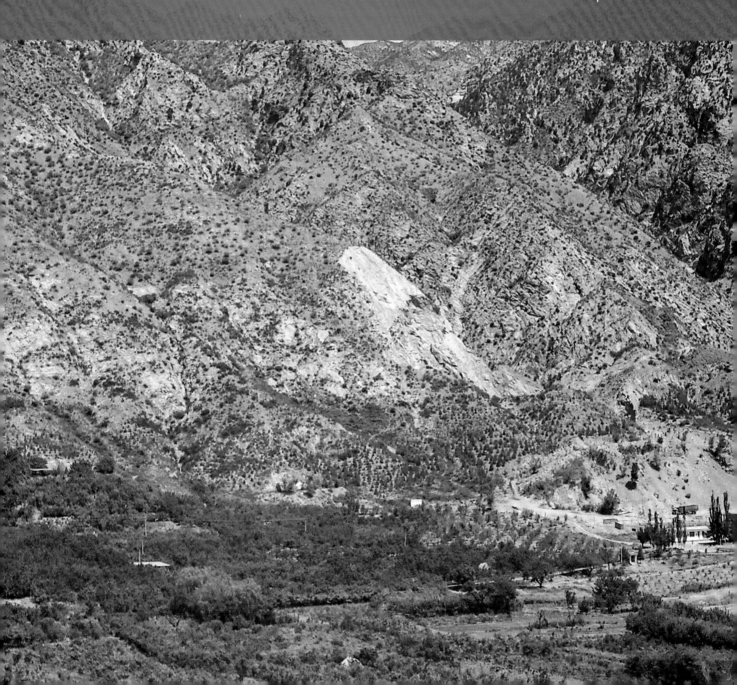

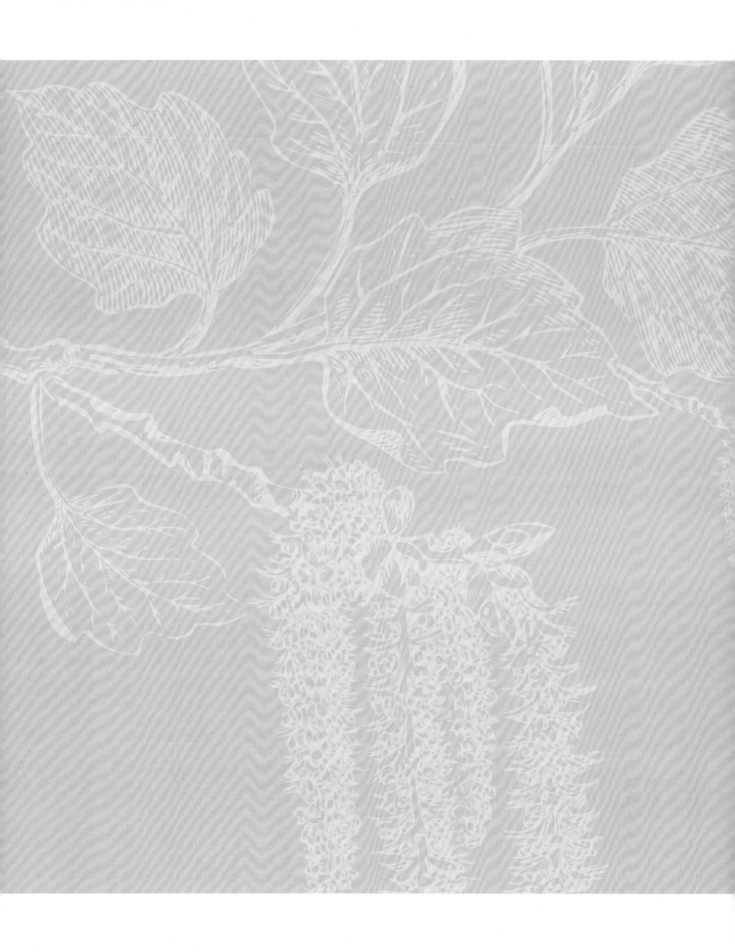

FIRST CHAPTER

第一章

阴山地区自然地理与
社会经济概况

第一节
阴山地区自然地理概况

　　阴山山脉历史久远，为晚侏罗纪时期西伯利亚板块和蒙古褶皱带相碰撞产生的应力受到南部强硬的鄂尔多斯地块阻挡而形成的山地，属于东西纬向构造山系，其地势由南向北缓缓倾斜，南坡陡峭而北坡平缓。阴山山脉构造带的主体部分由五台系的结晶片岩和吕梁期的花岗岩所构成，但由于受地壳变动的影响，东段受海西运动的影响，沉积了黑灰色的石灰岩夹砂页岩，西段在古生代末期曾发生凹陷，下部沉积了石墨绿泥片岩和板岩，上部沉积了变质灰岩及砂砾岩，中部则为片麻岩。

　　阴山山脉地势起伏变化较大，呼和浩特市以西的西段地势高峻，脉络分明，海拔 1800~2000m，最高峰呼和巴什格山位于狼山西部，海拔 2364m。山脉的山体之间的横断层经流水侵蚀形成宽谷，成为南北交通要道。山脉南坡与河套平原之间相对高度约 1000m，经长期流水侵蚀，现在的山脉边缘较地质构造上的断层边缘已向北后退 10~30km。山前和山谷两侧普遍发育有多级阶地。山脉北坡起伏较平缓，丘陵与盆地交错分布，相对高度一般为 50~350m，丘间盆地沿构造线呈东西向分布，盆内沉积有白垩系、第三系地层，上覆盖第四系厚层砂质黏土。源于阴山的河流横切丘陵，通常支

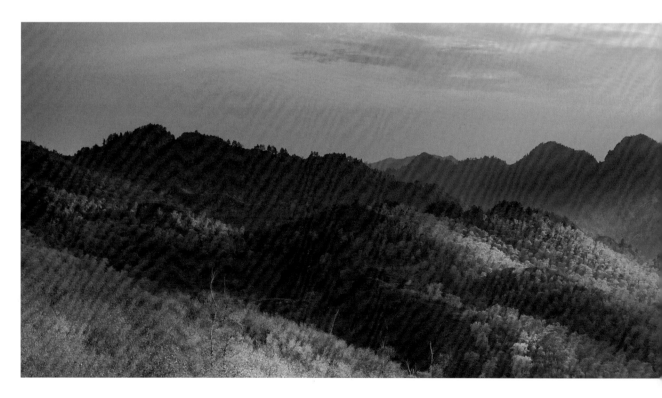

流极少，河床宽而平坦。呼和浩特以东的阴山山脉东段海拔一般为1500m左右，地形紊乱，主要有蛮汉山、苏木山、马头山、桦山等。在集宁一带被玄武岩覆盖，部分地区的熔岩台地已被侵蚀、切割成平顶低山或丘陵。低山和丘陵间盆地内有白垩纪、第三系和现代沉积。盆地间的岭脊低矮而宽阔，相对高度一般为300~500m，部分盆地中心集水成湖，较大的有岱海、黄旗海、安固里淖、察汉淖等。

阴山山脉土壤垂直分布明显，东段大青山、蛮汉山等自下而上主要为栗钙土、灰褐土、灰色森林土和山地草甸土；中段乌拉山等由于山体较低，自下而上主要为栗钙土、灰褐土和灰色森林土；西段狼山的土壤自下而上为棕钙土、栗钙土和灰褐土。

阴山山脉为温带大陆性气候，山脉南北两侧的景观和农业生产差异显著。山南年均温5.6~7.9℃，10℃以上活动积温为3000~3200℃，无霜期130~160天，山北分别为0~4℃，900~2500℃，95~110天。山南风小而少，年均风速小于2m/s，山北风大而多，年均风速4~6m/s。东经110°以东，南北年降水量相差70~100mm；东经110°以西，南北年降水量相差较小，仅差25mm左右。在农业生产上，山南为农业区，山北为牧业区，山区为农牧林交错地区。

阴山山脉东西山段相隔距离较远，所以温度和降水量变化较大。东段大青山、蛮汉山和中段的乌拉山地区，年均温2.5~7.1℃，日平均气温≥10℃，积温1800~2500℃，年降水量150~550mm，日照时间长，热量充足；西段狼山地区，年均温3~7℃，日平均气温≥10℃，积温2000~3200℃，年降水量150~250mm，水热失调，蒸发强烈。

阴山山脉山南为外流区，为黄河、海河水系，以流水侵蚀为主，河流溯源侵蚀与分割作用较强烈，沟谷深切，地面破碎；山北为内流区，河流稀少且水量均较小，侵蚀基准面高，因而侵蚀作用不显著，沟谷浅缓，地貌外营力以风蚀为主，地面平坦，风沙散布。

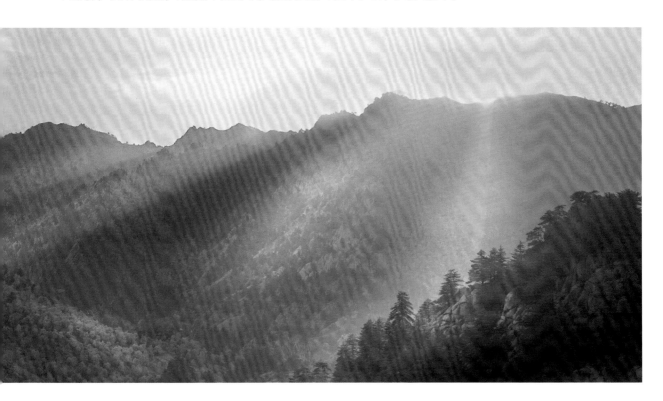

第二节
阴山地区社会经济概况

阴山山脉横亘于内蒙古自治区中部，呈东西走向，最西端从阿拉善盟中部的数座低山开始拉开了阴山山脉的序幕，从西向东横跨了4个地级市1个盟35个旗县区。其中，呼和浩特市是内蒙古自治区首府，是政治文化中心；包头市是内蒙古自治区的工业中心和最大的城市；乌兰察布市是距首都北京最近的城市，是内蒙古自治区东进西出的"桥头堡"，北开南联的交汇点；巴彦淖尔市位于举世闻名的河套平原和乌拉特草原，是内蒙古自治区西部的一个新兴城市；阿拉善盟地处内蒙古自治区最西端，具有独特的自然旅游资源。这些盟市在阴山地区的经济发展中均有举足轻重的特殊地位。

呼和浩特，蒙古语意为"青色的城"，通常称为呼市，旧称归绥。呼和浩特市位于内蒙古自治区中部，大青山南侧，西与包头市、鄂尔多斯市接壤，东邻乌兰察布市，南抵山西省。辖4个市辖区（回民区、玉泉区、新城区、赛罕区）、4个县（托克托县、清水河县、武川县、和林格尔县）、1个旗（土默特左旗），市域面积为17224km^2，2019年常住人口243.79万人。呼和浩特市植被类型主要有森林植被、山地草原、干草原、草甸草原、岩生植被和沙生植被，分布有野生珍贵中药材金莲花、大黄、黄芪、桔梗、苍术、地榆、柴胡、赤芍、百合、瞿麦、知母、北乌头、玄参、苦参等。近年来，呼和浩特市大力发展中蒙药材种植产业，并将其与当地脱贫攻坚相结合，取得了不错的效果，目前呼和浩特市人工栽培的药材主要有黄芪、小秦艽、赤芍、北乌头等。此外，呼和浩特市还是国家历史文化名城、国家森林城市、国家创新型试点城市、全国民族团结进步模范城市、全国双拥模范城市、中国优秀旅游城市和中国经济实力百强城市，并被誉为"中国乳都"，是我国北方沿边地区重要的中心城市。

包头是蒙古语"包克图"的谐音，意为"有鹿的地方"，包头市有"草原鹿城"之称。包头市位于内蒙古自治区西部，蒙古高原的南端，南濒黄河，阴山山脉横贯该市中部。辖5个市辖区和1个矿区（昆都仑区、青山区、东河区、九原区、石拐区、白云鄂博矿区）、1个县（固阳县）、2个旗（土默特右旗、达尔罕茂明安联合旗），总面积为27768km^2，2019年常住人口229.74万人。包头市植被类型主要有森林、草原、沙生植被，分布有常用野生中药材甘草、黄芪、麻黄、赤芍、防风、柴胡、桔梗、远志、知母、党参、枸杞等；栽培药材主要有黄芪、甘草、板蓝根等，其中黄芪种植面积最大。2018年，包头市固阳县中药材种植面积达到6万亩（1亩≈666.67m^2），建成中药材交易市场 1 个，加工企业 3 家，并结合产业扶贫政策，制订了扶贫奖补实施方案，实现经济效益、生态效益和社会效益协调发展。此外，包头市地处环渤海经济圈和沿黄生态经济带的腹地，连接华北和西北的重要枢纽，是中国对外开放的重点发展地区。包头市是中国最大的稀土出口地区，也是工程机械、武器装备出口城市，被誉为"草原钢城""稀土之都""北方兵器城"。

乌兰察布，蒙古语意为"红山口"，因清初会盟于红山口（今呼和浩特市东北大青山脚下）而得名。乌兰察布市东距北京 240km，西与呼和浩特、南与大同毗邻，北与蒙古国接壤，距二连浩特口岸 300km，距天津、曹妃甸、秦皇岛三大港口的距离均不超过 500km，是西北地区向东南出海的必经之地，是连接华北、东北、西北三大经济区的交通枢纽，也是我国通往蒙古国、俄罗斯和欧洲的重要通道。乌兰察布市是"一带一路"中蒙俄经济走廊的重要节点城市，也是中欧班列唯一的非省会铁路枢纽节点城市，拥有东进西出、南联北通、地近京畿的区位优势。辖 1 个市辖区（集宁区）、1 个市（丰镇市）、4 个旗（四子王旗、察哈尔右翼前旗、察哈尔右翼中旗、察哈尔右翼后旗）、5 个县（凉城县、卓资县、兴和县、商都县、化德县），总面积 54500km²，2019 年常住人口 232.63 万人。乌兰察布市地处中温带，属大陆性季风气候，四季特征明显，但因阴山山脉横亘中部的分隔，形成了前山地区比较温暖，雨量较多，后山地区多风的特殊气候。乌兰察布市常见野生中药材有柴胡、秦艽、黄芪、防风、柄扁桃、黄芩、甘草、麻黄、蒲公英、银柴胡、锁阳等，具有较高的经济开发价值。2018 年，乌兰察布市商都县建立了黄芪产业扶贫实验基地，发挥示范引领作用，实现精准扶贫。

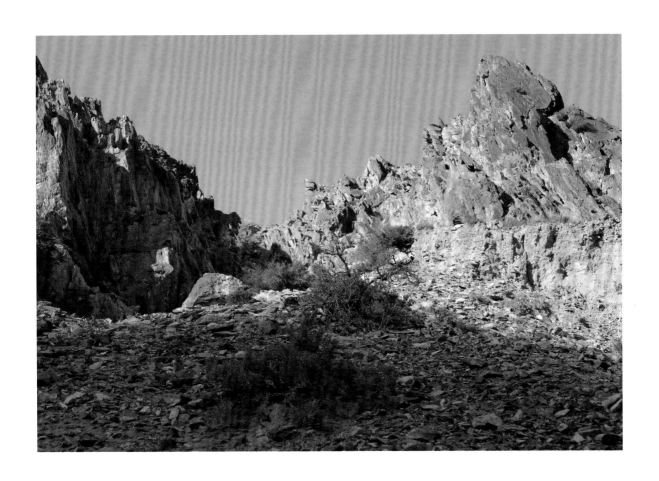

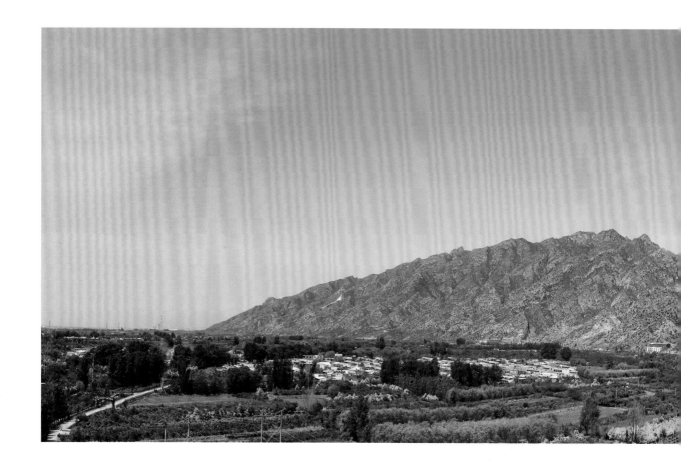

此外，乌兰察布市已成功创建国家园林城市、国家卫生城市，并被誉为"建在玄武岩上的美丽园林城市"。乌兰察布市还是我国神舟号航天飞船的着陆点，是中国人实现飞天梦想的神舟家园，也是创业者实现创业梦想的乐园。

巴彦淖尔，蒙古语意为"富饶的湖泊"，因境内有著名的淡水湖乌梁素海以及众多的湖泊而得名。巴彦淖尔市北部为乌拉特草原，中部为阴山山地，南部为河套平原。位于内蒙古西部，东接包头，西连阿拉善盟、乌海市，南隔黄河与鄂尔多斯市相望，北与蒙古国接壤。辖1个市辖区（临河区）、2个县（五原县、磴口县）、4个旗（杭锦后旗、乌拉特前旗、乌拉特中旗、乌拉特后旗），总面积 64000km^2，2019 年常住人口 171.38 万人，其中五原县、杭锦后旗不属于阴山地区。巴彦淖尔市科学谋划蒙中药材、粮油、果蔬、饲草、肉乳绒、生物质能六大重点产业发展，其中，乌拉特中旗以种植黑枸杞、锁阳、苦豆根、牛膝、黄芪、半夏、桔梗、防风、板蓝根、连翘、柴胡等中药材为主，坚持绿色兴农、品牌强农，带动优质特色农产品进入高端市场，实现农牧民增收致富。巴彦淖尔市农牧业资源得天独厚，地处北纬 40° 农作物种植黄金带上，四季分明、光照时间长、昼夜温差大，水土光热组合条件好，是国家重要的粮油生产基地、全国最大的有机原奶、葵花籽、脱水菜生产基地和全国第二大番茄种植加工基地，全国地级市中唯一四季均衡出栏的肉羊养殖加工基地，优质农产品出口 93 个国家和地区，贸易额连续十年居全区首位。巴彦淖尔市拥有灿烂的河套文化和多彩的草原文明，被誉为"塞上江南""黄河明珠""北方新城""西部热土"。

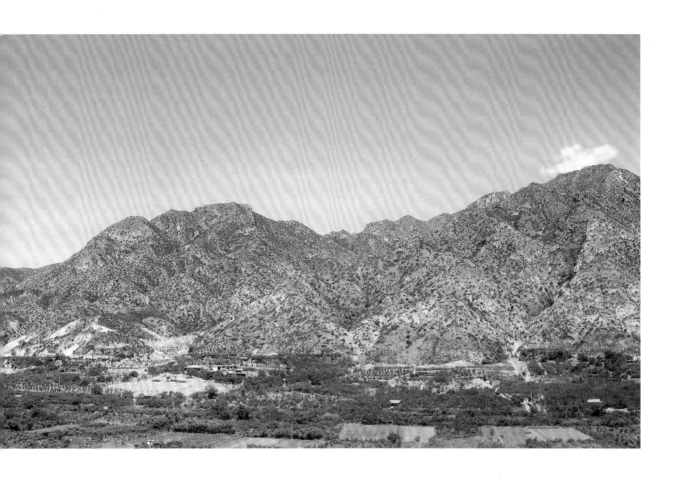

  阿拉善盟因地处阿拉善草原而得名，词源是匈奴语，与"贺兰山"的发音同源。阿拉善草原曾是清王朝的皇家牧马场，又名御马圈。阿拉善盟东与巴彦淖尔市、乌海市、鄂尔多斯市相连，南与宁夏回族自治区毗邻，西与甘肃省接壤，北与蒙古国交界，地处呼包银经济带、陇海兰新经济带交汇处。辖 3 个旗（阿拉善左旗、阿拉善右旗、额济纳旗），总面积 270000km^2，2019 年常住人口 19.94 万人，其中仅有阿拉善左旗行政区属于阴山地区范围。全盟有国家级自然保护区 2 个，自治区级自然保护区 6 个，旗级自然保护区 1 个。境内有各类野生动物 180 余种，其中国家重点保护野生动物 37 种，如蒙古野驴、野骆驼、马鹿、盘羊、天鹅、蓝马鸡等；境内有野生植物 600 多种，其中肉苁蓉、麻黄、甘草、锁阳、苦豆子、山沉香等均属野生名贵中药材。除此之外，阿拉善盟是国内古岩画分布最广泛、最富集、数量最多的地区，境内的"东风航天城"威名远扬，壮观的吉兰泰盐湖、久负盛名的黑城遗址和古色古香的八大寺庙。著名的巴丹吉林、腾格里、乌兰布和三大沙漠横贯全境。总之，阿拉善盟拥有奇异的大漠风光、秀美的贺兰山神韵、神秘的西夏古韵、雄浑的戈壁奇观、古老的居延文化、豪放的蒙古风情、悠远的丝绸文明。

SECOND CHAPTER

第二章

阴山地区蒙医药文化资源
概况

第一节
阴山地区蒙医药文化历史

内蒙古自治区中西部的阴山地区是典型的多民族聚居地，少数民族中以蒙古族所占比例最大。自古以来蒙古族以游牧生活为主，因此其世代居住在寒冷干燥的高原自然环境中，尽管生理体质基本适应了其所处的自然地理环境，但也常罹患各种寒性疾病。他们在生产、生活实践中发明和积累了大量适应本民族的生活习俗、生产条件及地理环境特点的医疗保健知识，逐步完善调理寒热的基础的民族民间医药体系。该蒙医药体系符合阴山地区的自然气候、地理环境特点及少数民族生产、生活习惯和体质特点，在阴山地区少数民族防病治病中发挥了重要的作用。

一、12 世纪以前（萌芽期）

公元 12 世纪以前的蒙古族以游牧为主，狩猎为辅，兼营原始手工业，居住分散，社会发展极不平衡，其医药也处于萌芽状态，是蒙医药知识的积累阶段。随着成吉思汗统一蒙古，蒙古民族与外界的文化交流得以开展，受此影响，当时处于萌芽阶段的蒙医药知识有了新的发展。

首先，蒙古族先民们发明了适合于游牧生活条件及蒙古高原寒冷气候特点的针刺疗术。其次，了解到适当食用奶食、肉食之类可以起到滋补、防病与治病的作用。再次，在治疗跌伤、骨折、脱臼、脑震荡、战争损伤时，积累了丰富的经验，这些经验在实践中发展成为后来形成的蒙医独特的外伤治疗术。最后，蒙古人利用植物治疗疾病，具有最初的方药知识。

这个时期的医药学知识，成为后来蒙医药学形成和发展的起源。

二、13 至 16 世纪（形成期）

13 世纪至 16 世纪以来，蒙古族发明和运用适合于游牧狩猎生产、生活的医疗方法，如灸疗法、正骨、外伤治疗、饮食疗法、马奶酒疗法等，同时发现了一些蒙古高原特色植物药和动物药，如沙棘、蓝盆花、漏芦花、野猪粪、獾油等，积累了药物学知识。该时期不仅有医药的输出和国内各民族医药的交流，以及东南亚、阿拉伯和欧洲等外来医药的传入，还开办医院，医药机构和医药法规逐步健全，并且，在此时期，寒、热对立统一理论体系形成，并在实践中不断发展。

在这个时期，随着社会的发展，蒙古族医药学家在不断总结和提高传统医药学经验的基础上，吸纳古印度医学、藏医学、中医学等医药学理论和经验，丰富和发展了蒙医药学，形成了适用于蒙古高原养生及发病规律的蒙古族医药学体系。

三、 17 世纪至新中国成立（发展期）

随着内蒙古地区经济文化等方面的多元发展，蒙医药文化在这一阶段有了较大的发展提高。蒙医药学知识更加丰富，蒙医药学理论逐步完善，蒙医药学已开始成为专门学问，涌现出很多的蒙医药学家和记录蒙医药知识的书籍。古代蒙医学在这个阶段有了进一步的提高，在大量吸收印度医学以及藏、汉等兄弟民族的医学理论和经验后，发展成为具有系统理论、丰富经验的独具特色的近代医学。这个时期是蒙医药学发展史上的极盛时期。医学教育在家传和师承传授方式的同时，也有了专门的蒙医学校和蒙医学院。

骨伤科、蒙医正脑术、内伤疗术、罨敷疗法、放血疗术、灸疗术、矿泉疗术、热砂疗术、皮疗术、泥疗术、色布素（反刍物）、脏疗术以及拔罐法等独具特点的许多疗术日益丰富和完善。

这一时期，随着国内各民族往来的增加，蒙医药学通过各种形式的交流也更为广泛深入，不仅输出了大量的蒙医药文献和蒙医药知识，也引进了很多医药文献和医药知识，这对蒙医药学的发展起到了重要作用。

四、 新中国成立以后（兴盛期）

中华人民共和国成立以后，在党和政府的亲切关怀和大力支持下，蒙医药学得到了前所未有的地位和重视。蒙医药教育事业蓬勃发展，内蒙古自治区主要从事相关教育的高校有内蒙古医科大学（原名内蒙古医学院）和内蒙古民族大学。内蒙古医科大学坐落于呼和浩特市，1958 年开设了蒙医专业（本科和专科），1980 年开始培养全国首批蒙医学专业研究生，2005 年和 2011 年分别与北京中医药大学和天津中医药大学联合培养民族医学（含蒙医学）和中药学（含蒙药学）专业博士研究生。2018 年中医学（含蒙医学）获得博士学位授权一级学科。内蒙古民族大学坐落于通辽市，1979 年招收蒙医学专业首届本科生，1981 年创建蒙医系、1987 年创建蒙药系，1988 年招收首届蒙药专业专科班，1995 年增设招收蒙医骨伤专科专业，2000 年 10 月成立蒙医药学院，2008 年招收蒙医学专业硕士研究生。2012 年获批服务国家特殊需求蒙药学博士人才培养项目。目前，已建立了完整的蒙医药教学体系，2 所高校共为国家培养蒙医药相关人才万余人。

20 世纪 80 年代以来，蒙医药学术研究取得了空前的发展，出现了百家争鸣、百花齐放的大好形势。蒙医不但有了正式的学术刊物和学术组织，而且发表了很多有关蒙医药学术论文和出版了多部专著。踏入 20 世纪以来，蒙医学百科全书编委会组织蒙医药学专家学者编写出版了巨著——《蒙医学百科全书•医学卷》；在内蒙古药物资源调查基础上，编著出版了蒙、汉文版《内蒙古药材》《内蒙古中草药》《内蒙古植物药志》等；并于 2003 年开始组织编写了 21 世纪全国高等医药院校蒙医药(本科) 专业教材，囊括了《蒙医基础理论》《蒙医史》《蒙药学》《蒙医内科学》《蒙医外科学》等

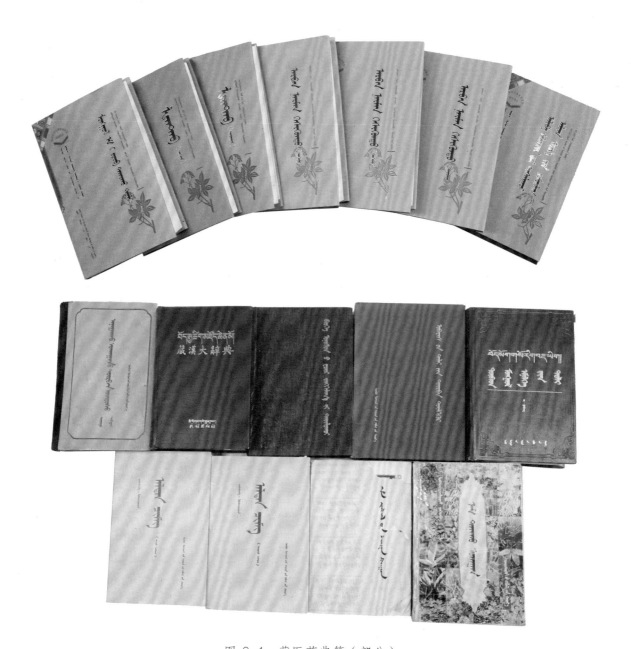

图 2-1 蒙医药典籍（部分）

27门学科，教材建设步入了科学化、规范化、现代化的轨道；还创立了《中国民族医药杂志》和《中国蒙医药杂志》，搭建了高水平的蒙医药学术平台。蒙医药科研水平进一步提升，加大在蒙药基原、剂型、质量标准等方面的科研力量，在全国及内蒙古自治区内获得多项重大科研成果，同时蒙医药教育、科研事业也有了很大的发展，蒙医药学的中外交流日益增加，蒙医药学在国外也日益受到重视。这些都将为阴山地区蒙医药的现代化发展奠定坚实的基础。

阴山地区蒙医药文化有着自身的特色和优势，同时也不断地与现代医学、药学、中医学等相关学科互相影响，相互交叉渗透，共同发展。其发展特点可归结为体现民族文化、师徒传承发展、结合现代技术、基础理论与临床实践相结合和蒙医蒙药整体观五方面。

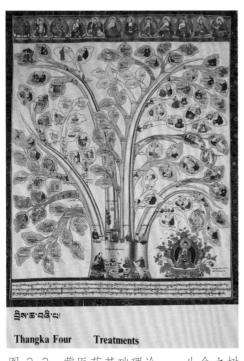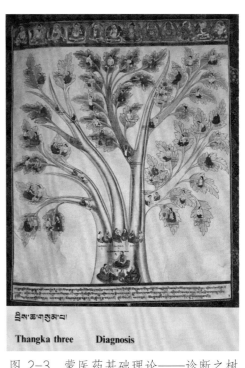

图 2-2　蒙医药基础理论——生命之树　　　图 2-3　蒙医药基础理论——诊断之树

一、体现民族文化

阴山地区蒙医药文化的理论与临床客观上均存在着深刻的蒙古族传统文化烙印。蒙医药文化指导思想中包含着大量蒙古族传统文化特点，诸如天地相应、寒热、阴阳、五元、五行、三根、七素三秽、六因学说及辨证论治理念等，是蒙古族传统文化对人与自然乃至人类自身社会关系综合把握的理论与方法，体现出深刻的蒙古族传统文化的特征。因此，蒙医药学既有自然科学的特点，也具有蒙古民族文化的人文社会科学的特点。

二、 师徒传承发展

阴山地区蒙医药文化起初是通过祖传形式或带学徒的办法来传授。师带徒传承是蒙医药传统教育的主要模式，无论家族传授医术还是寺庙医药学教育，必须首先确立符合相关规定的师徒关系，并举行严格的"拜师""出徒"等仪式。目前，蒙医药界有影响的名老蒙医药专家，都有各自的传人。蒙医药师带徒传承在一些专病专治及专科知识的传承中发挥着积极的作用。蒙医传统正骨术、震脑术等奇特疗法的传承主要还是以师带徒模式为主。在蒙医药学科的研究生教育中，由于导师与学生之间在教育形式上具有密切的学术传承的特性，这种师带徒的传统得到了更进一步的发扬。

三、 结合现代技术

蒙医药文化是阴山地区蒙古族人民生活的一部分，曾经陪伴着当地的蒙古族人民走过几千年，至今仍然是蒙古族人民医疗保健的主要手段之一。蒙医药更是一种服务于民的技能，其作用主要体现在为人类增进健康、防治疾病。将蒙医药文化自身的特色和优势与现代科学技术相结合，采用现代科技手段以及现代人文科学的相关成就，不断阐明其本质，建立蒙医药现代化研究体系，健全蒙医药标准规范体系，以改进蒙医药及传统疗法器械生产工艺和质量控制体系，完善其知识产权保护措施，使人们用上安全可靠、疗效更好、质量稳定、使用方便的新蒙医药已成为蒙医药现代发展的主要内容。同时，蒙医药学也不断与西医学、药学、中医学等相关学科互相影响、互相渗透、共同发展。

四、 基础理论与临床实践相结合

蒙医药文化的理论体系是围绕临床现象建立的，一切理论都是为了说明生命活动现象与自然、社会活动的内在联系，调整人在自然和社会某种特定环境下的失衡状态。蒙医药理论如果离开了临床现象，便只剩下一些古代的哲学或文化概念。对蒙医药学科来说，某一理论的存在，重要的、关键的是这个理论表达了什么，有什么作用及如何运用，着眼点直接指向临床现象。不管是生理还是病理状态，蒙医药学适用的都是同一原理与观念，这也是历史上蒙医临床医生并不讲究分科的原因之一。

五、 蒙医蒙药整体观

蒙医与蒙药不分家，是蒙医药整体观念思想之体现，认真研究蒙药的药性理论与蒙医药理论的关系以及临床应用的规律尤为重要。蒙医药学科发展也应以维护和提倡蒙医与蒙药不可分割的学术特点进行知识创新，鼓励广泛引进新的相关研究方法，以多形式、多学科开展蒙药研究工作。

阴山地区蒙医药文化具有以上特点，厘清这些特点，总结发展规律，有助于蒙医药事业的现代化。

阴山地区蒙医药文化保护与传承

阴山地区传统的蒙医药文化历史悠久，源远流长。其独特的理论体系、独到的临床疗效为阴山地区的繁荣昌盛做出过应有的贡献。但是随着科学技术的进步和现代医学的冲击，蒙医药文化现在面临着前所未有的挑战。怎样才能在新世纪的科技浪潮中逐步成长，如何科学合理地运用现代科技手段进行阴山地区传统蒙医药文化保护与传承，是我们所面临的一项迫切而又艰巨的任务。下面就阴山地区传统蒙医药文化如何进行保护与传承进行初步的探讨。

一、引入现代化的科技手段

蒙医药文化缺乏微观分析的方法，偏重从整体、宏观来认识人体与病，使之具有模糊性和不确定性，缺乏客观性，这成为制约蒙医药发展的根本原因。蒙医药文化要取得突破性发展，首先要注重引入微观分析的方法，必须强调从微观层次阐释疾病的发生发展规律。要全面引入现代化的科技手段，揭示蒙医药所论述的人体结构与功能、健康与疾病的各种复杂的联系。蒙医药在引入微观分析方法时，一方面，必须立足于自己的特色和优势，不能完全抛弃蒙医药学理论；另一方面，必须要多方面、多层次进行分析。在研究蒙医药学时应该强调多学科、多层次的研究。蒙医药也应该运用物理学、化学、生物学这些现代科学技术，从器官、组织、细胞、分子甚至量子水平来阐释蒙医药理论，提高蒙医药学术水平。揭示蒙医药所论述的人体内部的复杂系统，促进蒙医药快速发展。

二、改进蒙医方剂及疗术器械

蒙药和疗术器械是蒙医治病的主要工具，是实现医疗目的的最重要手段，亦是蒙医与患者联系的桥梁。因此，蒙药和疗术器械的革新和发展是关系蒙医临床发展的根本问题，甚至可以说是关系蒙医生死存亡的问题。目前蒙药和疗术器械的质和量的标准难以控制，使用相对不方便，疗效相对缓慢等。为了取得更好的疗效，为了扩大蒙医药的竞争优势，必须对蒙药方剂及疗术器械进行改进。

1. 剂型改革

通过近年来的努力，蒙药剂型改革取得了可喜的成绩，出现了胶囊、口服液、涂剂、针剂等新剂型，使用较为方便。但这些成药不能加减，故不便于辨证论治，针对性不强。应按辨病与辨证相结合的原则，将每种病的每一蒙医证型都开发一种蒙成药，这样既能保持传统蒙医药特色，又能进行剂型改革。亦可将所有蒙药均精制成细粉末，分别包成定量的小包，按处方配伍，用时可煎煮，亦可冲服，患者和医生都很方便，这也是一种行之有效的改进。总之，剂型改革既要能保持或提高原有剂型疗效，又应该方便患者和医生使用。

2. 蒙药研究

从1956年起，内蒙古自治区就有计划地对散在民间的医药学经卷文献进行搜集、整理、研究、编译，出版了数十种有关方剂和本草方面的蒙医药著作，如《认药白晶鉴》《蒙药正典》《认药学》《蒙医金匮》《珊瑚验方》《医药月帝》《四部甘露》等，翻译出版了《医宗要旨》《诃黎勒串珠》《月光医经》等经典著作。这些古籍的出版对蒙医药学的传承、研究与发展具有重大意义。

蒙医药的传承与发展除了对古籍的学习外，还需要有丰富的蒙药资源支撑。因此，借助第四次全国中药资源普查，我们进行了蒙药中药资源调查及与蒙药中药资源相关的传统知识调查和市场调查，全面准确地获取蒙中药资源信息，建立蒙中药资源普查数据库，为研究制订药用资源发展规划提供依据，提出药用资源管理、保护及开发利用的规划建议，提高政府科学决策和管理水平，进而实现药用资源可持续利用，最终为人民医疗事业服务。

以古籍考证和资源调查为基础，对特色蒙药进行研究开发。除了剂型改革外，蒙药的研究，也应引入现代化的分析手段，采用多因素分析、正交叉试验设计等统计、科研方法，不仅要研究复方的功效，更应从微观层次阐释这种功效的产生机制，以促进蒙医药学的发展。

3. 疗术器械的改进

蒙医传统疗术学是蒙医药治疗学的重要组成部分，是蒙医药学极具特色的内容之一。目前蒙医传统疗术学在汇集整理及临床应用研究方面取得了一些成绩。但在疗术器械先进化、标准化研究方面进展比较缓慢，制约着各种传统疗术的推广应用。蒙医传统疗术学的研究，应利用现代科学的思维、方法及手段对传统疗术临床的诊断、治疗、作用机制等进行研究，使之客观化、规范化、科学化，即要利用现代科技研制改进各种疗术器械，不断发展、创新，跟上时代的发展和科学技术的进步，以适应现代医疗市场。只有这样，蒙医传统疗术才能迅速发展，并在医学界中占有应有的阵地。

三、　融入现代人文科学的成就

　　蒙医药学在产生和发展的过程中，除受当时自然科学的影响外，人文科学更是起主导作用。蒙医药学基本理论无不留有当时人文科学的痕迹，阴阳、五元、五行、三根、七素三秽、脏腑理论等都受当时哲学、伦理学、军事、艺术等人文科学的重大影响。因此，蒙医药学既是医学，又是蒙古文化的一个子系统。蒙医药学的这一特征使它在医治具有社会属性的人的过程中有很大优势。但是，蒙医药学发展到今天，却未及时吸收当代人文科学的最新成就，正逐渐丧失这一优势。为适应时代发展，蒙医药学必须吸收当代哲学、心理学、伦理学等多种人文科学的最新成就，并将其融入蒙医药学体系，使之成为蒙医药的有机组成部分。只有这样，蒙医药学才能不断完善，适应现代医学发展模式的要求。

　　阴山地区蒙医药文化要想发展传承下去，必须引入现代化的分析手段，融入时代人文科学的精华，对蒙药方剂及疗术器械等进行现代化改进，才能实现阴山地区的蒙医药文化的保护与传承。

THIRD
CHAPTER
第三章

阴山地区中蒙药资源普查
概况

第一节
阴山地区中蒙药资源普查实施情况

2012年9月，内蒙古自治区开始第四次全国中药资源普查内蒙古地区蒙药中药资源普查试点工作筹备工作。2013年5月30日，内蒙古自治区卫生健康委员会（原内蒙古自治区卫生厅）下发《关于内蒙古自治区蒙中药材资源普查实施方案的通知》，自此正式拉开包括阴山在内的内蒙古地区蒙药中药资源普查的序幕，此次阴山地区的普查大致分成4个阶段。

一、第一阶段（普查试点阶段）

2013年5月至2017年12月为中药资源普查试点阶段，方案中将普查试点范围确定为新巴尔虎右旗等34个旗县，其中乌兰察布市的凉城县、卓资县，呼和浩特市的武川县、托克托县，包头市的土默特右旗、达尔罕茂明安联合旗，巴彦淖尔市的乌拉特前旗、乌拉特后旗及阿拉善盟的阿拉善左旗（其中行政区）等9个旗县属于阴山地区。作为第一批试点的旗县，根据普查试点工作方案的要求，迅速成立了各旗县普查领导小组和普查办公室，领导小组人员主要由市县级政府领导、食品药品监督管理局领导、农牧业局领导组成，并以当地蒙医医院或蒙中医院为基础，组成了各旗县中药资源普查队，内蒙古科技大学包头医学院、内蒙古医科大学作为技术指导。结合各旗县地理位置和前期的工作基础，普查省级中心决定由内蒙古科技大学包头医学院主要负责土默特右旗、达尔罕茂明安联合旗、乌拉特前旗、乌拉特后旗、阿拉善左旗的技术指导工作，由内蒙古医科大学负责武川县、卓资县、托克托县和凉城县的技术指导工作，各旗县蒙医医院或蒙中医医院作为具体实施单位，共同完成当地的普查工作。

2017年12月，试点工作完成验收工作，武川县等9个旗县共采集标本6351份。其中，武川县共采集标本732份，分别隶属58科178属244种植物，药用植物186种；卓资县共采集标本732份，分别隶属63科180属244种植物，药用植物188种；凉城县共采集标本759份，分别隶属63科185属253种植物，药用植物193种；土默特右旗共采集标本1080份，分别隶属61科211属355种植物，药用植物225种；乌拉特前旗共采集标本831份，分别隶属54科186属277种植物，药用植物175种；乌拉特后旗共采集标本756份，分别隶属56科173属252种植物，药用植物148种；阿拉善左旗行政区共采集标本534份，分别隶属47科130属

178 种植物，药用植物 85 种；托克托县共采集标本 438 份，分别隶属 47 科 116 属 146 种植物，药用植物 124 种；达尔罕茂明安联合旗共采集标本 489 份，分别隶属 46 科 124 属 163 种植物，药用植物 110 种。

二、 第二阶段（正式普查的第一批）

在试点工作的基础上，2017 年 12 月，内蒙古自治区启动了第四次全国中药资源普查内蒙古自治区的普查工作，根据实际情况分批进行，第一批开始的有 15 个旗县，其中有 7 个旗县属于阴山地区。实际普查工作中，呼和浩特市的土默特左旗、乌兰察布市四子王旗由内蒙古医科大学作为技术指导单位与当地蒙医中医医院作为具体实施单位共同完成，乌兰察布市的察哈尔右翼前旗、察哈尔右翼中旗、察哈尔右翼后旗由内蒙古自治区中医药研究所作为技术指导单位与当地蒙医医院或蒙医中医医院作为具体实施单位共同完成，包头市的固阳县、巴彦淖尔市的乌拉特中旗由内蒙古科技大学包头医学院作为技术指导单位与当地蒙医中医医院作为具体实施单位共同完成。

2019 年 12 月，此部分普查工作顺利完成了国家验收。7 个旗县共采集标本 5958 份。其中土默特左旗共采集标本 822 份，分别隶属 66 科 190 属 247 种植物，药用植物 182 种；四子王旗共采集标本 648 份，分别隶属 55 科 158 属 216 种植物，药用植物 152 种；固阳县共采集标本 1356 份，分别隶属 72 科 290 属 452 种植物，药用植物 280 种；乌拉特中旗共采集标本 987 份，分别隶属 60 科 218 属 329 种植物，药用植物 201 种；察哈尔右翼后旗共采集标本 669 份，分别隶属 55 科 160 属 223 种植物，药用植物 149 种；察哈尔右翼中旗共采集标本 720 份，分别隶属 56 科 161 属 240 种植物，药用植物 166 种；察哈尔右翼前旗共采集标本 756 份，分别隶属 57 科 167 属 252 种植物，药用植物 188 种。

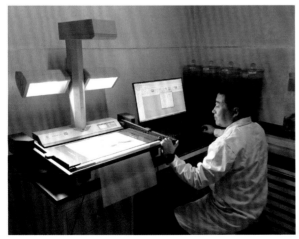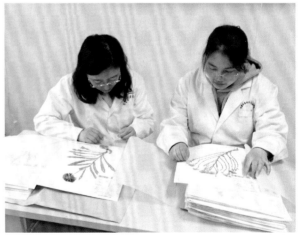

图 3-1 腊叶标本扫描与核查整理

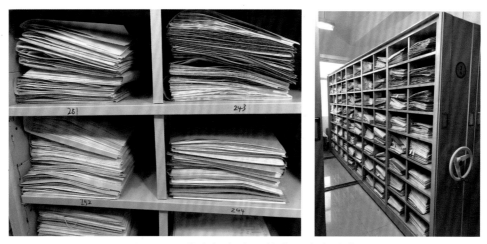

图 3-2 腊叶标本分区储存，准备验收

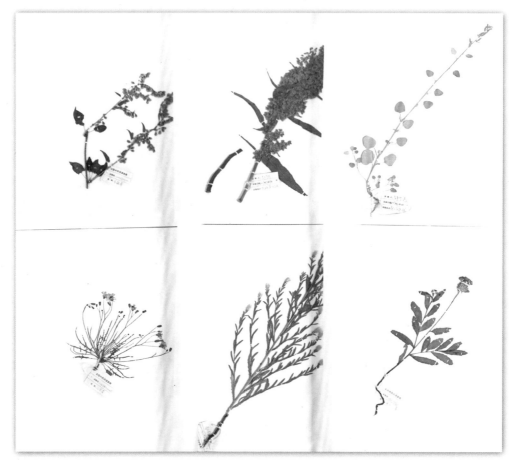

图 3-3 上完台纸后的腊叶标本

三、第三阶段（正式普查的第二批）

2018 年 12 月，开始内蒙古地区中药资源普查的第三阶段，即正式普查的第二批的 40 个旗县区正式开展工作，丰镇市等 14 个旗县区属于阴山地区。其中乌兰察布市的丰镇市、兴和县、商都县、化德县、集宁区，呼和浩特市的和林格尔县、清水河县等 7 个旗县区由内蒙古自治区中药研究所作为技术指导单位与当地蒙医中医医院作为实施单位共同完成；包头市的白云鄂博矿区、石拐区、昆都仑区、青山区、东河区、九原区和巴彦淖尔市的磴口县等 7 个旗县区由内蒙古科技大学包头医学院作为技术指导单位与当地蒙医中医医院作为具体实施单位共同完成。

2020 年 8 月，本批次普查工作完成了省级验收工作，并预计于 2021 年完成国家验收。本次 14 个旗县区共采集标本 9432 份，其中丰镇市采集标本 768 份，分别隶属 53 科 163 属 265 种植物，药用植物 213 种；兴和县共采集标本 801 份，分别隶属 55 科 175 属 267 种植物，药用植物 219 种；商都县共采集标本 897 份，分别隶属 64 科 202 属 299 种植物，药用植物 231 种；化德县共采集标本 864 份，分别隶属 55 科 174 属 288 种植物，药用植物 211 种；集宁区共采集标本 456 份，分别隶属 40 科 103 属 152 种植物，药用植物 118 种；和林格尔县共采集标本 726 份，分别隶属 57 科 169 属 242 种植物，药用植物 201 种；清水河县共采集标本 882 份，分别隶属 63 科 195 属 294 种植物，药用植物 223 种；白云鄂博矿区共采集标本 522 份，分别隶属 46 科 126 属 174 种植物，药用植物 127 种；石拐区共采集标本 561 份，分别隶属 51 科 132 属 187 种植物，药用植物 141 种；昆都仑区共采集标本 513 份，分别隶属 49 科 149 属 171 种植物，药用植物 116 种；青山区共采集标本 465 份，分别隶属 49 科 126 属 155 种植物，药用植物 118 种；东河区共采集标本 480 份，分别隶属 51 科 123 属 160 种植物，药用植物 121 种；九原区共采集标本 474 份，分别隶属 45 科 106 属 158 种植物，药用植物 114 种；磴口县共采集标本 1023 份，分别隶属 70 科 238 属 341 种植物，药用植物 218 种。

四、　第四阶段（正式普查的第三批）

2019 年 10 月，开始内蒙古地区中药资源普查的第四阶段，即正式普查的第三批，也是收尾阶段的 14 个旗县区正式开展工作，其中巴彦淖尔市的临河区和呼和浩特市的新城区、回民区、玉泉区、赛罕区 5 个区属于阴山地区，由内蒙古自治区中医药研究所作为技术指导单位和具体实施单位开展普查工作。

截止 2020 年 11 月，本批次普查工作中野外调查部分已经全部完成。经初步统计，本次 5 个区采集标本 1581 份，其中临河区共采集标本 477 份，分别隶属 42 科 122 属 159 种植物，药用植物 116 种；新城区共采集标本 372 份，分别隶属 47 科 101 属 124 种植物，药用植物 72 种；回民区共采集标本 405 份，分别隶属 47 科 90 属 135 种植物，药用植物 83 种；玉泉区共采集标本 78 份，分别隶属 13 科 23 属 26 种植物，药用植物 15 种；赛罕区共采集标本 249 份，分别隶属 37 科 74 属 83 种植物，药用植物 45 种。

经过 2013~2020 年 8 年的野外调查，已全部完成了阴山地区第四次全国资源普查的野外工作，共采集植物标本 2 万余号，分别隶属 131 科 503 属 1158 种植物。发表论文 33 篇，编写专著 4 部（其中 2 部正在编写中），建立动态监测站 1 个，阴山山脉蒙中药数据库 1 个，并培养了大批植物分类学研究的学生和爱好者。

第二节
阴山地区相关平台、数据库、监测体系建设情况

近年来，国家和内蒙古自治区对中蒙药等民族医药产业给予大力支持和深入引导，针对阴山地区（内蒙古中西部）大宗特色中蒙药资源的资源保护与开发利用研究，建立了一系列科研平台、数据库及监测系统。

一、科研平台

1. 院士专家工作站

2013 年，借助中国药用植物研究奠基人和学术带头人、传统药物学家肖培根院士团队的技术和人员支撑，依托内蒙古科技大学包头医学院，建立了自治区级院士工作站——内蒙古沙棘属药用植物资源保护与开发利用院士专家工作站。2014 年，承建了蒙药药用植物资源保护与开发利用院士工作站。2015 年，借助孙燕院士团队的技术和人员支撑，依托内蒙古自治区中医医院、内蒙古自治区中医药研究所，建立了内蒙古黄芪药用植物资源保护与开发利用院士专家工作站。工作站主要开展内蒙古沙棘属药用植物及蒙古黄芪等道地药材的资源保护和开发利用研究，特别是蒙药药用植物资源保护与开发利用方面的科学研究。主要研究内容包括以下几点：

（1）沙棘菌根苗改善贫瘠土壤环境研究及基地示范

通过对内蒙古自治区的沙棘属药用植物资源现状进行调查，建立蒙药沙棘药用植物数据库并进行动态监测，同时建立资源预警机制，以保护沙棘属药用植物资源及生态环境。同时通过调查沙棘外生菌根真菌资源及其多样性，采用传统形态学和现代分子生物学技术对其进行分类及分子鉴定，并对沙棘外生菌根真菌进行分离筛选以及纯培养，研究建立不同菌种的最适培养基、培养条件，优化培养条件，为建立菌根苗基地打下技术基础。最终通过选育优良菌种，研究菌剂培养工艺，获得优良菌根苗，建立沙棘菌根苗培育基地，为进一步推进沙棘产业化发展提供有力的技术支撑，实现了内蒙古特色蒙药沙棘药用植物资源的开发与综合利用。

（2）包头市及其周边地区蒙药肋柱花野生抚育研究及基地建设

通过对内蒙古自治区肋柱花的野生资源现状进行调查，考察其种群、群落，生物学特性，生态学特性等，选择合适地点建立野生抚育基地，摸索肋柱花野生抚育规范，旨在通过野生抚育的方法

解决肋柱花野生资源濒临灭绝的现象，解决当前蒙医蒙药急需肋柱花资源的现状。

（3）阴山地区内蒙古黄芪资源保护与开发利用研究

蒙古黄芪是阴山地区道地药材，由于近年来对野生蒙古黄芪的采挖量不断增多，蒙古黄芪的数量逐年减少，已被纳入《内蒙古珍稀濒危保护植物名录》中，同时对野生黄芪的大量采挖也给当地的生态环境造成了一定破坏。建立院士工作站，一是要对野生蒙古黄芪资源进行普查，建立信息数据库并进行动态监测，同时建立资源预警机制，以保护野生黄芪资源及生态环境；二是要建立黄芪种子种苗繁育基地和规范化种植基地，应用适宜的科学种植技术保证药材质量，工作站拟在武川县和固阳县一带建立种子种苗繁育基地20亩和绿色种植基地100亩；三是要深入研究黄芪的有效成分及药用价值，进而实现药品、保健品产业的开发。

此外，工作站特别注重学科队伍建设、人才培养以及条件建设，有效地吸纳海内外多学科优秀人才，逐步建立起一支既有良好的科学素养、创新精神和能力，又有深厚民族医药基础理论与丰富的实践经验、站在学科前沿的较高水准的跨学科研究人才队伍。在此基础上，深化学科研究内容，促进学科交叉融合，拓展学科覆盖面，大幅提高科研创新能力和学术水平，扩大学科影响，在以往民族药材研究成果的基础上，进一步加强学科交叉，强强联合，全面提升我国蒙药系统研究水平。

2.自治区工程技术研究中心

2015年，以内蒙古科技大学包头医学院为依托单位，建立了内蒙古自治区特色药用植物培育与保护工程技术研究中心。该中心主要目的是查明内蒙古地区（包括阴山地区）特色药用植物资源的现状，通过对调查所获得的原始数据进行处理、挖掘与分析，建立初级特色药用植物信息系统。能够系统地完成内蒙古地区常用特色中蒙药、濒危特色中蒙药保护性利用研究，形成了亟须保护的多种特色中蒙药资源类型的研究思路和技术方法，并提出相应的保护模式。工程中心的建立为持续、

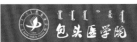

包头医学院内蒙古特色中蒙药资源保护与利用研究中心

包头医学院内蒙古特色中蒙药资源保护与利用研究中心是以"内蒙特色道地药材资源保护与利用"为切入点，以"特色道地药材资源保护研究、蒙药分子鉴定及质量控制研究、蒙药药效物质基础研究"为研究方向，学科门类齐全、硬件设施完善、人才梯队合理、科研与学术水平较强的综合实验平台。

平台至今获批院士专家工作站2个，省级重点实验室2个，省级工程中心2个，国际联合实验室3个，国内联合实验室4个，团队与平台建设4个。现有固定成员19名，平均年龄40岁，其中具有高级职称的教师7人，具有博士学位的教师7人，硕士生导师6人。目前共有实验用房11间，科研用房面积达1000余平方米，主要由植物化学、组织培养、分子鉴定、药理等实验室组成，中蒙药药用植物保育基地面积20余亩，另有科研温室。本平台目前拥有各种仪器设备150台、总价值为1430万元。具备野外调查、显微鉴别、柱层析、薄层色谱、高效液相色谱、分子生物学、药理实验等所需技术和条件，拥有良好的实验条件和实验环境。平台依托全国第四次中药资源普

查项目，建设的内蒙古地区蒙中药用植物标本馆、特色蒙中药种子资源库、科研温室及药用植物保育园，具备收集和保存蒙中药材资源的功能，同时也具有参观、学习、科普及开展研究的功能，成为全校师生、包头市及周边地区中蒙药资源科普实践基地。

本平台共承担科研项目80余项，其中"十二五"科技部支撑计划1项，国家自然科学基金8项，国家中医药管理局项目7项，教育部重点项目1项，内蒙古自然科学基金重大项目3项。共发表论文200余篇，其中核心期刊收录论文80余篇，SCI收录论文80余篇。编写专著及教材22部。科研项目获奖6项，团队获奖3项。授权专利12项。制定地方标准18项，团体标准13项。

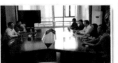

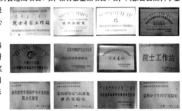

转化医学中心

图 3-4　阴山地区中蒙药研究平台

稳定地保证阴山地区医药发展提供了物质保障，为阴山地区特色药用植物资源的保护和利用，尤其是一些濒危特色药用植物资源的保护提供了一个很好的研究平台。

3. 自治区级重点实验室

以内蒙古科技大学包头医学院为依托单位，2015年建立了内蒙古自治区科技厅重点实验室——内蒙古自治区特色道地药材资源保护与利用重点实验室；2017年，建立了内蒙古自治区卫生厅重点实验室——中药资源重点实验室。研究方向一为内蒙古地区特色道地药材（甘草、黄芪、麻黄等阴山地区分布的特色道地药材为主）资源保护，主要包括：种子资源保存研究；特色道地药材适宜性区划研究；特色道地药材野生抚育与人工繁育研究。研究方向二为特色道地蒙药材分子鉴定及质量控制研究，主要包括：内蒙古自治区特色道地药材商品规格研究与质量标准制定；内蒙古自治区特色道地药材药效物质基础研究；内蒙古特色药材道地性及分子鉴定研究。内蒙古自治区特色道地药材资源保护与利用重点实验室的建立为阴山地区特色蒙药资源可持续发展体系的构建提供了一流的科研平台。

2016年，以内蒙古自治区中医药研究所为依托单位，成立内蒙古自治区道地药材种植标准化与质量评价工程实验室、中药鉴定学重点实验室，建立药用植物资源相关信息系统，分析甘草、黄芪等道地药材（大部分属阴山地区）品质形成因子和药效成分形成规律，建设内蒙古地区特色珍稀药材和大宗药用植物种植标准化体系，同时建设药材溯源服务平台，对道地药材从原产地到终端消费者的全过程实施保真有效控制，实现原产地与消费市场的无缝对接，打造放心药材产业链，为消费者构建放心药材消费指引，为打造优质优价中药材提供有效保障。同年，内蒙古自治区中医药研究所炮制实验室将建设成为国家级炮制基地——内蒙古地区特色道地药材炮制技术传承基地，促进阴山地区道地药材炮制技术的传承和保护，促进内蒙古自治区道地药材炮制技术规范化、现代化发展。

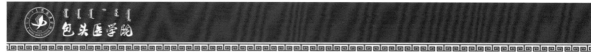

道地药材蒙古黄芪种植与开发内蒙古自治区工程研究中心

道地蒙中药材种植与开发平台于2015年成立，2019年通过内蒙古自治区发展和改革委员会认定"道地药材蒙古黄芪种植与开发内蒙古自治区工程研究中心"。平台围绕种质资源的收集和保存、种苗繁育示范基地建设、生态种植体系建设、道地药材区划研究与病虫草害绿色防控体系的创制应用、道地药材溯源体系的建设、内蒙古地区蒙中医药健康旅游产业开发等方面进行综合研究。在张春红教授带领下，目前团队拥有高级职称14人，中级职称12人，初级职称6人，学术顾问为中国医学科学院药用植物研究所肖培根院士。平台承担多项科研项目，其中国家自然科学基金4项；在国内外核心期刊发表相关论文80余篇，其中最新成果 Ecological niche modeling of Astragalus membranaceus var. mongholicus medicinal plants in Inner Mongolia, China文章于2020年发表在SCIENTIFIC REPORTS杂志；已授权专利4项，颁布地方标准18项，团体标准13项，编写专著及教材12部。近年来科研团队致力于蒙中药材标准化等方面的研究，并大力开展"产-学-研"相结合的科研模式，科技成果转化750万元。

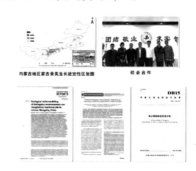

图 3-5　阴山地区道地药材研究平台

4. 阿拉善综合试验站

2017 年，以内蒙古自治区中医药研究所为依托单位，成立阿拉善综合试验站，作为中华人民共和国农业农村部和中华人民共和国财政部共同启动的现代农业产业技术体系建设项目中的一份子，由各研究室与试验站分工协作，建设中药材特色农产品优势区；推进一批区域优势明显、生产基础好、产业品牌突出、产业链健全、标准体系完善的中药材特色农产品优势区建设。试验站以肉苁蓉、赤芍、山沉香、北沙参、枸杞、黄芪、桔梗等中药材为主，以阿拉善盟（额济纳旗、

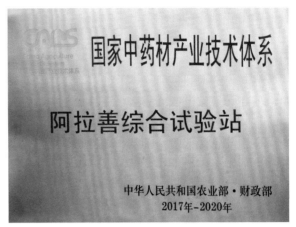

图 3-6　阿拉善综合试验站

阿拉善左旗、阿拉善右旗）、呼和浩特市（武川县）、巴彦淖尔市（乌拉特前旗）等为示范旗县，实现中药材绿色安全生产、采收加工，有效确保中药材产量和质量，保障人民用药安全及促进中药材的可持续发展，实现区域的科技助力精准扶贫工程建设。

5. 联合实验室

以内蒙古科技大学包头医学院为依托单位，2015 年，与 Thermo Fisher 联合成立赛默飞世尔 - 包头医学院共建联合实验室，2017 年，与美国杰尔森公司共同建立了包头医学院 –Gilson China limited 联合实验室，主要致力于蒙中药材提取、分离纯化、新药研发等方面的相互交流与合作创新，同时还将共同构建生物医药分离纯化技术研发平台，进一步加强研究合作与学术交流。同年，与格拉茨大学联合建立包头医学院 - 格拉茨大学中草药联合研究中心，通过建立联合实验室开发蒙药，并促进教学人员和学生之间的交流以及学术和研究信息的交流。

二、　阴山药用植物资源数据库

根据第四次全国中药资源普查阴山地区中蒙药资源普查数据，依托内蒙古科技大学包头医学院，建立了内蒙古阴山地域特色蒙中药药用资源数据库，该数据库涵盖了阴山地区特色蒙药药材的基本信息与相关图片，包括科属、中文名称、拉丁学名、中医功效、蒙医或其他民族医药功效及药材照片，数据库可以通过药材中文名、拉丁学名等方式进行任意或组合查询，实现了校园及互联网上网络资源的共享，为广大从事蒙中药科研、教学、自然保护及资源调查等人员提供丰富的数据资料，带动阴山地区蒙中药现代化与产业化的发展，以期获得更佳经济效益、社会效益和生态效益。

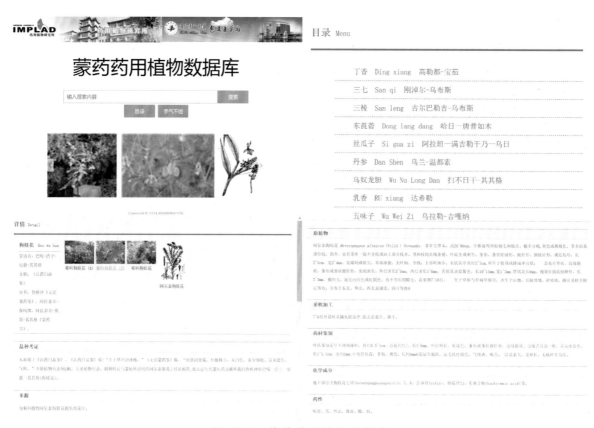

图 3-7　蒙药药用植物数据库

三、国家基本药物中药原料资源动态监测与信息服务站（监测站）

　　2013 年，以内蒙古自治区中医药研究所为依托单位，自治区建立了首个省级中药原料质量监测技术服务中心（简称"省级中心"），负责统筹内蒙古自治区中药资源动态监测信息与技术服务工作，组织协调开展第四次全国中药资源普查内蒙古地区工作，督导所辖 2 个动态监测站建设与运营，在摸清野生资源家底的同时，实现了中药野生与种植资源监测与服务的常态化，利用普查信息对有限资源的科学管理和有序开发提供了科学依据。2014 年，以内蒙古乌拉特前旗蒙中医院为依托单位，建立了内蒙古乌拉特前旗监测站监测与技术服务体系（简称"乌拉特前旗监测站"），技术服务区域包括呼和浩特市、包头市、巴彦淖尔市、鄂尔多斯市、乌海市、乌兰察布市、阿拉善盟及其辖区内的 45 个旗县区，囊括了阴山地区的 5 个地级市（盟）35 个旗县区。技术服务内容主要

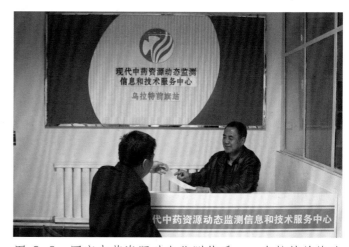

图 3-8　国家中药资源动态监测体系——乌拉特前旗站

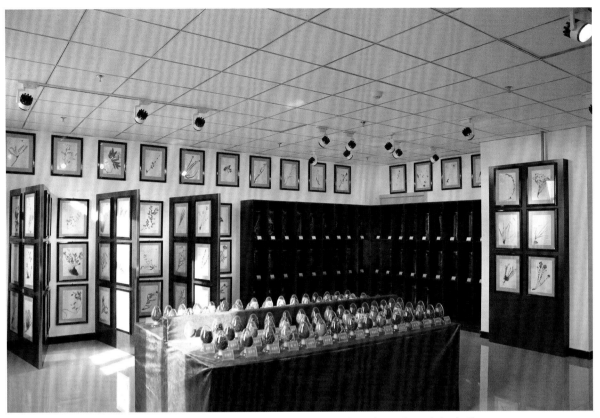

图 3-9　乌拉特前旗中蒙医医院"四普"期间建设的标本馆

包括：①建设名贵中药资源可持续利用能力信息与技术省－站－点三级服务体系，为基层提供人才支持。②建设大宗道地、特色、珍稀名贵蒙中药材资源可持续利用能力动态监测及预警系统，指导和控制野生药材采收的适宜地区、适合数量，划分采收致危级别；珍稀濒危药材的监控、保护和种群恢复状态；进行药材生产适宜分析和指导生产基地选址，为优良种质选育提供基本材料；为中蒙药资源的原产地保护和种质异地保护提供科学依据；为国家平台上传相关监测数据。③针对监测区域内大宗道地、特色、珍稀名贵蒙中药资源可持续利用能力开展调查研究。④针对大宗道地、特色、珍稀名贵蒙中药资源可持续利用能力涉及的栽培（养殖）、野生抚育、采集、加工等生产环节的技术问题进行专题研究。⑤编写技术资料、搞好监测区域内与大宗道地、特色、珍稀名贵蒙中药资源相关的信息与技术服务，包括技术培训、新技术推广等。

FOURTH CHAPTER

第四章

阴山地区中蒙药资源概况

第一节
阴山地区中蒙药资源空间分布差异分析

阴山山脉屹立在内蒙古高原的南部边缘，东西绵延长 1200km，南北宽 50~100km，平均海拔 1800m。阴山山脉东西走向上为若干断裂山地，包括狼山、乌拉山、蛮汉山和大青山四大主山体；阴山山脉亦是内蒙古暖温型气候和中温型气候的分界线，其南北气候的差异将草原与荒漠草原明显分隔开来。独特的地形变化和气候变化极大地丰富了阴山地区的植物种类区系和保证了药用植物资源种类的多样性，使得该地区药用植物资源种类具有明显不均衡分布的特点。基于阴山地区第四次全国中药资源普查成果，运用探索性空间数据分析（ESDA）、趋势面分析、空间变异函数和地理探测器等地统计学方法，对阴山地区的药用植物资源种类分布的空间差异性进行分析，明确阴山地区药用植物资源种类丰富程度在空间上的总体变化趋势和聚集程度。

一、 阴山地区中蒙药资源总体分布规律

基于第四次全国中药资源普查阶段性工作成果，对内蒙古阴山地区 35 个旗、县、区的中蒙药资源种类数目进行总体分析。内蒙古阴山山脉周边各旗、县、区的中蒙药资源种类数目存在不同，明显具有空间分布差异的特征（见图 4-1）。

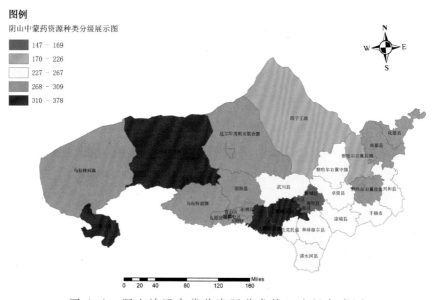

图 4-1 阴山地区中蒙药资源种类数目分级色彩图

利用趋势面法分析阴山地区中蒙药资源种类数目的变化趋势，从整体的研究区域来看，阴山地区中蒙药资源种类自西向东呈递减的趋势。阴山西部地区和中部地区各旗县区的中蒙药资源种类相对丰富，东部地区中蒙药资源种类相对稀少（见图4-2）。

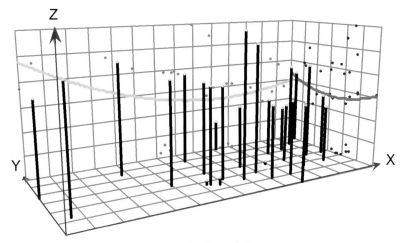

图4-2 趋势面分析图

二、 阴山地区水平方向中蒙药资源种类分布规律

阴山山脉东西跨度广，地形和植被类型的水平分布差异对该地区的生物多样性产生了显著的影响。物种多样性会随着某一生态因子如气候、水分、土壤条件的梯度表现出规律性变化。阴山中部地区处在气候变化和植被类型变化的过渡地区，多种生态因子在该地区的交叉作用进一步丰富了其生物多样性，为该地区及周边区域中蒙药资源种类多样性提供了物质基础。因此，建议相关管理部门在制定保护阴山地区生物多样性政策时，应当对该地区的特殊环境重点关注。

1. 阴山地区中蒙药资源种类的全局空间自相关分析结果

计算阴山地区各旗、县、区的中蒙药资源种类的全局空间自相关 Moran's I 值和标准化统计量 Z 值。在正态分布假设条件下，阴山地区的中蒙药资源种类在空间分布上具有正相关性，呈聚集分布特征且高度显著（见图4-3）。

2. 阴山地区中蒙药资源种类的局部空间自相关分析结果

绘制阴山地区各县中药资源种类的局部空间相关性的 Moran 散点图，第一象限为资源种类分布丰富的地区，且周边地区资源种类也丰富；第二象限为资源种类分布稀少的地区，但周边地区资源种类丰富；第三象限为资源种类分布稀少的地区，且周边地区资源种类也稀少；第四象限为资源种类丰富的地区，但周边地区资源种类稀少。Moran 散点图仅能显示局部的空间聚集形式，通过 LISA 指数检验（$P < 0.05$）的地区使用红点标出（见图4-4）。

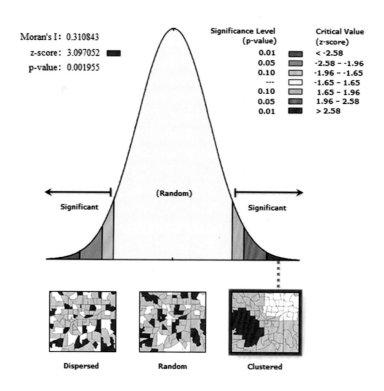

图 4-3 Moran's *I* 指数图

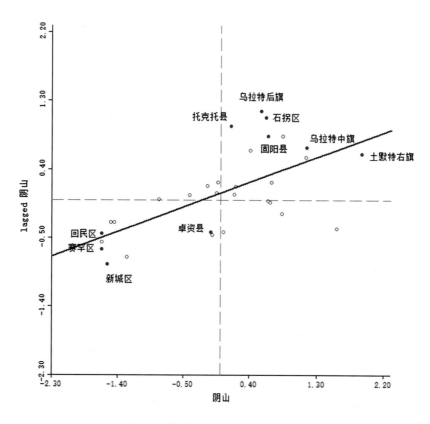

图 4-4 阴山地区中蒙药资源种类空间自相关 Moran 散点图

在 95% 显著性水平下，阴山地区的中蒙药资源种类具有一定的局部空间正相关性，但大部分地区仍不具有显著性。位于高 – 高区域的旗、县、区共 6 个：乌拉特中旗、乌拉特后旗、固阳县、石拐区、土默特右旗和托克托县；低 – 低区域的旗、县、区共 4 个：卓资县、回民区、新城区和赛罕区；无旗、县、区处于高 – 低区域和低 – 高区域（见图 4-5）。

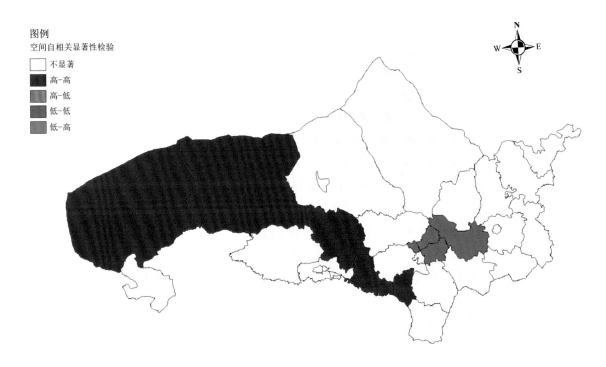

图 4-5　阴山地区中蒙药资源空间自相关显著性检验

利用 Arc GIS 软件进行热点分析，计算 G 统计量，再采用自然间断点分级法（Jenks）将结果划分为 5 类：冷点地区、次冷点地区、温点地区、次热点地区、热点地区。热点地区有 4 个（固阳县、石拐区、土默特右旗、托克托县），该区域具有丰富的中蒙药资源种类聚集分布；次热点地区有 3 个（乌拉特前旗、乌拉特中旗、乌拉特后旗），该地区具有较丰富的中蒙药资源种类聚集分布；次冷点地区 3 个（青山区、赛罕区、玉泉区），该地区具有较为稀少的中蒙药资源种类聚集分布；冷点地区 2 个（回民区、新城区），该地区具有稀少的中蒙药资源种类聚集分布（见图 4-6）。

阴山地区中具有高值聚集的热点区域均处于中部，该地区为阴山山脉中极为特殊的区域，南北方向上为暖温带和温带的分界线，东西方向上为草原区向荒漠区的过渡地带，其主要植被区系是荒漠草原区。同时，因河流分布而形成的独特生态环境也会极大丰富物种的多样性。在实地调查中，高值聚集的固阳县内具有昆都仑河流过，而土默特右旗和托克托县紧邻黄河，具有特殊的湿地生态环境。这可能也是这两个地区生物多样性极为丰富的原因之一。因此建议重点关注由河流引起的湿地环境，在热点地区和湿地地区设立中蒙药资源动态监测站，以确保该地区的生物多样性受到及时的保护。

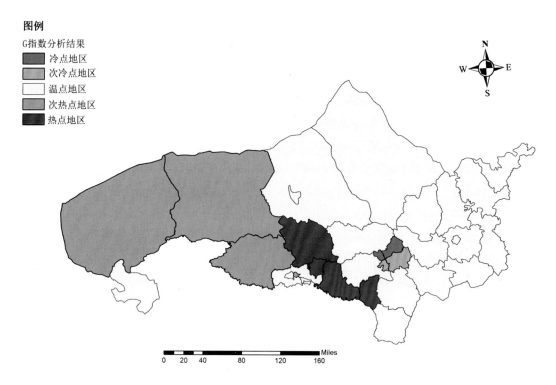

图 4-6　阴山地区中蒙药资源种类 G 指数分析

通过对阴山地区各旗、县、区内植被类型占比的分析发现，热点地区主要以"一年一熟粮食作物及耐寒经济作物、落叶果树园"和"温带丛生禾草典型草原"为主，占比分别为 54.48% 和 23.58%；次热点地区主要以"温带丛生矮禾草、矮半灌木荒漠草原"和"温带半灌木、矮半灌木荒漠"为主，占比分别为 35.55% 和 22.14%；温点地区作为过渡地区主要以"温带丛生禾草典型草原"和"温带丛生矮禾草、矮半灌木荒漠草原"为主，占比分别为 22.44% 和 21.25%；次冷点地区以"一年一熟粮食作物及耐寒经济作物、落叶果树园"为主，占比为 70.20%；冷点地区主要以"温带落叶阔叶林"和"一年一熟粮食作物及耐寒经济作物"为主，占比分别为 26.10% 和 20.20%（见图 4-7）。

冷点和次冷点地区均处在包头市和呼和浩特市城区含有大面积的一年一熟粮食作物及耐寒经济作物耕地，极大影响了物种资源多样性。同时阴山中部的热点地区的植被类型显示主要为"一年一熟粮食作物及耐寒经济作物、落叶果树园"，耕地果园及人类行为的影响本应使得该地区植被类型大范围减少，但是在实际调查中，依然在该地区的山脉中采集到了极为丰富的野生物种资源。因此，阴山山脉的存在一定程度上减少了开垦耕地对于物种多样性的影响，而且对生物多样性的保持产生了极为重要的影响。保护阴山地区生物多样性，对于促进中蒙药资源的开发利用具有重要意义，建议有关部门进一步加大对山地自然保护区的建设。而对于盲目的耕地扩张引起的物种多样性的减少，也亟须制订合理有效的退耕还林政策。

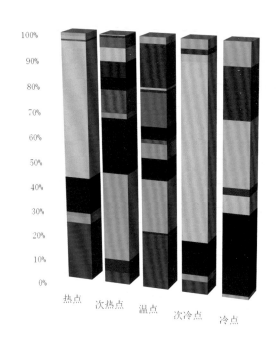

图例：
- 温带禾草、杂类草草甸草原
- 一年一熟粮食作物及耐寒经济作物
- 温带落叶阔叶林
- 温带针叶林
- 温带草原化灌木荒漠
- 一年一熟粮食作物及耐寒经济作物、落叶果树园
- 温带矮半乔木荒漠
- 温带落叶小叶疏林
- 温带禾草、苔草及杂类草沼泽化草甸
- 温带禾草、杂类草草甸
- 温带落叶灌丛
- 温带灌木荒漠
- 温带禾草、杂类草盐生草甸
- 温带半灌木、矮半灌木荒漠
- 温带丛生矮禾草、矮半灌木荒漠草原
- 温带多汁盐生矮半灌木荒漠
- 温带丛生禾草典型草原

图 4-7　阴山各地区植被类型占比

三、 阴山地区不同海拔中蒙药资源种类差异

将阴山地区各旗、县、区的物种数与海拔数据进行叠加，不同海拔地区的中蒙药资源种类分布存在差异（见图 4-8）。使用自然断点法将该地区的平均海拔数据划分为 6 个区段：第 1 组 970~1087m、第 2 组 1088~1233m、第 3 组 1234~1372m、第 4 组 1373~1490m、第 5 组 1491~1609m、第 6 组 1610~1809m，得到不同海拔所对应的中蒙药资源种类数目（见图 4-9）。使用地理探测器方法对不同区段海拔的中蒙药资源种类数目间的差异性进行分析。第 6 组与第 1 组具有显著差异（$P < 0.05$）；第 4 组与第 1 组、第 2 组、第 3 组、第 5 组均有显著差异（$P < 0.05$）。

山地因为垂直方向的海拔变化，可以集中反映自然地理的生态学特征，而且其明显差异的生境和相对较少的人类影响更容易孕育多样的植物区系及植被类型。地理探测器分析结果显示，不同海拔地区的中蒙药资源种类数目也具有明显的差异，尤其是在 1373~1490m 的海拔范围内，资源种类数目与其他区段具有明显差异。

海拔的升高和相关的日照、降水、温度的多尺度变化，阴山山脉植被区系垂直分布产生差异，虽然基带植被类型有所不同，但主要表现为草原 – 灌丛 – 森林的多样性变化。随着海拔的升高，山地土壤变化也极为显著，以中部地区的乌拉山为例，自下而上分为栗钙土、灰褐土和灰色森林土。土壤作为植物生存的重要环境也会直接影响物种垂直分布的多样性。高值聚集区域处在阴山中部地区多个山体的交汇之处，山地地形及其垂直尺度的植被类型变化极为丰富。高值聚集区域的固阳县分布有色尔腾山及大青山西部区域，土默特右旗分布有九峰山。该区域的中蒙药资源种类多样性在极大程度上受到了山地环境的影响，尤其与山地植被类型在垂直分布带上的丰富程度有关。课题组在野外调研时更是在土默特右旗发现了新的物种并确定其为玄参科地黄属新种，命名为黄花地黄 *Rehmannia chrysantha* M. H. Li & C. H. Zhang。保护山地区生物多样性的对于促进中蒙药资源的开发利用具有重要意义，建议有关部门进一步加大对山地自然保护区的建设。

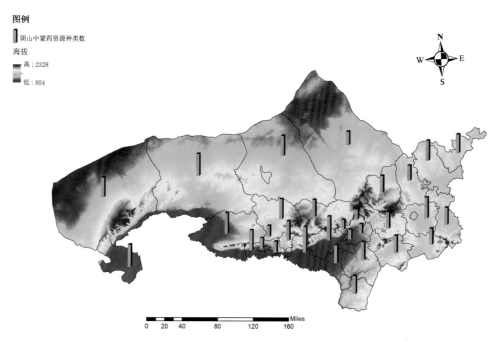

图 4-8 阴山地区各旗县中蒙药资源种类数目分布差异

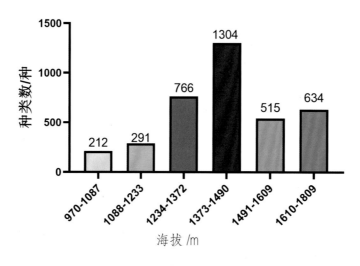

图 4-9 阴山地区不同海拔中蒙药资源种类数目

阴山山脉东西跨度广，海拔落差大，造成了地形和植被类型的水平和垂直分布的差异，为阴山地区中蒙药资源种类多样性提供了物质基础。通过第四次全国中药资源普查分析阴山地区中蒙药资源种类的分布规律，为制订阴山地区生物多样性保护政策和药用植物资源综合开发利用政策提供科学参考。

第二节
阴山地区特色重点药材蕴藏量

根据第三次全国中药资源普查（1983~1987 年）数据统计，阴山地区药用植物种类有 237 种，其中常见中蒙药材有 72 种。2013 年至今开展的第四次全国中药资源普查，国家以《中国药典》一部中收载的中药材品种为基础，选择以植物来源为主且野外资源量变化较大、需要提供新数据的种类，总共为 368 种，其中在内蒙古地区有分布的为 93 种。在 2013~2020 年阴山地区普查中实际遇到的有 69 种（不同基原或不同入药部位），其药材名称、基原、药用部位、生产来源及资源状况等信息（详见表 4–1）。其中十分常见（资源量丰富）的有 9 种，分别为萹蓄、地骨皮、枸杞子、漏芦、肉苁蓉、沙棘、锁阳、葶苈子、知母。

表 4-1　第四次全国中药资源普查阴山地区野外重点药材蕴藏量

药材名	基原中文名	基原拉丁学名	药用部位	生产来源	资源状况
白茅根	白茅	*Imperata cylindrica*	根茎	野生	少见
白屈菜	白屈菜	*Chelidonium majus*	全草	野生	少见
百合	卷丹	*Lilium lancifolium*	肉质鳞叶	栽培	少见
百合	山丹	*Lilium pumilum*	肉质鳞叶	野生	少见
柏子仁	侧柏	*Platycladus orientalis*	成熟种仁	野生、栽培	常见
薄荷	薄荷	*Mentha haplocalyx*	地上部分	野生、栽培	常见
北豆根	蝙蝠葛	*Menispermum dauricum*	根茎	野生	少见
萹蓄	萹蓄	*Polygonum aviculare*	地上部分	野生	十分常见
苍术	苍术	*Atractylodes lancea*	根茎	野生	少见
草乌	北乌头	*Aconitum kusnezoffii*	块根	野生、栽培	常见
草乌叶	北乌头	*Aconitum kusnezoffii*	叶	野生、栽培	常见
侧柏叶	侧柏	*Platycladus orientalis*	枝梢和叶	野生、栽培	常见
柴胡	红柴胡	*Bupleurum scorzonerifolium*	根	野生、栽培	常见
赤芍	芍药	*Paeonia lactiflora*	根	野生、栽培	常见
穿山龙	穿龙薯蓣	*Dioscorea nipponica*	根茎	野生	少见

续表

药材名	基原中文名	基原拉丁学名	药用部位	生产来源	资源状况
党参	党参	*Codonopsis pilosula*	根	野生、栽培	常见
地骨皮	宁夏枸杞	*Lycium barbarum*	根皮	野生、栽培	十分常见
地黄	地黄	*Rehmannia glutinosa*	块根	野生	常见
防风	防风	*Saposhnikovia divaricata*	根	野生	常见
甘草	甘草	*Glycyrrhiza uralensis*	根及根茎	野生、栽培	常见
枸杞子	宁夏枸杞	*Lycium barbarum*	果实	野生、栽培	十分常见
红芪	阴山岩黄芪	*Hedysarum yinshanicum*	根	野生	常见
黄精	黄精	*Polygonatum sibiricum*	根茎	野生	常见
黄芪	黄芪	*Astragalus membranaceus*	根	野生	少见
黄芪	蒙古黄芪	*Astragalus membranaceus* var. *mongholicus*	根	野生、栽培	少见
黄芩	黄芩	*Scutellaria baicalensis*	根	野生、栽培	常见
桔梗	桔梗	*Platycodon grandiflorus*	根	野生、栽培	少见
苦参	苦参	*Sophora flavescens*	根	野生	少见
蓝布正	路边青	*Geum aleppicum*	全草	野生	常见
狼毒	狼毒	*Euphorbia fischeriana*	根	野生	少见
漏芦	漏芦	*Stemmacantha uniflora*	根	野生	十分常见
麻黄	木贼麻黄	*Ephedra equisetina*	草质茎	野生	少见
麻黄	中麻黄	*Ephedra intermedia*	草质茎	野生	少见
麻黄	草麻黄	*Ephedra sinica*	草质茎	野生	常见
麻黄根	中麻黄	*Ephedra intermedia*	根和根茎	野生	少见
麻黄根	草麻黄	*Ephedra sinica*	根和根茎	野生	常见
马勃	大秃马勃	*Calvatia gigantea*	子实体	野生	少见
木贼	木贼	*Equisetum hyemale*	地上部分	野生	少见
秦艽	秦艽	*Gentiana macrophylla*	根	野生	常见
秦艽	达乌里秦艽	*Gentiana dahurica*	根	野生、栽培	常见
苘麻子	苘麻	*Abutilon theophrasti*	种子	野生	常见
瞿麦	石竹	*Dianthus chinensis*	地上部分	野生、栽培	常见
瞿麦	瞿麦	*Dianthus superbus*	地上部分	野生	常见
拳参	拳参	*Polygonum bistorta*	根茎	野生	常见
肉苁蓉	肉苁蓉	*Cistanche deserticola*	带鳞叶的肉质茎	野生、栽培	十分常见
三棵针	细叶小檗	*Berberis poiretii*	根	野生、栽培	少见

续表

药材名	基原中文名	基原拉丁学名	药用部位	生产来源	资源状况
三棱	黑三棱	*Sparganium stoloniferum*	块茎	野生	少见
沙棘	中国沙棘	*Hippophae rhamnoides* subsp. *sinensis*	果实	野生、栽培	十分常见
沙苑子	背扁黄芪	*Astragalus complanatus*	种子	野生	少见
水红花子	红蓼	*Polygonum orientale*	果实	野生、栽培	常见
酸枣仁	酸枣	*Ziziphus jujuba* var. *spinosa*	种子	野生、栽培	常见
锁阳	锁阳	*Cynomorium songaricum*	肉质茎	野生、栽培	十分常见
天仙子	莨菪	*Hyoscyamus niger*	种子	野生	常见
葶苈子	播娘蒿	*Descurainia sophia*	种子	野生	常见
葶苈子	独行菜	*Lepidium apetalum*	种子	野生	十分常见
王不留行	麦蓝菜	*Vaccaria segetalis*	种子	栽培	少见
威灵仙	棉团铁线莲	*Clematis hexapetala*	根及根茎	野生	常见
五味子	五味子	*Schisandra chinensis*	果实	野生	少见
菥蓂	菥蓂	*Thlaspi arvense*	地上部分	野生	常见
香加皮	杠柳	*Periploca sepium*	根皮	野生	少见
银柴胡	银柴胡	*Stellaria dichotoma* var. *lanceolata*	根	野生	常见
禹州漏芦	驴欺口	*Echinops latifolius*	根	野生	常见
玉竹	玉竹	*Polygonatum odoratum*	根茎	野生	常见
远志	西伯利亚远志	*Polygala sibirica*	根	野生	常见
远志	远志	*Polygala tenuifolia*	根	野生	常见
泽泻	东方泽泻	*Alisma orientale*	块茎	野生	少见
知母	知母	*Anemarrhena asphodeloides*	根茎	野生	十分常见
紫草	黄花软紫草	*Arnebia guttata*	根	野生	常见
紫菀	紫菀	*Aster tataricus*	根和根茎	野生	常见

此外，内蒙古自治区根据本区蒙药、中药的用药特点及资源分布情况，另设定89种特色重点药材（在内蒙古地区有分布，但不包括在国家野外重点目录中），其中本次普查在阴山地区实际遇到的有72种（不同基原或不同入药部位），其药材名称、基原、药用部位、生产来源及资源状况等具体信息详见表4-2。从表4-2中可以看出，十分常见（资源丰富）的有10种，分别为阿尔泰紫菀、篦齿蒿、角茴香、苦豆根、狼毒、漏芦、驴耳风毛菊、马蔺子、香青兰、小白蒿。

表 4-2　第四次全国中药资源普查阴山地区野外特色重点药材蕴藏量

药材名	基原中文名	基原拉丁学名	药用部位	生产来源	资源情况
阿尔泰紫菀	阿尔泰狗娃花	*Heteropappus altaicus*	全草	野生	十分常见
白益母草	脓疮草	*Panzeria alaschanica*	全草	野生	少见
苦碟子	抱茎小苦荬	*Ixeridium sonchifolium*	全草	野生	少见
篦齿蒿	栉叶蒿	*Neopallasia pectinata*	地上部分	野生	十分常见
并头黄芩	并头黄芩	*Scutellaria scordifolia*	全草	野生	常见
块茎糙苏	块根糙苏	*Phlomis tuberosa*	块根或全草	野生	常见
草乌	北乌头	*Aconitum kusnezoffii*	块根	野生、栽培	常见
齿叶草	疗齿草	*Odontites serotina*	全草	野生	常见
齿缘草	石生齿缘草	*Eritrichium rupestre*	全草	野生	常见
茺蔚子	细叶益母草	*Leonurus sibiricus*	果实	野生	常见
杜松	杜松	*Juniperus rigida*	枝、叶及球果	野生、栽培	常见
刺玫果	山刺玫	*Rosa davurica*	果实	野生	常见
水红花子	酸模叶蓼	*Polygonum lapathifolium*	果实	野生	常见
大菟丝子	金灯藤	*Cuscuta japonica*	种子	野生	少见
地锦草	地锦	*Euphorbia humifusa*	全草	野生	常见
地梢瓜	地梢瓜	*Cynanchum thesioides*	种子	野生	常见
山野豌豆	山野豌豆	*Vicia amoena*	地上部分	野生	常见
山野豌豆	广布野豌豆	*Vicia cracca*	地上部分	野生	少见
山野豌豆	大叶野豌豆	*Vicia pseudorobus*	地上部分	野生	常见
马先蒿	返顾马先蒿	*Pedicularis resupinata*	全草	野生	少见
花锚	花锚	*Halenia corniculata*	全草	野生	少见
黄花黄芩	粘毛黄芩	*Scutellaria viscidula*	根	野生	常见
火绒草	火绒草	*Leontopodium leontopodioides*	地上部分	野生	常见
多叶棘豆	多叶棘豆	*Oxytropis myriophylla*	全草	野生	常见
角蒿	角蒿	*Incarvillea sinensis*	地上部分	野生	常见
角茴香	角茴香	*Hypecoum erectum*	全草	野生	十分常见
接骨木	接骨木	*Sambucus williamsii*	全株	栽培	常见
苣荬菜	苣荬菜	*Sonchus arvensis*	全草	野生	常见
苦豆根	苦豆子	*Sophora alopecuroides*	根及根茎	野生	十分常见
禹州漏芦	驴欺口	*Echinops latifolius*	根	野生	常见
蓝盆花	华北蓝盆花	*Scabiosa tschiliensis*	花序	野生	常见

续表

药材名	基原中文名	基原拉丁学名	药用部位	生产来源	资源情况
狼毒	狼毒	*Stellera chamaejasme*	根	野生	十分常见
莲座蓟	莲座蓟	*Cirsium esculentum*	全草	野生	少见
铃铃香	铃铃香青	*Anaphalis hancockii*	全草	野生	少见
漏芦	漏芦	*Stemmacantha uniflora*	根	野生	十分常见
驴耳风毛菊	草地风毛菊	*Saussurea amara*	全草	野生	十分常见
马蔺子	马蔺	*Iris lactea* var. *chinensis*	种子	野生、栽培	十分常见
毛连菜	日本毛连菜	*Picris japonica*	全草	野生	常见
酸模	皱叶酸模	*Rumex crispus*	根	野生	常见
毛脉酸模	毛脉酸模	*Rumex gmelinii*	根	野生	少见
牛西西	巴天酸模	*Rumex patientia*	根	野生	常见
泡囊草	泡囊草	*Physochlaina physaloides*	根	野生、栽培	少见
肉苁蓉	盐生肉苁蓉	*Cistanche salsa*	肉质茎	野生	少见
三颗针	鄂尔多斯小檗	*Berberis caroli*	根	野生	常见
三颗针	西伯利亚小檗	*Berberis sibirica*	根	野生	少见
黄芦木	黄芦木	*Berberis amurensis*	根和茎枝	野生	常见
沙芥	宽翅沙芥	*Pugionium dolabratum* var. *latipterum*	全草	野生	常见
沙芥	沙芥	*Pugionium cornutum*	根	野生、栽培	常见
羽叶丁香	羽叶丁香	*Syringa pinnatifolia*	根或枝干	栽培	少见
山苦荬	中华小苦荬	*Ixeridium chinense*	全草	野生	常见
手掌参	手参	*Gymnadenia conopsea*	块茎	野生	少见
水柏枝	宽苞水柏枝	*Myricaria bracteata*	嫩枝	野生	常见
水苦荬	北水苦荬	*Veronica anagallis-aquatica*	带虫瘿的全草	野生	常见
地丁	米口袋	*Gueldenstaedtia verna* subsp. *multiflora*	全草	野生	少见
铁杆蒿	白莲蒿	*Artemisia sacrorum*	地上部分	野生	常见
驴断肠	芹叶铁线莲	*Clematis aethusifolia*	全草	野生	常见
铁线透骨草	黄花铁线莲	*Clematis intricata*	全草	野生	常见
通经草	银粉背蕨	*Aleuritopteris argentea*	全草	野生	常见
芜荑	大果榆	*Ulmus macrocarpa*	种子的加工品	野生、栽培	常见
香青兰	香青兰	*Dracocephalum moldavica*	地上部位	野生、栽培	十分常见
柞树皮	蒙古栎	*Quercus mongolica*	树皮	野生、栽培	少见

续表

药材名	基原中文名	基原拉丁学名	药用部位	生产来源	资源情况
小白蒿	冷蒿	*Artemisia frigida*	带花全草	野生	十分常见
秦艽	达乌里秦艽	*Gentiana dahurica*	根	野生、栽培	常见
芯芭	达乌里芯芭	*Cymbaria dahurica*	全草	野生	常见
兴安柴胡	兴安柴胡	*Bupleurum sibiricum*	根	野生	少见
萱草	小黄花菜	*Hemerocallis minor*	根及花蕾	野生、栽培	常见
黄花菜	黄花菜	*Hemerocallis citrina*	全草	野生、栽培	常见
库页悬钩子	库页悬钩子	*Rubus sachalinensis*	茎叶	野生、栽培	常见
艾叶	野艾蒿	*Artemisia lavandulaefolia*	叶	野生	常见
益母草	细叶益母草	*Leonurus sibiricus*	地上部分	野生	常见
硬毛棘豆	硬毛棘豆	*Oxytropis hirta*	地上部分	野生	少见
透骨草	地构叶	*Speranskia tuberculata*	全草	野生	少见

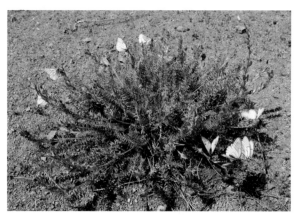

图 4-10　多叶棘豆

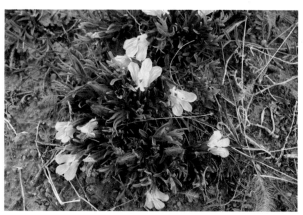

图 4-11　蒙古芯芭

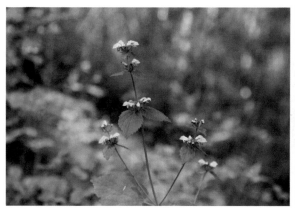

图 4-12　糙苏

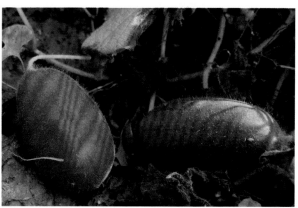

图 4-13　赤瓟

第三节
阴山地区道地药材资源概况

　　道地药材是指来自特定地区、生产历史悠久、栽培加工技术精细、质量优良、疗效显著的药材。一般指在特定环境和气候等生态条件下，通过独特的栽培和炮制技术等因素的综合作用，形成的产地适宜、品种优良、产量较高、炮制考究、疗效突出、带有地域性特点的药材。"道地"一词可理解为值得称道的产地，也就是从古至今人们公认的优质药材产地。道地药材由于品质优良，在国内外享有很高声誉，在经营中具有很强竞争力，因而形成了较大的商品规模。总之，道地药材就是优质药材的代名词。根据胡世林主编的《中国道地药材》（1989 年）中关于道地药材地域性划分、近现代内蒙古地区药材生产流通情况以及中国中医科学院中药资源中心牵头编写的《中国道地药材团体标准》、《全国道地药材生产基地建设规划》（2018—2015 年）、《内蒙古自治区蒙药材中药材保护和发展实施方案》（2016—2020 年）和内蒙古地区第四次全国中药资源普查的实际情况，专家学者普遍认为内蒙古道地药材有甘草、麻黄、赤芍、黄芩、银柴胡、防风、锁阳、苦参、肉苁蓉、地榆、北苍术、北沙参、桔梗、知母、金莲花、小秦艽、沙棘、升麻、木贼、郁李仁、远志、狼毒、防风、苦豆根、柴胡、漏芦、内蒙紫草、党参等 20 余种，其中在阴山地区野生资源较丰富的道地药材种类有甘草、麻黄、黄芩、银柴胡、防风、锁阳、肉苁蓉、地榆、知母、小秦艽、沙棘、内蒙紫草、党参、柴胡；有大规模引种栽培的道地药材种类有甘草、黄芪、麻黄、黄芩、锁阳、肉苁蓉、沙棘。

　　阴山地区包括阴山山脉山地及其周边的阴山丘陵 - 河套平原、荒漠及荒漠草原的部分地区。阴山山脉所含的四大山体中蛮汉山、大青山、乌拉山气候相对湿润，药用植物种类较多，山地地区主要道地药材有郁李仁、小秦艽、知母、黄芩、赤芍、北苍术、远志、漏芦、狼毒、防风、金莲花、苦豆根、柴胡等。狼山地区气候相对干旱，药用植物种类较少，内蒙紫草是其主要道地药材。阴山丘陵 - 河套平原地区条件优越，是内蒙古地区家种药材的主产区，野生道地药材有沙棘、甘草、枸杞子、苦豆根、麻黄等，大规模栽培道地药材有黄芪、甘草、沙棘、麻黄。其中黄芪为内蒙古地区主产道地药材，阴山地区的武川县、固阳县、乌拉特前旗、达尔罕茂明安联合旗、土默特右旗等均有大规模人工栽培。固阳县是我国优质黄芪——正北黄芪的中心产区，其独特的自然气候及环境条件非常适合黄芪的生长。固阳黄芪呈圆柱形，质坚而绵，条直、均匀、极少有分枝；外观黄褐色，表面有不规则的纵皱纹或纵沟；根断面外白内黄，粉性足，韧皮部黄白色，有放射状的裂隙；木质

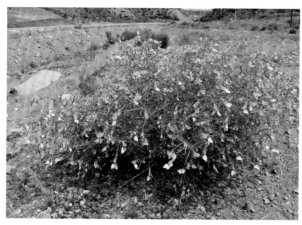

图 4-14　蒙古黄芪

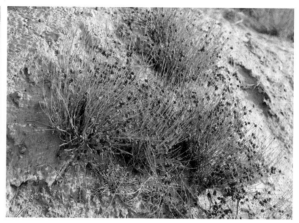

图 4-15　草麻黄

部淡黄色似菊花心，约占半径的 2/3。2017 年，"固阳黄芪"地理标志登记通过国家农业农村部认证。甘草药材的 3 个基原中以乌拉尔甘草品质最好。目前，固阳县、武川县、乌拉特前旗目前栽培面积均较大，而且乌拉特前旗有大面积的野生甘草分布区。锁阳和肉苁蓉分布于西部荒漠和荒漠草原，锁阳主产于阿拉善左旗、乌拉特后旗和乌拉特前旗，其中以阿拉善左旗产量最多；肉苁蓉主要分布于阿拉善左旗、磴口县、乌拉特后旗，磴口县、阿拉善左旗均有大面积的肉苁蓉人工栽培。阿拉善左旗及其周边是荒漠肉苁蓉的道地产区，由于境内有适合肉苁蓉生长的自然环境，阿拉善地区所产肉苁蓉个大、肉厚、富含胶质、鞣质，质量上乘，为肉苁蓉之首，驰名中外，且阿拉善地区是肉苁蓉的最大产地，占内蒙古自治区产量的 90% 以上，占全国总产量的 70% 以上，出口量大，拥有"世界苁蓉之乡"的美誉。2012 年，"阿拉善肉苁蓉"被国家工商总局商标局正式批准注册为地理标志证明商标。

　　阴山地区野生药材资源丰富，作为一个天然的野生资源宝库，为中蒙药材生产和产品开发提供了有力的资源保障。2017 年，内蒙古自治区制定出台《促进医药产业健康发展实施方案》，明确提出要加快道地蒙药材中药材良种繁育基地建设，开展道地药材标准化、规模化、产业化种子种苗繁育，重点建设 10 个自治区道地药材规范化种植示范基地。实施道地蒙药材中药材基地建设工程，开展规模化、规范化种植，打造中西部地区黄芩、防风、赤芍、桔梗、麻黄、北沙参、知母、北苍术、金莲花、小秦艽、蒙古黄芪、乌拉尔甘草、沙棘、枸杞、肉苁蓉、锁阳、苦豆子、银柴胡等特色资源种植优势，打造特色种植产业带。另外，该方案还提出支持道地药材就地转化为蒙药中药饮片，提高蒙药材中药材资源附加值。加快濒危稀缺蒙药材中药材繁育、种植示范基地建设，加强蒙药材中药材资源调查和品质评价研究，建立濒危、常用蒙药材中药材信息数据库和种质资源库。目前，阴山地区已建立了黄芪、肉苁蓉、小秦艽、山沉香、黑果枸杞等种子种苗繁育基地，实现在进行产业化开发的同时着力加强阴山地区中蒙药材资源的保护力度，为子孙后代留下宝贵的财富。

阴山地区一直是民族频繁往来之地，是游牧民族与农耕民族相互交往的重要场所。历史上，几乎所有的北方少数民族和汉族都曾在此驻足，或长或短，使这一地方成为不同民族聚居的典型地区之一。民族的多样性和文化的多元性沉淀了阴山地区极其丰富的民族民间医药经验，其中，以蒙医药资源最为丰富。

蒙医药是蒙古族人民长期与疾病作斗争的经验总结，是蒙古族文化传承的宝贵财富，是祖国医学伟大宝库的重要组成部分，具有鲜明的地区特色和民族特色。世代居住于阴山地区的蒙古族在长期的生活实践过程中，积累了大量的适应本民族生活习惯、生产条件及自然环境的医疗保健知识，逐步完善了适应阴山地区气候环境的蒙医药知识，为阴山地区少数民族防病治病发挥了重要作用。

阴山地区，东与冀北山地衔接，西与贺兰山、北大山、马鬃山相通，构成了一条环内亚干旱、半干旱区南缘的生态交错带。这条生态交错带在我国北方草原区占据了一个独特的生态区域。特殊的地理位置、复杂多变的地形地貌组合，独特的气候等自然因素，满足了蒙药的生长需要，孕育了阴山地区丰富的蒙药资源，使其成为内蒙古自治区重要的蒙药资源分布区域。结合文献资料记载与第四次全国中药资源普查成果，共统计出阴山地区蒙药资源448种（详见附录二），如香青兰、肋柱花、达乌里芯芭、小秦艽、冷蒿、细裂叶莲蒿等。丰富的蒙药资源蕴藏量为阴山地区蒙药资源的应用和发展奠定了物质基础。

近年来，随着阴山地区社会经济的发展进步，蒙医药等传统医疗体系得到了很好的传承和新的机遇，蒙药材的需求量激增。但相应的基础研究、产业布局及政策法规等未能及时跟进，导致在一段时间内蒙药材野生资源过度利用和乱砍滥伐现象严重，许多蒙药材资源处于濒危状态，野生资源难以满足市场需求。为了实现阴山地区蒙药资源的有效保护与可持续开发利用，确保临床用药安全、可靠、有效，建议必须加大政府对蒙药材产业扶持力度，继续深入开展阴山地区蒙药资源普查，摸清阴山地区蒙药资源的本底资料；加强对阴山地区特色蒙药的引种栽培工作，积极加强有一定栽培研究基础、用量较大的蒙药材品种的规模化栽培，优化相应的栽培技术，对无栽培研究基础、研究基础薄弱或对生态环境要求苛刻的品种，可采取野生抚育技术以扩大药源；建立植物园体系、加强自然保护区的管理，加大珍稀濒危品种的代用品种的研究工作。同时，还应加快蒙医药文献的整理工作，深入开展对蒙医药的现代科学研究，加强蒙药炮制人才、技术的传承与推广，打造蒙药产业品牌，推动蒙药产业的快速发展，为中蒙药事业做出更多的贡献。

第五节
阴山地区珍稀濒危药用物种概况

阴山地区地处我国北方农牧交错带，是生态环境最为脆弱的地区之一。该区曾是水草丰美的天然草场，植被资源丰富，农业垦殖仅有百年历史。近年来，由于人口剧增、过度开垦、毁草种粮、超载放牧等问题，土地荒漠化日趋加剧，草场严重退化。阴山山区地质矿产资源丰富，大青山的煤矿、白云鄂博的铁矿和稀土矿都是品质高、储量大的著名矿区，过度的矿产开发加剧了阴山地区的植被资源的破坏。因此，对阴山地区珍稀濒危药用植物的保护工作迫在眉睫。

根据阴山地区第四次全国中药资源普查成果，结合1984年国务院环境保护委员会发布的《中国珍稀濒危保护植物名录》、1999年国务院批准的《国家重点保护野生植物名录（第一批）》、2013年中国科学院植物研究所出版的《中国珍稀濒危植物图鉴》以及中国珍稀濒危植物信息系统（ISCREP，http://www.iplant.cn/rep/）等资料记载，统计出阴山地区珍稀濒危植物有19种，隶属9科14属。其中具有药用价值的植物有黄芪 *Astragalus membranaceus*、沙拐枣 *Calligonum mongolicum*、肉苁蓉 *Cistanche deserticola*、中麻黄 *Ephedra intermedia*、斑子麻黄 *Ephedra lepidosperma*、草麻黄 *Ephedra sinica*、甘草 *Glycyrrhiza uralensis*、手参 *Gymnadenia conopsea*、沙冬青 *Ammopiptanthus mongolicus*、革苞菊 *Tugarinovia mongolica*、蒙古扁桃 *Amygdalus mongolica*、银露梅 *Potentilla glabra*、小丛红景天 *Rhodiola dumulosa*、大花杓兰 *Cypripedium macranthum*、紫点杓兰 *Cypripedium guttatum*、角盘兰 *Herminium monorchis*、裂瓣角盘兰 *Herminium alaschanicum*、二叶兜被兰 *Neottianthe cucullata*、二叶舌唇兰 *Platanthera chlorantha*、绶草 *Spiranthes sinensis*，这些物种均为国家二级重点保护野生植物。此外，统计发现阴山地区珍稀濒危药用动物有7种，即绿孔雀 *Pavo muticus*、丹顶鹤 *Grus japonensis*、梅花鹿 *Cervus nippon*、麋鹿 *Elaphurus davidianus*、狼 *Canis lupus*、赤狐 *Vulpes vulpes*、马鹿 *Cervus elaphus*，前四者为国家一级重点保护野生动物，后二者为国家二级重点保护野生动物。

珍稀濒危药用物种具有丰富的遗传基因，因此珍稀濒危药用物种的保护目标就是要保存珍稀濒危药用物种种质资源和遗传的多样性。药用物种濒危，主要是由经济利益驱动的人为活动所致。由于森林资源被过度采伐，使濒危植物生存环境受到破坏，导致其不能正常生长和繁育，从而导致种群数量减少。因此，应该从多方面入手，比如采用就地保护、迁地保护、保护和恢复生态环境、建立动态监测体系等手段，以及通过建立药用植物规范化生产基地，从而完成保护和开发的双重目标。

根据 1996 年赵一之在《内蒙古大学学报》（自然科学版）上发表的"内蒙古的特有植物"一文中论述，内蒙古特有种是指仅分布生长在内蒙古自治区行政区划范围内的植物。推之而来，阴山地区的特有种应该是仅分布在阴山地区的植物，阴山地区特有药用植物资源应该是指仅分布在阴山地区的药用植物资源。据赵一之等人研究认为内蒙古自治区特有植物有 30 种，其中阴山地区特有植物有 13 种。2015 年，内蒙古大学研究生旭日对阴山地区维管植物的区系研究，通过调查研究发现阴山地区新增 11 种特有植物。结合第四次全国中药资源普查成果，统计发现阴山地区特有植物 22 种（详见表 4–3）。

表 4-3　阴山地区特有植物资源

序号	中文名称	拉丁学名	分布	特有种区域
1	阴山毛茛	*Ranunculus yinshanensis*	乌兰察布市（卓资县）、呼和浩特市（回民区、土默特左旗、武川县、新城区）、包头市（固阳县、九原区、石拐区、土默特右旗）	大青山特有种
★ 2	阴山乌头	*Aconitum flavum*	呼和浩特市（武川县）、包头市（固阳县）	大青山 – 蛮汉山特有种
3	阴山棘豆	*Oxytropis yinshanica*	乌兰察布市（卓资县）、呼和浩特市（回民区、土默特左旗、武川县、新城区）、包头市（固阳县、九原区、石拐区、土默特右旗）	大青山特有种
4	狼山西风芹	*Seseli langshanense*	巴彦淖尔市（乌拉特后旗）	狼山特有种
5	微硬毛建草	*Dracocephalum rigidulum*	巴彦淖尔市（乌拉特后旗）	狼山特有种
6	粗糙鹅观草	*Roegneria scabridula*	乌兰察布市（卓资县）	大青山特有种
★ 7	毛花鹅观草	*Roegneria hirtiflora*	呼和浩特市（回民区、土默特左旗、武川县、新城区）	大青山特有种
8	紫芒披碱草	*Elymus purpuraristatus*	乌兰察布市（凉城县）、呼和浩特市（回民区、土默特左旗、武川县、新城区）	大青山 – 蛮汉山特有种
9	毛披碱草	*Elymus villifer*	呼和浩特市（回民区、土默特左旗、武川县、新城区）	大青山特有种

续表

序号	中文名称	拉丁学名	分布	特有种区域
10	狼山针茅	*Stipa langshanica*	巴彦淖尔市（乌拉特后旗）	狼山特有种
11	乌拉特针茅	*Stipa wulateica*	巴彦淖尔市（乌拉特后旗）	狼山特有种
12	大青山蒿草	*Kobresia daqingshanica*	呼和浩特市（回民区、土默特左旗、武川县、新城区）	大青山特有种
13	白皮杨	*Populus cana*	乌兰察布市（凉城县）	蛮汉山特有种
★ 14	大青山黄芪	*Astragalus daqingshanicus*	乌兰察布市（卓资县）、呼和浩特市（回民区、土默特左旗、武川县、新城区）、包头市（固阳县、九原区、石拐区、土默特右旗）	大青山特有种
15	大青山棘豆	*Oxytropis daqingshanica*	乌兰察布市（卓资县）、呼和浩特市（回民区、土默特左旗、武川县、新城区）、包头市（固阳县、九原区、石拐区、土默特右旗）	大青山特有种
16	红纹腺鳞草	*Anagallidium rubrostriatum*	呼和浩特市（和林格尔县）	蛮汉山特有种
17	阴山马先蒿	*Pedicularis yinshanensis*	乌兰察布市（察哈尔右翼中旗）	蛮汉山特有种
★ 18	二裂沙参	*Adenophora biloba*	乌兰察布市（察哈尔右翼中旗）	大青山特有种
★ 19	大青山沙参	*Adenophora daqingshanica*	乌兰察布市（卓资县）、呼和浩特市（回民区、土默特左旗、武川县、新城区）、包头市（固阳县、九原区、石拐区、土默特右旗）	大青山特有种
★ 20	九峰山鹅观草	*Roegneria jiufengshanica*	包头市（土默特右旗）	大青山特有种
21	阴山苔草	*Carex yinshanica*	乌兰察布市（卓资县）、呼和浩特市（回民区、土默特左旗、武川县、新城区）、包头市（固阳县、九原区、石拐区、土默特右旗）	大青山特有种
★ 22	棕花杓兰	*Cypripedium yinshanicum*	乌兰察布市（卓资县）、呼和浩特市（回民区、土默特左旗、武川县、新城区）、包头市（固阳县、九原区、石拐区、土默特右旗）	大青山特有种

注：表格中标示有"★"符号的代表具有药用价值的物种。

　　阴山地区特有植物资源储备量有限，分布局限于阴山地区，其中记载具有药用价值的有阴山乌头、毛花鹅观草、大青山黄芪、二裂沙参、大青山沙参、九峰山鹅观草和棕花杓兰，也大多作为主要商品药材的补充资源加以利用。此外，由于分布有限，对其他特有植物研究有限，其药用价值尚未见相关报道。

在第四次全国中药资源普查（内蒙古自治区）过程中，2014 年 5 月，普查队在阴山地区土默特右旗九峰山进行地黄资源调查时发现了地黄的新植物类群。经过观察发现该类群花的颜色和叶子的特征上明显区别于现有 6 种地黄属植物（天目地黄 *Rehmannia chingii*、高地黄 *Rehmannia elata*、地黄 *Rehmannia glutinosa*、湖北地黄 *Rehmannia henryi*、裂叶地黄 *Rehmannia piasezkii* 和茄叶地黄 *Rehmannia solanifolia*），其性状特征和地黄更为接近。新类群与地黄的主要区别为花冠颜色为黄色，地黄花冠颜色为紫红色。

通过道地药材国家重点实验室培育基地开放课题"地黄属植物新类群的研究（2014 年 10 月—2015 年 12 月）"的研究，从植物形态学、分子生物学等方面对地黄属新植物类群进行研究，从而确定了其分类归属，确定其为玄参科地黄属新种，命名为黄花地黄 *Rehmannia chrysantha*［关于黄花地黄 *Rehmannia chrysantha* 新种发表的 SCI 收录文章发表在《Phytotaxa》杂志上——*Rehmannia chrysantha* (Rehmanniaceae), a new species from Inner Mongolia, northern］。

一、 形态学研究

1. 黄花地黄的形态特征

多年生草本，密被白色绒毛，茎直立，高 4~15 cm，不分枝或很少分枝，叶在茎基部呈莲座状，长 3.1~12.2 cm，宽 1.9~4.2 cm，逐渐向上缩小成苞片。叶片卵形至长椭圆形，叶上面绿色，下面淡绿色至灰绿色，叶脉在上面凹陷，下面隆起，叶缘具不规则圆齿或锯齿。花序腋生或单生；花具直立花梗，短于苞片；花萼绿色或浅绿色，宿存，5 裂，长 1.2~1.7 cm，三角形；花冠黄色，疏被腺毛和非腺毛，花冠筒长 3.9~4.5 cm，基部直径为 0.3~14.1 mm，顶部逐渐扩大为 2.2 mm，花冠裂片 5 枚，3+2 排列，正面 2 枚呈三角形，0.8 mm × 0.9 mm，背面 3 枚裂片卵形，0.5 mm × 0.5 mm；雄蕊 4 枚，生于花冠筒基部，花丝长 1.2~1.7 cm，花药被毛，花柱长 0.46 mm，无毛，花柱顶部扩大。

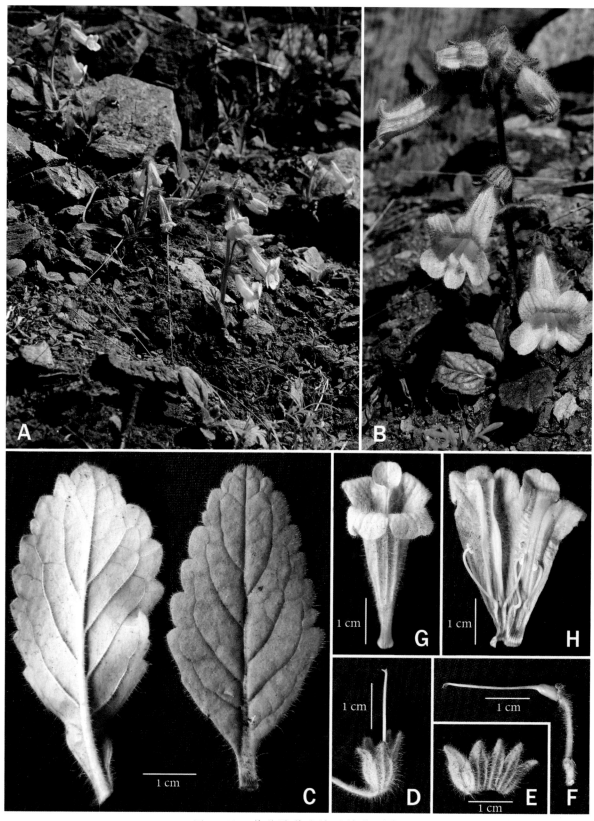

图 4-16 黄花地黄生境及植物照片

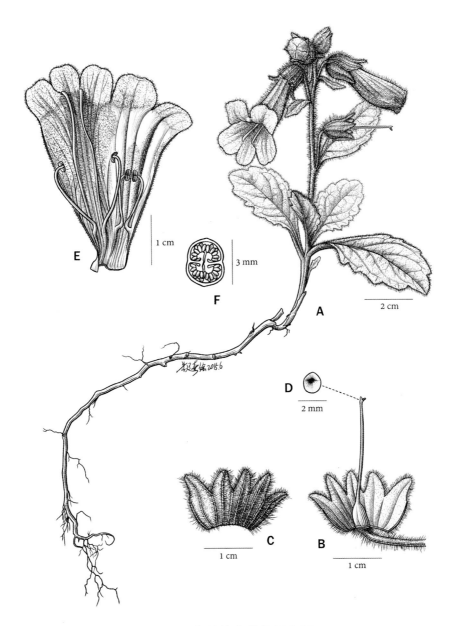

图 4-17 黄花地黄植物墨线图

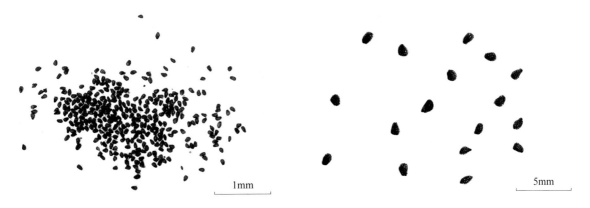

图 4-18 黄花地黄种子

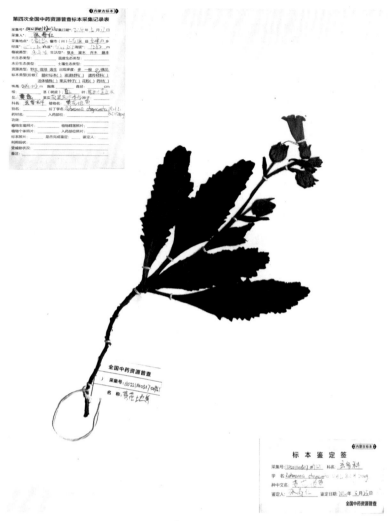

图 4-19 黄花地黄腊叶标本

2. 地黄属植物（7 种）的分种检索表

1. 花不具小苞片。

  2. 花冠长 3~4.5cm；花冠筒狭长；萼齿及花冠裂片通常 5 枚，或有时因开裂而为 6~7 枚；雄蕊 4~5 枚，如为 5 枚时，则其中 1 枚较小。

    3. 具基生叶与茎生叶；花梗细弱，弯曲而后上升；花冠裂片 5 枚；雄蕊 4 枚。

      4. 花冠筒外面紫红色，花冠裂片里面黄紫色，外面紫红色，被长柔毛（辽宁、内蒙古、河北、河南、山东、山西、陕西、甘肃、江苏、湖北）······**地黄 *Rehmannia glutinosa***

      4. 花冠筒及花冠裂片均为黄色，疏被腺毛或非腺毛（内蒙古九峰山地区）················
      ···································**黄花地黄 *Rehmannia chrysantha***

    3. 基生叶早落，全为茎生叶；花梗粗壮，直立，几与茎并行；花冠裂片 5~6 枚；雄蕊 4~5 枚（四川东北部）···············**茄叶地黄 *Rehmannia solanifolia***

  2. 花冠长 5.5~7cm；花冠筒膨大；萼齿及花冠裂片均为 5 枚，雄蕊 4 枚。

5. 花梗和花的总长超过苞片（浙江、安徽）……………………………天目地黄 *Rehmannia chingii*

5. 花梗和花的总长度短于苞片（湖北）……………………………高地黄 *Rehmannia elata*

1. 花具 1~2 枚钻状或叶状小苞片。

6. 花梗基部具 2 枚叶状小苞片（陕西、湖北）……………………裂叶地黄 *Rehmannia piasozkii*

6. 花梗下部具 1~2 枚钻状小苞片（湖北）……………………湖北地黄 *Rehmannia henryi*

二、分子生物学研究

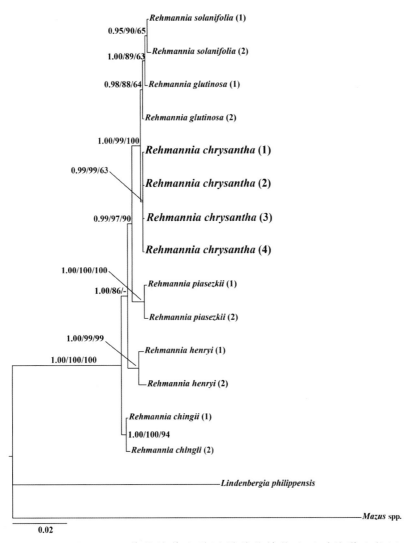

图 4-20　黄花地黄和其同属其他植物分子系统学比较图

注：茄叶地黄 *Rehmannia solanifolia*，地黄 *Rehmannia glutinosa*，黄花地黄 *Rehmannia chrysantha*，裂叶地黄 *Rehmannia piasezkii*，湖北地黄 *Rehmannia henryi*，天目地黄 *Rehmannia chingii*

本研究对包括新类群在内的地黄属植物进行了 ITS、*rps*16 和 trn*L-F* 三种不同的 DNA 序列比对，推断其与同属其他植物分子系统发育关系。分析支持新类群与地黄属其他植物间属于同属植物，且与地黄和茄叶地黄亲缘关系最近。

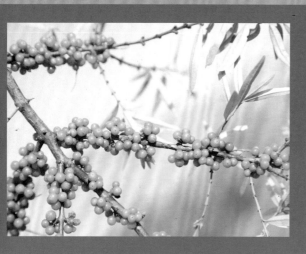
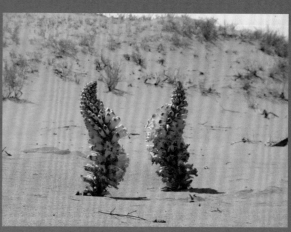
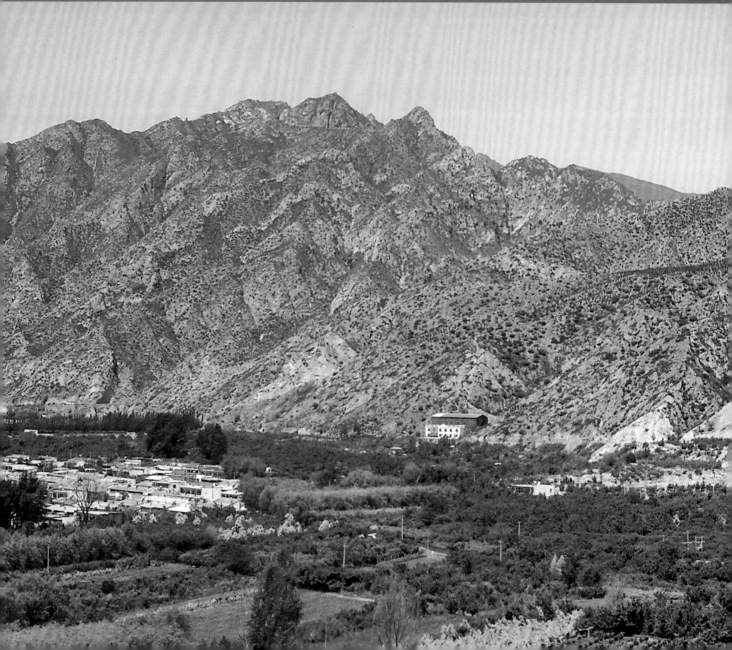

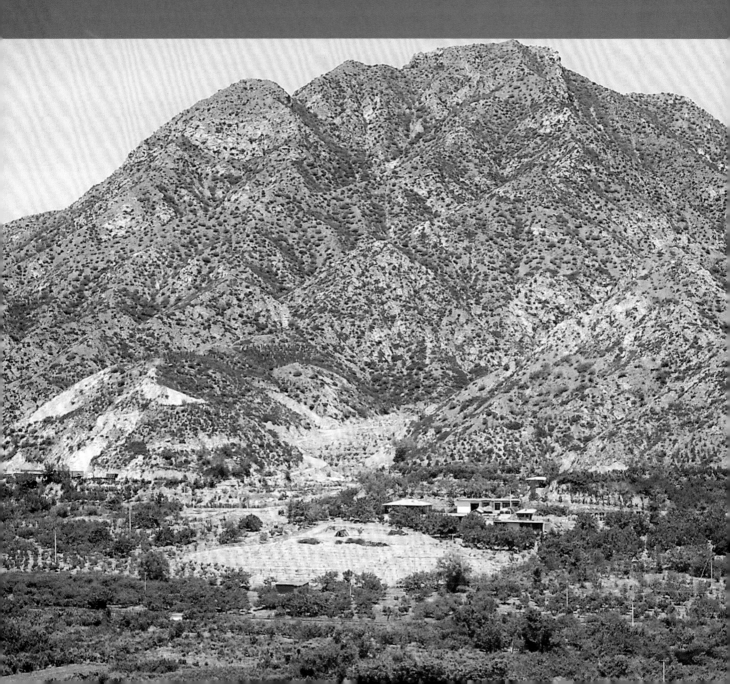

各 论
Monographs

FIRST
CHAPTER
第一章

阴山地区药用植物资源

念珠藻科

发 菜 地毛、地毛菜、龙须菜
Nostoc flagelliforme Born. et Flah.

【标本采集号】152921130502417LY

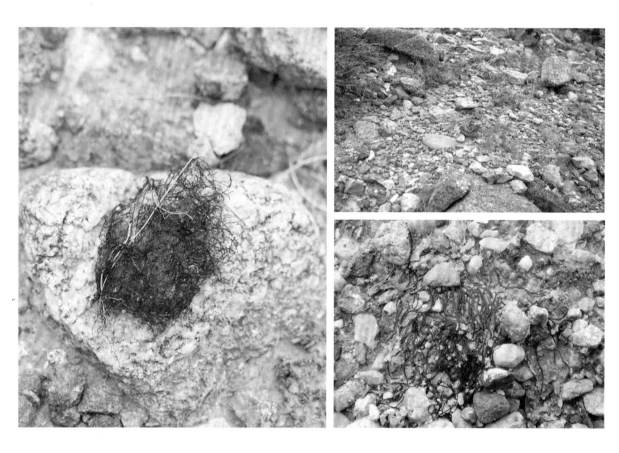

【形态特征】藻体毛发状，平直或弯曲，棕色，干后呈棕黑色。往往许多藻体绕结成团，最大藻团直径达 0.5 mm；单一藻体干燥时宽 0.3~0.51 mm，吸水后黏滑而带弹性，直径可达 1.2 mm。藻体内的藻丝直或弯曲，许多藻丝几乎纵向平行排列在厚而有明显层理的胶质被内；单一藻丝的胶鞘薄而不明显，无色。细胞球形或略呈长球形，直径 4~6 μm，内含物呈蓝绿色。异形胞端生或间生，球形，直径 5~7 μm。

【适宜生境】生于干旱和半干旱地区的草地及沙地上。

【资源状况】分布于巴彦淖尔市（磴口县）、阿拉善盟（阿拉善左旗行政区）。少见。

【入药部位】■中药：藻体（发菜）。

【采收加工】深秋、初冬及早春的早晨或阴天采收，风干。

【功能主治】■中药：发菜补血，利尿降压，化痰止咳；用于妇女血虚，高血压，咳嗽痰多。

【用法用量】■中药：发菜 30~60g。

侧耳科

侧 耳 平菇、北风菌、黄蘑
Pleurotus ostreatus (Jacq. : Fr.) Kummer

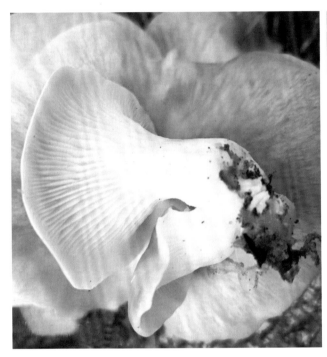 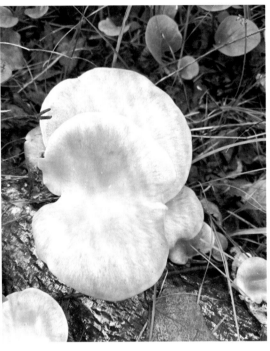

【形态特征】子实体中等至大型。菌盖直径 5~13cm，白色至灰白色，青灰色，有纤毛，水浸状，扁半球形，后平展，有后沿。菌肉白色，厚。菌褶白色，稍密至稍稀，延生，在菌柄上交织。菌柄侧生，短或无，内实，白色，长 1~3cm，直径 1~2cm，基部常有绒毛。

【适宜生境】生于阔叶树的腐木上，丛生或群生。

【资源状况】分布于包头市。常见。阴山地区亦有少量栽培。

【入药部位】■中药：子实体（侧耳）。

【采收加工】子实体生长成熟，孢子未弹射时采收，除去杂质，晒干。

【功能主治】■中药：侧耳祛风活络，强筋壮骨；用于腰酸腿疼痛，手足麻木，筋络不适。

【用法用量】■中药：侧耳 6~9g，入丸、散服，或食用。

密褶亚侧耳

平菇、桦树蘑

Hohenbuehelia geogenia (DC. : Fr.) Sing.

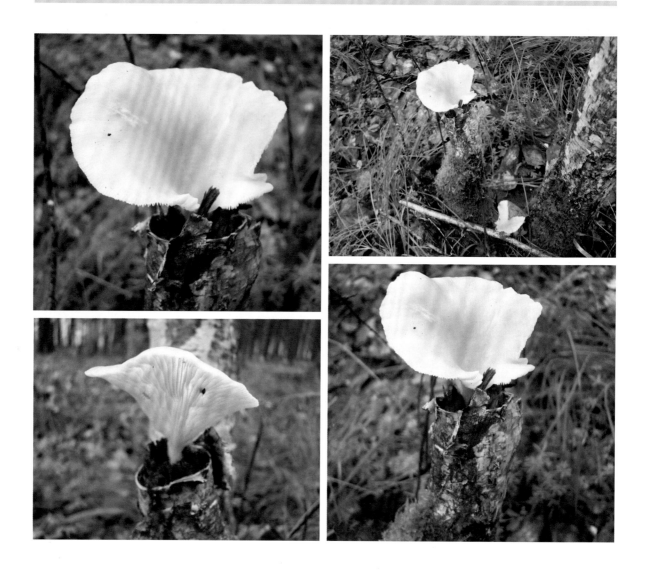

【形态特征】子实体中等至较大。菌盖扇形、半圆形或有后沿近漏斗形,直径4~16cm,幼时边缘内卷,色浅呈污白。菌肉近白色。菌褶延生,密,稍窄,不等长,初期白色后淡黄色。菌柄长3~5cm,直径0.4~1cm,近白色或稍深。孢子印白色。孢子光滑,无色,椭圆形,长径7~8μm,短径3.5~4μm。褶侧囊体近瓶状或近梭形,厚壁,顶端尖细。

【适宜生境】生于阔叶树的腐木上,丛生。

【资源状况】分布于包头市。少见。

【入药部位】■中药:子实体(密褶亚侧耳)。

【采收加工】子实体生长成熟,孢子未弹射时采收,除去杂质,晒干。

【功能主治】■中药:密褶亚侧耳具有抗癌作用。

裂褶菌科

裂褶菌

白参、树花、鸡毛菌

Schizophyllum commune Franch.

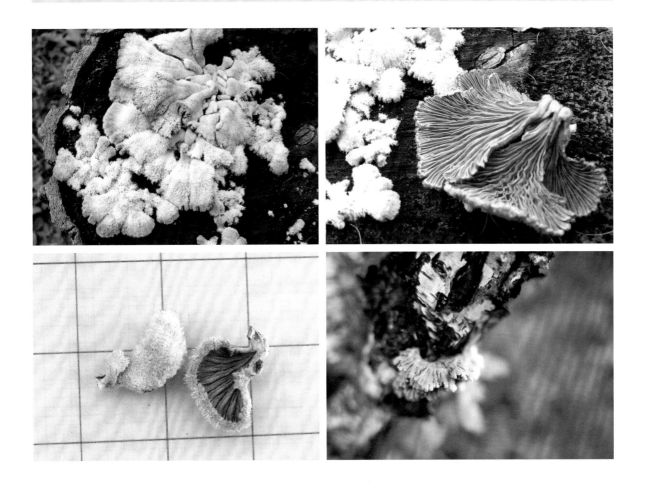

【形态特征】子实体小型。菌盖直径 0.6~4.2cm，白色至灰白色，质韧，被有绒毛或粗毛，扇形或肾形，具多数裂瓣。柄短或无，侧生。菌肉薄，白色。菌褶窄，从基部辐射而出，白色或灰白色，有时淡紫色，沿边缘纵裂而反卷。

【适宜生境】生于阔叶树或针叶树的枯枝或倒木上，有的也生于枯死的禾本科植物上，散生、群生或簇生。

【资源状况】分布于呼和浩特市、包头市。少见。

【入药部位】■中药：子实体（裂褶菌）。

【采收加工】子实体叶片生长至平展时即可采收，除去杂质，晒干。

【功能主治】■中药：裂褶菌具有延缓衰老、抗肿瘤、增强免疫的作用。

【用法用量】■中药：裂褶菌 6~15g。

鹅膏菌科

毒蝇鹅膏菌 毒蝇伞、哈蟆菌、捕蝇菌
Amanita muscaria (L. : Fr) Pers ex Hook.

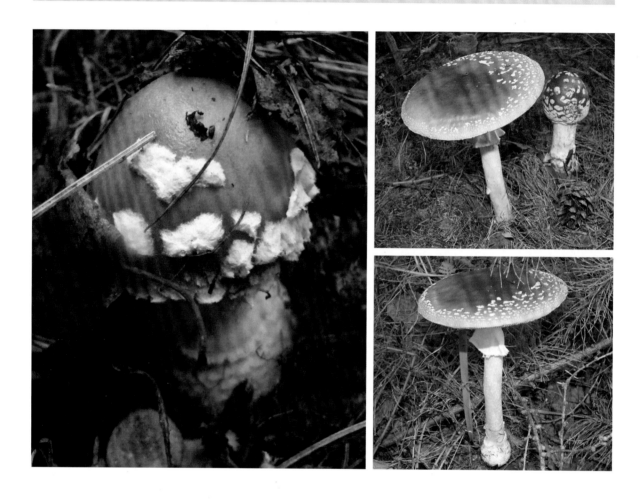

【形态特征】子实体较大。菌盖直径 6~20cm，鲜红色或橘红色，有白色或稍带黄色的颗粒状鳞片，边缘有明显的短条棱。菌肉白色，靠近菌盖处红色。菌褶纯白色，离生，密，不等长。菌柄白色，表面常有细小鳞片，基部膨大而呈球形。菌环白色，膜质，菌托由数圈白色絮状颗粒组成。孢子印白色。

【适宜生境】生于林中地上，单生或群生。

【资源状况】分布于呼和浩特市。少见。

【入药部位】■中药：子实体（毒蝇鹅膏菌）。

【采收加工】生长成熟孢子未弹射时采收，除去杂质，晒干。

【功能主治】■中药：毒蝇鹅膏菌具有抗肿瘤、抑菌的作用。

白蘑科

斑玉蕈　真姬菇、鸿喜菇

Hypsizygus marmoreus (Peck) Bigelw

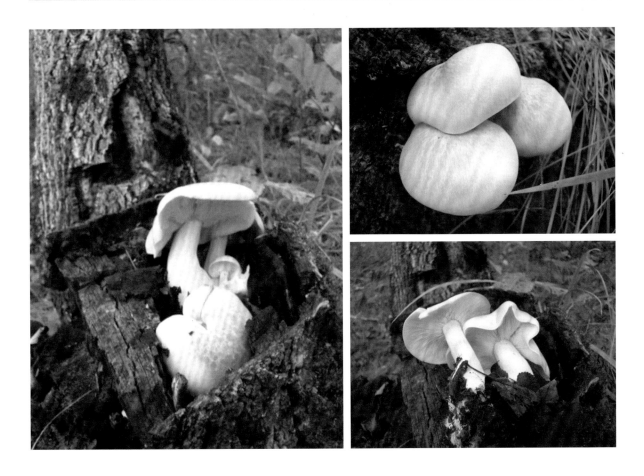

【形态特征】子实体中等至较大。菌盖直径 3~15cm，幼时扁半球形，后稍平展，中部稍凸起，污白色、浅灰白黄色，表面平滑，水浸状，中央有浅褐色印隐斑纹（似大理石花纹）。菌肉白色，稍厚。菌褶污白色，近直生，密或稍稀，不等长。菌柄细长，稍弯曲，长 3~11cm，直径 0.5~1cm，表面白色，平滑或有纵条纹，实心，往往丛生而基部相连或分叉。

【适宜生境】生于阔叶树枯木及倒腐木上，丛生。

【资源状况】分布于呼和浩特市。少见。

【入药部位】■中药：子实体（斑玉蕈）。

【采收加工】子实体生长成熟孢子未弹射时采收，除去杂质，晒干。

【功能主治】■中药：斑玉蕈具有抗氧化、延缓衰老、抗病毒、抗肿瘤、提高免疫力的作用。

【用法用量】■中药：斑玉蕈 5~15g。

硬柄小皮伞

硬柄皮伞、仙环皮伞
Marasmius oreades (Bolton ex Fr.) Fr.

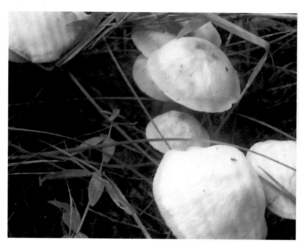 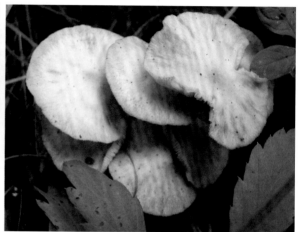

【形态特征】子实体较小。菌盖宽 3~5cm，扁平球形至平展，中部平或稍凸，浅肉色至深土黄色，后褪至近白色，光滑，边缘平滑或湿时稍显出条纹。菌肉近白色，薄。菌褶白色，宽，稀，离生，不等长。菌柄圆柱形，长 4~6cm，直径 0.2~0.4cm，光滑，内实。

【适宜生境】生于草地上或林中地上，群生并形成蘑菇圈。

【资源状况】分布于包头市。常见。

【入药部位】■中药：子实体（硬柄小皮伞）。

【采收加工】子实体生长成熟孢子未弹射时采收，除去杂质，晒干。

【功能主治】■中药：硬柄小皮伞舒筋活络，散寒止痛；用于筋络不舒，腰腿疼痛，手足麻木。

【用法用量】■中药：硬柄小皮伞 6~9g，入丸、散剂服，或酒浸服。

球盖菇科

簇生黄韧伞 黄香杏、包谷菌、小黄蘑
Naematoloma fasciculare (Pers. : Fr.) Sing.

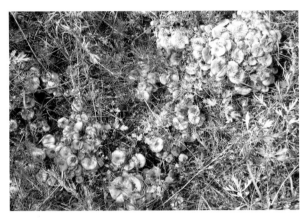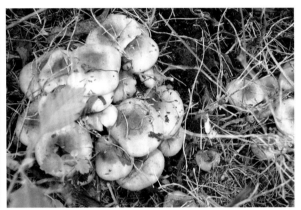

【形态特征】子实体较小。菌盖初期半球形，开伞后平展，表面硫磺色或玉米黄色，中部锈褐色至红褐色。菌褶密，直生至弯生，不等长，青褐色。菌环呈蛛网状。菌柄黄色而下部褐黄色，纤维质，长可达 12cm，直径可达 1cm，表面附纤毛，内部实心至松软。孢子印紫褐色。孢子淡紫褐色，光滑。

【适宜生境】生于灌木林中，成丛、成簇生于腐木桩附近，也生于木耳、香菇段木上。

【资源状况】分布于呼和浩特市。常见。

【入药部位】■中药：子实体（簇生黄韧伞）。

【采收加工】子实体生长成熟孢子未弹射时采收，除去杂质，晒干。

【功能主治】■中药：簇生黄韧伞具有抗癌的作用。

砖红韧黑伞 亚砖红沿丝伞、栗茸
Naematoloma sublateritium (Fr.) Karst.

【形态特征】子实体一般中等大。菌盖扁半球形，后渐平展，中部深肉桂色至暗红褐色，或近砖红色，有时具裂缝，边缘色渐淡，呈米黄色，光滑，不黏。菌肉污白色至淡黄色，较厚。菌褶初暗黄色、烟色、紫灰色、青褐色至栗褐色，较密，宽，直生至近延生，不等长。菌柄长圆柱形，深肉桂色至暗红褐色，上部色较浅，具纤毛状鳞片，质地较坚硬。孢子印暗褐色。孢子褐色，卵圆形到椭圆形，光滑。

【适宜生境】生于混交林及桦树木桩上，丛生。

【资源状况】分布于呼和浩特市。常见。

【入药部位】■中药：子实体（砖红韧黑伞）。

【采收加工】子实体生长成熟孢子未弹射时采收，除去杂质，晒干。

【功能主治】■中药：砖红韧黑伞具有抗癌的作用。

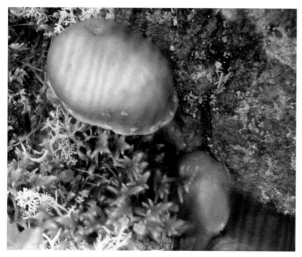
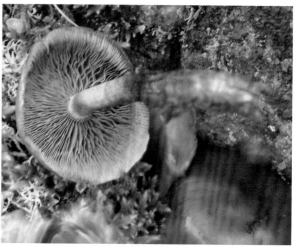

黄 伞 黄柳菇、多脂鳞伞、柳蘑
Pholiota adiposa (Fr.) Quèl.

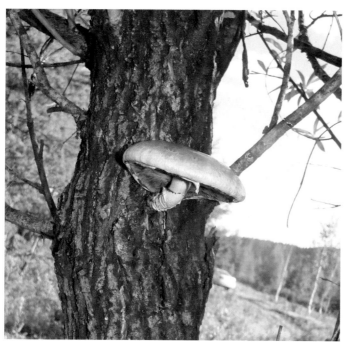
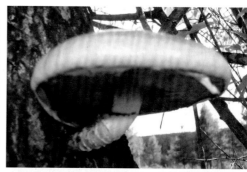
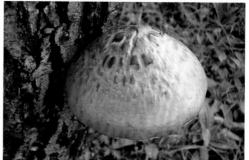

【形态特征】 子实体色泽鲜艳，呈金黄色。菌盖初期半球形，边缘常内卷，后渐平展，菌盖鲜黄色，干后深黄色至黄褐色，表面新鲜时具黏状液体，覆有三角形鳞片，同心环状，较密。菌肉厚，白色至淡黄色，致密。菌褶较密，浅黄色至锈褐色，直生或近弯生。菌柄纤维质，圆柱形，有白色或褐色反卷的鳞片，稍黏，下部常弯曲。菌环淡黄色，毛状，膜质，生于菌柄上部，易脱落。孢子椭圆形，光滑，锈色。菌丝初期白色，逐渐浓密，生理成熟时分泌黄褐色素。

【适宜生境】 生于白桦、杨树、柳树等阔叶树树干上或枯枝基部。

【资源状况】 分布于呼和浩特市。少见。

【入药部位】 ■中药：子实体（黄伞）。

【采收加工】 子实体生长成熟孢子未弹射时采收，除去杂质，晒干。

【功能主治】 ■中药：黄伞具有抑菌、抗肿瘤、降血脂、调节免疫的作用。

白鳞环锈伞 杨环锈伞
Pholiota destruens (Brond) Gill.

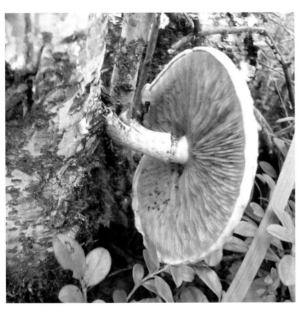
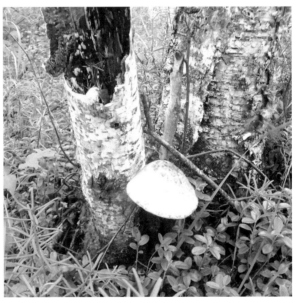

【形态特征】 子实体中等至较大。菌盖扁半球形至平展，淡肉色至肉桂色，覆有白色鳞片，边缘内卷，干后味香。菌肉白色，厚。菌褶弯生至直生，稍密至稠密，初期白色，后呈肉桂色，最后呈深咖啡色。菌柄基部膨大处较粗，向上渐细，向下延伸成假根状，往往弯曲，内实，覆有白色毛状鳞片。菌环生菌柄上部，白色，松软，易脱落，常在柄上留有痕迹或菌盖边缘有残存膜片。孢子印肉桂褐色。孢子椭圆形或近卵形，平滑，锈黄色，有油滴。

【适宜生境】生于白桦、杨树或其他阔叶树干上，单生至近丛生。

【资源状况】分布于呼和浩特市。少见。

【入药部位】■中药：子实体（白鳞环伞）。

【采收加工】子实体生长成熟孢子未弹射时采收，除去杂质，晒干。

【功能主治】■中药：白鳞环伞具有抗癌的作用。

黄鳞环锈伞 黄鳞伞
Pholiota flammans (Fr.) Kummer

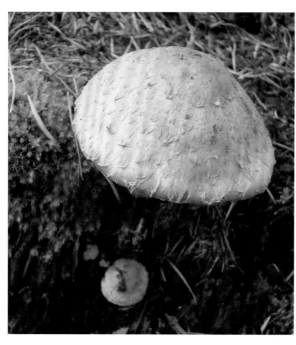 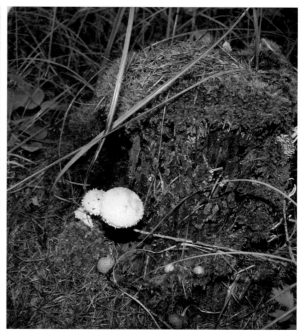

【形态特征】子实体小至中等大。菌盖初期扁半球形，后期近平展，中部稍凸起，表面干燥，亮黄色、柠檬色或橙黄色，具黄色毛状鳞片，盖缘常有菌膜残片。菌肉稍厚，边缘薄，黄色。菌褶密，窄生，直生而不等长，初期黄色，后变锈色。菌柄细长，近圆柱形，同盖色且有反卷丛毛状鳞片，内实至变空心，下部往往弯曲。菌环以上无鳞片，菌环生菌柄之上部，似棉絮状纤毛，易消失。孢子印锈色。孢子黄褐色，光滑，椭圆形。

【适宜生境】生于针叶林树桩基部、腐木上，成丛生长。

【资源状况】分布于呼和浩特市。少见。

【入药部位】■中药：子实体（黄鳞环锈伞）。

【采收加工】子实体生长成熟孢子未弹射时采收，除去杂质，晒干。

【功能主治】■中药：黄鳞环锈伞具有抗癌的作用。

滑子菇
珍珠菇、滑菇、光帽鳞伞

Pholiota nameko (T. Ito) S. Ito & S. Imai

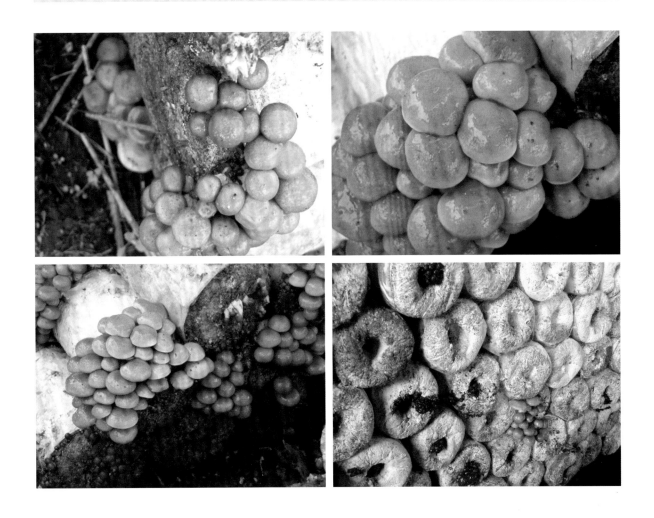

【形态特征】子实体小至中等大。菌盖表面有一层极黏滑的黏胶质，表面黄褐色，中部红褐色，无鳞片，初期扁半球形，开伞后平展或中部稍凹。菌肉浅黄色。菌柄中生，圆柱形，有时基部稍膨大，黄色，内部松软。菌环黄色，生于菌柄的上部，易脱落。孢子印深锈色。孢子浅黄色，光滑，宽椭圆形、卵圆形。褶缘囊体近棒状，无色。

【适宜生境】生于腐朽倒木、树桩上，群生、丛生。

【资源状况】分布于呼和浩特市。常见。

【入药部位】■中药：子实体（滑子菇）。

【采收加工】子实体生长成熟孢子未弹射时采收，除去杂质，晒干。

【功能主治】■中药：滑子菇具有抑菌、抗肿瘤、提高免疫力的作用。

网褶菌科

卷边网褶菌 杨树蘑
Paxillus involutus (Batsch) Fr.

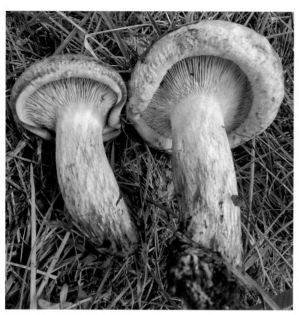
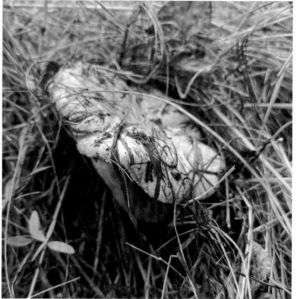
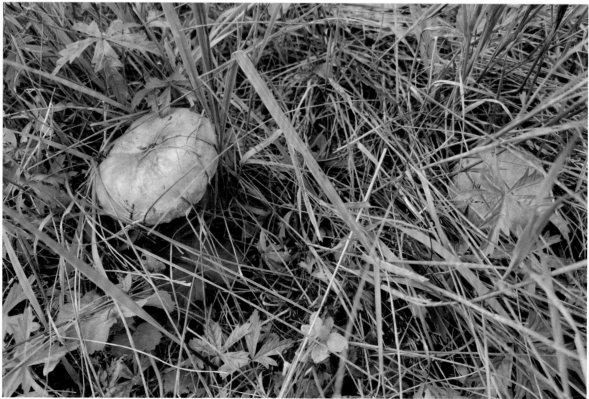

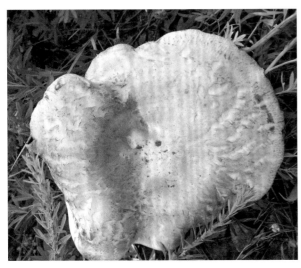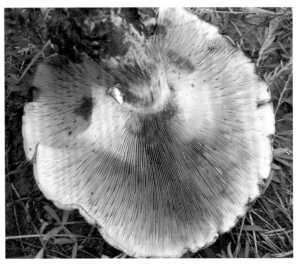

【**形态特征**】子实体中等至较大，浅土黄色至青褐色。菌盖边缘内卷，初期扁半球形，后渐平展，中部下凹或漏斗状，湿润时稍黏，老后绒毛减少至近光滑。菌肉浅黄色，较厚。菌褶浅黄绿色、青褐色，受伤后变暗褐色，较密，有横脉，延生，不等长，靠近菌柄部分的菌褶间连接成网状。菌柄与盖同色，往往偏生，内部实心，基部稍膨大。孢子锈褐色，光滑，椭圆形。褶侧囊体黄色，棒状。

【**适宜生境**】生于杨树等阔叶林地上，丛生或散生。

【**资源状况**】分布于乌兰察布市（卓资县）、呼和浩特市（回民区、土默特左旗、武川县、新城区）、包头市（固阳县、九原区、石拐区、土默特右旗）。常见。

【**入药部位**】■中药：子实体（卷边网褶菌）。

【**采收加工**】子实体未喷射孢子时采收，晒干。

【**功能主治**】■中药：卷边网褶菌祛风散寒，舒筋活络；用于腰腿疼痛，手足麻木，筋络不舒。民间用其干品煮汤，以治疗食积气滞，脘腹胀满，痰壅气逆喘咳。

【**用法用量**】■中药：卷边网褶菌3~10g，或入丸、散服。

牛肝菌科

粘盖牛肝菌 乳牛肝菌、粘团子
Suillus bovinus (L. : Fr.) O. Kuntze

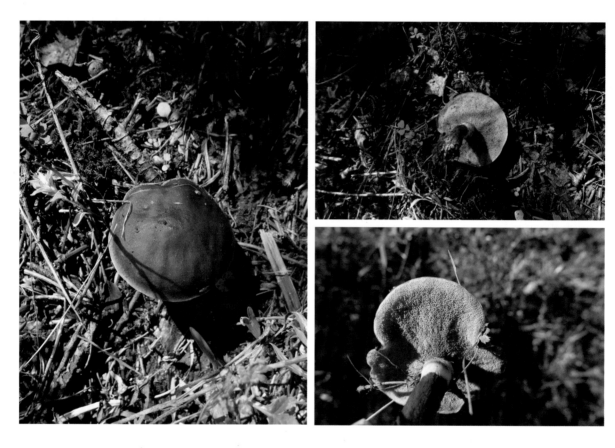

【形态特征】子实体中等大。菌盖直径 3~10cm，初期半球形，后平展；边缘薄，初期内卷，后期呈波状；菌盖表面土黄色，淡黄褐色，干后呈肉桂色，光滑，湿时很黏，干时有光泽。菌肉淡黄色。菌管延生，不易与菌肉分离，淡黄褐色。管口复式，角形或常呈放射状排列，常呈齿状，宽 0.7~1.3mm。菌柄长 2.5~7cm，直径 0.5~1.2cm，近圆柱形，有时基部稍细，光滑，无腺点，通常上部比菌盖色浅，下部呈黄褐色。孢子印黄褐色。孢子长椭圆形、椭圆形，淡黄色，平滑。

【适宜生境】生于落叶松林或其他针叶林中地上。

【资源状况】分布于呼和浩特市。少见。

【入药部位】■中药：子实体（粘盖牛肝菌）。

【采收加工】子实体生长成熟孢子未弹射时采收，除去杂质，晒干。

【功能主治】■中药：粘盖牛肝菌具有抗癌的作用。

点柄粘盖牛肝菌
粘团子、粟壳牛肝菌
Suillus granulatus (L. : Fr.) O. Kuntze

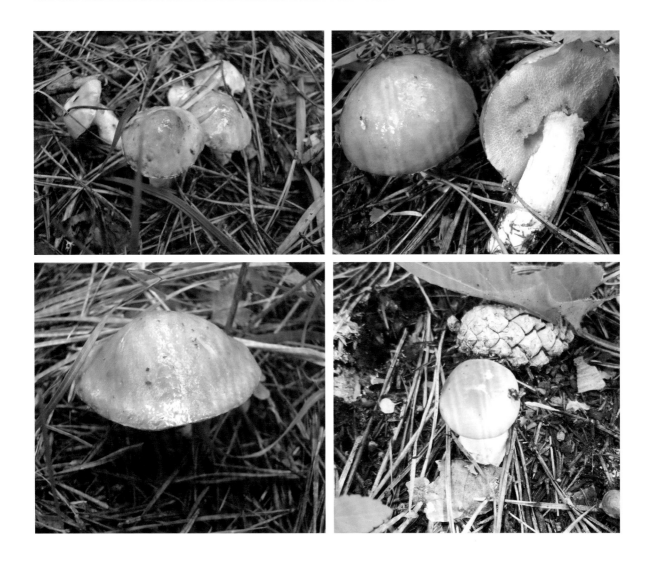

【形态特征】 子实体中等大。菌盖扁半球形或近扁平，淡黄色或黄褐色，很黏，干后有光泽。菌肉淡黄色。菌管直生或稍延生。菌管角形。菌柄淡黄褐色，顶端偶有约 1cm 长的网纹，腺点通常不超过柄长的一半或全柄有腺点。孢子长椭圆形，无色至淡黄色。

【适宜生境】 多生于杨树、柳树等阔叶林下，针阔混交林地上或樟子松林缘草地上，散生、群生或丛生。

【资源状况】 分布于呼和浩特市。常见。

【入药部位】 ■中药：子实体（点柄粘盖牛肝菌）。

【采收加工】 子实体生长成熟孢子未弹射时采收，除去杂质，晒干。

【功能主治】 ■中药：点柄粘盖牛肝菌祛风解毒，消肿，抑制肿瘤。

多孔菌科

云 芝
杂色云芝、彩绒革盖菌
Coriolus versicolor (L. : Fr.) Quél.

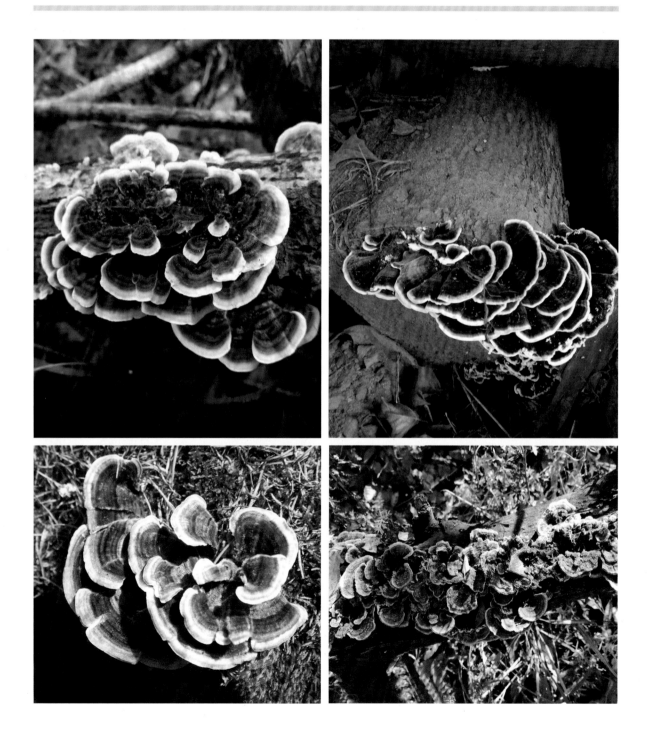

【形态特征】子实体一年生。革质至半纤维质，侧生无柄，常覆瓦状叠生，往往左右相连，生于伐木桩断面或倒木上的子实体常围成莲座状。菌盖半圆形至贝壳形；盖面幼时白色，渐变为深色，有密生的细绒毛，呈灰色、白色、褐色、蓝色、紫色、黑色等多种颜色，并构成云纹状的同心环纹；盖缘薄而锐，波状，淡色。管口面初期白色，渐变为黄褐色、赤褐色至淡灰黑色；管口圆形至多角形，每毫米间有 3~5 个，后期开裂，菌管单层，白色，长 1~2mm。菌肉白色，纤维质，干后纤维质至近革质。孢子圆筒状，稍弯曲，平滑，无色。

【适宜生境】生于阔叶树的腐朽木上。

【资源状况】分布于呼和浩特市。常见。

【入药部位】■中药：子实体（云芝）。

【采收加工】子实体生长成熟孢子未弹射时采收，除去杂质，晒干。

【功能主治】■中药：云芝健脾利湿，清热解毒；用于湿热黄疸，胁痛，纳差，倦怠乏力。

【用法用量】■中药：云芝 9~27g。

单色云芝　齿毛芝、单色革盖菌
Coriolus unicolor (L. : Fr.) Pat.

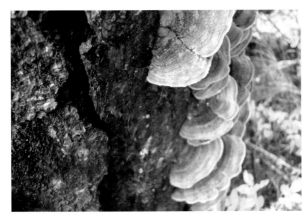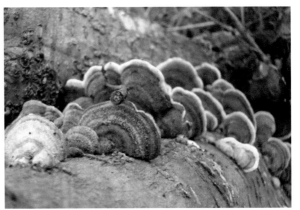

【形态特征】子实体一般小，无柄，扇形，贝壳形或平伏而反卷，覆瓦状排列，革质。菌盖宽 4~8cm，厚 0.5cm，往往侧面相连，表面白色，灰色至浅褐色，有时因有藻类附生而呈绿色，有细长的毛或粗毛和同心环带，边缘薄而锐，波浪状或瓣裂，下侧无子实层。菌肉白色或近白色，厚 0.1cm，在菌肉及毛层之间有 1 条黑线。菌管近白色、灰色，管孔面灰色到紫褐色，孔口迷宫状，平均每毫米 2 个，很快裂成齿状，但靠边缘的孔口很少开裂。担孢子长方形，光滑，无色。

【适宜生境】生于桦、杨、柳、花楸、稠李、山楂、野苹果等树的伐桩、枯立木、倒木上。子实体干燥后常年在基物上。

【资源状况】分布于呼和浩特市。常见。

【入药部位】■中药：子实体（单色云芝）。

【采收加工】子实体生长成熟孢子未弹射时采收，除去杂质，晒干。

【功能主治】■中药：单色云芝具有抗肿瘤、抗辐射、抗氧化的作用。

毛云芝 毛栓菌、毛革盖菌
Coriolus hirsutus (Fr. ex Wulf.) Quél.

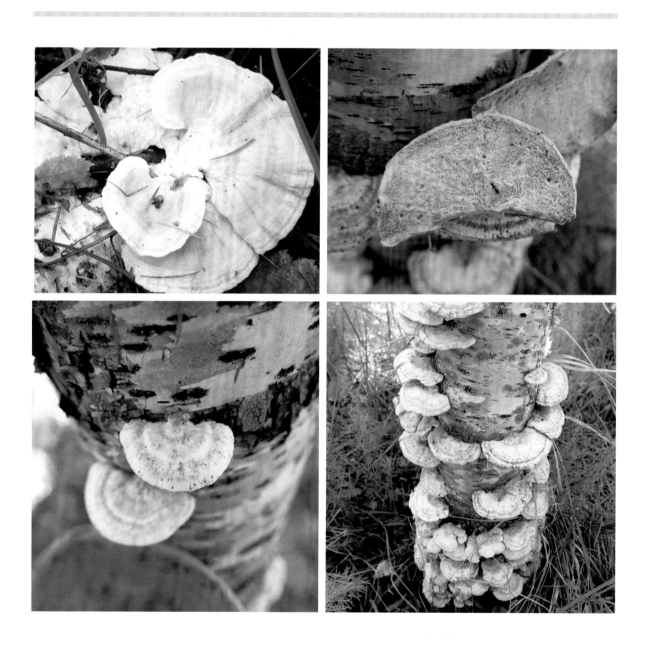

【形态特征】子实体小至中等大。菌盖半圆形、贝壳形或扇形，无柄，单生或覆瓦状排列。菌盖直径 10cm，厚 0.2~1cm，表面浅黄色至淡褐色，有粗毛或绒毛和同心环棱，边缘薄而锐，完整或呈波浪状。菌肉白色至淡黄色。管孔面白色、浅黄色、灰白色至暗灰色，孔口圆形到多角形，每毫米 2~3 个，管壁完整。孢子圆柱形、腊肠形，光滑，无色。

【适宜生境】生于杨、柳等阔叶树活立木、枯立木、死枝杈或伐桩上，子实体常年在基物上。

【资源状况】分布于呼和浩特市。常见。

【入药部位】■中药：子实体（毛云芝）。

【采收加工】子实体生长成熟孢子未弹射时采收，除去杂质，晒干。

【功能主治】■中药：毛云芝具有抗癌的作用。

二型云芝 *Coriolus biformis* (KI.) Pat.

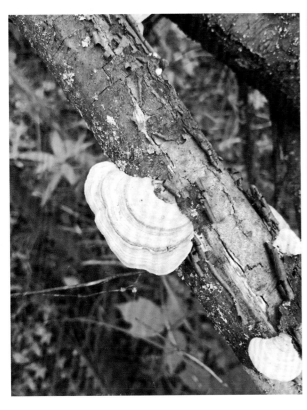
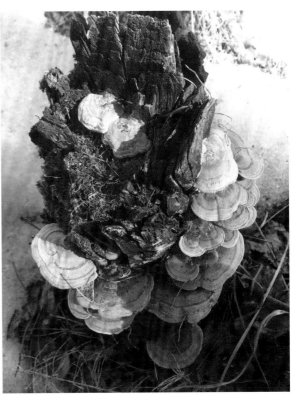

【形态特征】子实体较小，一年生，革质。菌盖多为覆瓦状生长，薄，半圆形，基部狭窄，呈扇形，或相互连接，直径 2~6cm，厚 1~3mm，表面灰白到浅黄褐色，具短密毛，并有环纹，边缘薄而锐，干时明显向下卷曲。菌肉白色，柔韧。管孔短齿状，长 0.5~1.5mm，后期浅褐色至灰褐色。囊体近纺锤形，顶端有结晶。孢子长椭圆形，稍弯曲，无色，平滑，长径（5~7）μm，短径（2~2.5）μm。

【适宜生境】生于阔叶树腐木上，群生。

【资源状况】分布于呼和浩特市。少见。

【入药部位】■中药：子实体（二型云芝）。

【采收加工】子实体生长成熟孢子未弹射时采收，除去杂质，晒干。

【功能主治】■中药：二型云芝具有抗癌的作用。

血红栓菌 红栓菌小孔变种、朱血菌
Trametes sanguinea (L. : Fr.) Lloyd

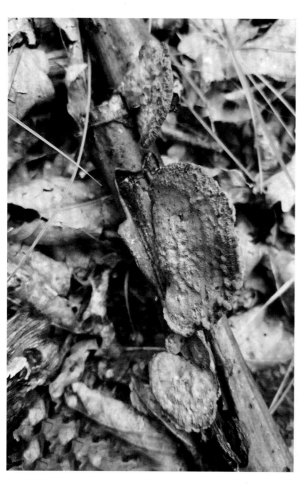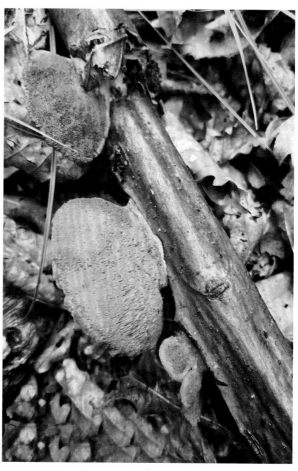

【形态特征】子实体小至中等，木栓质，无柄或近无柄。菌盖直径 3~10cm，厚 2~6mm，表面平滑或稍有细毛，初期血红色，后褪至苍白色，往往呈现出深浅相间的环纹或环带。菌管与菌肉同色，1 层，长 1~2mm，管口细小，圆形，暗红色。

【适宜生境】生于栎、槲、杨、柳、枫香树、桂花等阔叶树的枯立木、倒木、伐木桩上，有时也生于松、云杉、冷杉木上。

【资源状况】分布于包头市。少见。

【入药部位】■中药：子实体（朱砂菌）。

【采收加工】子实体生长成熟孢子未弹射时采收，除去杂质，晒干。

【功能主治】■中药：朱砂菌解毒除湿，止血；用于痢疾，咽喉肿痛，跌打损伤，痈疽疮疖，痒疹，伤口出血。

【用法用量】■中药：朱砂菌 9~15g；外用适量，研末外敷。

三色拟迷孔菌 褶孔菌
Daedaleopsis tricolor (Bull. : Fr.) Bond. et Sing.

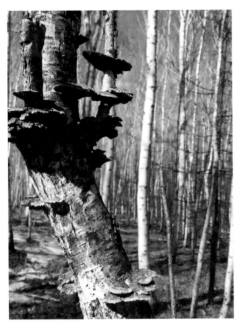
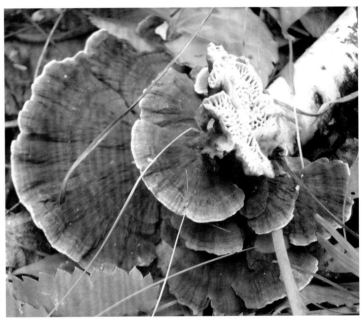

【形态特征】子实体一般中等大，一年生，无柄。菌盖革质至木栓质，扁平，半圆形或基部狭小，有时左右相连，初期有细绒毛后变光滑，有环带和辐射状皱纹，朽叶色至肝紫色，渐褪至浅茶褐色或肉桂色，甚至变为灰白色，边缘薄锐，波浪状。菌肉淡色。菌褶薄，近基部相互交织，褶缘波浪状或近锯齿状。孢子长圆柱形，无色，平滑。

【适宜生境】生于阔叶树腐木上，常侧生或覆瓦状叠生。

【资源状况】分布于呼和浩特市。常见。

【入药部位】■中药：子实体（三色拟迷孔菌）。

【采收加工】一年四季，当遇到菌盖直径达到 3cm 的三色拟迷孔菌便可以采收，晒干。

【功能主治】■中药：三色拟迷孔菌具有抑菌、抗氧化、抗肿瘤的作用。

硫磺菌 黄芝、树鸡子、鲑鱼菌、硫色多孔菌

Laetiporus sulphureus (Fr.) Murrill

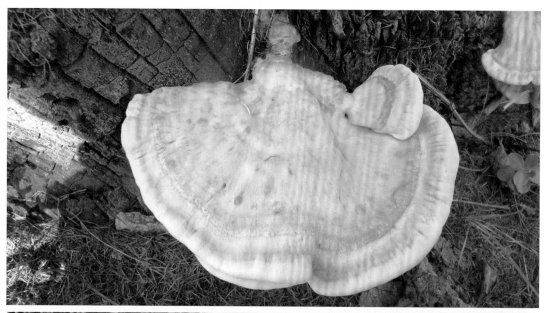

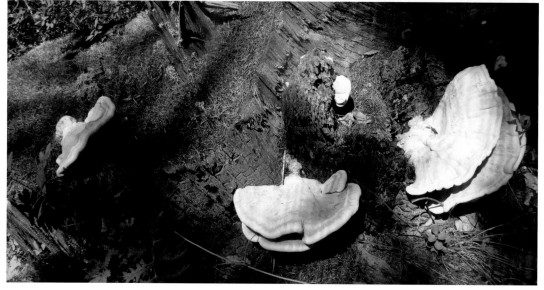

【形态特征】子实体一年生，新鲜时软而多汁液，干后脆而易粉碎，呈干酪质，子实体大型，覆灭瓦状排列，初期瘤状或脑髓状，在生长的中期分生出一层层菌盖。菌盖直接着生于基质上，无菌柄，菌盖直径 8~26cm，菌盖中部厚 1~5cm。菌盖表面朱红色或鲜橙黄色，背面和菌盖边缘为淡硫黄色或黄白色，菌盖边缘波浪状至瓣裂。菌肉浅黄色或白色。菌盖下面的管孔多角形。孢子无色，光滑，卵形或近球形。孢子印呈密集点状，白色。

【适宜生境】生于树干上、较粗的树枝分枝处或树墩上，单生或丛生。

【资源状况】　分布于呼和浩特市。少见。

【入药部位】　■中药：子实体（硫磺菌）。

【采收加工】　子实体生长成熟孢子未弹射时采收，除去杂质，晒干。

【功能主治】　■中药：硫磺菌补气养血，具有抗肿瘤的作用；用于气血不足，体虚，衰弱无力，感冒，乳腺癌，前列腺癌，原发性慢性肾上腺皮质功能减退症等内分泌疾病。

【用法用量】　■中药：硫磺菌 9~15g。

灵 芝　赤芝、红芝、丹芝
Ganoderma lucidum (Leyss. ex Fr.) Karst.

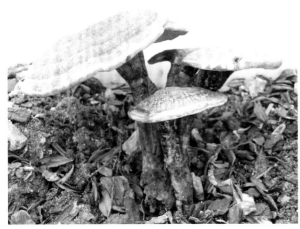
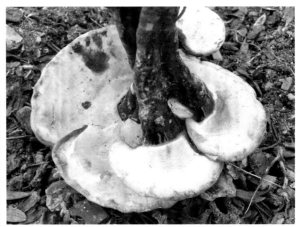

【形态特征】　子实体中等至大型。菌盖呈肾形、半圆形或近圆形，直径 10~18 cm，厚 1~2 cm，皮壳坚硬，盖面黄褐色至红褐色，有时向外渐淡，盖缘为淡黄褐色，有同心环带和环沟，具环状棱纹和辐射状皱纹，表面有油漆状光泽，边缘钝或锐，常稍内卷。菌肉白色至浅棕色，由无数菌管构成。菌柄圆柱形，侧生，少偏生，长 7~15 cm，直径 1~3.5 cm，红褐色至紫褐色，颜色略深于菌盖，光亮。孢子细小，黄褐色。气微香，味苦涩。孢子粉呈褐色或灰褐色。

【适宜生境】　生于林内阔叶树的伐木桩旁，或木头、倒木、树墩上。

【资源状况】　分布于呼和浩特市。少见。

【入药部位】　■中药：子实体（灵芝）。

【采收加工】　全年采收，除去杂质，剪除附有朽木、泥沙或培养基质的下端菌柄，阴干或 40~50℃烘干。

【功能主治】　■中药：灵芝补气安神，止咳平喘；用于心神不宁，失眠心悸，肺虚咳喘，虚劳短气，不思饮食。

【用法用量】　■中药：灵芝 6~12g。

锈革孔菌科

桦褐孔菌　斜生纤孔菌、桦树泪、白桦茸
Inonotus obliquus (Ach. ex Pers.) Pilát

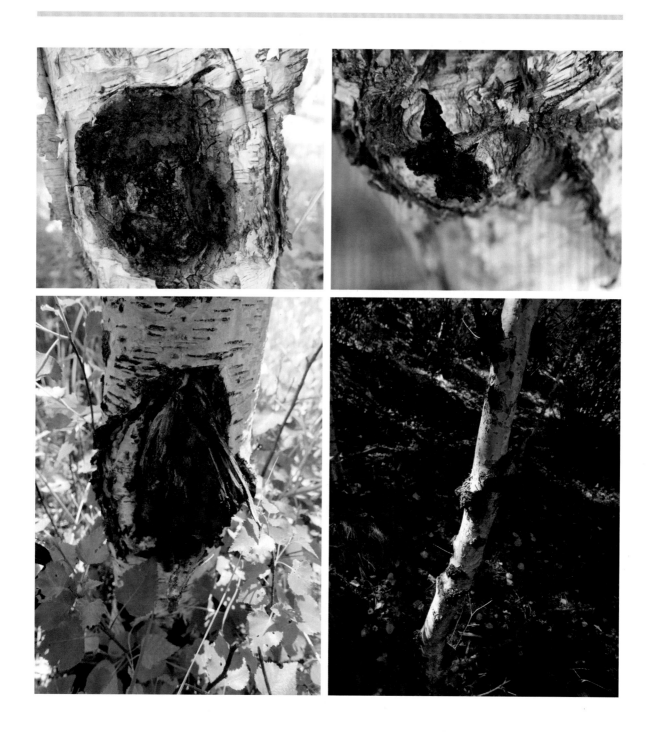

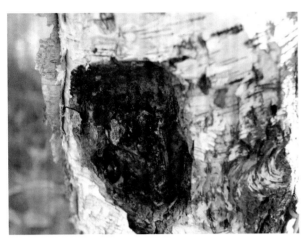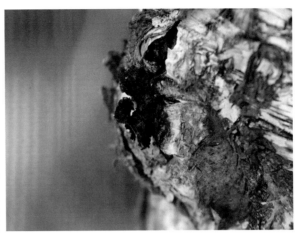

【形态特征】担子果一年生，平伏，生于树皮下面，贴生，木栓质，不易与基物分离，长可达
　　　　　　20cm，宽可达 7cm，厚可达 5mm。菌肉浅黄褐色，菌管黑褐色，孔口表面暗红褐色，
　　　　　　具强烈的折光反应，孔口圆形，每毫米 6~7 个，边缘厚，全缘，老时略呈撕裂状。刚
　　　　　　毛多，锥形，黑褐色，壁厚。担孢子宽椭圆形，无色，光滑，菌核黑色，木栓质。

【适宜生境】夏、秋二季生于桦树活立木或倒木上，造成木材白色腐朽。

【资源状况】分布于乌兰察布市（凉城县、卓资县）、呼和浩特市（回民区、土默特左旗、武川县、
　　　　　　新城区）、包头市（固阳县、九原区、石拐区、土默特右旗）、巴彦淖尔市（乌拉特
　　　　　　前旗）。常见。

【入药部位】■中药：子实体。

【采收加工】全年均可采，洗去泥土，晒干。

【功能主治】■中药：子实体促进新陈代谢，调节血糖，使血压趋于正常，增强机体的免疫功能，
　　　　　　抵抗各种病原微生物侵袭；用于预防和治疗高血压、糖尿病，预防及辅助治疗肿瘤，
　　　　　　防治各种流行性传染病。

【用法用量】■中药：子实体适量，泡水喝或代茶饮。

木耳科

黑木耳　光木耳、云耳、细木耳
Auricularia auricula (L. ex Hook.) Underwood

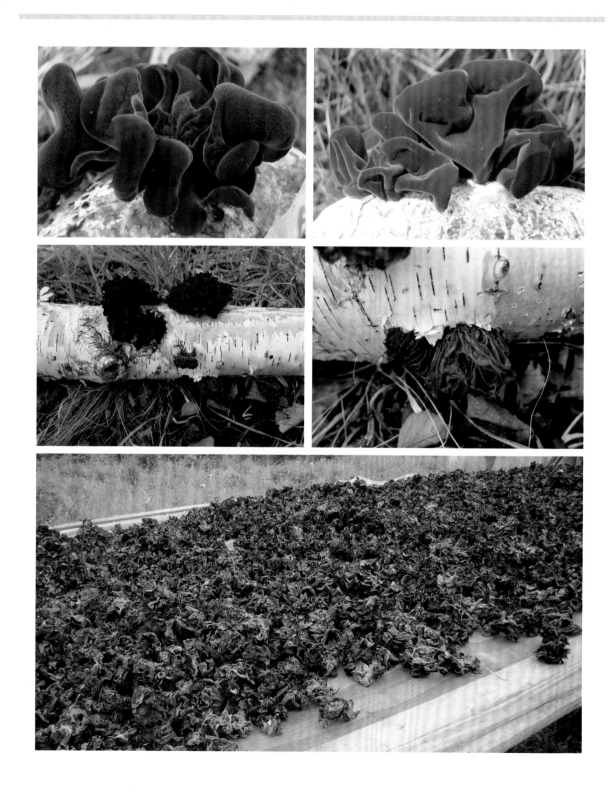

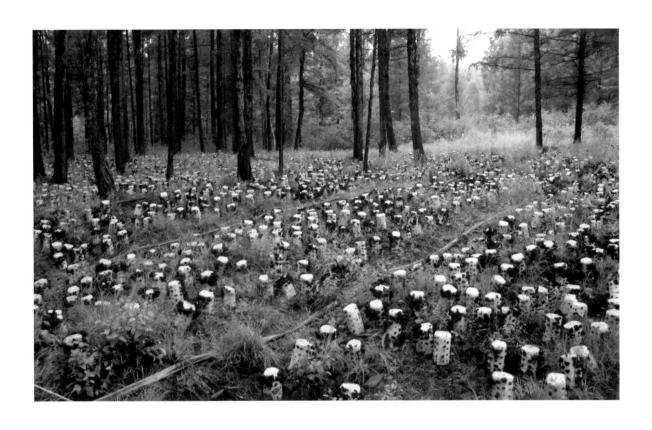

【形态特征】子实体胶质，薄而有弹性，半透明，呈圆盘形、耳形或不规则形。新鲜时松软，干后收缩变硬，着水后变软而有弹性。子实层面光滑，或略有皱纹，红褐色或棕褐色，干后变为深褐色至黑褐色；孕面青褐色，干后颜色变暗，被短毛，毛短而不分离，多弯曲，向顶端渐细。基部膨大，褐色，向上渐淡，下部突然细缩成根状。担子（下担子）长圆柱状，由4个细胞纵向相连所组成。担孢子无色，光滑，常弯曲，呈腊肠形。

【适宜生境】生于栎、榆、杨、榕、洋槐等阔叶树上或朽木上，密集成丛生长，可引起木材腐朽。

【资源状况】分布于包头市。少见。

【入药部位】■中药：子实体（木耳）。

【采收加工】耳片展开而孢子未弹射时采收，除去杂质，晒干。

【功能主治】■中药：木耳益气养血，润肺，止血；用于产后气虚血亏，手足搐搦，肺虚咳嗽，吐血，血痢，血淋，崩漏，痔疮出血，带下。

【用法用量】■中药：木耳 10~30g，或入丸、散服。

马勃科

白刺马勃 老鸹头、老瓜头、好同和日
Lycoperdon wrightii Berk. & M. A. Curtis

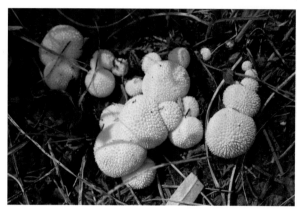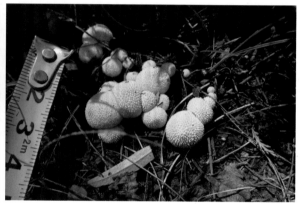

【形态特征】担子果扁球形，直径 0.5~3.2cm，高 1.5~3cm，表面密生白色小刺，其尖端成丛聚合，呈角锥形，后期小刺脱落，露出淡褐色的肉包被。孢体青黄色，不孕基部小或无。担孢子球形，直径 3~5μm，浅黄褐色，稍粗糙，含 1 个大油球。孢丝线形，近无色，分枝少，壁薄，有横隔，直径 2.5~7μm。

【适宜生境】丛生于林中地上。

【资源状况】分布于乌兰察布市（卓资县）、呼和浩特市（回民区、土默特左旗、武川县、新城区）、包头市（固阳县、九原区、石拐区、土默特右旗）。少见。

【入药部位】■中药：子实体（白刺马勃）。

【采收加工】秋季子实体刚成熟时采集，去净泥沙，晒干。

【功能主治】■中药：白刺马勃解毒，消肿，止血；用于风热郁肺咽痛，音哑，咳嗽；外用于鼻衄，创伤出血。

网纹马勃 网纹灰包
Lycoperdon perlatum Pers.

【形态特征】担子果直径 1.6~4cm，高 2.5~7cm，倒卵形至陀螺形，初期白色，后变灰黄色至黄褐色，不孕基部发达或伸长如柄。外包被由无数小疣组成，间有较大易脱的刺，刺脱落后显出淡色而光滑的斑点。孢体青黄色，后变为褐色，有时稍带紫色。担孢子球形，淡黄色，具微细小疣。孢丝长，少分枝，淡黄色至黄褐色。

【适宜生境】夏、秋二季单生、群生或近丛生于林中地上，与树木形成外生菌根，有时生于腐木上。

【资源状况】分布于乌兰察布市（卓资县）、呼和浩特市（回民区、土默特左旗、武川县、新城区）、包头市（固阳县、九原区、石拐区、土默特右旗）。少见。

【入药部位】■中药：子实体（马勃）。

【采收加工】夏、秋二季子实体成熟时及时采收，除去泥沙，干燥。

【功能主治】■中药：马勃清肺利咽，止血；用于风热郁肺咽痛，音哑，咳嗽；外用于鼻衄，创伤出血。

【用法用量】■中药：马勃 2~6g；外用适量，敷患处。

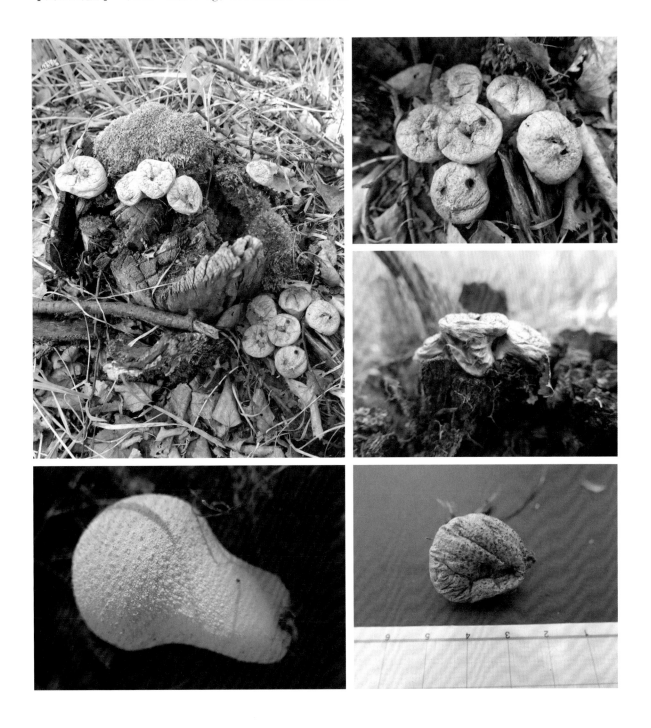

小马勃 小灰包、小马粪包

Lycoperdon pusillum Batsch : Pers.

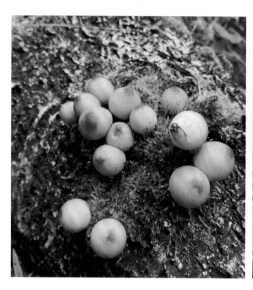 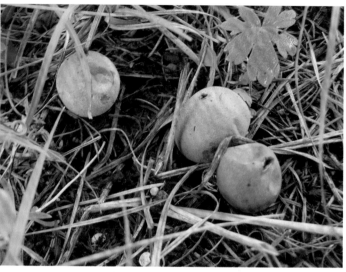

【形态特征】子实体小，近球形，宽1~1.8cm，罕达2cm，初期白色，后变土黄色及浅茶色，无不孕基部，由根状菌丝索固定于基物上。外包被由细小而易脱落的颗粒组成。内包被薄，光滑，成熟时顶尖有小口。内部蜜黄色至浅茶色。孢子球形，浅黄色，近光滑，3~4μm，有时具短柄。孢丝分枝，与孢子同色，粗3~4μm。

【适宜生境】生于林下草地或旷野草地上，一般群生。

【资源状况】分布于巴彦淖尔市、包头市和阿拉善盟。常见。

【入药部位】■中药：子实体（小马勃）。

【采收加工】子实体成熟孢子未喷射时采收，晒干。

【功能主治】■中药：小马勃止血，消肿，解毒，清肺，利喉。

【用法用量】■中药：小马勃3~10g；外用适量，研末敷患处。

梨形马勃 灰包、马蹄包、地烟

Lycoperdon pyriforme Schaeff. : Pers.

【形态特征】子实体小，高2~3.5cm，梨形至近球形，不孕基部发达，由白色菌丝束固定于基物上。初期包被色淡，后呈茶褐色至浅烟色，外包被形成微细颗粒状小疣，内部橄榄色，后变为褐色。孢子橄榄色，平滑，含一大油珠，球形。孢子丝青色，丝形，分枝少，无隔膜。

【**适宜生境**】生于林中地上、腐朽树枝或腐熟木桩基部，丛生、散生或密集群生。

【**资源状况**】分布于包头市、巴彦淖尔市和阿拉善盟。常见。

【**入药部位**】■中药：子实体（梨形马勃）。

【**采收加工**】子实体成熟且孢子未喷射时采收，晒干。

【**功能主治**】■中药：梨形马勃具有增强免疫力、降血糖、降血压、抗肿瘤、抗病毒、消炎的作用。

【**用法用量**】■中药：梨形马勃 3~6g；外用适量，研末敷患处。

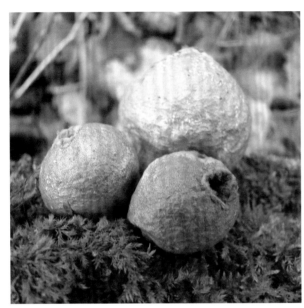
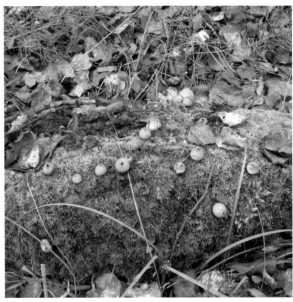

龟裂秃马勃

浮雕秃马勃、龟裂马勃、马粪包
Calvatia caelata (Bull. et DC.) Morgan

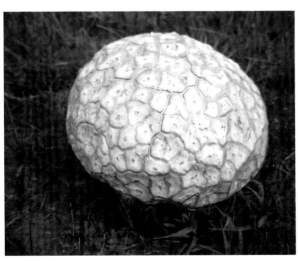
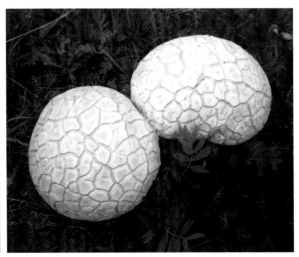

【形态特征】子实体中等至大型，宽 6~10cm，高 8~12cm，陀螺形，白色，渐变为淡锈色，最后变浅褐色。外包被常龟裂，内包被薄，顶部裂成碎片，露出青色的产孢体，基部的不孕体大，并有一横膜与产孢体分隔开。孢丝丝状，稍分枝，青黄色，易断。

【适宜生境】生于草原或林缘草地上。

【资源状况】分布于包头市、巴彦淖尔市。常见。

【入药部位】■中药：子实体（龟裂秃马勃）。

【采收加工】子实体生长成熟且孢子未喷射时采收，除去杂质，晒干。

【功能主治】■中药：龟裂秃马勃止血，解毒；用于慢性扁桃体炎，喉炎，声音嘶哑，外伤出血，胃和食管出血，冻疮流水、流脓，感冒咳嗽。

【用法用量】■中药：龟裂秃马勃 6~15g。

头状秃马勃
头状马勃、马屁包
Calvatia craniiformis (Schw.) Fries

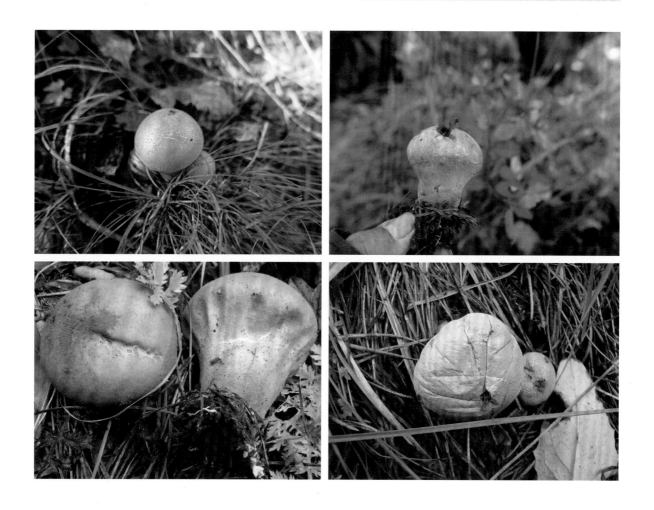

【形态特征】子实体小至中等大，陀螺形，不孕基部发达。包被两层，均薄质，很薄，紧贴在一起，淡茶色至酱色，初期具微细毛，逐渐光滑，成熟后上部开裂并成片脱落。孢体黄褐色。孢子淡青色，上具极细的小毛，稍有短柄或短尖头，球形。孢丝与孢子同色，长，有稀少分枝和横隔。

【适宜生境】生于林中地上，单生至散生。

【资源状况】分布于包头市、巴彦淖尔市。少见。

【入药部位】■中药：子实体（头状秃马勃）。

【采收加工】子实体生长成熟且孢子未喷射时采收，除去杂质，晒干。

【功能主治】■中药：头状秃马勃生肌，消炎，消肿，止痛。

【用法用量】■中药：头状秃马勃 6~15g；外用适量，敷患处。

大秃马勃 巨马勃、马粪包、热砂芒
Calvatia gigantea (Batsch ex Pers.) Lloyd

【标本采集号】150928180725003LY

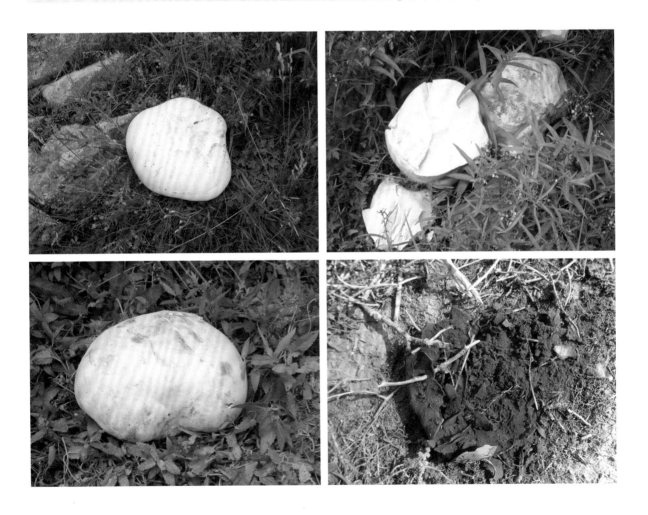

【形态特征】子实体球形至近球形，直径 15~25cm 或更大，不孕基部无或很小。包被初为白色，后变浅黄色或淡绿黄色，初微具绒毛，后变光滑，薄，脆，成熟后呈不规则的块状剥离，由膜状外包被和较厚的内包被组成。孢体浅黄色，后变橄榄色。孢丝长，稍分枝，具稀少横隔，浅橄榄色，直径 2.5~6μm。孢子球形，光滑，或有时具细微小疣，浅橄榄色，直径 4~6μm。

【适宜生境】生于山坡和旷野草地上，单生或成群生长。

【资源状况】分布于乌兰察布市（察哈尔右翼后旗、察哈尔右翼中旗）。少见。

【入药部位】■中药：子实体（马勃）。

　　　　　　■蒙药：子实体（陶茹格 – 杜丽 – 蘑菇）。

【采收加工】夏、秋二季子实体成熟时及时采收，除去泥沙，干燥。

【功能主治】■中药：马勃清肺利咽，止血；用于风热郁肺咽痛，音哑，咳嗽；外用于鼻衄，创伤出血。

　　　　　　■蒙药：陶茹格 – 杜丽 – 蘑菇止血，解毒，治伤，燥协日乌素；用于创伤出血，鼻出血，便血，尿血，吐血，咯血，月经过多，毒蛇咬伤，烧伤。

【用法用量】■中药：马勃 2~6g；外用适量，敷患处。

　　　　　　■蒙药：陶茹格 – 杜丽 – 蘑菇多配方用；外用适量，敷患处。

大口静灰球菌 中国静灰球、马屁包
Bovistella sinensis Lloyd

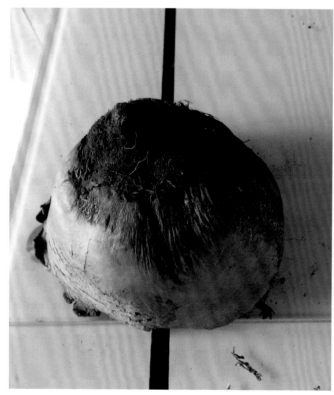
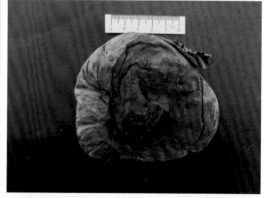
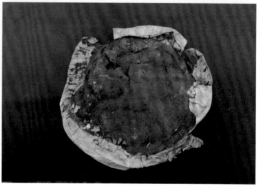

【形态特征】子实体大，陀螺形或近球形，直径 6~12cm。外包被浅青褐色至浅烟色，薄，粉粒状，
易脱落。内包被膜质，柔软，浅绿灰色，有光泽，成熟后上部不规则开裂成大口。孢
体浅烟色。不孕基部小，海绵状，具弹性。孢子球形，褐色，光滑或具不明显小疣，
直径 3.7~4.8μm，具无色透明小柄，长 3~10μm。孢丝褐色，壁厚，多次分枝，主干直
径 7~10μm，小枝顶端尖细。

【适宜生境】生于草地上单生或散生。

【资源状况】分布于包头市、巴彦淖尔市。少见。

【入药部位】■中药：子实体（大口静灰球菌）。

【采收加工】子实体生长成熟且孢子未喷射时采收，除去杂质，晒干。

【功能主治】■中药：大口静灰球菌止血，解毒，清肺，消肿，利咽；用于咳嗽，咽喉肿痛，扁桃体炎，
外伤出血。

【用法用量】■中药：大口静灰球菌 3~6g；外用适量，敷患处。

栓皮马勃　树皮丝马勃
Mycenastrum corium (Guers.) Dcsv.

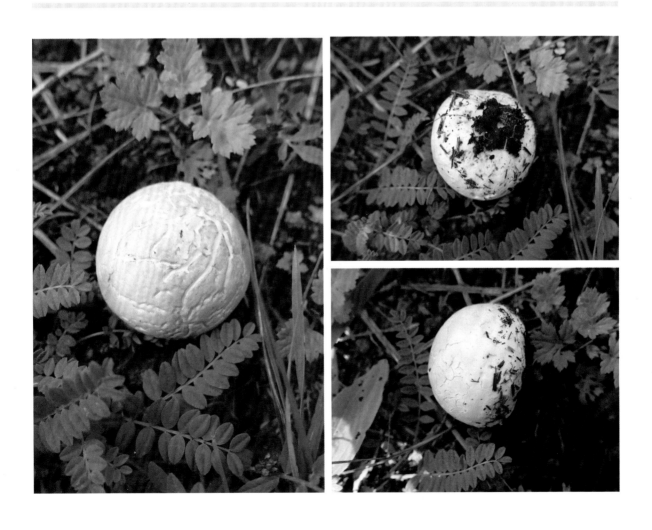

【形态特征】子实体大，近球形，白色，有时不规则形，5~15cm，基部窄尖，有皱褶。外包被软，白色，渐脱落，残留物鳞片状，内包被厚，栓皮质，厚约 2mm，上部不规则开裂。产孢体初期青黄色，后变为浅烟色。孢子黄褐色，球形，有网纹，直径 7.5~12μm。孢丝短，分枝，淡黄色，直径 6~12μm，有粗壮的刺。

【适宜生境】生于空旷草地和草原，偶生于戈壁滩上。

【资源状况】分布于乌兰察布市（卓资县）、呼和浩特市（回民区、土默特左旗、武川县、新城区）、包头市（固阳县、九原区、石拐区、土默特右旗）。少见。

【入药部位】■中药：子实体（马勃）。

【采收加工】秋季子实体刚成熟时采集，去净泥沙，晒干。

【功能主治】■中药：马勃清肺利咽，止血；用于风热郁肺咽痛，音哑，咳嗽；外用于鼻衄，创伤出血。

【用法用量】■中药：马勃 2~6g；外用适量，敷患处。

羊肚菌科

黑脉羊肚菌　小顶羊肚菌、羊肚菜
Morchella angusticeps Peck.

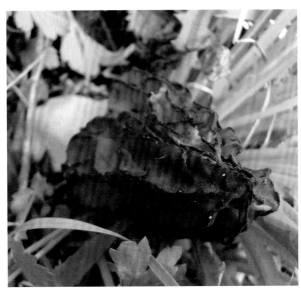
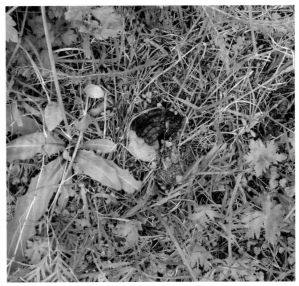

【形态特征】子囊果中等大。菌盖锥形或近圆柱形，顶端一般尖，凹坑多呈长方圆形，淡褐色至蛋壳色，棱纹黑色，纵向排列，由横脉交织，边缘与菌柄连接一起。菌柄乳白色，近圆柱形，上部稍有颗粒，基部往往有凹槽。

【适宜生境】生于针阔混交林的腐枝落叶层中，或阔叶林中地上，或果园、草地、河滩及路旁草地，单生或群生。

【资源状况】分布于包头市。少见。

【入药部位】■中药：子囊果（黑脉羊肚菌）。

【采收加工】子囊果生长成熟且孢子未喷射时采收，除去杂质，晒干。

【功能主治】■中药：黑脉羊肚菌助消化，益肠胃，理气；用于消化不良，痰多气短。

【用法用量】■中药：黑脉羊肚菌 30~60g。

树花科

中国树花 *Ramalina sinensis* Jatta

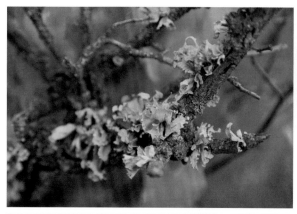

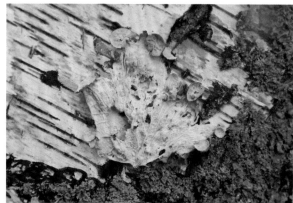

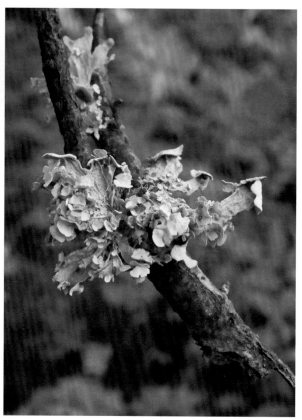

【形态特征】地衣体扁枝状，呈扇形直立，以基部柄固着基物，高 4~8cm，宽 2~4cm。具背腹性；背面灰绿色或灰黄绿色，具强烈的网状脊皱，有时破裂成穿孔或呈撕裂状；腹面灰白色，有明显隆起的脉纹，常露出白色的髓。子囊盘众多，顶生或边缘生，幼时杯状，之后呈圆盘状；盘面往往呈屈膝状，灰白色，具白色粉霜层；子囊内含 8 个孢子。孢子无色，椭圆形，稍弯曲，2 室。皮层和髓层均负反应。

【适宜生境】生于树干及灌丛枝上。

【资源状况】分布于呼和浩特市（回民区、土默特左旗、武川县、新城区）、包头市（固阳县、九原区、石拐区、土默特右旗）。少见。

【入药部位】■中药：地衣体。

【采收加工】四季可采，除去泥土，洗净，晾干。

【功能主治】■中药：地衣体具有抗菌作用，为抗菌素原料。

梅衣科

旱黄梅 *Xanthoparmelia camtschadalis* (Ach.) Hale

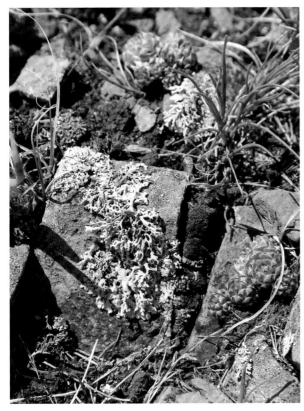
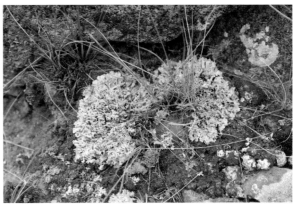
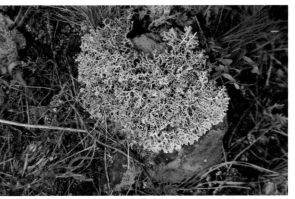

【形态特征】地衣体叶状，疏松附着于基物，不规则扩展。裂片狭叶形，重复二叉分裂，中央裂片顶端上仰，近直立，裂片两端下卷成半管状，顶端钝圆或缺刻；上表面淡黄色至污黄色，中央部分有时呈黄褐色，无光泽，明显凸起；下表面黑色，有稀疏短假根。髓层白色。子囊盘未见。

【适宜生境】生于岩面沙土。

【资源状况】分布于巴彦淖尔市（乌拉特中旗）。少见。

【入药部位】■中药：地衣体（白石花）。

【采收加工】四季可采，除去杂质，洗净，晒干。

【功能主治】■中药：白石花益精，明目，凉血，解毒；用于目暗不明，崩漏，外伤出血，疮毒，顽癣。

【用法用量】■中药：白石花 3~9g；外用适量，水煎涂搽，或研末撒敷或调敷。

暗腹黄梅 *Xanthoparmelia tinctina* (Maheu & Gillet) Hale

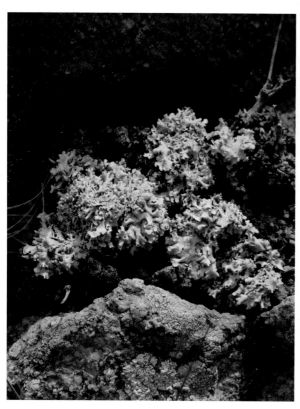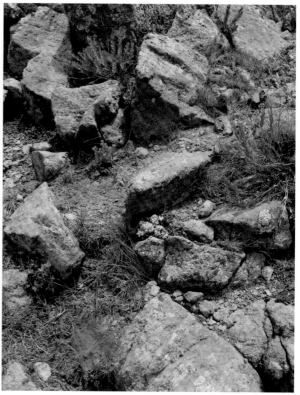

【形态特征】地衣体叶状，紧贴基物生长，近圆形或不规则扩展，直径 5~10cm。裂片重复二叉分裂，宽 3~6mm，相互紧密靠生或分离，先端钝圆，微呈波状；上表面黄绿色至污黄色，无粉芽，具疣状及杆状裂芽；下表面黑色，近边缘褐色，有黑色短假根。子囊盘圆盘状，无柄；托缘有裂芽；盘面栗褐色，凹陷或扁平，直径 1~2.5mm；子囊内含 8 个孢子，孢子无色，椭圆形，1 室。

【适宜生境】生于岩面上。

【资源状况】分布于乌兰察布市（察哈尔右翼后旗）。少见。

【入药部位】■中药：地衣体（暗腹梅衣）。

【采收加工】四季可采，除去泥土，洗净，晾干。

【功能主治】■中药：暗腹梅衣益精，明目，凉血，解毒；用于目暗不明，崩漏，外伤出血，疮毒，顽癣。

【用法用量】■中药：暗腹梅衣 3~9g；外用适量，水煎涂擦，或研末调敷或撒敷。

黄枝衣科

中国石黄衣 *Xanthoria mandschuric* Asahina

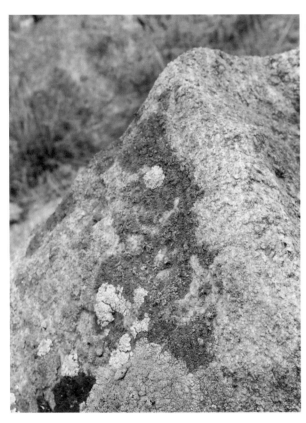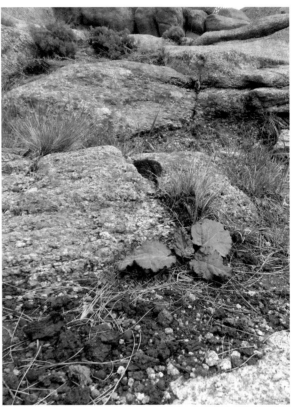

【形态特征】地衣体壳状小叶型，近鳞叶状，直径 1~2cm。裂片浅裂，上表面亮黄色至橘黄色，下表面灰白色，密生假根。子囊盘茶渍型。

【适宜生境】生于岩石上。

【资源状况】分布于包头市（达尔罕茂明安联合旗）、巴彦淖尔市（乌拉特中旗）。常见。

【入药部位】■蒙药：地衣体（石化）。

【采收加工】四季可采，除去泥土，洗净，晾干。

【功能主治】■蒙药：石化清热解毒,止吐止泻,开胃;用于陈旧热,肝中毒,胃溃疡引起的上吐下泻(泻血），流鼻血，血热头痛，鼻窦炎等。

【用法用量】■蒙药：石化 3~5g，温开水送服，多配方用。

耳叶苔科

盔瓣耳叶苔 *Frullania muscicola* Steph.

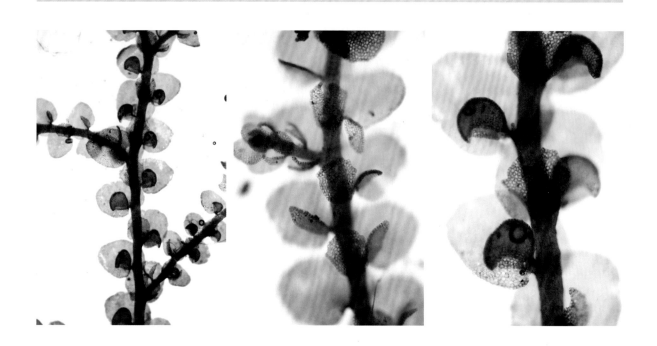

【形态特征】植物体细小，密集平铺丛生，红褐色或褐绿色。茎匍匐，1~2回不规则羽状分枝。叶3列；侧叶2列，蔽前式排列；背瓣大，卵形，先端圆钝，向腹面卷曲，叶边全缘；腹瓣兜形，呈囊状膨起；腹叶倒楔形，先端2裂，裂瓣上部两侧各有1~2枚齿。叶细胞圆形或椭圆形，壁节状加厚，三角体显著。雌雄异株；雌苞生于侧枝顶端；雌苞叶背瓣舌状，腹瓣披针形，腹苞叶长圆形，长为宽的2倍。蒴萼倒梨形，具5条脊，先端具稍长的喙。

【适宜生境】生于落叶松林、白桦林、蒙古栎林及混交林下的阴湿岩面、峭壁。

【资源状况】分布于呼和浩特市（回民区、土默特左旗、武川县、新城区）、包头市（土默特右旗）。少见。

【入药部位】■中药：全草（盔瓣耳叶苔）。

【采收加工】四季采收，除去杂质，鲜用或晒干。

【功能主治】■中药：盔瓣耳叶苔清心明目，补肾；用于目赤肿痛。

【用法用量】■中药：盔瓣耳叶苔外用适量，鲜品捣敷，或研末调敷患处。

瘤冠苔科

石地钱　石蛤蟆
Reboulia hemisphaerica (L.) Raddi

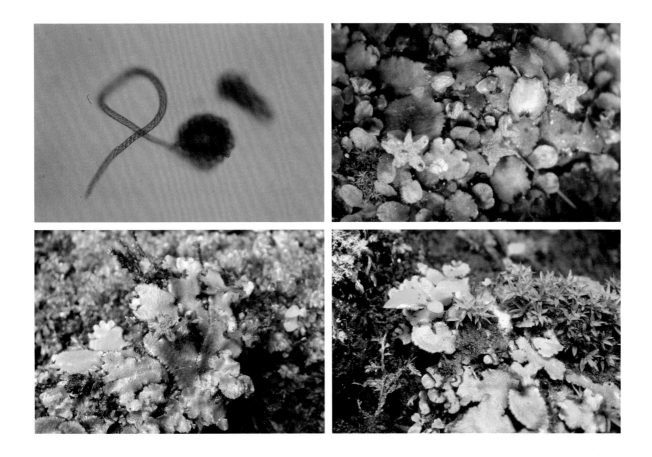

【形态特征】叶状体扁平带状，叉状分枝，先端心形，背面深绿色，革质，无光泽，边缘和腹面紫红色，腹鳞片2列，覆瓦状排列，紫红色，半月形。气孔单式，凸出，气室数层，六角形，无营养丝。雌雄同株。雄器托圆盘状，无柄，贴生于叶状体背面中部；雌器托生于叶状体顶端，托盘半球形，绿色，4裂瓣，每一裂瓣下有一总苞，总苞纵裂为2瓣，内有1个孢蒴。孢蒴球形，黑色。孢子棕黄色，具黄色边缘，表面有网格状纹饰。弹丝具棕色螺纹。

【适宜生境】生于较湿润的峭壁、岩面、石缝薄土。

【资源状况】分布于呼和浩特市（回民区、土默特左旗、武川县、新城区）。常见。

【入药部位】■中药：全草（石地钱）。

【采收加工】夏、秋二季采收，洗净泥土，晒干。

【功能主治】■中药：石地钱清热解毒，消肿止血；用于疮疖肿毒，烧烫伤，跌打肿痛，外伤出血。

【用法用量】■中药：石地钱9~12g；外用适量，捣敷，或研末敷患处。

地钱科

地 钱 巴骨龙、脓痂草、米海苔
Marchantia polymorpha L.

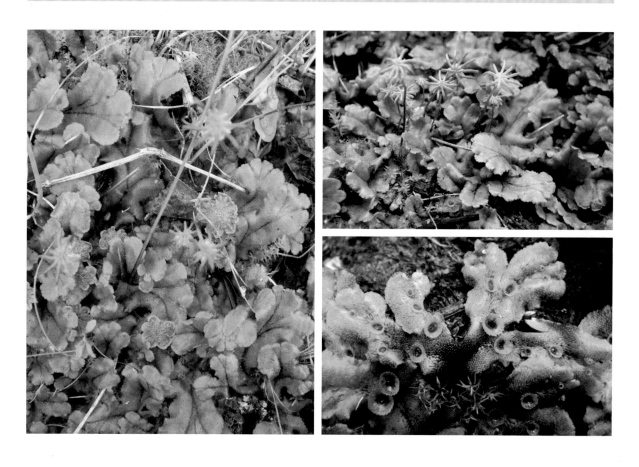

【形态特征】叶状体宽带状，深绿色，叉状分枝，边缘波曲形，中央具黑色条纹状中肋。胞芽杯生于叶状体背面，边缘有锯齿，胞芽矩圆形，两侧有内凹的缺口。气孔呈烟筒形，突出表面，孔边环绕4个细胞，呈"十"字形，气孔下有六角形气室，排列整齐，内有多数营养丝。雌雄异株。雄器托盘状，边缘具浅波状裂瓣，托柄长，托盘下有总苞，内有2~3个颈卵器，受精后孢子体为假蒴萼所包被。孢蒴椭圆形，孢子具疣状突起，弹丝具2条螺纹。

【适宜生境】生于阴湿土壤、沼泽地。

【资源状况】分布于呼和浩特市（回民区、土默特左旗、武川县、新城区）。常见。

【入药部位】■中药：全草（地钱）。

【采收加工】四季采收，除去杂质，鲜用或晒干。

【功能主治】■中药：地钱拔毒生肌，清热解毒；用于烫火伤，刀伤，骨折，毒蛇咬伤，疮痈肿毒，臁疮。

【用法用量】■中药：地钱外用适量，鲜品捣敷，或研末调敷患处。

凤尾藓科

凤尾藓 小凤尾藓
Fissidens bryoides Hedw.

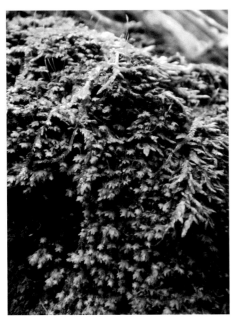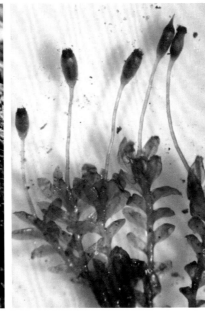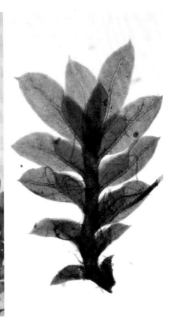

【形态特征】植物体细小，生叶后扁平，密集或疏丛生，深绿色或黄绿色。茎倾立。叶2列，6~8对，交互对生，长圆舌形，基部半鞘状抱茎，前翅达叶中部，与鞘部等长或短于鞘部，背翅基部狭窄，达于或不达于中肋基部，先端具短尖，叶缘平滑或顶端具细齿；中肋达于叶尖或突出。叶细胞六边形，厚壁，平滑，边缘由1~3列狭长细胞构成分化叶缘。蒴柄顶生，直立，黄色；孢蒴直立，干燥时蒴口之下收缩，椭圆形；蒴齿紫红色；蒴盖圆锥形，具长喙，紫红色。

【适宜生境】生于落叶松林、白桦林、云杉林、蒙古栎林的阴湿土层、岩面薄土、石缝中。

【资源状况】分布于乌兰察布市（凉城县）、呼和浩特市（回民区、土默特左旗、武川县、新城区）、巴彦淖尔市（乌拉特前旗、乌拉特中旗）。常见。

【入药部位】■中药：全草（凤尾藓）。

【采收加工】全年均可采收，洗净泥土，晒干。

【功能主治】■中药：凤尾藓利尿；用于水肿。

丛藓科

小石藓 垣衣
Weissia controversa Hedw.

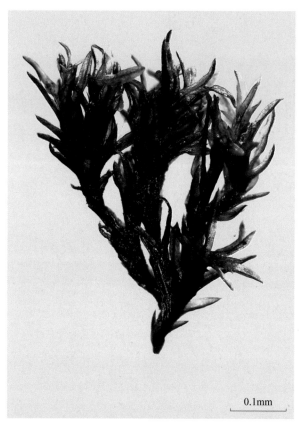

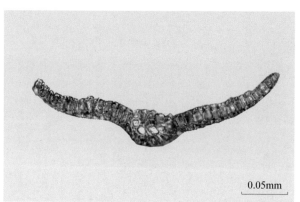

0.05mm

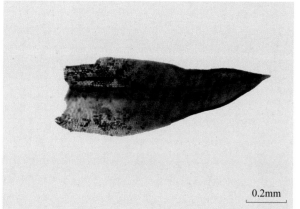

0.1mm

0.2mm

【形态特征】植物体矮小，密集丛生，绿色或黄绿色。茎单一直立或具分枝，叶呈长披针形，先端渐尖，叶缘内卷，全缘。中肋粗壮，突出叶尖，叶片上部细胞呈多角状圆形，壁薄，两面均密被粗疣，基部细胞长方形，平滑，透明，无疣。孢蒴直立，卵状圆柱形；齿片短，表面被密疣；蒴帽兜形。

【适宜生境】生于白桦林、蒙古栎林、灌丛下的岩面薄土、腐殖质土中。

【资源状况】分布于呼和浩特市（回民区、土默特左旗、武川县、新城区）。常见。

【入药部位】■中药：全草（小石藓）。

【采收加工】四季均可采收，洗净，鲜用或晒干。

【功能主治】■中药：小石藓清热解毒；用于急、慢性鼻炎，鼻窦炎。

【用法用量】■中药：小石藓外用适量，纱布包裹后塞入鼻孔。

扭口藓 *Barbula unguiculata* Hedw.

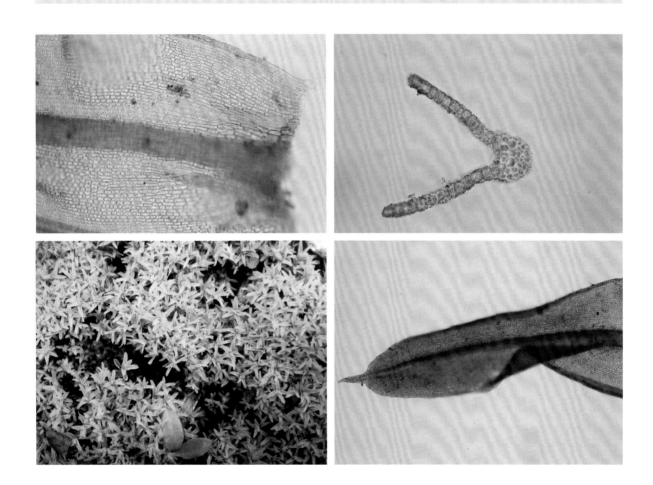

【形态特征】植物体细柔，密集丛生，绿色或褐绿色，茎有分枝。叶干燥时卷缩，潮湿时伸展，狭舌形或舌状阔披针形，叶边全缘，中下部背卷，先端平展，圆钝，具小尖头；中肋粗壮，达于叶尖或突出成小尖。叶上部细胞圆方形或六边形，壁薄，每细胞具2~4个细小马蹄形疣，基部细胞长圆形，壁薄，平滑透明。

【适宜生境】生于高山地区白桦林、蒙古栎林下的潮湿土壤、岩面薄土、水沟边。

【资源状况】分布于巴彦淖尔市（乌拉特前旗）。常见。

【入药部位】■中药：全草（扭口藓）。

【采收加工】全年均可采收，洗净泥土，晒干。

【功能主治】■中药：扭口藓清热解毒；用于慢性鼻炎，鼻窦炎。

【用法用量】■中药：扭口藓10~15g。

葫芦藓科

葫芦藓 石松毛、牛毛七
Funaria hygrometrica Hedw.

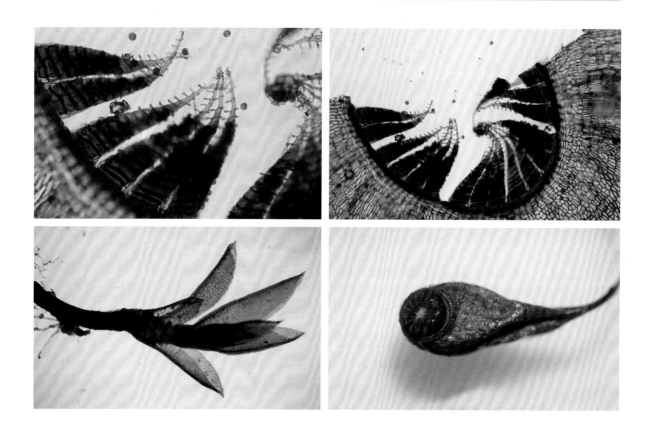

【形态特征】植物体矮小，淡绿色，直立。茎单一或从基部稀疏分枝。叶簇生于茎顶，长舌形，叶端渐尖，全缘；中肋粗壮，消失于叶尖之下，叶细胞近于长方形，壁薄。雌雄同株异苞，雄苞顶生，花蕾状。雌苞则生于雄苞下的短侧枝上；蒴柄细长，黄褐色，上部弯曲。孢蒴弯梨形，不对称，具明显台部，干时有纵沟槽；蒴齿2层；蒴帽兜形，具长喙，形似葫芦瓢状。表皮和皮层都是由薄壁细胞所组成，并不形成真正的输导组织和机械组织。

【适宜生境】生于土壤含氮丰富的高山、森林、村落、农田、庭院、花盆。

【资源状况】分布于巴彦淖尔市（乌拉特前旗）。常见。

【入药部位】■中药：全草（葫芦藓）。

【采收加工】全年均可采收，洗净泥土，晒干。

【功能主治】■中药：葫芦藓舒筋活血，祛风镇痛，止血；用于鼻窦炎，劳伤吐血，跌打损伤，关节炎。

【用法用量】■中药：葫芦藓30~60g；外用鲜品适量。

真藓科

真　藓　<small>银叶真藓</small>
Bryum argenteum Hedw.

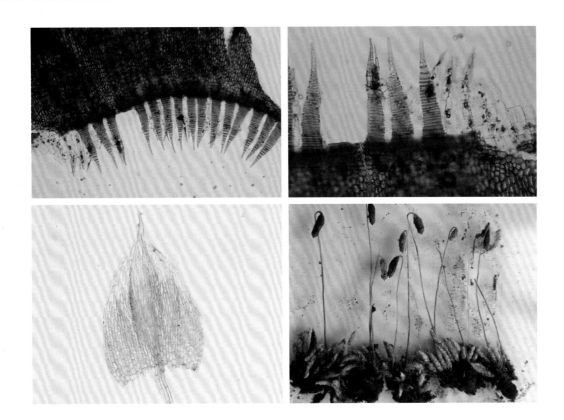

【形态特征】植物体密集或疏松丛生，银白色。茎直立，红色。叶紧密覆瓦状排列，阔卵形，基部红色，及顶或突出成毛尖。叶上部细胞狭菱形，无色透明，下部细胞矩形或方形，绿色或在基部红色，无分化边。雌雄异株。蒴柄上部弯曲，红色；孢蒴倾垂，圆柱形，红棕色；蒴齿2层，外齿片披针形，具细疣，下部棕黄色，内齿层具高基膜，齿条龙骨状，具穿孔，具节；蒴盖低圆锥形，先端钝尖。孢子黄绿色，平滑。

【适宜生境】生于干燥和阳光充足的岩面、路边、村落、墙壁、石缝等多种环境，适应多种土壤。

【资源状况】分布于包头市（土默特右旗）、巴彦淖尔市（乌拉特前旗）。常见。

【入药部位】■中药：全草（真藓）。

【采收加工】四季采收，洗净泥土，晒干。

【功能主治】■中药：真藓清热解毒，止血；用于细菌性痢疾、黄疸、鼻窦炎、疮痈肿毒、烫火伤、衄血，咯血。

【用法用量】■中药：真藓10~15g；外用适量，捣碎后用纱布包塞鼻孔。

提灯藓科

尖叶匍灯藓 *Plagiomnium cuspidatum* (Hedw.) T. Kop.

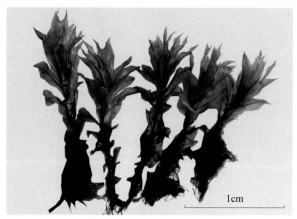

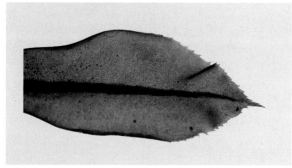

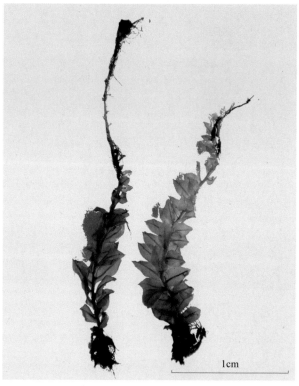

【形态特征】植物体密集或稀疏丛生，鲜绿色或黄绿色。不育茎匍匐或弓形弯曲，疏生叶，生殖茎直立，上部叶密生。叶干燥时皱缩，潮湿时伸展，卵形或倒卵形，先端急尖，具小尖，基部下延较宽，叶缘中部以上具单列锐齿，具分化边；中肋长达叶尖或稍突出。叶细胞不规则圆形或六边形，角部加厚，边缘具2~4列狭长细胞构成的分化边。雌雄同株。蒴柄直立，顶端弯曲，孢蒴下垂，卵状圆柱形。蒴盖平凸形，无喙状尖。

【适宜生境】生于白桦林、落叶松林、蒙古栎林、云杉林、樟子松林下的阴湿土壤、湿岩面、腐木、砂质土层。

【资源状况】分布于呼和浩特市（回民区、土默特左旗、武川县、新城区）、巴彦淖尔市（乌拉特前旗）。常见。

【入药部位】■中药：全草（尖叶匍灯藓）。

【采收加工】全年均可采收，洗净泥土，晒干。

【功能主治】■中药：尖叶匍灯藓凉血，止血；用于鼻衄，崩漏。

柳叶藓科

牛角藓 短叶牛角藓
Cratoneuron filicinum (Sull.) Spruc.

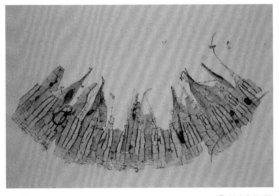

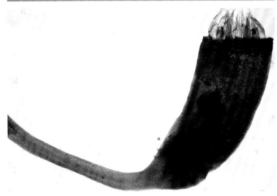

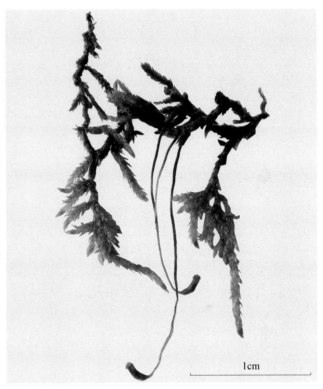

1cm

【形态特征】植物体粗壮，密集或稀疏交织丛生，绿色或黄绿色。茎匍匐或倾立，羽状分枝，分枝常弯曲；鳞毛多数，片状，边缘具齿。茎叶阔三角状披针形，基部下延，无纵褶，先端渐尖，叶缘平展，具细齿；中肋粗壮，达于叶尖终止。叶细胞狭菱形或长圆六边形，薄壁，平滑；角细胞大型，薄壁，达于中肋。雌雄异株。蒴柄细长，红棕色，干燥时螺旋状扭曲；孢蒴倾立或平列，卵状圆柱形，干燥时弓形弯曲；蒴齿2层。孢子黄绿色，具粗疣。

【适宜生境】生于白桦林、落叶松林、蒙古栎林、樟子松林下沼泽地、水沟岩面、湿腐林、塔头甸子、河漫滩、水湿地。

【资源状况】分布于包头市（土默特右旗）、巴彦淖尔市（乌拉特前旗）。常见。

【入药部位】■中药：全草（牛角藓）。

【采收加工】全年均可采收，洗净，晒干。

【功能主治】■中药：牛角藓宁心安神；用于心神不宁，惊悸怔忡。

【用法用量】■中药：牛角藓5~15g。

蕨 科

蕨
蕨菜、如意菜、狼萁

Pteridium aquilinum (L.) Kuhn var. *latiusculum* (Desv.) Underw. ex Heller

【标本采集号】150125150710123LY

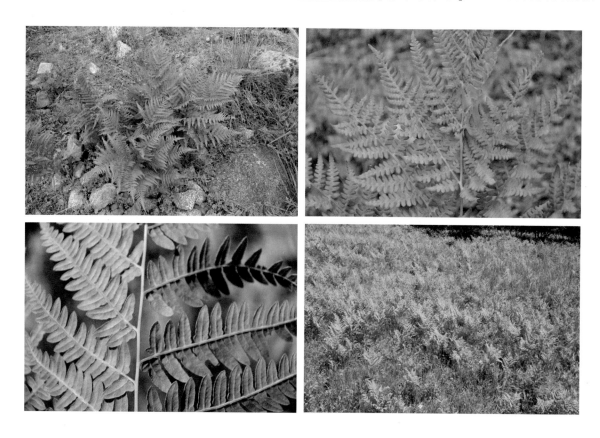

【形态特征】多年生草本，高可达 1m。根状茎长而横走，紫黑色或暗褐色，密被锈黄色毛，后脱落。叶远生，近革质，沿各回羽轴及叶边缘疏生短柔毛；叶柄粗壮，禾秆色；叶片卵状三角形或宽卵形，长 25~40cm，宽 20~30cm，三回羽状，羽片约 8 对，互生或近对生；叶脉羽状，侧脉 2 叉，下面隆起。孢子囊群条形，沿叶缘边脉着生，连续或间断；孢子周壁表面具颗粒状纹饰，颗粒排列不均匀，有时排列较紧密而呈狭条形。

【适宜生境】中生植物。生于山坡草丛或林缘阳光充足处。

【资源状况】分布于呼和浩特市（武川县）。少见。

【入药部位】■中药：全草（蕨）。

【采收加工】夏、秋二季采收，洗净泥土，鲜用或晒干。

【功能主治】■中药：蕨清热利湿，止血，降气化痰；用于感冒发热，黄疸，痢疾，带下病，噎膈，肺结核咯血，肠风便血，风湿痹痛。

【用法用量】■中药：蕨 10~30g，或研末冲服。

中国蕨科

银粉背蕨
五角叶粉背蕨、铁杆草、孟棍－奥衣麻
Aleuritopteris argentea (Gmél.) Fée

【标本采集号】150125150813009LY

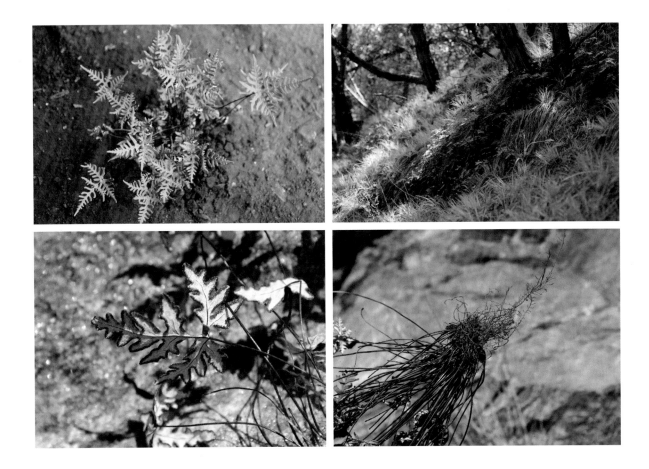

【形态特征】多年生草本，高 15~30cm。根状茎棕色，具有光泽的鳞片。叶簇生；叶柄红棕色，有光泽，上部光滑；叶片五角形，具羽片 3~5 对，基部三回羽裂，中部二回羽裂，上部一回羽裂，小羽片 3~4 对，基部以窄翅相连，裂片 3~4 对，基部 1 对较短，羽轴上侧小羽片较短，不裂；下部第二对羽片不整齐一回羽裂，基部下延成楔形，与基部一羽片汇合，有不整齐裂片 3~4 对；叶干后草质或薄革质，上面褐色、光滑，叶脉不显，下面被乳白色或淡黄色粉末，裂片边缘有细齿牙。孢子囊群较多；囊群盖连续，窄，膜质，黄绿色，全缘。

【适宜生境】旱中生植物。生于石灰岩石缝中。

【资源状况】分布于呼和浩特市（武川县）、包头市（达尔罕茂明安联合旗、石拐区、土默特右旗）、巴彦淖尔市（乌拉特前旗）。常见。

■中药：全草（通经草）。

【入药部位】■蒙药：全草（吉斯－额布斯）。

春、秋二季采收，除去须根及泥土，晒干或鲜用。

【采收加工】■中药：通经草活血通经，祛湿，止咳；用于月经不调，经闭腹痛，赤白带下，咳嗽，

【功能主治】咯血。

■蒙药：吉斯－额布斯愈伤，明目，止咳，止血。

■中药：通经草 10~15g。

【用法用量】■蒙药：吉斯－额布斯内服，煮散剂，3~5g；或入丸剂服。

无粉银粉背蕨　无粉五角叶粉背蕨、铜丝还阳、布图黑－孟棍－奥衣麻
Aleuritopteris argentea (Gmél.) Fée var. *obscura* (Christ) Ching

【标本采集号】150125150710122LY

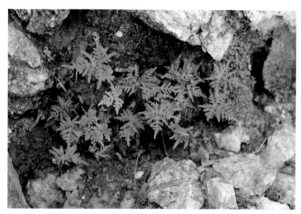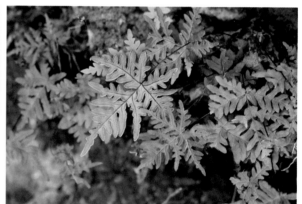

【形态特征】多年生草本，高 15~30cm，根状茎棕色，具有光泽的鳞片。叶簇生；叶柄红棕色，有
光泽，上部光滑；叶片五角形，具羽片 3~5 对，基部三回羽裂，中部二回羽裂，上部
一回羽裂，小羽片 3~4 对，基部以窄翅相连，裂片 3~4 对，叶片下面无乳白色或淡黄
色粉粒。孢子囊群较多；囊群盖连续，窄，膜质，黄绿色，全缘。

【适宜生境】旱中生植物。生于石灰岩石缝中。

【资源状况】分布于呼和浩特市（武川县）、巴彦淖尔市（乌拉特前旗）。少见。

【入药部位】■中药：全草（通经草）。

■蒙药：全草（吉斯－额布斯）。

【采收加工】春、秋二季采收，除去须根及泥土，晒干或鲜用。

【功能主治】■中药：通经草活血通经，祛湿，止咳；用于月经不调，经闭腹痛，赤白带下，咳嗽，咯血。

■蒙药：吉斯－额布斯愈伤，明目，止咳，止血。

【用法用量】■中药：通经草 10~15g。

■蒙药：吉斯－额布斯内服，煮散剂，3~5g；或入丸剂服。

冷蕨科

冷 蕨 查伯如－奥衣麻
Cystopteris fragilis (L.) Bernh.

【标本采集号】15092718090506060LY

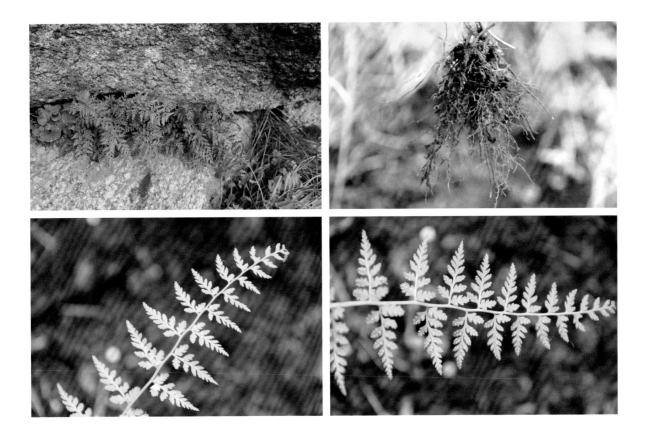

【形态特征】多年生草本，高 13~30cm。根茎短而横卧，密生棕色宽披针形鳞片。叶近簇生；叶片披针形，无毛，通常二回羽状或三回羽裂，羽片 8~12 对，彼此远离，基部 1 对稍缩短，中部羽片基部具有狭翅的短柄；小羽片基部下延，彼此相连，边缘有粗尖齿或浅裂；小羽片叶脉羽状，每齿有小脉 1 条。孢子囊群小，圆形，背生于小脉中部；囊群盖卵圆形，基部着生，幼时覆盖孢子囊群，成熟时下部压在孢子囊群下面。孢子具周壁，表面具刺状纹饰。

【适宜生境】中生植物。生于山沟、阴坡石缝中或林下岩壁阴湿处。

【资源状况】分布于乌兰察布市（察哈尔右翼中旗、兴和县）、巴彦淖尔市（乌拉特后旗）。少见。

【入药部位】■中药：全草（冷蕨）。

【采收加工】夏、秋二季采收，洗净，鲜用或晒干。

【功能主治】■中药：冷蕨和胃，解毒；用于胃病，食物中毒。

【用法用量】■中药：冷蕨 15~30g。

蹄盖蕨科

东北蹄盖蕨
猴腿蹄盖蕨、多齿蹄盖蕨、短叶蹄盖蕨、宝古尼－奥衣麻金
Athyrium brevifrons Nakai ex Kitagawa

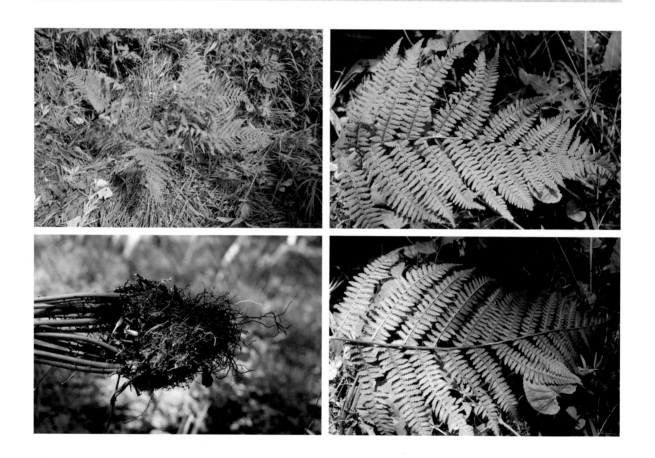

【形态特征】多年生草本，高60~120cm。根茎粗短，先端和叶柄基部密被黑褐色鳞片。叶簇生，草质，长圆状披针形至卵状长圆形，长40~65cm，宽20~35cm，三回羽裂，互生或近对生，羽片基部对称，近平截，有短柄，下部1~2对羽片缩短，小羽片近平展。孢子囊群生于裂片基部上侧小脉上；囊群盖条形，边缘啮蚀状。孢子长圆形，不具周壁。

【适宜生境】中生植物。生于森林区和草原区的山地林下。

【资源状况】分布于巴彦淖尔市（乌拉特前旗）。少见。

【入药部位】■中药：根茎（东北蹄盖蕨）。

【采收加工】春、秋二季采挖根茎，除去泥土，洗净，晒干。

【功能主治】■中药：清热解毒，杀虫止痛；用于外感风热，发热，恶风，咽痛，口干，虫积腹痛，皮疹等。

【用法用量】■中药：东北蹄盖蕨6~12g。

铁角蕨科

北京铁角蕨 小叶鸡尾草、小凤尾草、伯格京音－奥衣麻混那
Asplenium pekinense Hance

【标本采集号】15010200912059LY

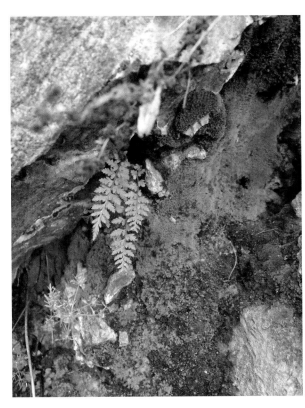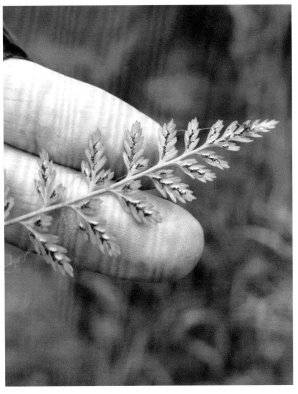

【形态特征】多年生草本，高 8~20cm。根状茎短而直立，先端密被鳞片。叶簇生，披针形，二回羽状或三回羽裂；叶脉两面均明显，上面隆起，小脉扇状二叉分枝，彼此接近，斜向上，伸入齿牙的先端，但不达边缘。孢子囊群近椭圆形，斜向上，每小羽片有 1~2 枚（基部 1 对小羽片有 2~4 枚），位于小羽片中部，排列不甚整齐，成熟后为深棕色；囊群盖同形，灰白色，膜质，全缘，开向羽轴或主脉，宿存。

【适宜生境】中生植物。生于山谷石缝中。

【资源状况】分布于乌兰察布市（卓资县）、呼和浩特市（回民区、土默特左旗、武川县、新城区）、包头市（固阳县、九原区、石拐区、土默特右旗）。偶见。

【入药部位】■中药：全草（小凤尾草）。

【采收加工】4 月采挖带根全草，洗净，晒干。

【功能主治】■中药：小凤尾草化痰止咳，利膈，止血；用于感冒咳嗽，肺结核，外伤出血。

【用法用量】■中药：小凤尾草 10~15g；外用适量，研末调敷。

过山蕨
马蹬草、过桥草、阿古拉音－奥衣麻
Camptosorus sibiricus Rupr.

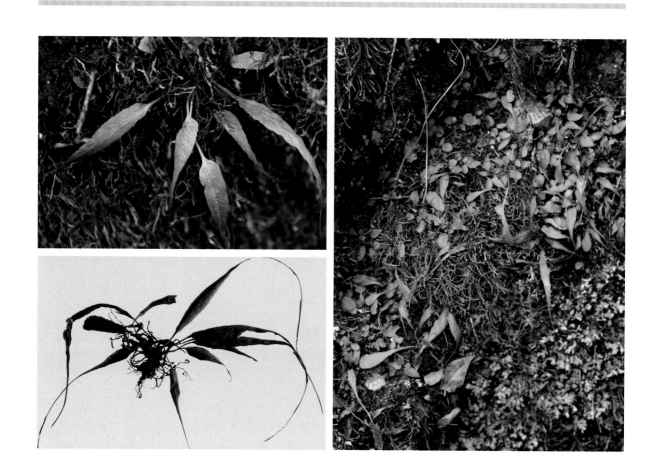

【形态特征】多年生草本，高 5~15cm。根状茎短小，直立，先端密被栗黑色狭披针形膜质小鳞片。叶簇生，草质；能育叶叶柄长 0.5~4cm，绿色，无毛；叶片披针形、椭圆形或近圆形，先端尾尖呈鞭状，长可达 7cm，其顶端着地生根长出新植物体，基部楔形或圆形，边缘全缘；不育叶较小；叶脉网状，无内藏小脉。孢子囊群短条形，生于网脉的一侧或相对的两侧，沿中脉两侧各排成 1~2 行；囊群盖短条形或矩圆形，灰色，膜质，全缘，开向中脉；孢子圆肾形，周壁透明而具褶皱，褶皱连接成大网状，表面具小刺状纹饰。

【适宜生境】中生植物。生于林下或林缘潮湿的石壁上。

【资源状况】分布于乌兰察布市（凉城县）。少见。

【入药部位】■中药：全草（过山蕨）。

【采收加工】全年可采收，洗净，鲜用或晒干。

【功能主治】■中药：过山蕨凉血，止血；用于外伤出血，子宫出血。

【用法用量】■中药：过山蕨 2.5~7.5g；外用适量。

球子蕨科

荚果蕨 黄瓜香、小叶贯众、宝日查格图 – 奥衣麻
Matteuccia struthiopteris (L.) Todaro

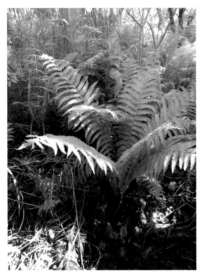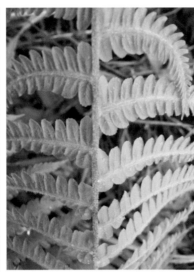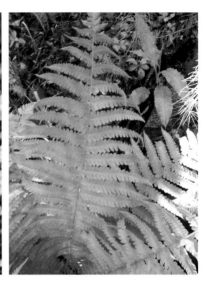

【形态特征】多年生草本，高 70~110cm。根状茎粗壮，短而直立，木质，坚硬，深褐色，与叶柄基部密被鳞片；鳞片先端纤维状，膜质，全缘，棕色。叶簇生，二型：不育叶叶柄棕褐色，上面有深纵沟，基部三角形，具龙骨状突起，密被鳞片，叶草质，无毛，叶片二回深羽裂，羽片 40~60 对，叶脉明显为羽状；能育叶较不育叶短，有粗壮的长柄，叶片一回羽状，羽片线形，两侧反卷成荚果状，呈念珠形，深褐色，包裹孢子囊群，小脉先端形成囊托，孢子囊群圆形，成熟时连接而成为线形。

【适宜生境】中生植物。生于山地林下、溪边疏林下。

【资源状况】分布于乌兰察布市（卓资县）、巴彦淖尔市（乌拉特前旗）。少见。

【入药部位】■中药：根茎及叶柄残基（贯众）。

　　　　　　■蒙药：根茎及叶柄残基（宝日查格图 – 奥衣麻）。

【采收加工】春、秋二季采挖，削去叶柄、须根，除净泥土，晒干或鲜用。

【功能主治】■中药：贯众清热解毒，凉血止血，杀虫；用于风热感冒，湿热癍疹，吐血，衄血，血痢，血崩，带下。

　　　　　　■蒙药：宝日查格图 – 奥衣麻用于毒热，肉食中毒，视力减退。

【用法用量】■中药：贯众 6~15g，或入丸、散服；外用适量，研末调敷患处。

　　　　　　■蒙药：宝日查格图 – 奥衣麻内服，煮散剂，3~5g；或入丸剂服。

岩蕨科

耳羽岩蕨　蜈蚣旗、乌敦－巴日阿拉扎－奥衣麻
Woodsia polystichoides Eaton

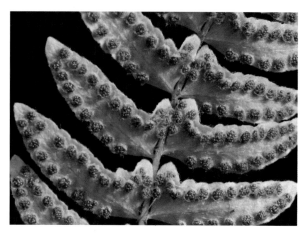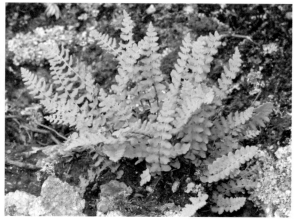

【形态特征】多年生草本，高 10~22cm。根状茎短，直立，连同叶柄基部密被棕色卵状披针形膜质
鳞片。叶簇生，纸质，两面均被长柔毛，并沿主脉下面疏生小鳞片；叶片狭披针形或
狭倒披针形，一回羽状；羽片 15~23 对，对生或互生，平展；叶脉羽状，侧脉除在上
侧耳状凸起上为羽状分枝。孢子囊群圆形，着生于二叉脉上侧分枝顶端；囊群盖下位，
碗状，淡褐色，边缘不规则浅裂，并有长睫毛；孢子周壁具褶皱，形成明显的大网，
表面具不明显的颗粒状纹饰。

【适宜生境】中生植物。生于山沟阴湿岩石上。

【资源状况】分布于呼和浩特市（回民区、土默特左旗、武川县、新城区）。少见。

【入药部位】■中药：根茎（耳羽岩蕨）。

【采收加工】春、夏、秋三季采收，除去残茎，洗净泥土，晒干。

【功能主治】■中药：耳羽岩蕨舒筋散瘀，活血，止痛消肿，清热解毒；用于关节炎，伤筋，跌
打损伤。

【用法用量】■中药：耳羽岩蕨外用 15~20g，研末，黄酒调敷患处。

水龙骨科

华北石韦 北京石韦、奥杨阿特音 – 孟和 – 柴
Pyrrosia davidii (Baker) Ching

【标本采集号】150921140808261LY

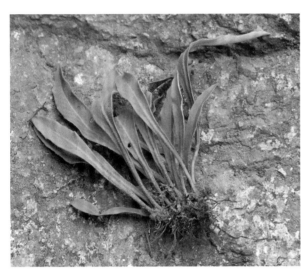 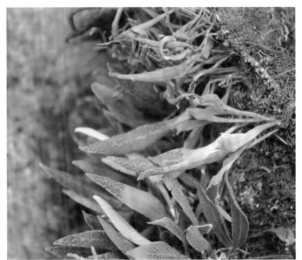

【形态特征】多年生草本，高 5~25cm。根状茎略粗壮而横卧，密被披针形鳞片；鳞片长尾状渐尖头，幼时棕色，老时中部黑色，边缘具牙齿。叶密生，一型；叶片狭披针形，中部最宽，短渐尖头，顶端圆钝，基部楔形，两边狭翅沿叶柄长下延，上面淡灰绿色，下面棕色，密被星状毛，主脉在下面不明显隆起，上面浅凹陷。孢子囊群布满叶片下表面，棕色，成熟时孢子囊开裂而呈砖红色。

【适宜生境】中生植物。生于山地岩石缝中。

【资源状况】分布于乌兰察布市（察哈尔右翼中旗、卓资县）、呼和浩特市（武川县）。少见。

【入药部位】■中药：叶（石韦）。

■蒙药：叶（哈丹 – 呼吉）。

【采收加工】全年均可采收，除去根茎及根，晒干或阴干。

【功能主治】■中药：石韦利尿通淋，清肺止咳，凉血止血；用于热淋，血淋，石淋，小便不通，淋沥涩痛，肺热喘咳，吐血，衄血，尿血，崩漏。

■蒙药：哈丹 – 呼吉清热解毒，治伤排脓；用于骨折，旧伤复发，跌打肿痛，外伤出血，烫伤，毒热。

【用法用量】■中药：石韦 6~12g，或入丸、散服。

■蒙药：哈丹 – 呼吉单用 3~9g，或入丸、散服。

卷柏科

红枝卷柏 圆枝卷柏、地柏树、乌兰－麻特日音－好木苏
Selaginella sanguinolenta (L.) Spring

【标本采集号】150223140718282LY

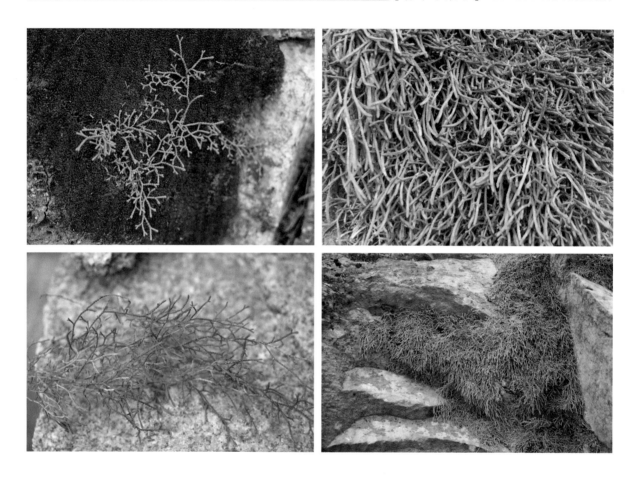

【形态特征】多年生草本，植株丛生，高 10~30cm，匍匐。分枝直立或斜升，细圆柱形，绿色，老时带红色，向上多回分枝。叶近同型，交互覆瓦状排列，基部着生处稍下延而抱茎，短尖头，边缘膜质，有微细锯齿或近全缘，背部呈龙骨状，质地稍厚。孢子叶三角状卵形，短尖头，边缘膜质，稍有微细锯齿，背部呈龙骨状突起。孢子囊穗四棱柱形，单生小枝顶端；大孢子囊球状四面体形，着生于孢子囊穗下部；小孢子囊圆形，着生于孢子囊穗上部。孢子二型，球状四面体形，具波状周壁。

【适宜生境】中生植物。生于山坡岩石上。

【资源状况】分布于包头市（达尔罕茂明安联合旗、固阳县、石拐区、土默特右旗）、巴彦淖尔市（乌拉特前旗）。少见。

【入药部位】■中药：全草（圆枝卷柏）。

【采收加工】春、秋二季采收，除去须根，洗净泥土，晒干。

【功能主治】■中药：圆枝卷柏舒筋活血，健脾止泻；用于风湿痹痛，筋脉拘急诸证，脾气不升，运化失健，腹泻，痢疾。

【用法用量】■中药：圆枝卷柏 10~30g。

中华卷柏 地柏枝、囊给得 – 麻特日音 – 好木苏
Selaginella sinensis (Desv.) Spring

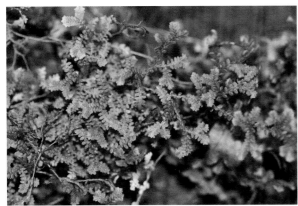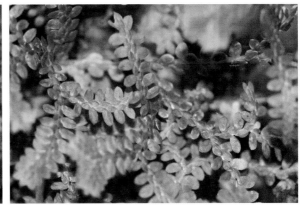

【形态特征】多年生草本，植株匍匐地面，15~45cm。根自主茎分叉处下方生出，纤细，根多分叉，光滑。主茎羽状分枝，禾秆色，圆柱状；侧枝 10~20 个，小枝稀疏，分枝无毛，背腹扁。叶交互排列，纸质，光滑，具白边；分枝的叶对称，边缘睫毛状；中叶先端急尖，基部楔形，具长睫毛；侧叶略上斜，在枝的先端呈覆瓦状排列，具睫毛。孢子叶紧密，四棱柱形，单个或成对生于小枝末端；孢子叶一型，卵形，具睫毛，有白边，先端尖，龙骨状；有 1 个大孢子叶位于孢子叶球基部下侧。大孢子白色，小孢子橘红色。

【适宜生境】中生植物。生于石质山坡。

【资源状况】分布于呼和浩特市（回民区、土默特左旗、武川县、新城区）、巴彦淖尔市（乌拉特前旗）。少见。

【入药部位】■中药：全草（中华卷柏）。

【采收加工】夏、秋二季采收，除去须根，洗净泥土，晒干。

【功能主治】■中药：中华卷柏清热利湿，活血通经，止血；用于肝炎，胆囊炎，痢疾，下肢湿疹，烫火伤，痛经，经闭，跌打损伤，脱肛，外伤出血。

【用法用量】■中药：中华卷柏 15~30g；外用适量，研末敷患处。

评 述

本种为中国特有种。

小卷柏 毕其汗－麻特日音－好木苏
Selaginella helvetica (L.) Spring

【标本采集号】15010200912052LY

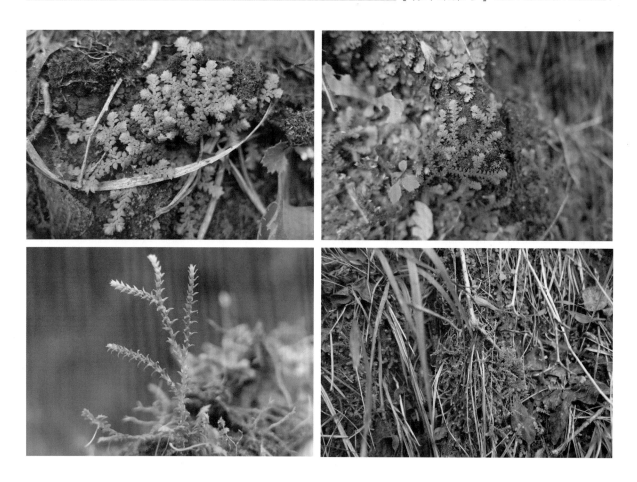

【形态特征】多年生草本，植株矮小，平铺地面。茎细弱，具锐棱，随处生有根托，二歧式分枝，腹背扁。叶疏生，背叶与腹叶各2列；背叶与分枝呈直角展开，卵状椭圆形，边缘具小锯齿，先端钝尖；腹叶狭卵形，边缘有小锯齿，先端渐尖，稍斜向上。孢子囊穗成对或单生于具叶的长柄上，不呈四棱形；孢子叶排列松散，一型，卵形，边缘有小锯齿，先端渐尖。大孢子囊生于孢子囊穗下部，少数，小孢子囊生于上部，多数。

【适宜生境】湿中生草本。生于林区和草原区的阴湿山坡、林下湿地。

【资源状况】分布于乌兰察布市（卓资县）、呼和浩特市（回民区、土默特左旗、武川县、新城区）、包头市（固阳县、九原区、石拐区、土默特右旗）。偶见。

【入药部位】■中药：全草（中华卷柏）。

【采收加工】夏、秋二季采收，除去须根，洗净泥土，晒干。

【功能主治】■中药：中华卷柏清热利湿，活血通经，止血；用于肝炎，胆囊炎，痢疾，下肢湿疹，烫火伤，痛经，经闭，跌打损伤，脱肛，外伤出血。

【用法用量】■中药：中华卷柏15~30g；外用适量，研末敷患处。

木贼科

犬问荆
那木根 – 西伯里
Equisetum palustre L.

【标本采集号】152921130717052LY

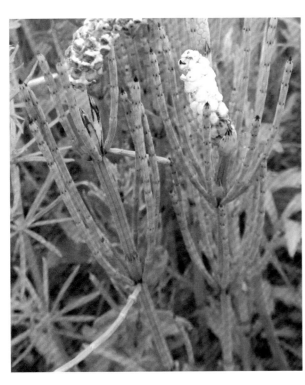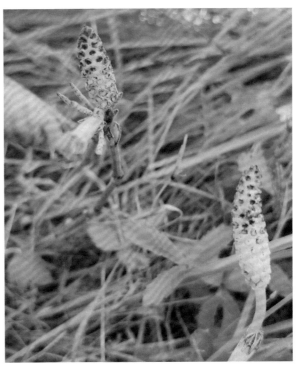

【形态特征】多年生草本。根状茎直立和横走，黑棕色，节和根光滑或具黄棕色长毛。枝一型，高
20~50（60）cm，中部直径 1.5~2.0mm，节间长 2~4cm，绿色，但下部 1~2 节节间黑棕色，
无光泽，常在基部呈丛生状。主枝有脊 4~7 条，脊的背部弧形，光滑或有小横纹；鞘
筒狭长，下部灰绿色，上部淡棕色；鞘齿 4~7 枚，黑棕色，边缘膜质，鞘背上部有一
浅纵沟，宿存。侧枝较粗，脊 4~6 条，光滑或有浅色小横纹；鞘齿 4~6 枚，薄革质，
宿存。孢子囊穗椭圆形，顶端钝，成熟时柄伸长，柄长 0.8~1.2cm。

【适宜生境】中生植物。生于林下湿地、水沟边。

【资源状况】分布于包头市（土默特右旗）、阿拉善盟（阿拉善左旗行政区）。少见。

【入药部位】■中药：全草（犬问荆）。

　　　　　　■蒙药：全草（呼呼格 – 额布苏）。

【采收加工】夏、秋二季采收，除去杂质，洗净泥土，晒干。

【功能主治】■中药：犬问荆清热，止血，利尿，止咳；用于小便不利，热淋，吐血，衄血，月经过多，
咳嗽气喘。

■蒙药：呼呼格 – 额布苏利尿，破痞，止血，生津；用于水肿，尿闭，石淋，尿道灼痛，月经过多，创伤出血，鼻出血，吐血，病后体虚。

【用法用量】■中药：犬问荆 3~10g，鲜品 15~30g；外用适量，捣敷，或研末调敷患处。

■蒙药：呼呼格 – 额布苏内服，煮散剂，3~5g；或入丸剂服。

草问荆 马胡须、闹古音 – 西伯里
Equisetum pratense Ehrhart

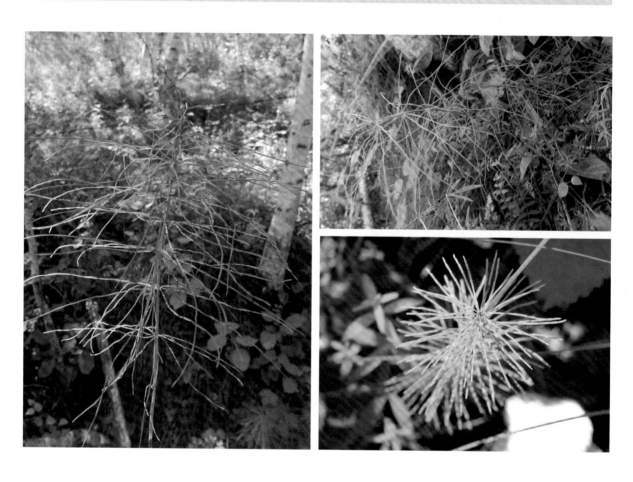

【形态特征】多年生草本。根状茎直立和横走，黑棕色。枝二型。能育枝高 15~25cm，有脊 10~14 条；鞘筒灰绿色，鞘齿 10~14 枚，淡棕色，膜质，背面有浅纵沟。不育枝高 30~60cm，轮生分枝多，主枝中部以下无分枝，主枝有脊 14~22 条，每脊常有 1 行小瘤；鞘筒狭长，除上部有 1 圈为淡棕色外，其余部分为灰绿色，鞘背有棱 2 条；鞘齿 14~22 枚，膜质。侧枝柔软纤细，扁平状，有狭而高的脊 3~4 条。孢子叶球顶生，长约 1.2cm，前端钝，有柄。

【适宜生境】中生植物。生于林下草地、林间灌丛。

【资源状况】分布于乌兰察布市（凉城县）、巴彦淖尔市（乌拉特前旗）。常见。

【入药部位】■中药：全草（草问荆）。

　　　　　　■蒙药：全草（呼呼格 – 额布苏）。

【采收加工】夏、秋二季采收，除去杂质，洗净泥土，晒干。

【功能主治】■中药：草问荆清热，止血，利尿，止咳；用于小便不利，热淋，吐血，衄血，月经过多，
　　　　　　咳嗽气喘。

　　　　　　■蒙药：呼呼格 – 额布苏利尿，破痞，止血，生津；用于水肿，尿闭，石淋，尿道灼痛，
　　　　　　月经过多，创伤出血，鼻出血，吐血，病后体虚。

【用法用量】■中药：草问荆 3~10g，鲜品 15~30g；外用适量，捣敷，或研末调敷患处。

　　　　　　■蒙药：呼呼格 – 额布苏内服，煮散剂，3~5g；或入丸剂服。

问　荆

土麻黄、接续草、那日存 – 额布苏

Equisetum arvense L.

【标本采集号】150923190910048LY

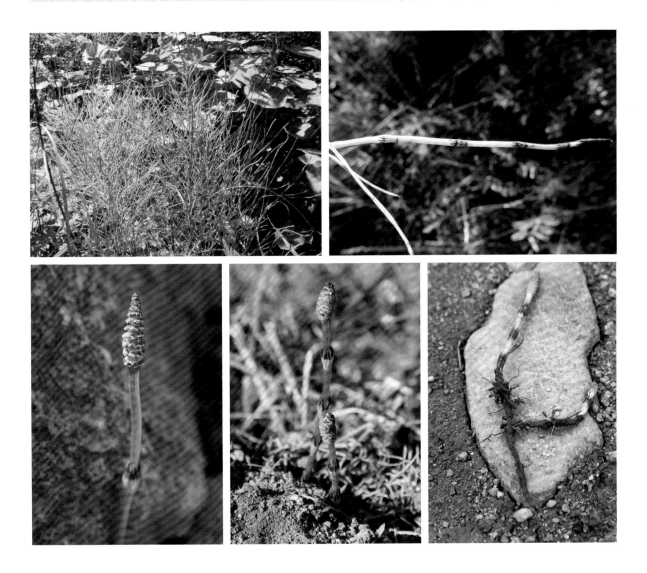

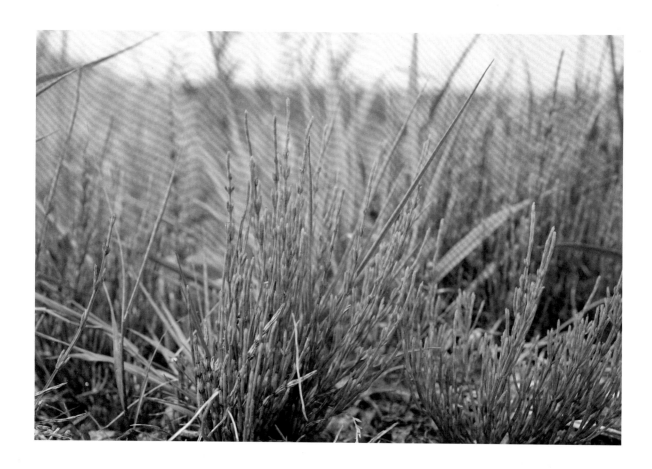

【形态特征】多年生草本。根状茎斜升、直立或横走，黑棕色。地上茎二型。能育枝春季萌发，高5~35cm，中部直径3~5mm，节间长2~6cm，黄棕色，有密纵沟；鞘齿9~12枚，窄三角形，鞘背上部有1条浅纵沟。不育枝后萌发，高达40cm；主枝中部直径1.5~3mm，节间长2~3cm，绿色，轮生分枝多，主枝中部以下有分枝，脊背部弧形，有横纹，无小瘤。侧枝柔软纤细，有3~4条窄而高的脊，脊的背部有横纹；鞘齿3~5枚，披针形，绿色，边缘膜质，宿存。孢子囊穗圆柱形，顶端钝，成熟时柄长3~6cm。

【适宜生境】中生植物。生于草地、河边、沙地。

【资源状况】分布于乌兰察布市（商都县）、巴彦淖尔市（乌拉特前旗）、阿拉善盟（阿拉善左旗行政区）。常见。

【入药部位】■中药：全草（问荆）。

　　　　　　■蒙药：全草（呼呼格－额布苏）。

【采收加工】夏、秋二季采收，除去杂质，洗净泥土，晒干。

【功能主治】■中药：问荆清热，止血，利尿，止咳；用于小便不利，热淋，吐血，衄血，月经过多，咳嗽气喘。

　　　　　　■蒙药：呼呼格－额布苏利尿，破痞，止血，生津；用于水肿，尿闭，石淋，尿道灼痛，月经过多，创伤出血，鼻出血，吐血，病后体虚。

【用法用量】■中药：问荆3~15g，鲜品15~30g；外用适量，捣敷，或研末调敷患处。

　　　　　　■蒙药：呼呼格－额布苏内服，煮散剂，3~5g；或入丸剂服。

节节草
土麻黄、草麻黄、萨格拉嘎日－西伯里

Equisetum ramosissimum Desf.

【标本采集号】150927180607065LY

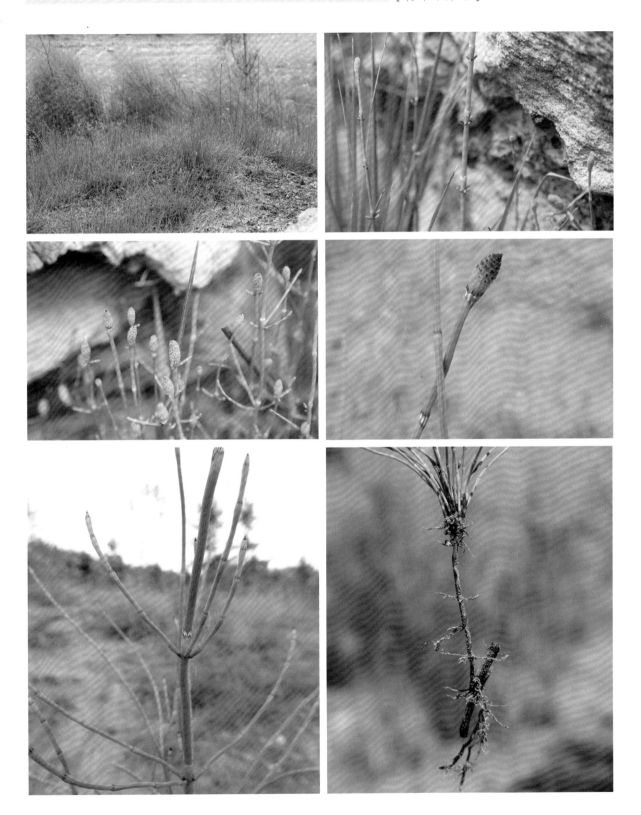

【形态特征】多年生草本。根横走或斜升，黑棕色。枝一型，高 20~60cm，中部直径 1~3mm，节间长 2~6cm，绿色；主枝多下部分枝，常簇生状，有脊 5~14 条，脊的背部弧形，有 1 行小瘤或浅色小横纹；鞘筒窄，下部灰绿色，上部灰棕色；鞘齿 5~12 枚，三角形，灰白色或少数中央为黑棕色，边缘（有时上部）膜质，背部弧形，宿存，齿上气孔带明显。侧枝较硬，有脊 5~8 条，脊平滑或有 1 行小瘤或有浅色小横纹，鞘齿 5~8 枚，披针形，革质，边缘膜质，上部棕色，宿存。孢子囊穗顶端有小尖突，无柄。

【适宜生境】中生植物。生于沙地、草地。

【资源状况】分布于乌兰察布市（察哈尔右翼后旗、察哈尔右翼中旗）、包头市（固阳县）、巴彦淖尔市（乌拉特后旗、乌拉特中旗）、阿拉善盟（阿拉善左旗行政区）。常见。

【入药部位】■中药：全草（节节草）。

　　　　　　■蒙药：全草（萨格拉嘎日 - 西伯里）。

【采收加工】春、秋二季采收，洗净泥土，晒干。

【功能主治】■中药：节节草清肝明目，祛痰止咳，利尿通淋；用于目赤肿痛，角膜云翳，肝炎，支气管炎，咳嗽喘促，淋浊，小便涩痛，尿血。

　　　　　　■蒙药：萨格拉嘎日 - 西伯里用于水肿，尿道灼痛，尿闭，石淋，创伤出血，月经过多，鼻出血，吐血，体虚。

【用法用量】■中药：节节草 10~30g，鲜品 30~60g。

　　　　　　■蒙药：萨格拉嘎日 - 西伯里单用 3~5g，研末冲服。

木 贼 千峰草、锉草、西伯里
Equisetum hyemale L.

【标本采集号】150925150821014LY

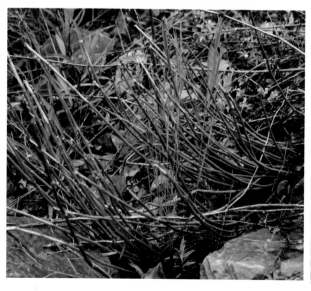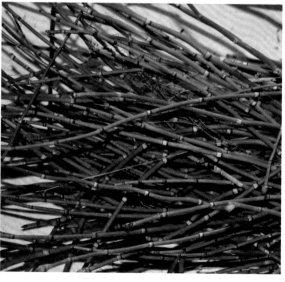

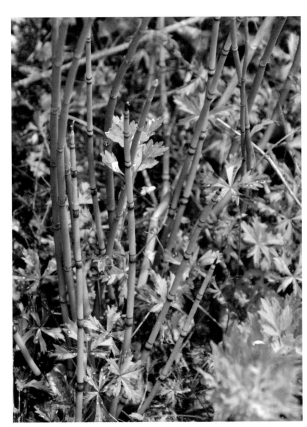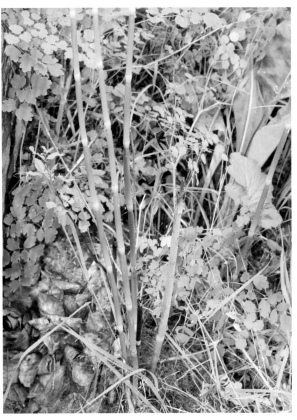

【形态特征】多年生草本。根状茎横走或直立，黑棕色，节和根有黄棕色长毛。枝一型，高达 1m 或更多，中部直径（3）5~9mm，节间长 5~8cm，绿色，不分枝或仅基部有少数直立的侧枝。地上茎有脊 16~22 条，脊的背部弧形，无明显小瘤或有小瘤 2 行；鞘筒黑棕色或顶部及基部各有 1 圈或仅顶部有 1 圈黑棕色纹；鞘齿 16~22 枚，顶端淡棕色，膜质，芒状，早落，薄革质，基部背面有纵棱 3~4 条，宿存或同鞘筒一起早落。孢子囊穗顶端有小尖突，无柄。

【适宜生境】中生植物。生于林下湿地、水沟边、湿草地。

【资源状况】分布于包头市（达尔罕茂明安联合旗）、乌兰察布市（凉城县）。少见。

【入药部位】■中药：地上部分（木贼）。

　　　　　　■蒙药：全草（珠鲁古日 - 额布苏）。

【采收加工】夏、秋二季采收地上部分，除去杂质，晒干或阴干。

【功能主治】■中药：木贼疏散风热，明目退翳；用于风热目赤，迎风流泪，目生云翳。

　　　　　　■蒙药：珠鲁古日 - 额布苏明目，治伤，排脓；用于目赤，目眩，角膜云翳，骨折，旧伤复发。

【用法用量】■中药：木贼 3~9g，或入丸、散服；外用适量，研末撒。

　　　　　　■蒙药：珠鲁古日 - 额布苏多配方用。

银杏科

银 杏
白果、公孙树、鸭掌树
Ginkgo biloba L.

【标本采集号】150203190511014LY

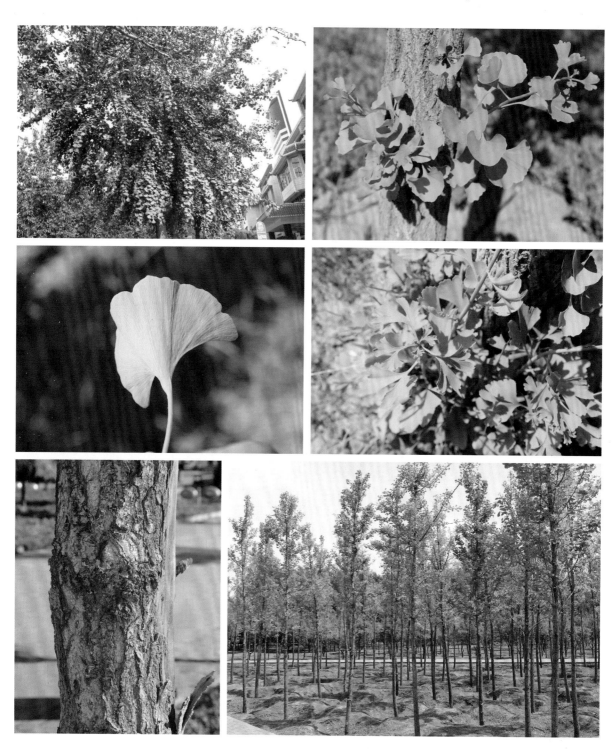

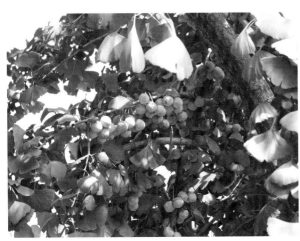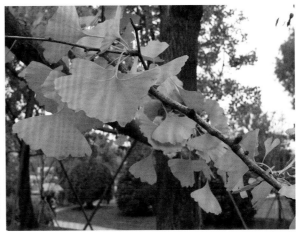

【形态特征】乔木，高达 40m，胸径 4m；树皮灰褐色，纵裂。大枝斜展，一年生长枝淡褐黄色，
　　　　　　二年生枝变为灰色；短枝黑灰色。叶扇形，上缘有浅或深的波状缺刻，有长柄；在短
　　　　　　枝上 3~8 叶簇生。雄球花 4~6 个生于短枝顶端叶腋或苞腋，下垂，淡黄色；雌球花数
　　　　　　个生于短枝叶丛中，淡绿色。种子椭圆形，成熟时黄色或橙黄色，被白粉，外种皮肉
　　　　　　质有臭味，中种皮骨质，白色，有纵脊 2（~3）条，内种皮膜质，黄褐色；胚乳肉质，
　　　　　　胚绿色。花期 3~4 月，果期 9~10 月。

【适宜生境】中生植物。适生于水热条件比较优越的亚热带季风区。土壤为黄壤或黄棕壤，pH 值
　　　　　　5~6。

【资源状况】作为园林绿化植物，呼和浩特市、包头市（东河区、九原区、昆都仑区、青山区）有
　　　　　　少量栽培。

【入药部位】■中药：叶（银杏叶）、种子（白果）。

【采收加工】秋季叶尚绿时采收叶，除去杂质，及时干燥；秋后种子成熟后采收，除去肉质外种皮，
　　　　　　洗净，晒干，用时打碎取种仁。

【功能主治】■中药：银杏叶敛肺平喘，活血化瘀，通络止痛，化浊降脂；用于肺虚咳喘，瘀血阻络，
　　　　　　胸痹心痛，中风偏瘫，高脂血症。白果敛肺定喘，止带缩尿；用于痰多喘咳，带下白
　　　　　　浊，遗尿尿频。

【用法用量】■中药：银杏叶 9~12g；外用适量，捣敷或搽。白果 5~10g，或捣汁；外用适量，
　　　　　　捣敷。

松　科

红皮云杉
红皮臭、朝鲜云杉、乌兰－嘎楚日
Picea koraiensis Nakai

【标本采集号】150203200528008LY

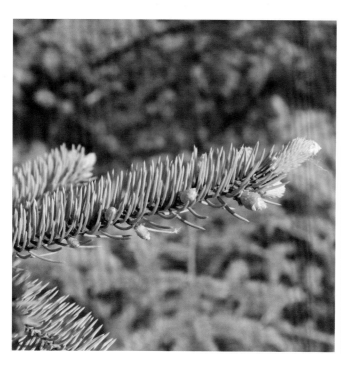
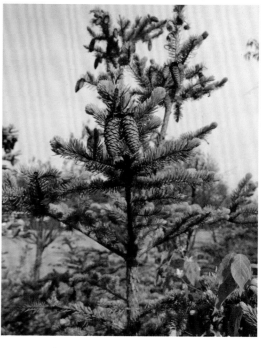

【形态特征】乔木，高达 30m 以上，胸径 60~80cm，树冠尖塔形。树皮灰褐色或淡红褐色，裂成不规则薄条片脱落，裂缝常为红褐色；大枝斜伸至平展，一年生枝黄色、淡黄褐色或淡红褐色，无白粉，无毛或有较密但非腺头状的短毛，二、三年生枝淡黄褐色，小枝基部宿存芽鳞的先端向外反曲。叶四棱状条形，先端尖，主枝之叶近辐射排列，侧生小枝上面之叶直上伸展，下面及两侧之叶从两侧向上弯伸。球果卵状圆柱形，成熟前绿色，熟后褐色；中部种鳞鳞背露出部分平滑，无纵纹。种子灰黑褐色，种翅淡褐色。花期 5~6 月，球果成熟期 9 月。

【适宜生境】中生植物。生于山地河谷低湿地、河流两旁、溪边及山坡平缓坡脚地带，常与针阔叶树种混交成林。

【资源状况】作为园林绿化植物，阴山地区偶见栽培。

【入药部位】■中药：叶、枝、树皮。

【采收加工】全年均可剪采叶、枝，鲜用或阴干；春、秋二季剥取砍伐后的树干皮，晾干。

【功能主治】■中药：叶、枝、树皮祛风除湿；用于风湿痹痛。

【用法用量】■中药：叶、枝、树皮外用适量，用热水浸泡熏洗。

白 扦

红扦、罗汉松、查干 – 嘎楚日

Picea meyeri Rehd. et Wils.

【标本采集号】150923190424002LY

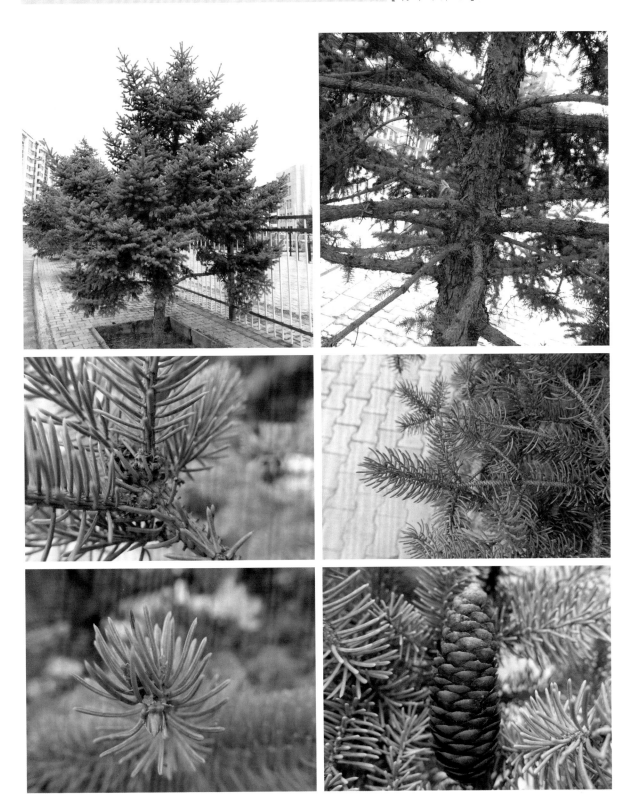

【形态特征】乔木，高达 30m。树皮灰褐色，裂成不规则的薄块片脱落；一年生枝黄褐色，二、三年生枝淡黄褐色，冬芽圆锥形，淡褐色或褐色，芽鳞先端微向外反曲，叶四棱状锥形，先端微钝或钝，主枝之叶常辐射伸展，侧枝上面之叶伸展，两侧及下面之叶向上弯伸，微弯曲，一年生叶淡蓝绿色，二、三年生叶暗绿色。球果矩圆状圆柱形，成熟前绿色，熟时褐黄色，中部种鳞倒卵形，鳞背露出部分有条纹。种子倒卵圆形，种翅淡褐色，倒宽披针形。花期 5 月，球果成熟期 9 月。

【适宜生境】中生植物。生于海拔 1400~1700m 的山地阴坡或半阴坡，常形成单纯林，或与其他针叶树、阔叶树组成混交林。

【资源状况】作为园林绿化植物，阴山地区广泛栽培。

【入药部位】■中药：树脂（白抒）。

【采收加工】夏季多采收植物中渗出的油树脂，数天凝成固体后，置密闭容器内，于阴凉遮光处保存。

【功能主治】■中药：白抒祛风散寒，活血止痛；用于肌肉疼痛，关节疼痛。

【用法用量】■中药：白抒外用适量，研末调搽患处。

青海云杉
扦树、唐古特 – 嘎楚日
Picea crassifolia Kom.

【标本采集号】150207200626008LY

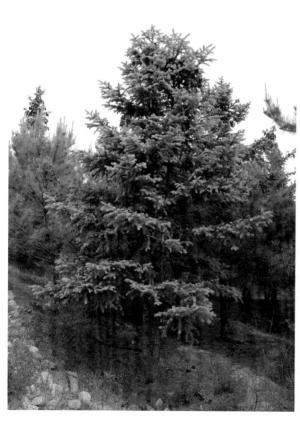
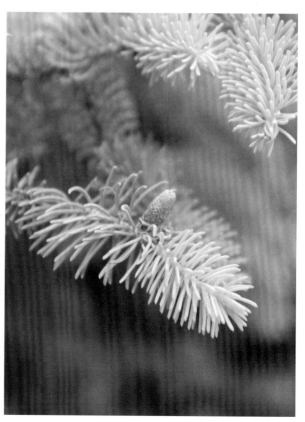

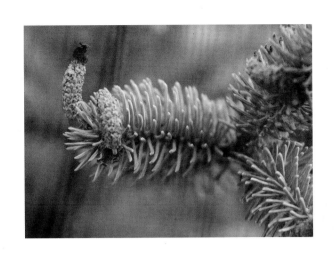 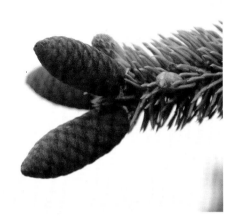

【形态特征】乔木，高达 23m，胸径 30~60cm。一年生嫩枝淡绿黄色，二年生小枝呈粉红色或淡褐黄色，被明显的白粉，老枝呈淡褐色、褐色或灰褐色。冬芽圆锥形，淡褐色，小枝基部芽鳞宿存且先端外曲。叶四棱状条形，近辐射伸展，或小枝上面之叶直上伸展，下面及两侧之叶向上弯伸，先端钝或钝尖。球果圆柱形或矩圆状圆柱形，成熟前种鳞背部露出部分绿色，上部边缘紫红色；中部种鳞先端圆，边缘全缘或微成波状，微向内曲。种子斜倒卵圆形，种翅倒卵状，淡褐色。花期 5 月，球果成熟期 9 月。

【适宜生境】中生植物。生于海拔 1750~3100m 的山地阴坡或半阴坡及潮湿的谷地。

【资源状况】作为园林绿化植物，阴山地区有少量栽培。

【入药部位】■中药：球果（云杉球果）。

【采收加工】秋季球果开始成熟时采摘，晒干。

【功能主治】■中药：云杉球果化痰，止咳；用于久咳，痰喘。

【用法用量】■中药：云杉球果 6~15g。

青 扞　刺儿松、扞树松、哈日－嘎楚日
Picea wilsonii Mast.

【标本采集号】150926180526044LY

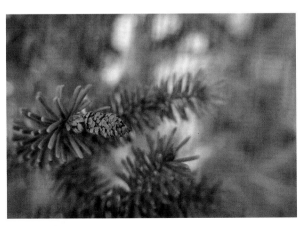 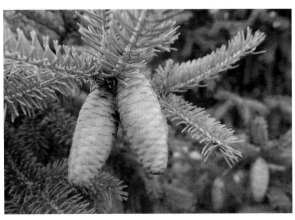

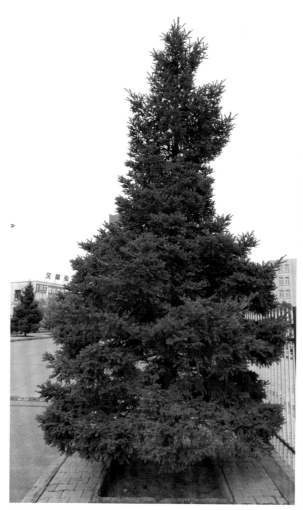
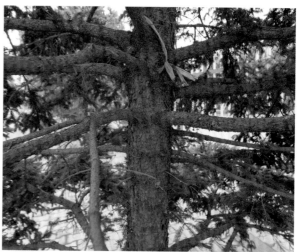
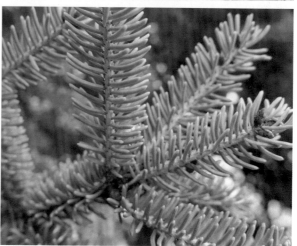

【形态特征】乔木，高达 50m，胸径 1.3m。树皮淡黄灰色或暗灰色，浅裂成不规则鳞状块片脱落；一年生枝淡黄绿色或淡黄灰色，无毛，稀疏被短毛，基部宿存芽鳞不反曲。冬芽卵圆形，稀圆锥状卵圆形，无树脂。叶四棱状条形，直或微弯，长 0.8~1.3（~1.8）cm，宽 1~2mm，先端尖。球果卵状圆柱形或椭圆状长卵形，顶端钝圆，长 5~8cm，直径 2.5~4cm，熟前绿色，熟时黄褐色或淡褐色。种子倒卵圆形，长 3~4mm，连翅长 1.2~1.5cm。花期 5 月，球果 9~10 月成熟。

【适宜生境】中生植物。生于海拔 1400~1750m 的山地阴坡或半阴坡。

【资源状况】作为园林绿化植物，阴山地区广泛栽培。

【入药部位】■中药：树脂（白扦）。

【采收加工】夏季多采收植物中渗出的油树脂，数天凝成固体后，置密闭容器内，于阴凉遮光处保存。

【功能主治】■中药：白扦祛风散寒，活血止痛；用于肌肉疼痛，关节疼痛。

【用法用量】■中药：白扦外用适量，研末调搽患处。

华北落叶松

雾灵落叶松、落叶松、奥木日阿特音 - 哈日盖

Larix principis-rupprechtii Mayr

【标本采集号】150223140903086LY

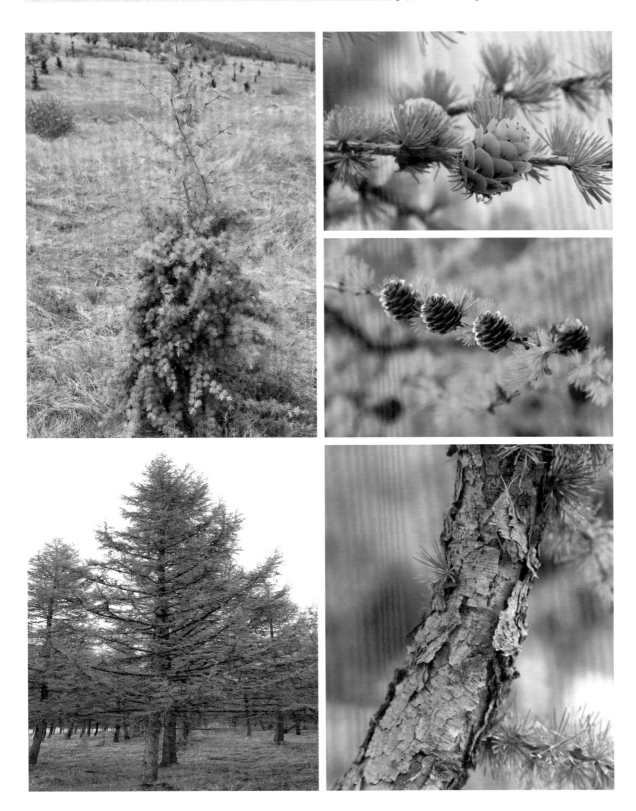

【形态特征】乔木，高达 30m，胸径 1m。树皮暗灰褐色，不规则纵裂，呈小块片脱落；枝平展，具不规则细齿。苞鳞暗紫色，近带状矩圆形，基部宽，中上部微窄，先端圆截形，中肋延长成尾状尖头，仅球果基部苞鳞的先端露出。种子斜倒卵状椭圆形，灰白色，具不规则的褐色斑纹，种翅上部三角状，中部宽约 4mm；子叶 5~7 枚，针形，下面无气孔线。花期 4~5 月，球果成熟期 9~10 月。

【适宜生境】中生植物。生于海拔 1400~1800m 的山地阴坡、阳坡沟谷边，常组成纯林，或与青扦、白扦、山杨、白桦成混交林。

【资源状况】作为园林绿化植物，阴山地区有少量栽培。

【入药部位】■中药：树脂（华北落叶松）。

【采收加工】夏季采收植物中渗出的油树脂，数天凝成固体后，置密闭容器内，于阴凉避光处保存。

【功能主治】■中药：华北落叶松活血止痛；用于肌肉疼痛，关节痛。

【用法用量】■中药：华北落叶松外用适量，研末调敷患处。

落叶松

兴安落叶松、兴安－哈日盖

Larix gmelini (Rupr.) Rupr.

【标本采集号】15012419072751LY

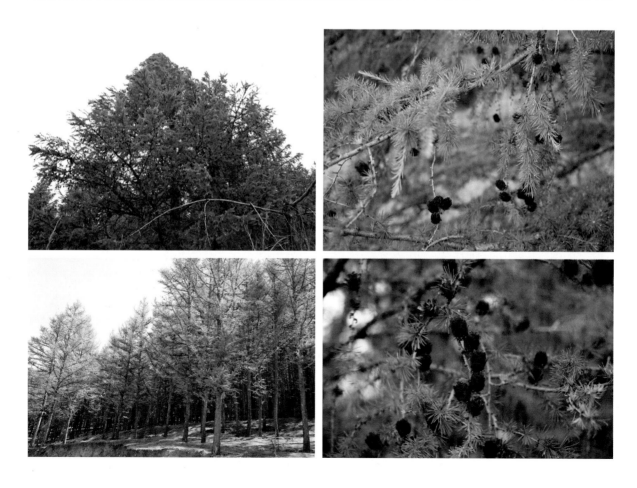

【形态特征】乔木。树皮暗灰色或灰褐色，纵裂成鳞片状剥落，剥落后内皮呈紫红色。一年生长枝纤细，淡黄褐色或淡褐色；二或三年生枝褐色、灰褐色或灰色。叶条形或倒披针状条形，先端尖或钝尖。球果呈倒卵状球形，黄褐色、褐色或紫褐色，种鳞 14~20（~30）枚；中部种鳞五角状卵形，先端平或微凹；苞鳞较短，长三角状卵形或卵状披针形，先端具中肋延长的急尖头；种子倒卵形，灰白色，具淡褐色条纹，连翅长 10mm。花期 5~6 月，球果成熟 9 月。

【适宜生境】中生植物。生于海拔 300~1670m 山地的各种立地环境条件（如山麓、沼泽、泥炭沼泽、草甸、湿润的河谷、阴坡及干燥阳坡、山顶）。

【资源状况】阴山地区有少量栽培。

【入药部位】■中药：树皮（兴安落叶松）。

【采收加工】夏、秋二季剥取树皮，晒干。

【功能主治】■中药：兴安落叶松用于痢疾，脱肛，气滞，腹胀。

【用法用量】兴安落叶松 6~12g；外用适量，研末调敷。

华山松 白松、青松、五叶松
Pinus armandii Franch.

【标本采集号】150121180829122LY

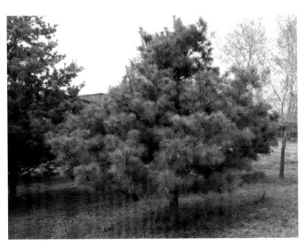
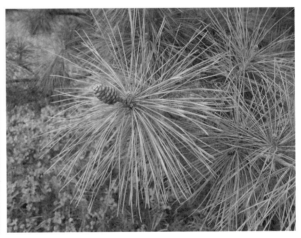

【形态特征】乔木。幼树树皮灰绿色，老则呈灰色，裂成方形或长方形厚块片。针叶 5 针一束，边缘具细锯齿，仅腹面两侧各具 4~8 条白色气孔线；横切面三角形，树脂道通常 3 个，叶鞘早落。雄球花黄色，基部有近 10 枚鳞片。球果幼时绿色，成熟时黄色，种鳞张开，种子脱落，鳞盾不具纵脊；种子黄褐色，无翅或两侧及顶端具棱脊。花期 6 月，球果第二年 10 月成熟。

【适宜生境】中生植物。在气候温凉而湿润、酸性黄壤、黄褐壤土或钙质土上，组成单纯林或与针叶树阔叶树种混生。稍耐干燥瘠薄的土壤，能生于石灰岩石缝间。

【资源状况】作为园林绿化植物，呼和浩特市（回民区、赛罕区、土默特左旗、新城区、玉泉区）有少量栽培。

【入药部位】■中药：枝干结节或松树生病后长出的瘤状物（松节）、花粉（松花粉）、针叶（松针）、种仁（松子仁）。

【采收加工】松节全年可采，于伐倒的松树上锯取瘤状节，晒干；松花粉春季开花时采下雄花穗，晾干，搓下花粉，过筛取细粉；松针全年均可采收，以12月采者最好，晒干或鲜用；松子仁秋、冬二季采收成熟果实，晒干，除去外壳，取种仁。

【功能主治】■中药：松节祛风除湿，活络止痛；用于风湿关节痛，腰腿痛，大骨节病，跌打肿痛。松花粉燥湿敛疮，收敛止血；用于湿疹，黄水疮，皮肤糜烂，脓水淋漓，外伤出血，尿布性皮炎。松针祛风活血，明目，安神，解毒，止痒；用于流行性感冒，风湿关节痛，跌打肿痛，夜盲，高血压，神经衰弱；外用于冻疮。松子仁润肺，滑肠；用于肺燥咳嗽，慢性便秘。

【用法用量】■中药：松节、松针10~15g，或酒浸服；外用适量，煎汤洗患处。松花粉3~6g；外用适量，撒敷患处。松子仁10~25g。

白皮松 白果松、查干 – 那日苏
Pinus bungeana Zucc. ex Endl.

【标本采集号】150202190518001LY

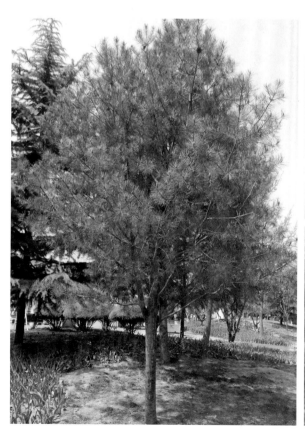
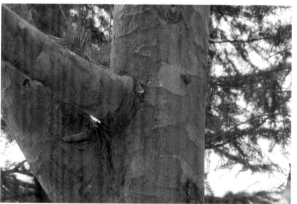
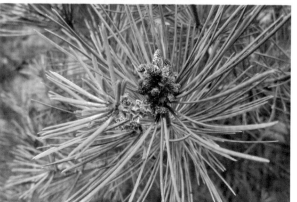

【形态特征】乔木，高达 30m，胸径可达 3m。主干明显，或从树干近基部分生数干；幼树树皮灰绿色，平滑，内皮淡黄绿色；老树树皮淡褐灰色，块片脱落露出粉白色内皮，白褐相间或斑鳞状；一年生枝灰绿色，无毛。冬芽红褐色，卵圆形，无树脂。针叶 3 针一束，粗硬，背部及腹面两侧有气孔线，边缘有细齿。球果卵圆形，熟时淡黄褐色；种鳞的鳞盾多为菱形，有横脊，鳞脐有三角状短尖刺。种子近倒卵圆形，灰褐色，种翅短，有关节，易脱落。花期 5 月，球果翌年 10 月成熟。

【适宜生境】中生植物。生于海拔 500~1800m 的地带。为喜光树种，耐瘠薄土壤及较干冷的气候；在气候温凉、土层深厚、肥润的钙质土和黄土上生长良好。

【资源状况】作为园林绿化植物，呼和浩特市（回民区、赛罕区、新城区、玉泉区）和包头市（东河区、九原区、昆都仑区、青山区）有少量栽培。

【入药部位】■中药：果实（松塔）。

【采收加工】春、秋二季采收不带种子的球果，除去果鳞，晒干。

【功能主治】■中药：松塔祛痰，止咳，平喘；用于慢性支气管炎，咳嗽，气短，吐白沫痰。

【用法用量】■中药：松塔 30~60g。

樟子松 海拉尔松、海拉尔 - 那日苏
Pinus sylvestris Linn. var. *mongolica* Litv.

【标本采集号】150902190513015LY

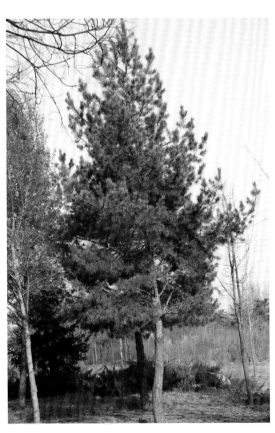
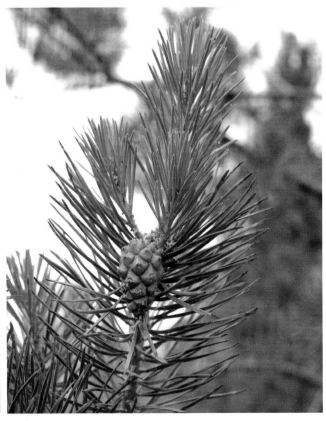

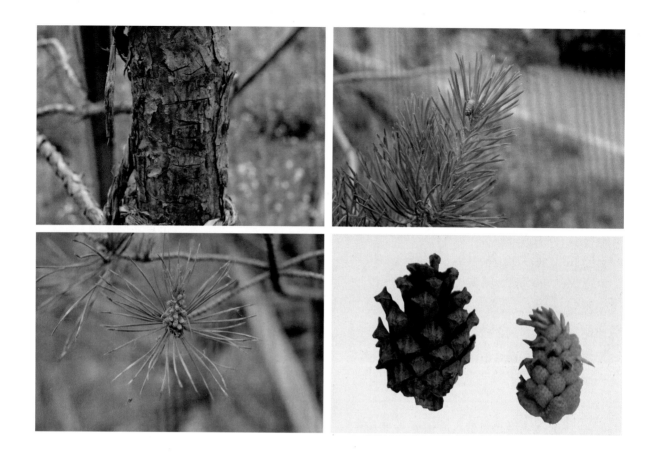

【形态特征】乔木。树干灰褐色或黑褐色，深裂成不规则的鳞状块片脱落；一年生枝淡黄褐色，无毛，二、三年生枝灰褐色。针叶2针一束，硬直，常扭曲，长4~9cm；叶鞘基部宿存，黑褐色。雄球花圆柱状卵圆形，聚生新枝下部；雌球花有短梗，淡紫褐色。球果卵圆形或长卵圆形，中部种鳞的鳞盾多呈斜方形，纵脊、横脊显著，肥厚隆起，多反曲，鳞脐呈瘤状突起，有易脱落的短刺。种子黑褐色，长卵圆形或倒卵圆形。花期5~6月，球果翌年9~10月成熟。

【适宜生境】中生植物。生于较干旱的沙地及石砾沙土地区。

【资源状况】作为园林绿化植物，阴山地区有较广泛的栽培。

【入药部位】■中药：结节（松节）、叶（松叶）、球果（松球）、花粉（松花粉）及树脂（松香）。
　　　　　　■蒙药：结节（那日苏）。

【采收加工】四季采收结节，于伐倒的松树上锯取瘤状节，晒干；叶随时可采收，晒干；春、秋二季采收球果，除去果鳞，晒干；春、夏二季花初开时采摘雄花序，晒干，搓下花粉，除去杂质；夏季采收树脂，于树干上用刀挖成螺旋纹槽，收集自伤口内流出的油树脂，加水蒸馏，使松节油流出，余之残渣冷却凝固（松香），置阴凉干燥处保存。

【功能主治】■中药：松节祛风燥湿，活络止痛；用于风湿关节痛，腰腿痛，大骨节病，脚气痿软，鹤膝风，跌打肿痛。松叶祛风活血，明目，安神，杀虫，止痒；用于风湿痿痹，跌打损伤，夜盲症，失眠，湿疮，疥癣，冻疮。松球祛风散寒，润肠通便；用于风痹，肠燥便秘，痔疮；外用于白癜风。松花粉燥湿敛疮，收敛止血；用于胃及十二指肠溃疡，咯血；外用于皮肤湿疹，黄水疮，皮肤糜烂，脓水淋漓，外伤出血。松香祛风燥湿，排脓拔毒，生肌止痛；用于疔疮肿毒，疥癣，痔瘘，湿疹，扭伤，风湿关节痛。

■蒙药：那日苏消肿，止痛；用于关节疼痛，屈伸不利，寒性协日乌素病，白癜风，湿疹。

【用法用量】■中药：松节、松叶、松球 10~15g，或酒浸服；外用适量，煎汤洗患处。松花粉 3~6g；外用适量，撒敷患处。松香外用适量，研末调敷或搽患处。

■蒙药：那日苏多配方用。

油 松

短叶松、油松节、松郎头、那日苏

Pinus tabuliformis Carr.

【标本采集号】150902190423002LY

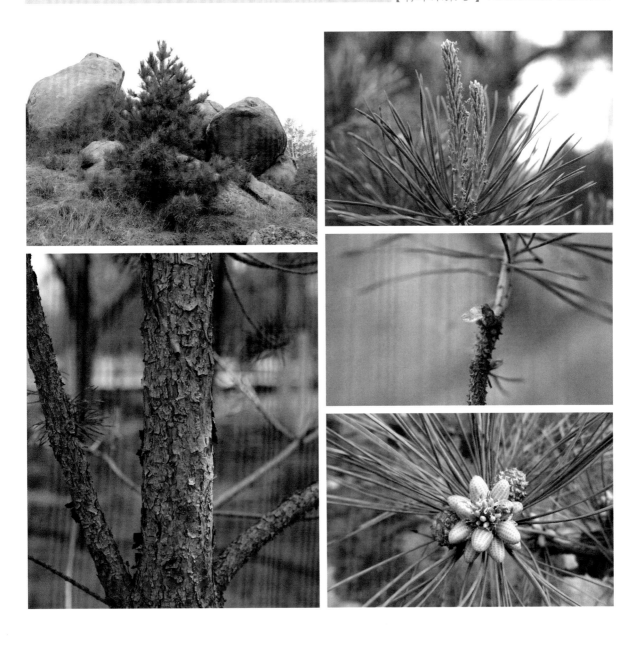

【形态特征】乔木。树皮深灰褐色，鳞状块片，裂缝及上部树皮红褐色；一年生枝较粗，淡灰黄色，无毛。针叶2针一束，粗硬，不扭曲，边缘有细锯齿，两面有气孔线，横断面半圆形；叶鞘淡褐色，宿存，有环纹。球果卵球形，成熟前绿色，成熟时淡橙褐色，留存树上数年不落；鳞盾多呈扁菱形，肥厚隆起，横脊显著，鳞脐有刺，不脱落；种子褐色，卵圆形。花期5月，球果翌年9~10月成熟。

【适宜生境】中生植物。生于海拔800~1500m的山地阴坡和半阴坡，常组成纯林或与其他针阔叶树种组成混交林。阳性树种，性耐干冷和瘠薄土壤，在酸性、中性或钙质黄土中均能良好生长。

【资源状况】分布于乌兰察布市（丰镇市、集宁区、兴和县）、呼和浩特市（武川县）、包头市（石拐区、土默特右旗）、巴彦淖尔市（乌拉特前旗）。常见。作为园林绿化植物，呼和浩特市（回民区、赛罕区、新城区、玉泉区）和包头市（东河区、九原区、昆都仑区、青山区）亦广泛栽培。

【入药部位】■中药：结节（松节）、叶（松叶）、球果（松球）、花粉（松花粉）、树脂（松香）。
■蒙药：结节（那日苏）。

【采收加工】四季采收结节，于伐倒的松树上锯取瘤状节，晒干；叶随时可采收，晒干；春、秋二季采收球果，除去果鳞，晒干；春、夏二季花初开时采摘雄花序，晒干，搓下花粉，除去杂质；夏季采收树脂，于树干上用刀挖成螺旋纹槽，收集自伤口内流出的油树脂，加水蒸馏，使松节油流出，余之残渣冷却凝固（松香），置阴凉干燥处保存。

【功能主治】■中药：松节祛风燥湿，活络止痛；用于风湿关节痛，腰腿痛，大骨节病，脚气痿软，鹤膝风，跌打肿痛。松叶祛风活血，明目，安神，杀虫，止痒；用于风湿痿痹，跌打损伤，夜盲，失眠，湿疮，疥癣，冻疮。松球祛风散寒，润肠通便；用于风痹，肠燥便秘，痔疮；外用于白癜风。松花粉燥湿敛疮，收敛止血；用于胃及十二指肠溃疡，咯血；外用于皮肤湿疹，黄水疮，皮肤糜烂，脓水淋漓，外伤出血。松香祛风燥湿，排脓拔毒，生肌止痛；用于疔疮肿毒，疥癣，痔瘘，湿疹，扭伤，风湿关节痛。
■蒙药：那日苏祛巴达干赫依，燥寒性协日乌素，消肿，止痛；用于关节疼痛，屈伸不利，寒性协日乌素病，白癜风，湿疹。

【用法用量】■中药：松节、松叶、松球10~15g，或浸酒服；外用适量，煎汤洗患处。松花粉3~6g；外用适量，撒敷患处。松香外用适量，研末调敷或搽患处。
■蒙药：那日苏多配方用。

评 述

本种为我国华北地区特有树种。

柏　科

侧　柏

香柏、黄柏、扁柏、哈布塔盖－阿日查

Platycladus orientalis (L.) Franco

【标本采集号】150925140726006LY

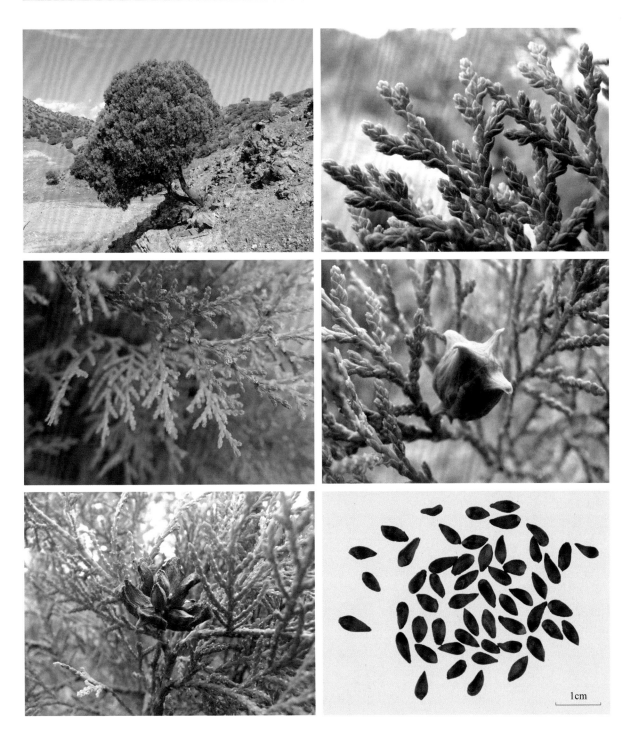

1cm

【形态特征】乔木，高达20m，胸径可达1m。树皮薄，浅灰褐色，纵裂成条片；枝条向上伸展或斜展；幼树树冠卵状尖塔形，老树树冠则为广圆形；生鳞叶的小枝细，向上直展或斜展，扁平，排成一平面。叶鳞形。雄球花黄色，雌球花蓝绿色，被白粉。球果成熟前近肉质，蓝绿色，被白粉，成熟后木质，开裂，红褐色；中间2对种鳞。种子卵圆形或近椭圆形，顶端微尖，灰褐色或紫褐色，稍有棱脊，无翅或有极窄之翅。花期5月，球果10月成熟。

【适宜生境】中生植物。生于海拔1700m以下的向阳干燥瘠薄的山坡或岩石裸露石崖缝中或黄土覆盖的石质山坡，常与油松组成混交林，或散生林，或成疏林。

【资源状况】分布于乌兰察布市（凉城县）、巴彦淖尔市（乌拉特前旗）。常见。作为园林绿化植物，阴山地区亦广泛栽培。

【入药部位】■中药：枝梢和叶（侧柏叶）、成熟种仁（柏子仁）。
■蒙药：枝梢和叶（哈布他盖－阿日查）。

【采收加工】夏、秋二季采收枝、叶，阴干；秋、冬二季采收成熟果实，晒干，除去种皮，收集种仁。

【功能主治】■中药：侧柏叶凉血止血，化痰止咳，生发乌发；用于吐血，衄血，咯血，便血，崩漏下血，肺热咳嗽，血热脱发，须发早白。柏子仁养心安神，润肠通便，止汗；用于阴血不足，虚烦失眠，心悸怔忡，肠燥便秘，阴虚盗汗。
■蒙药：哈布他盖－阿日查清热，利尿，燥协日乌素，愈伤，消肿，止血；用于肾脏损伤，膀胱热，尿血淋病，尿闭，浮肿，发症，游痛症，协日乌素病，创伤。

【用法用量】■中药：侧柏叶6~12g，或入丸、散服；外用适量，煎汤洗，或研末调敷患处。柏子仁3~10g，或入丸、散服。
■蒙药：哈布他盖－阿日查内服，煮散剂，3~5g；或入丸、散服；外用作药浴用。

叉子圆柏 沙地柏、臭柏、新疆圆柏、好宁－阿日查

Sabina vulgaris Ant.

【标本采集号】150902190423008LY

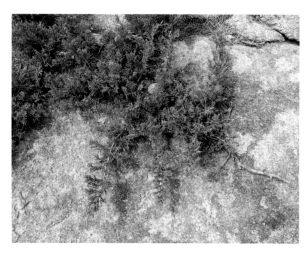 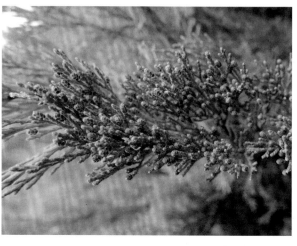

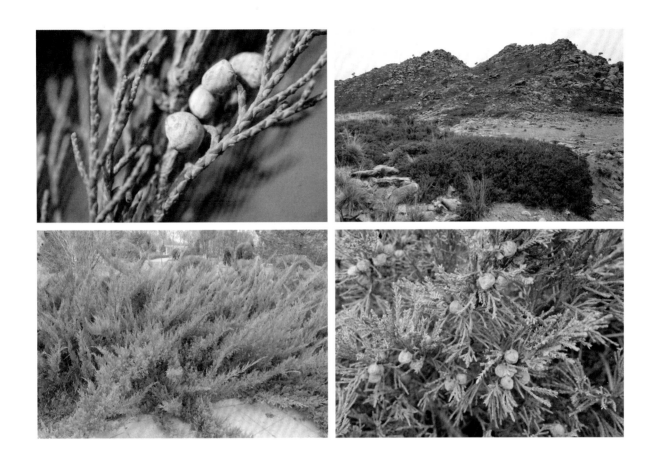

【形态特征】匍匐灌木，稀直立灌木或小乔木，高不足 1m。树皮灰褐色，裂成不规则薄片脱落。叶二型，刺叶仅出现在幼龄植株上，交互对生或 3 叶轮生，叶背中部有腺体；壮龄树上多为鳞叶，交互对生，叶背中部有椭圆形或卵形的腺体。雌雄异株，稀同株；雄球花雄蕊 5~7 对，各具花药 2~4 个；雌球花和球果着生于向下弯曲的小枝顶端，球果倒三角状球形，成熟前蓝绿色，成熟时褐色，被白粉；内有种子 2~3 枚，有纵脊和树脂槽。花期 5 月，球果翌年 10 月成熟。

【适宜生境】旱中生植物。生于海拔 1100~2800m 的多石山坡上或沟谷中，或针叶林，或针阔叶混交林下，或固定沙丘上。

【资源状况】分布于乌兰察布市（集宁区）、巴彦淖尔市（乌拉特中旗）。常见。作为园林绿化植物，阴山地区亦广泛栽培。

【入药部位】■中药：球果（圆柏果）。

■蒙药：枝、叶（好宁-阿日查）。

【采收加工】秋末采收球果，晒干；四季采收枝、叶，鲜用或晒干。

【功能主治】■中药：圆柏果祛风清热，利小便；用于头痛，迎风流泪，视物不清，小便不利。

■蒙药：好宁-阿日查用于肾脏损伤，尿血，膀胱热，尿闭，浮肿，发症，痛风，游痛症，协日乌素病，创伤。

【用法用量】■中药：圆柏果 3~9g。

■蒙药：好宁-阿日查内服，煮散剂，3~5g；或入丸剂服；外用适量，作药浴用。

圆 柏

刺柏、桧、红心柏、乌和日－阿日查
Sabina chinensis (L.) Ant.

【标本采集号】150923190424004LY

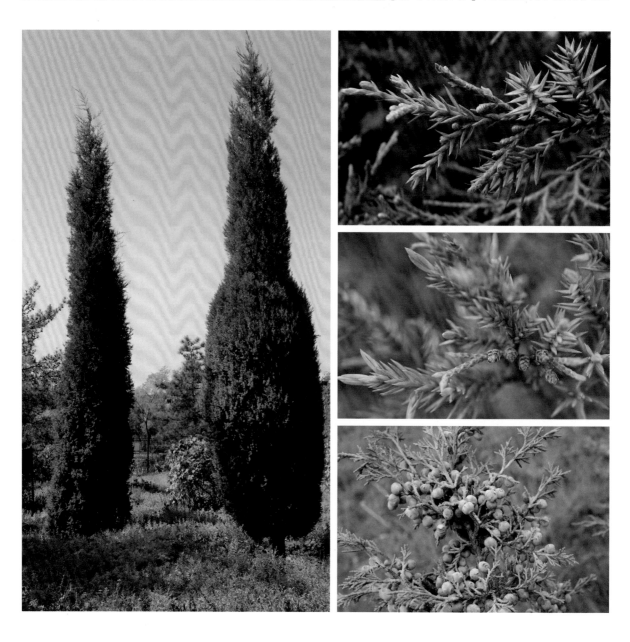

【形态特征】乔木，高达 20m，胸径达 3.5m。树皮灰褐色，纵裂条片脱落；树冠塔形。叶二型，刺叶 3 叶交叉轮生，上面微凹，有 2 条白粉带，下面拱圆；鳞叶交叉对生或 3 叶轮生，下面近中部具腺体。雌雄异株，稀同株，雄球花黄色，椭圆形，雄蕊 5~7 对，常 3~4 个花药。球果近圆球形，成熟前淡紫褐色，成熟时暗褐色，被白粉，微具光泽，有种子 2~4 枚，稀 1 枚种子。种子卵圆形，黄褐色，微具光泽，具棱脊及少数树脂槽。花期 5 月，球果翌年 10 月成熟。

【适宜生境】中生植物。生于海拔 1300m 以下的山坡丛林中。

【资源状况】分布于乌兰察布市（商都县）、呼和浩特市（托克托县）、包头市（固阳县）、巴彦淖尔市（磴口县、乌拉特中旗）。常见。作为园林绿化植物，阴山地区亦广泛栽培。

【入药部位】■中药：枝、叶（桧柏）。

　　　　　　■蒙药：枝、叶（乌和日 – 阿日查）。

【采收加工】四季采收，鲜用或晒干。

【功能主治】■中药：桧柏祛风散寒，活血解毒；用于风寒感冒，风湿关节痛，荨麻疹，阴疽肿毒初起，尿路感染。

　　　　　　■蒙药：乌和日 – 阿日查清热利尿，燥协日乌素，愈伤，消肿，止血；用于肾脏损伤，尿血，膀胱热，尿闭，浮肿，发症，痛风，游痛证，协日乌素病，创伤。

【用法用量】■中药：桧柏 10~15g；外用适量，煎汤洗，或燃烧取烟熏烤患处。

　　　　　　■蒙药：乌和日 – 阿日查内服，煮散剂，3~5g；或入丸剂服；外用作药浴用。

杜 松　崩松、刚桧、乌日格苏图 – 阿日查
Juniperus rigida Sieb. et Zucc.

【标本采集号】150923190604012LY

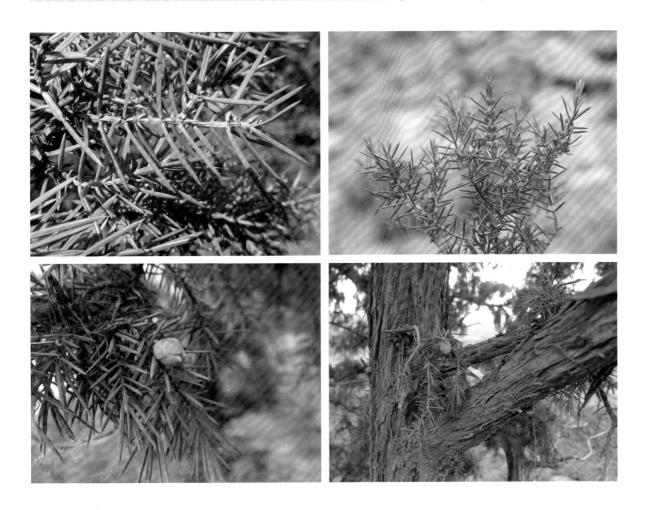

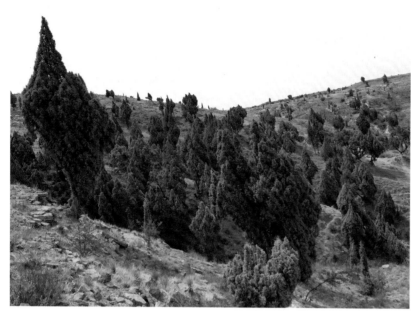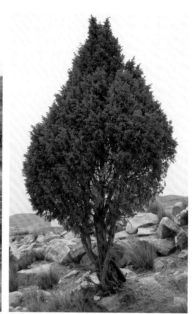

【形态特征】小乔木或灌木，高达11m；树冠塔形或圆柱形。树皮褐灰色，纵裂成条片状脱落；小枝下垂或直立，幼枝三棱形，无毛。刺叶3叶轮生，条状刺形，质厚，挺直，上面凹下成深槽，白粉带位于凹槽之中，下面有明显的纵脊，横断面呈"V"字状。雌雄异株，雄球花着生于一年生枝的叶腋，黄褐色；雌球花亦腋生于一年生枝的叶腋，绿色或褐色。球果圆球形，成熟前紫褐色，成熟时淡褐黑色，被白粉，内有2~3枚种子。种子具4条钝棱，具树脂槽。花期5月，球果翌年10月成熟。

【适宜生境】旱中生植物。生于海拔1400~2200m的山地阳坡或半阳坡，干燥岩石裸露山顶或山坡的石缝中。

【资源状况】分布于乌兰察布市（化德县、商都县）、包头市（石拐区）、巴彦淖尔市（乌拉特中旗）。常见。作为园林绿化植物，包头市（东河区、九原区、昆都仑区、青山区）亦有少量栽培。

【入药部位】■中药：枝、叶及球果（杜松）。

■蒙药：叶（乌日格苏图－阿日查）。

【采收加工】春、夏、秋三季采摘嫩枝、叶，阴干；秋季采收成熟果实，阴干。

【功能主治】■中药：杜松发汗，利尿，镇痛；用于风湿性关节炎，尿路感染，布鲁氏菌病。

■蒙药：乌日格苏图－阿日查清热，利尿，燥协日乌素，愈伤，止血；用于肾脏损伤，尿血，膀胱热，尿闭，浮肿，发症，痛风，游痛症，协日乌素病，创伤。

【用法用量】■中药：杜松3~9g；外用适量，捣敷。

■蒙药：乌日格苏图－阿日查内服，煮散剂，3~5g；或入丸剂服；外用适量，作药浴用。

麻黄科

膜果麻黄 勃氏麻黄、协日－哲格日根讷
Ephedra przewalskii Stapf

【标本采集号】152921130913113LY

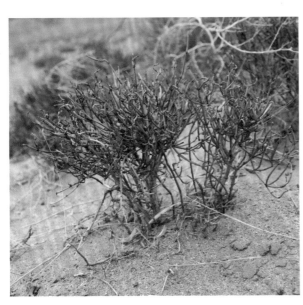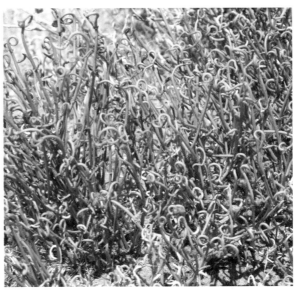

【形态特征】灌木，高 50~240cm。木质茎为植株高度的 1/2，茎皮灰黄色，细纤维状；茎具绿色分枝，老枝黄绿色，每节常有假轮生小枝 9~20 个或更多。叶通常 3 裂与 2 裂混生。球花为复穗花序，对生或轮生于节上；雄球花淡褐色，苞片 3~4 轮，每轮 3 枚，膜质，中央有绿色草质肋，雄蕊 7~8 枚，花丝合生，先端分离，花药有短梗；雌球花苞片 4~5 轮，每轮 3 枚，干燥膜质，基部窄缩。种子 3 枚，包于干燥膜质苞片内，暗褐红色，顶端尖突状，表面常有细密纵皱纹。花期 5~6 月，种子 7~8 月成熟。

【适宜生境】旱生植物。生于石质荒漠、石质残丘或砾石质戈壁滩上。在地表径流地段可形成大面积的群落，在盐碱土上也能生长。

【资源状况】分布于阿拉善盟（阿拉善左旗行政区）。少见。

【入药部位】■中药：茎枝（膜果麻黄）。

【采收加工】秋季采收，除去杂质，阴干。

【功能主治】■中药：膜果麻黄发汗散寒，宣肺平喘，利水消肿；用于风寒感冒，胸闷咳喘，风水浮肿。

【用法用量】■中药：膜果麻黄 1.5~6g，或入丸、散服。

中麻黄 查干－哲格日根讷
Ephedra intermedia Schrenk ex Mey.

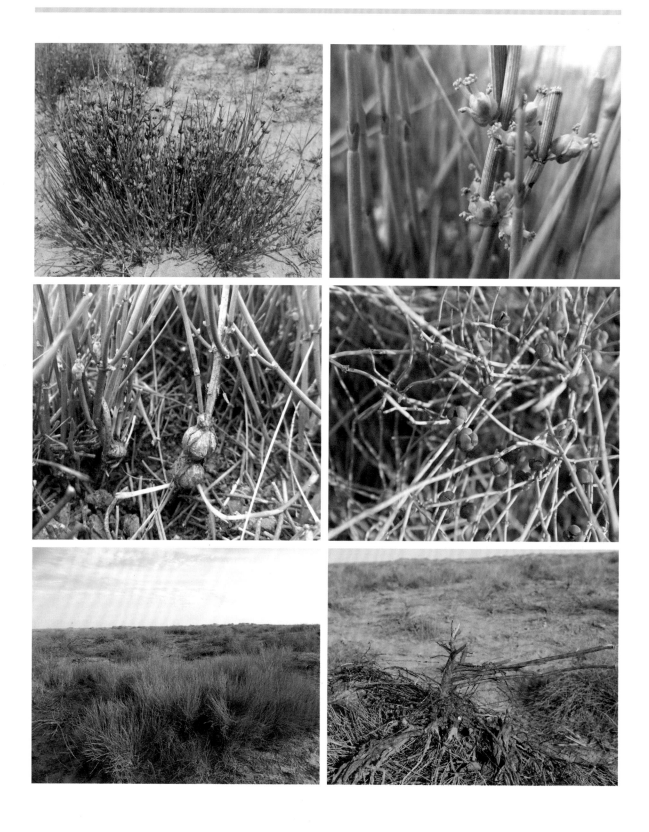

【形态特征】灌木，高 20~100cm。木质茎短粗，灰黄褐色，直立或匍匐斜上，基部多分枝，茎皮干裂后呈现细纵纤维；小枝灰绿色，具细浅纵槽纹。叶 3（2）裂，2/3 以下合生，裂片三角形。雄球花无梗，苞片 5~7 对交叉对生或 5~7 轮（每轮 3 枚），雄蕊 5~8 枚，花丝全合生，花药无梗；雌球花 2~3 朵生于节上，具短梗，基部合生，具窄膜质缘，珠被管螺旋状弯曲。雌球花成熟时苞片肉质，红色。种子通常 3 枚，包于红色肉质苞片内，不外露。花期 5~6 月，种子 7~8 月成熟。

【适宜生境】旱生植物。抗旱性强，生于干旱与半干旱地区的沙地、山坡及草地上。

【资源状况】分布于乌兰察布市（兴和县）、呼和浩特市（回民区、土默特左旗、武川县、新城区）、包头市（达尔罕茂明安联合旗）、巴彦淖尔市（乌拉特中旗）。少见。

【入药部位】■中药：草质茎（麻黄）、根和根茎（麻黄根）。

■蒙药：草质茎（哲日根）。

【采收加工】秋季割取绿色草质茎，除去杂质，晒干；秋季采挖根和根茎，除去残茎及须根，洗净泥土，干燥。

【功能主治】■中药：麻黄发汗散寒，宣肺平喘，利水消肿。用于风寒感冒，胸闷喘咳，风水浮肿。麻黄根止汗；用于自汗，盗汗。

■蒙药：哲日根用于肝损伤，肝脾热，鼻衄，子宫出血，咯血，吐血，便血，创伤出血，伤热，搏热，协日热，痞症，新久热。

【用法用量】■中药：麻黄 2~10g，或入丸、散服。麻黄根 3~9g，或入丸、散服；外用适量，研细末敷患处。

■蒙药：哲日根内服，煮散剂，3~5g；或入丸剂服。

评 述

1. 化学成分：生物碱、黄酮、鞣质、挥发油、有机酸、多糖等。

2. 资源利用与可持续发展：中麻黄为国家二级重点保护野生植物。抗旱性强，生于海拔数百米至 2000 多米的干旱荒漠、沙滩地区及干旱的山坡或草地上。中麻黄为中国分布最广的麻黄之一，分布于辽宁、河北、山东、内蒙古、山西、陕西、甘肃、青海及新疆等省区，以西北各省区最为常见。文献记载，阴山地区的乌兰察布市（兴和县）、呼和浩特市（回民区、土默特左旗、武川县、新城区）、包头市（达尔罕茂明安联合旗）、巴彦淖尔市（乌拉特中旗）4 个市均有分布，而此次普查中在阴山地区并未采集到标本，目前为止，阴山地区亦未开展其人工栽培工作。本种供药用，仅生物碱含量较木贼麻黄和草麻黄为少。此外，本种肉质多汁的苞片可食，根和茎枝在产地常作燃料。

草麻黄
麻黄、华麻黄、哲格日根讷
Ephedra sinica Stapf

【标本采集号】150902190619010LY

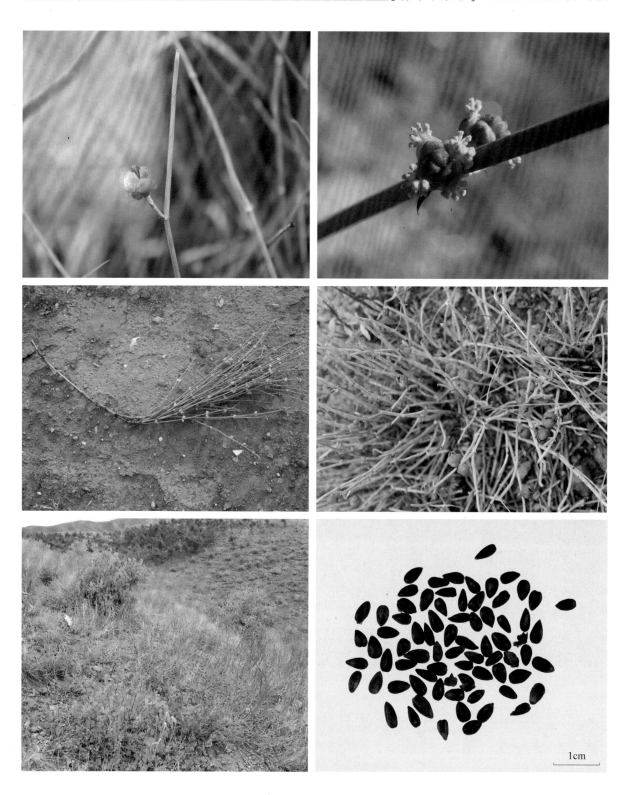

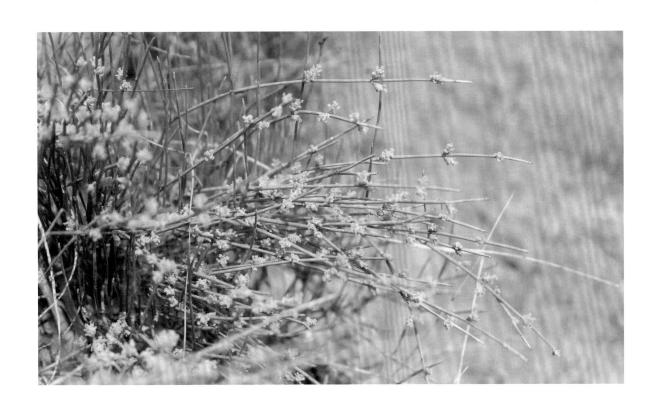

【形态特征】草本状灌木，高 30cm。由基部多分枝，丛生；木质茎短或呈匍匐状；小枝具细纵槽纹，触之有粗糙感，节间长 2~4（5.5）cm。叶 2 裂，裂片锐三角形，上部膜质薄，围绕基部的变厚，几乎全为褐色，其余略为白色。雄球花为复穗状，具总梗，苞片常 4 对，淡黄绿色，雄蕊 7~10 枚；雌球花单生，顶生于当年生枝，腋生于老枝，具短梗，幼花苞片 4 对；雌花 2 朵，成熟时苞片肉质，红色。种子通常 2 枚，包于红色肉质苞片内，深褐色，具 2 条槽纹，较光滑。花期 5~6 月，种子 8~9 月成熟。

【适宜生境】旱生植物。生于丘陵坡地、平原、沙地，为石质和沙质草原的伴生种，局部地段可形成群聚。

【资源状况】分布于阴山地区各地。常见。

【入药部位】■中药：草质茎（麻黄）、根和根茎（麻黄根）。

　　　　　　■蒙药：草质茎（哲日根）。

【采收加工】秋季割取绿色草质茎，除去杂质，晒干；秋季采挖根和根茎，除去残茎及须根，洗净泥土，干燥。

【功能主治】■中药：麻黄发汗散寒，宣肺平喘，利水消肿；用于风寒感冒，胸闷喘咳，风水浮肿。麻黄根止汗；用于自汗，盗汗。

　　　　　　■蒙药：哲日根用于肝损伤，肝脾热，鼻衄，子宫出血，咯血，吐血，便血，创伤出血，伤热，搏热，协日热，痞症，新久热。

【用法用量】■中药：麻黄 2~10g，或入丸、散服。麻黄根 3~9g，或入丸、散服；外用适量，研细末敷患处。

　　　　　　■蒙药：哲日根 3~5g；或入丸、散服。

评 述

1. 化学成分：麻黄茎含生物碱 1%~2%，其中 40%~90% 为麻黄碱，其次为伪麻黄碱等。

2. 资源利用与可持续发展：草麻黄为国家二级重点保护野生植物。阴山地区的乌兰察布市、呼和浩特市、包头市、巴彦淖尔市 4 个市均有分布。我国是天然麻黄碱生产和出口大国，20 世纪 90 年代，一些地区受高额利润的驱使，大量收购天然草麻黄，致使天然草麻黄植物资源遭到严重破坏。据不完全统计，从 20 世纪 90 年代至 21 世纪初，到内蒙古采挖药材的人员近 200 万人次，所到之处牧草均被连根挖起，成片牧草枯死，造成大面积土壤裸露，使 $4 \times 106 hm^2$ 草场完全沙化，$1.3 \times 107 hm^2$ 草场遭到严重破坏。目前，阴山地区有一定规模的草麻黄人工种植。

木贼麻黄
山麻黄、木麻黄、哈日 - 哲格日根讷
Ephedra equisetina Bunge

【标本采集号】150222180610006LY

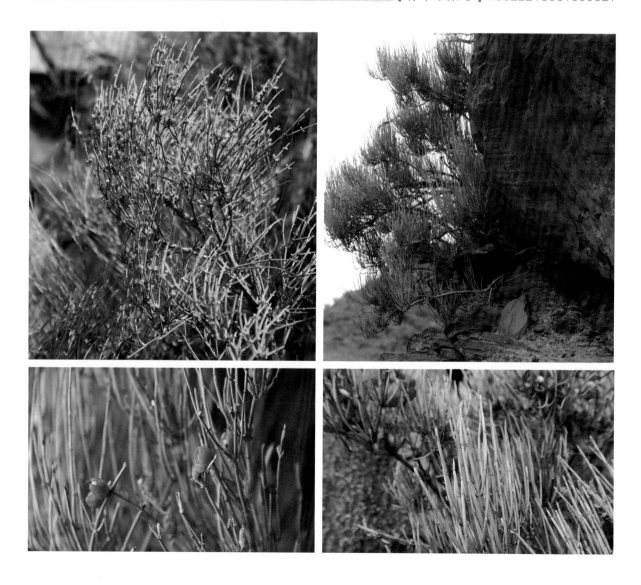

【形态特征】直立灌木，高达 1m。木质茎粗长，直立或部分呈匍匐状，灰褐色，茎皮呈不规则纵裂；小枝细，直立，稍被白粉，光滑，节间长 1.5~3cm。叶 2 裂，裂片短三角形。雄球花穗状，1~3（4）朵集生于节上，苞片 3~4 对，基部约 1/3 合生，雄蕊 6~8 枚，花丝合生；雌球花常 2 朵对生于节上，苞片 3 对，近 1/3 或稍高处合生，边缘膜质；雌花 1~2 朵。雌球花成熟时苞片肉质，红色，近无梗。种子常为 1 枚，棕褐色，顶部压扁似鸭嘴状。花期 5~6 月，种子 8~9 月成熟。

【适宜生境】旱生植物。生于干旱与半干旱地区的山顶、山谷河谷、沙地及石砬子上。

【资源状况】分布于乌兰察布市（察哈尔右翼后旗、察哈尔右翼中旗）、包头市（固阳县）、巴彦淖尔市（乌拉特中旗）。少见。

【入药部位】■中药：草质茎（麻黄）。

　　　　　　■蒙药：草质茎（哲日根）。

【采收加工】秋季采收，割取绿色草质茎，除去杂质，晒干。

【功能主治】■中药：麻黄发汗散寒，宣肺平喘，利水消肿；用于风寒感冒，胸闷喘咳，风水浮肿。

　　　　　　■蒙药：哲日根用于肝损伤，肝脾热，鼻衄，子宫出血，咯血，吐血，便血，创伤出血，伤热，搏热，协日热，痞症，新久热。

【用法用量】■中药：麻黄 2~10g，或入丸、散服。

　　　　　　■蒙药：哲日根 3~5g；或入丸、散服。

评　述

1. 化学成分：木贼麻黄含生物碱 1.15%~1.75%，其中主要是麻黄碱和伪麻黄碱。本品还含有鞣质、黄酮苷、糊精、菊粉、淀粉、果胶、纤维素、葡萄糖等化合物。

2. 资源利用与可持续发展：木贼麻黄对生境要求较高，目前，阴山地区并未实现人工栽培。木贼麻黄为重要的药用植物，其生物碱的含量较其他种类为高，为提制麻黄碱的重要原料。

斑子麻黄
朝呼日 - 哲格日根讷
Ephedra lepidosperma C. Y. Cheng

【标本采集号】152921130717052LY

【形态特征】矮小灌木，近垫状，高 5~15cm，稀达 20~30cm。根与茎高度木质化，具短硬而多瘤节的木质枝，节粗厚结状，节间细短，长 1~1.5cm，直径约 1mm，纵槽纹浅或较明显。叶膜质鞘状，下部 1/2 合生，上部 2 裂。雄球花在节上对生，无梗，苞片通常 2~13 对，雄花雄蕊 5~8 枚，花丝全部合生，约 1/2 伸出假花被之外；雌球花单生，苞片 2 对，下部 1 对形小，上部 1 对最长，约 1/2 合生，雌花通常 2 朵。种子通常 2 枚，较苞片为长，约 1/3 外露，黄棕色。花期 5~6 月，种子成熟期 7~8 月。

【适宜生境】旱生植物。生于半荒漠区的山麓和山前坡地。

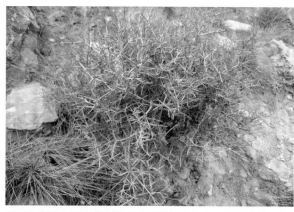
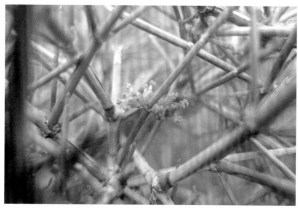

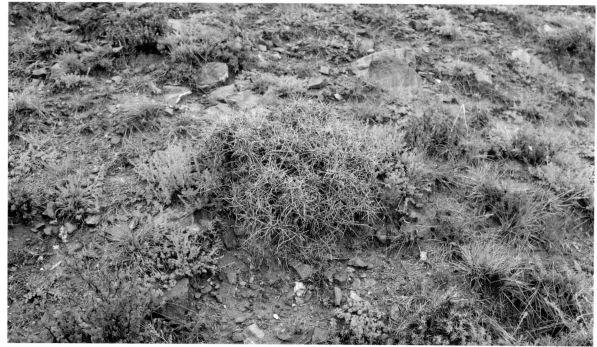

【**资源状况**】分布于阿拉善盟（阿拉善左旗行政区）。少见。

【**入药部位**】■中药：草质茎（麻黄）、根和根茎（麻黄根）。

■蒙药：草质茎（哲日根）。

【**采收加工**】秋季割取绿色草质茎，除去杂质，晒干；秋季采挖根和根茎，除去残茎及须根，洗净泥土，干燥。

【**功能主治**】■中药：麻黄发汗散寒，宣肺平喘，利水消肿；用于风寒感冒，胸闷喘咳，风水浮肿。麻黄根止汗；用于自汗，盗汗。

■蒙药：哲日根用于肝损伤，肝脾热，鼻衄，子宫出血，咯血，吐血，便血，创伤出血，伤热，搏热，协日热，痞症，新久热。

【**用法用量**】■中药：麻黄 2~10g，或入丸、散服。麻黄根 3~9g，或入丸、散服；外用适量，研细末敷患处。

■蒙药：哲日根 3~5g；或入丸、散服。

单子麻黄

小麻黄、雅曼－哲格日根讷

Ephedra monosperma Gmel. ex Mey.

【标本采集号】150221150719122LY

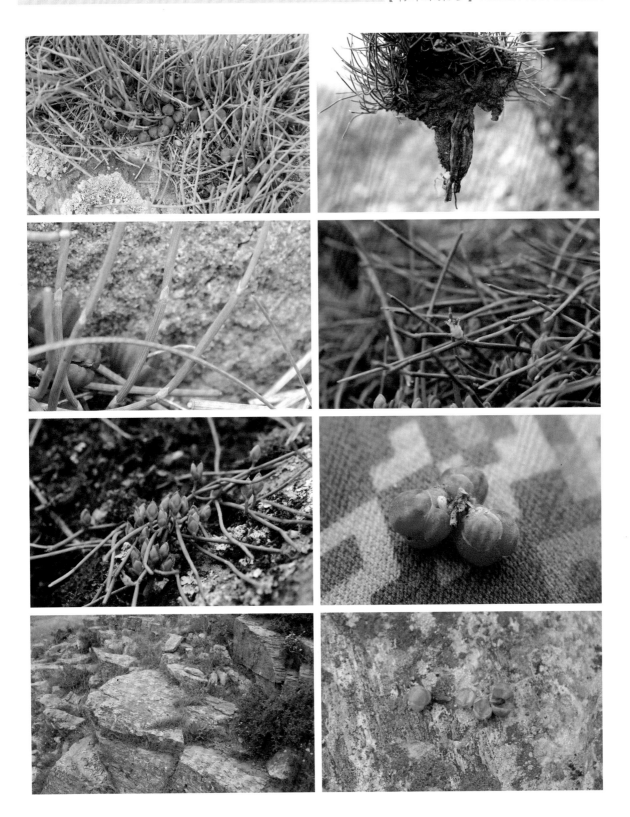

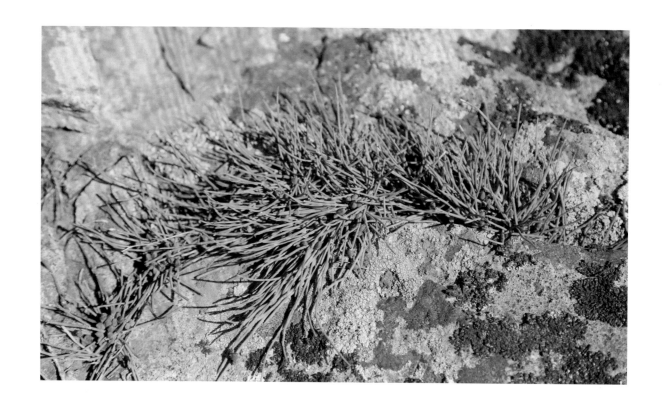

【形态特征】草本状矮小灌木，高 5~15cm。木质茎短小，长 1~5cm，多分枝，弯曲并有节结状突起，皮多呈褐红色；绿色小枝常微弯曲，节间细短，长 1~2cm，直径约 1mm。叶 2 枚对生，膜质鞘状，长 2~3mm，下部 1/3~1/2 合生。雄球花生于小枝上下各部，单生枝顶或对生节上，复穗状，苞片 3~4 对，中部绿色，两侧膜质边缘较宽，合生部分近 1/2，雄蕊 7~8 枚，花丝完全合生；雌球花单生或对生节上，无梗，苞片 3 对，基部合生，雌花通常 1 朵。雌球花成熟时肉质红色，微被白粉，最上 1 对苞片约 1/2 分裂。种子外露，多为 1 枚，无光泽。花期 6 月，种子成熟期 8 月。

【适宜生境】旱生植物。喜生于多石质山坡或干燥沙地。

【资源状况】分布于包头市（土默特右旗）。少见。

【入药部位】■中药：草质茎（麻黄）、根和根茎（麻黄根）。

　　　　　　■蒙药：草质茎（哲日根）。

【采收加工】秋季割取绿色草质茎，除去杂质，晒干；秋季采挖根和根茎，除去残茎及须根，洗净泥土，干燥。

【功能主治】■中药：麻黄发汗散寒，宣肺平喘，利水消肿；用于风寒感冒，胸闷喘咳，风水水肿。麻黄根止汗；用于自汗，盗汗。

　　　　　　■蒙药：哲日根用于肝损伤，肝脾热，鼻衄，子宫出血，咯血，吐血，便血，创伤出血，伤热，搏热，协日热，痞症，新久热。

【用法用量】■中药：麻黄 2~10g，或入丸、散服。麻黄根 3~9g，或入丸、散服；外用适量，研细末敷患处。

　　　　　　■蒙药：哲日根 3~5g，或入丸、散服。

杨柳科

银白杨 白背杨、孟棍－奥力牙苏
Populus alba L.

【标本采集号】150204190406002LY

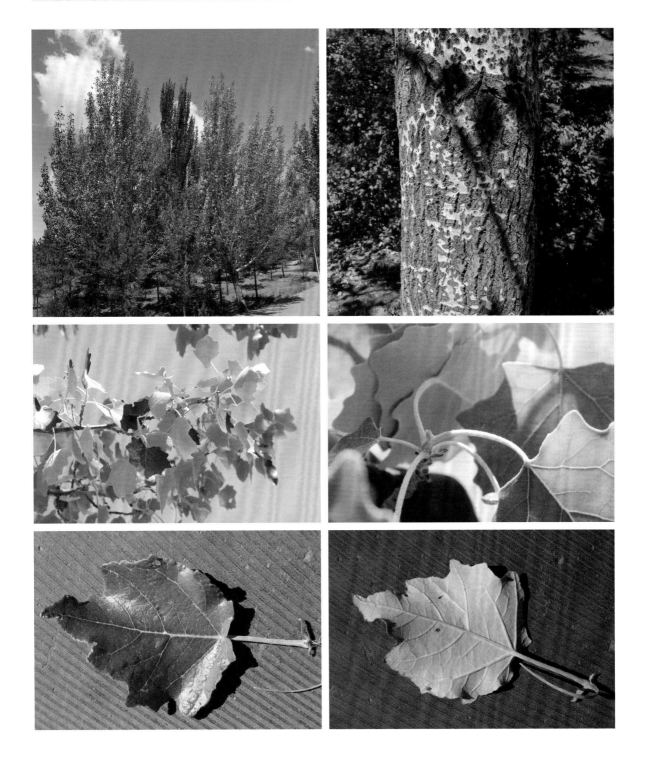

【形态特征】乔木，高可达 35m 以上。树皮灰白色，平滑，老干粗糙沟裂；幼枝密生白色绒毛。长枝的叶卵形，掌状 3~5 圆裂或不裂，裂片具三角状粗齿；短枝上的叶较小，卵形，边缘具深波状齿牙，背面具灰白绒毛；叶柄被绒毛。雄花序苞片紫红色，边缘不整齐牙齿，具长缘毛；雄蕊 8~10 枚；雌花序花序轴被绒毛，苞片边缘具不整齐的锯齿和长缘毛。蒴果光滑，具短柄，通常 2 瓣裂。花期 3~4 月，果熟期 5~6 月。

【适宜生境】中生植物。喜大陆性气候，喜光，耐寒，−40℃条件下无冻害。不耐阴，深根性。抗风力强，耐干旱气候，但不耐湿热。生于湿润肥沃的沙质土上。

【资源状况】作为园林绿化植物，阴山地区市区广泛栽培。

【入药部位】■中药：叶（银白杨叶）。

【采收加工】春、夏二季采摘，鲜用或晒干。

【功能主治】■中药：银白杨叶止咳平喘，清热化痰；用于慢性支气管炎，咳嗽气喘。

【用法用量】■中药：银白杨叶 3~9g，或制成糖浆及浸膏剂。

新疆杨

新疆 – 奥力牙苏

Populus alba L. var. *pyramidalis* Bge.

【标本采集号】150922190623049LY

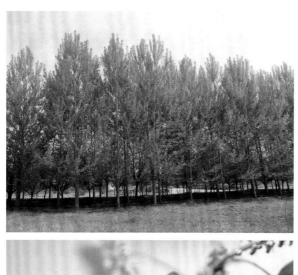
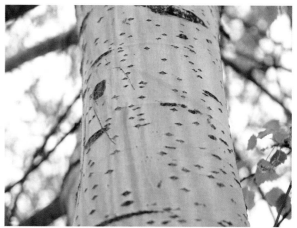
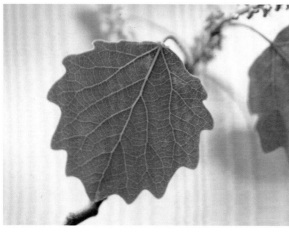
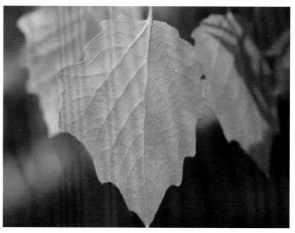

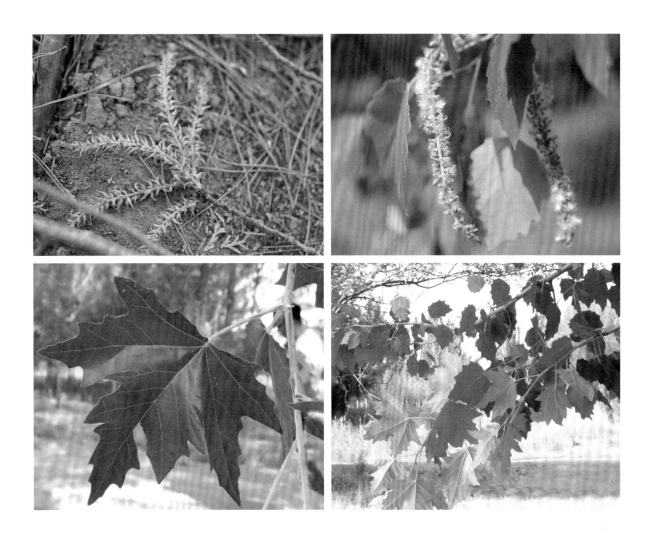

【形态特征】乔木，高 15~30m，树冠窄圆柱形或尖塔形。树皮为灰白色或青灰色，光滑，少裂。萌条和长枝叶掌状深裂，基部平截；短枝叶圆形，有粗缺齿，侧齿几对称，基部平截，下面绿色，初被薄茸毛，后渐脱落；叶柄侧扁或近圆柱形，被白绒毛。雄花序长 3~6cm；花序轴有毛，苞片条状分裂，边缘有长毛，柱头 2~4 裂；雄蕊 5~20 枚。雌花序长 5~10cm；花序轴有毛；雌蕊具短柄，花柱短，柱头 2 个，有淡黄色长裂片。蒴果长椭圆形，通常 2 瓣裂。花期 4~5 月，果期 5 月。

【适宜生境】中生植物。喜光，不耐阴，耐寒。耐干旱瘠薄及盐碱土。在黄河灌区生长最好。喜温暖湿润气候及肥沃的中性及微酸性土壤。

【资源状况】作为园林绿化植物，阴山地区市区广泛栽培。

【入药部位】■中药：叶（新疆杨）。

【采收加工】春、夏二季采收，鲜用或晒干。

【功能主治】■中药：新疆杨祛痰止咳，平喘。

【用法用量】■中药：新疆杨 6~15g，或制成糖浆及浸膏剂。

山　杨
火杨、大叶杨、响杨、麻嘎勒、阿吉拉音－奥力牙苏
Populus davidiana Dode

【标本采集号】150925160511006LY

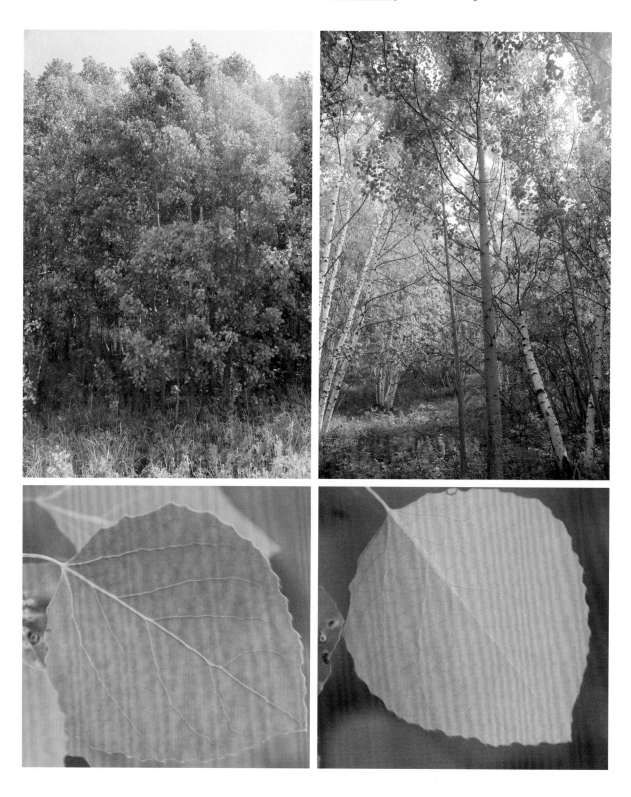

【形态特征】乔木，高达 25m，胸径约 60cm，树冠圆形。树皮光滑，灰绿色；老树基部黑色粗糙。小枝圆筒形，光滑，赤褐色，萌枝被柔毛。叶三角状卵圆形，边缘有密波状浅齿，发叶时显红色，萌枝叶大，三角状卵圆形，下面被柔毛；叶柄侧扁。花序轴有疏毛或密毛；苞片棕褐色，掌状条裂，边缘有密长毛；雄花序长 5~9cm，雄蕊 5~12 枚，花药紫红色；雌花序长 4~7cm；子房圆锥形，柱头 2 深裂，带红色。果序长达 12cm；蒴果卵状圆锥形，有短柄，2 瓣裂。花期 4~5 月，果期 5~6 月。

【适宜生境】中生植物。生于山地阴坡或半阴坡，在森林气候区生于阳坡。属于落叶阔叶林建群种，并常与白桦形成混交林。

【资源状况】分布于乌兰察布市（凉城县、卓资县）、呼和浩特市（武川县）、阿拉善盟（阿拉善左旗行政区）。常见。

【入药部位】■中药：树皮（山杨树皮）。
■蒙药：树皮（阿吉拉音 – 奥力牙苏）。

【采收加工】春、夏、秋三季剥取树皮，晒干。

【功能主治】■中药：山杨树皮清热解毒，行瘀，利水，消痰；用于感冒发热，风湿热，疟疾，消化不良，腹泻，妊娠下痢，小便淋漓，牙痛，口疮，扑损瘀血，蛔虫病，高血压；外用于秃疮，疥癣，蛇咬伤。
■蒙药：阿吉拉音 – 奥力牙苏排脓，止咳；用于咳嗽，肺脓肿，麻疹。

【用法用量】■中药：山杨树皮 10~30g，或浸酒服；外用适量，煎汤含漱或熏洗，或研末调敷患处。
■蒙药：阿吉拉音 – 奥力牙苏 3~5g，或研末冲服。

小叶杨　明杨、青杨、宝日 – 毛都
Populus simonii Carr.

【标本采集号】150205190528070LY

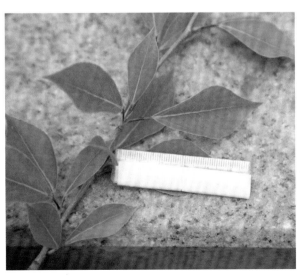
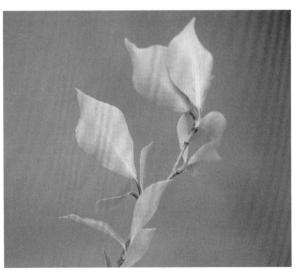

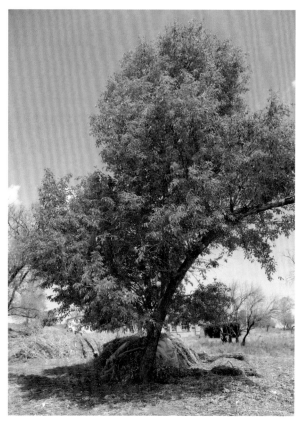
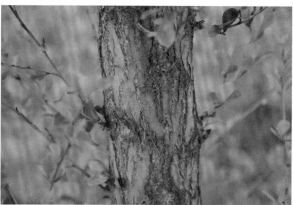
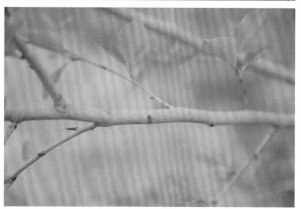

【形态特征】乔木，高达 20m，胸径 50cm 以上。幼树小枝及萌枝有棱脊，常红褐色，老树小枝圆，无毛。芽细长，有黏质。叶菱状卵形，中部以上较宽，先端骤尖或渐尖，基部楔形，具细锯齿，无毛，下面灰绿色或微白色；叶柄圆筒形，无毛。雄花序长 2~7cm，花序轴无毛，苞片细条裂，雄蕊 8~9（~25）枚；雌花序长 2.5~6cm，苞片淡绿色，裂片褐色，无毛，柱头 2 裂。果序长达 15cm；蒴果小，2（3）瓣裂，无毛。花期 4 月，果熟期 5~6 月。

【适宜生境】中生植物。喜光树种，适应性强，对气候和土壤要求不严，耐旱，抗寒，耐瘠薄或弱碱性土壤，在砂、荒地和黄土沟谷也能生长，但在湿润、肥沃土壤的河岸、山沟和平原上生长最好；栗钙土上生长不好。垂直分布一般多生于海拔 2000m 以下，最高可达 2500m；沿溪沟可见，多数散生或栽植于四旁。

【资源状况】作为园林绿化植物，阴山地区市区有少量栽培。

【入药部位】■中药：树皮（小叶杨）。

　　　　　　■蒙药：树皮（宝日 – 奥力牙苏）。

【采收加工】全年均可采剥，晒干。

【功能主治】■中药：小叶杨清热解毒，行瘀，利水，消痰；用于感冒发热，风湿热，疟疾，消化不良，腹泻，妊娠下痢，小便淋漓，牙痛，口疮，扑损瘀血，蛔虫病，高血压。

　　　　　　■蒙药：宝日 – 奥力牙苏排脓，止咳；用于咳嗽，肺脓肿，麻疹，疥癣，蛇咬伤。

【用法用量】■中药：小叶杨 10~30g，或浸酒服；外用适量，煎汤含漱。

　　　　　　■蒙药：宝日 – 奥力牙苏 3~5g，或研末冲服。

小青杨

梧桐、异叶杨、石律、吉吉格 - 混得日 - 毛都

Populus pseudosimonii Kitag.

【标本采集号】150822190506038LY

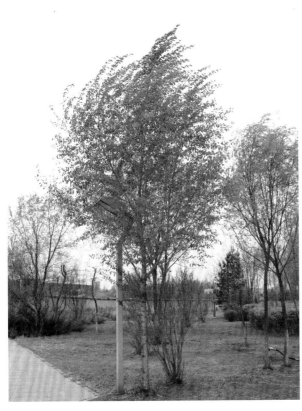
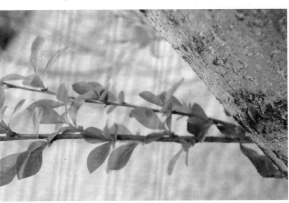
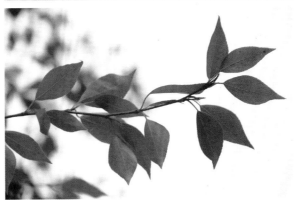

【形态特征】乔木，高达 20m，树冠卵形。树皮灰白色，老时呈浅沟裂。当年生枝淡褐绿色，有棱角或圆柱形，光滑无毛。冬芽圆锥形，黄红色，具胶质。长枝叶较大，卵圆形，具内曲起伏的波状腺齿；短枝叶卵形，边缘具波状腺齿，锯齿分布到近基部，上面绿色，沿主脉被短柔毛，下面带白色，光滑无毛；萌生枝的叶倒卵状椭圆形，两面均有毛，具短柄。雄花序轴光滑无毛，苞片呈条状裂或浅裂，雄蕊通常 20~30 枚；雌花穗轴光滑无毛。蒴果具细柄，2~3 瓣裂。花期 4 月，果熟期 6 月。

【适宜生境】中生植物。生于海拔 2300m 以下的山坡、山沟与河流两岸。

【资源状况】作为园林绿化植物，阴山地区市区有少量栽培。

【入药部位】■中药：树皮（小青杨）、叶、花序。

【采收加工】春、夏二季采收树枝嫩皮，鲜用或晒干；夏、秋二季采摘叶，阴干；花期采摘花序，阴干。

【功能主治】■中药：小青杨解毒；用于顽癣疮毒。叶降血压；用于高血压。花序止血；用于外伤出血。

【用法用量】■中药：小青杨外用适量，煎汤含漱，或研末撒患处。叶 10~15g，水煎代茶饮。花序外用适量，研末敷患处。

钻天杨
美国白杨、黑杨、少拉登－奥力牙苏
Populus nigra L. var. *italica* (Moench.) Koehne

【标本采集号】150203190616098LY

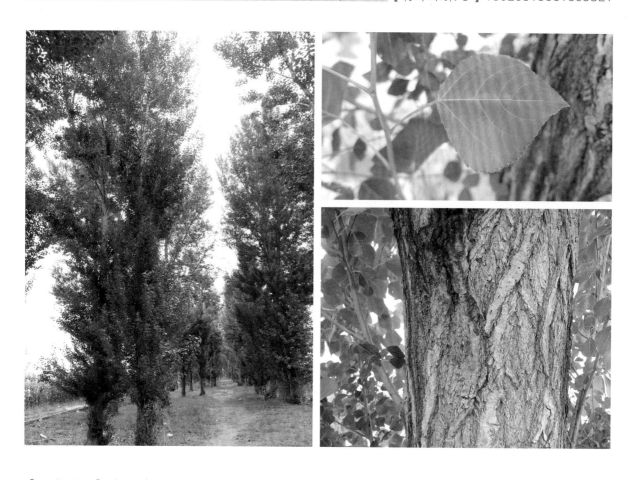

【形态特征】乔木,高达30m,树冠圆柱形。树皮暗灰褐色,老时沟裂,黑褐色;侧枝呈20°~30° 开展,小枝圆,光滑,黄褐色,嫩枝有时疏生短柔毛。长枝叶扁三角形,通常宽大于长,先端短渐尖,基部截形或阔楔形,边缘钝圆锯齿;短枝叶菱状三角形,先端渐尖,基部阔楔形;叶柄上部微扁,顶端无腺点。雄花序长4~8cm,雄蕊15~30枚;雌花序长10~15cm。蒴果2瓣裂,先端尖,果柄细长。花期4月,果期5月。

【适宜生境】中生植物。喜光,抗寒,抗旱,耐干旱气候,稍耐盐碱及水湿,但在低洼常积水处生长不良。

【资源状况】作为园林绿化植物,阴山地区市区广泛栽培。

【入药部位】■中药:树皮(钻天杨)。

【采收加工】秋、冬二季采收或结合栽培伐木采收,剥取树皮,鲜用或晒干。

【功能主治】■中药:钻天杨凉血解毒,祛风除湿;用于风湿疼痛,脚气肿痛,高血压,烧烫伤,肝炎,痢疾,感冒,疥癣,秃疮。

【用法用量】■中药:钻天杨10~30g;外用适量,烧炭研磨调搽,或熬膏涂。

箭杆杨

电杆杨、少拉登－奥力牙苏

Populus nigra L. var. *thevestina* (Dode) Bean

【标本采集号】150102190810107LY

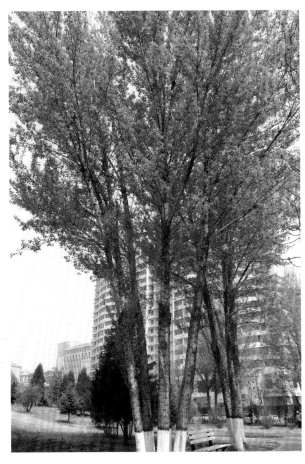

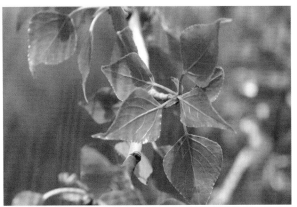

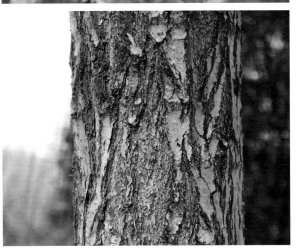

【形态特征】乔木，高达 30m，树冠塔形至圆柱形。树干端直，树皮粉白色、灰白色或淡绿色，壮幼龄树干光滑，老则基部浅裂；小枝细长，浅灰色；一年生枝常呈淡褐绿色。叶形变化较大，多为三角形、三角状卵形或卵状菱形，长 2.5~8cm，宽 3~7cm，先端渐尖，基部楔形或宽楔形，无腺点，边缘具整齐钝锯齿，两面光滑无毛；叶柄较细，两侧扁。雌花序长约 5cm，具短花梗；花盘边缘呈波状，柱头 2 个。蒴果 2 瓣裂。花期 4 月，果熟期 5 月。

【适宜生境】中生植物。喜光，耐寒，抗干旱，稍耐盐碱。

【资源状况】作为园林绿化植物，阴山地区市区广泛栽培。

【入药部位】■中药：树皮或叶（箭杆杨）。

【采收加工】春、夏、秋三季剥取树皮，晒干；春、夏二季采集叶，鲜用或晒干。

【功能主治】■中药：箭杆杨祛风除湿，凉血解毒；用于风湿痹痛，脚气肿痛，肝炎，痢疾，烧烫伤，疥癣，秃疮。

【用法用量】■中药：箭杆杨 10~15g，或浸酒服；外用适量，煎汤含漱或熏洗，或研末调敷患处。

胡 杨

胡桐、异叶杨、图日爱－奥力牙苏
Populus euphratica Oliv.

【标本采集号】150221130810504LY

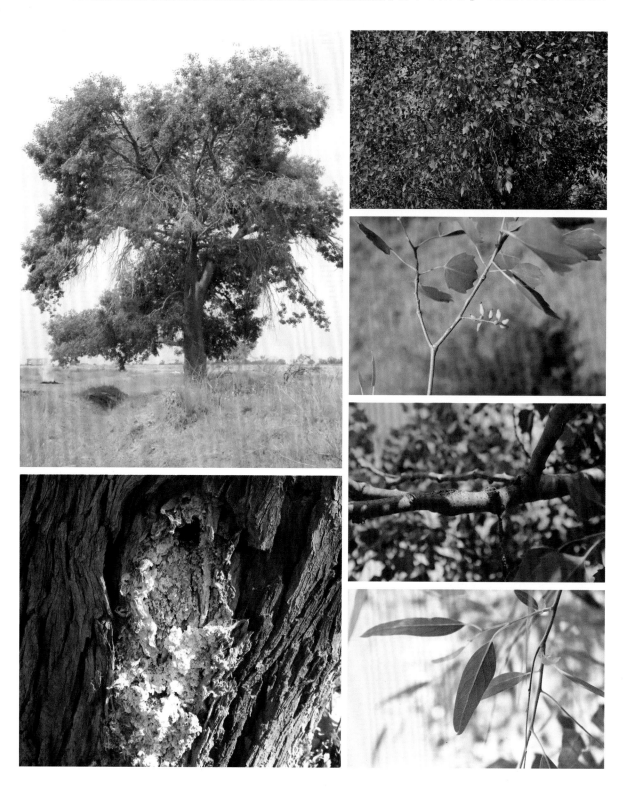

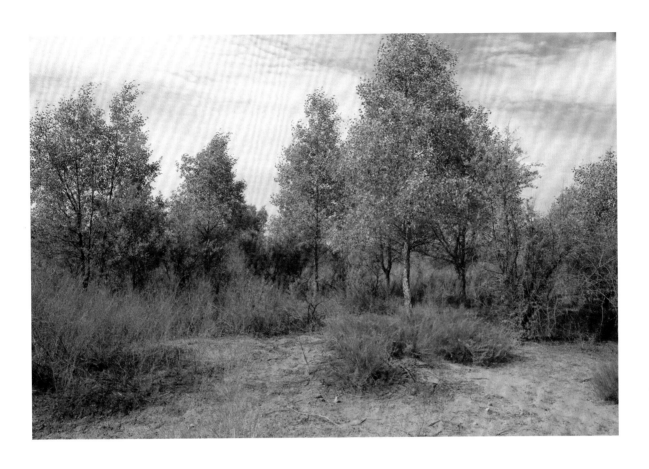

【形态特征】乔木，高达 10~15m。树皮淡黄色，基部条裂；小枝淡灰褐色，无毛或有短绒毛。叶
　　　　　形多变化，苗期和萌条叶披针形，边缘为全缘或具 1~2 齿；成年树上的叶三角状卵圆
　　　　　形，先端有粗齿，基部楔形至圆形或平截，具腺点 2 个，两面同色，灰蓝色，有毛或
　　　　　无毛。花序轴或花梗被短毛或无毛；苞片近菱形，上部有疏齿；花盘杯状，干膜质，
　　　　　边缘有凹缺齿，早落；雄花序长 1.5~2.5cm；雌花序长 3~5cm，柱头紫红色。果穗长
　　　　　6~10cm；蒴果长椭圆形，2 瓣裂。花期 5 月，果期 6~7 月。

【适宜生境】潜水耐盐旱中生 – 中生植物。喜生盐碱土壤，为吸盐植物。主要生于荒漠区的河流沿
　　　　　岸及盐碱湖，为荒漠区河岸林建群种。

【资源状况】分布于乌兰察布市（四子王旗）、包头市（土默特右旗）、巴彦淖尔市（磴口县）。
　　　　　常见。作为园林绿化植物，包头市（东河区、九原区、昆都仑区、青山区）有少量栽培。

【入药部位】■中药：树脂（胡桐泪）、叶、花序。

【采收加工】春季采收树脂，在树干上用刀将皮割裂接取汁液，或在树皮开裂处及树干基部土中取
　　　　　其自然流出的树脂，除去杂质，凝固后，置阴凉干燥处保存；夏、秋二季采摘叶，阴
　　　　　干；花期采摘花序，阴干。

【功能主治】■中药：胡桐泪清热解毒，制酸止痛；用于牙痛，咽喉肿痛等。叶降血压；用于高血压。
　　　　　花序止血；用于外伤出血。

【用法用量】■中药：胡桐泪 6~9g，或入丸、散服；外用适量，煎汤含漱，或研末撒患处。叶
　　　　　10~15g，水煎代茶饮。花序外用适量，研末敷患处。

五蕊柳

他本－道黑古日特－巴日嘎苏
Salix pentandra L.

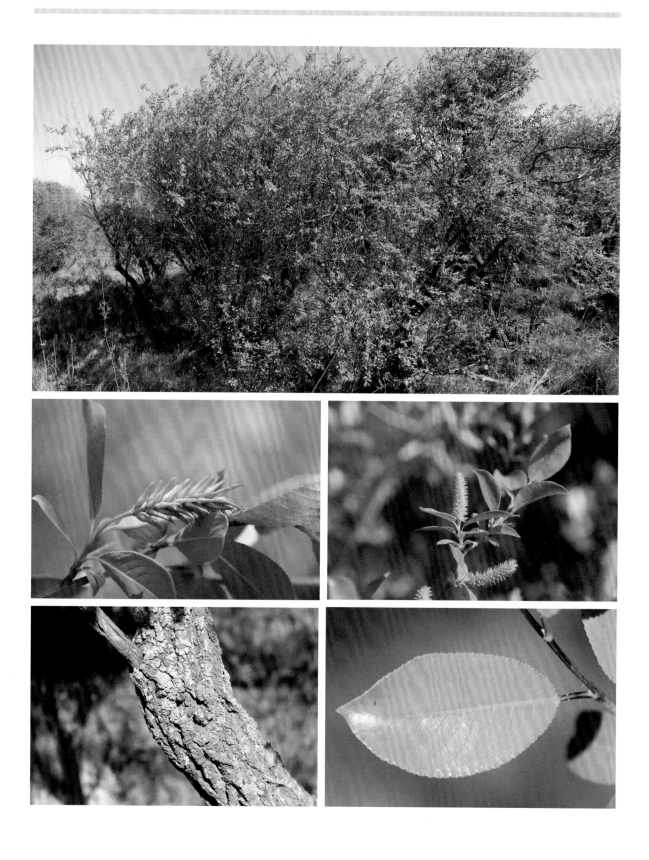

【形态特征】灌木或小乔木，高 1~5m。树皮灰色或灰褐色。芽发黏，有光泽。叶革质，宽披针形、卵状长圆形，边缘有腺齿。雄花序轴有柔毛；苞片绿色，披针形、长圆形或椭圆形，边缘具腺齿，稀全缘；具 2~3 脉；雄花有背腺和腹腺，离生，背腺棒形，腹腺略短小，常 2~3 深裂。雌花序子房卵状圆锥形，无毛，近无柄；花柱和柱头明显，2 裂；腹腺 1 或 2 裂，或全裂为 2。蒴果卵状圆锥形，有光泽。花期 5 月下旬至 6 月上旬，果期 7~8 月。

【适宜生境】湿中生植物。生于林区积水的草甸、沼泽地或林缘及较湿润的山坡。

【资源状况】分布于乌兰察布市（凉城县、卓资县）、呼和浩特市（回民区、土默特左旗、武川县、新城区）、包头市（固阳县、九原区、石拐区、土默特右旗）。少见。

【入药部位】■中药：根（五蕊柳根），枝、叶（五蕊柳枝叶），花序（五蕊柳花）。

【采收加工】四季采挖根，除去须根，洗净泥土，晒干；夏、秋二季采摘枝、叶，枝晒干，叶阴干；春季采摘花序，晒干。

【功能主治】■中药：五蕊柳根祛风除湿。五蕊柳枝叶清热解毒，散瘀消肿。五蕊柳花止泻。

旱 柳 河柳、羊角柳、白皮柳、嗅答
Salix matsudana Koidz.

【标本采集号】150929180513007LY

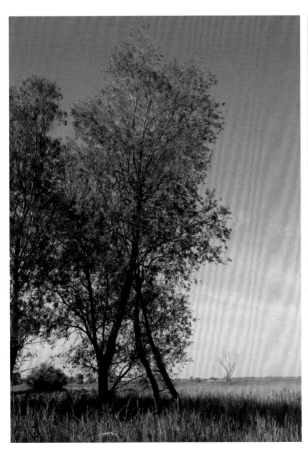
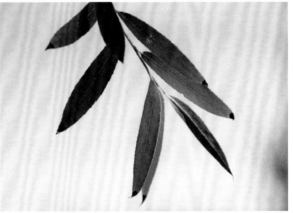
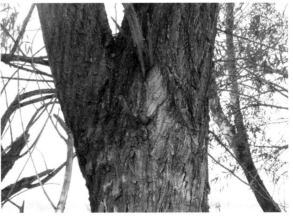

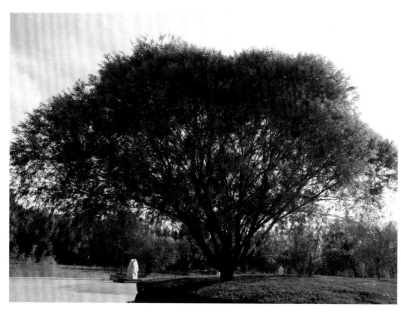
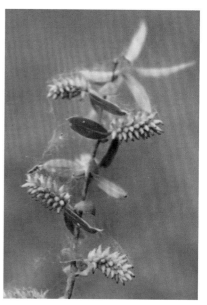

【形态特征】乔木，高达 10 余米。树皮深灰色，不规则浅纵裂；枝斜上，大枝绿色，小枝黄绿色或带紫红色。叶披针形，先端渐尖，基部楔形，边缘具细锯齿，上面深绿色，下面苍白色；叶柄疏生柔毛；托叶早落。花序轴有长柔毛，基部有小叶片 2~3 枚；苞片外侧中下部有白色短柔毛，黄绿色，腺体 2 个，背腹各一；雄花序具短花梗，雄花具 2 枚雄蕊，花丝基部有长毛，花药黄色；雌花序无柄，子房光滑无毛，花柱极短，柱头 2 裂。蒴果 2 瓣开裂。花期 4~5 月，果期 5~6 月。

【适宜生境】中生植物。生于河流两岸及山谷、沟边。

【资源状况】分布于乌兰察布市（四子王旗）、巴彦淖尔市（磴口县、乌拉特前旗）。常见。作为园林绿化植物，阴山地区普遍栽培。

【入药部位】■中药：叶（旱柳叶）、树皮（旱柳）。
　　　　　　■蒙药：树皮（乌达音 – 哈力苏）。

【采收加工】春季采摘嫩叶，鲜用或阴干；夏、秋二季剥取树皮，晒干。

【功能主治】■中药：旱柳叶散风，祛湿，清湿热；用于黄疸性肝炎，风湿性关节炎。旱柳清热除湿，消肿止痛；用于小便不利，风湿痹痛，急性膀胱炎，黄水疮，疮毒，牛皮癣，湿疹，牙痛。
　　　　　　■蒙药：乌达音 – 哈力苏用于各种出血，痈肿，水肿，毒热。

【用法用量】■中药：旱柳叶 15g，泡水代茶饮。旱柳 10~25g；外用适量，鲜品捣敷，或研末调敷患处。
　　　　　　■蒙药：乌达音 – 哈力苏 3~5g，研末冲服。

龙爪柳 旱柳

Salix matsudana Koidz. f. *tortuosa* (Vilm.) Rehd.

【标本采集号】150207190813001LY

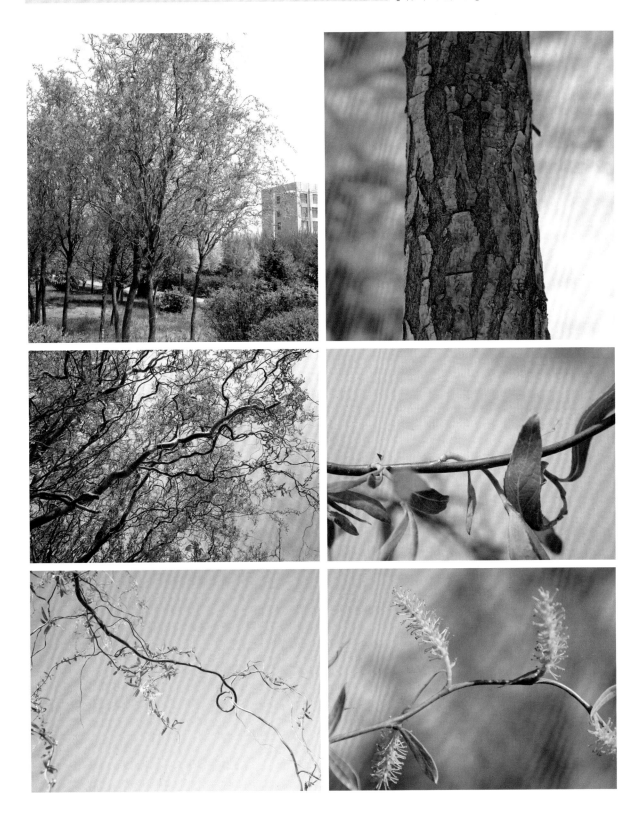

【形态特征】乔木，高达 18m，胸径达 80cm。树皮暗灰黑色，有裂沟；枝细长，卷曲，浅褐黄色或带绿色，后变褐色，无毛，幼枝有毛。叶披针形，长 5~10cm，宽 1~1.5cm，先端长渐尖，基部窄圆形或楔形，上面绿色，无毛，有光泽，下面苍白色或带白色，有细腺锯齿缘。花序与叶同时开放；雄花序圆柱形，长 1.5~2.5（~3）cm，雄蕊 2 枚；苞片卵形，黄绿色，先端钝，基部多少有短柔毛；腺体 2 个；雌花序较雄花序短，长达 2cm，有 3~5 枚小叶生于短花序梗上，轴有长毛；子房长椭圆形，近无柄。果序长达 2（~2.5）cm。花期 4~5 月，果期 5~6 月。

【适宜生境】中生植物。喜光，较耐寒、干旱。喜水湿，适宜生于通风良好的沙壤土。

【资源状况】作为园林绿化植物，阴山地区有少量栽培。

【入药部位】■中药：枝、叶（龙爪柳）。

【采收加工】夏、秋二季采摘枝、叶，枝晒干，叶阴干。

【功能主治】■中药：龙爪柳祛风，利尿，清热，止痛；用于风湿痹痛，急性膀胱炎，甲状腺肿，黄水疮，疮毒，牛皮癣，湿疹，牙痛。

【用法用量】■中药：龙爪柳枝 15g，叶 15~30g，鲜品 30~60g；外用适量，煎汤洗，或研末调敷患处。

垂 柳

柳树、倒杨柳、垂丝柳、温吉给日 – 嗅答

Salix babylonica L.

【标本采集号】150902190423001LY

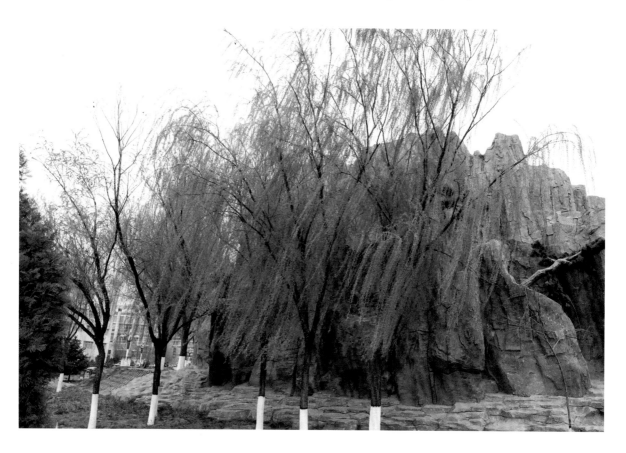

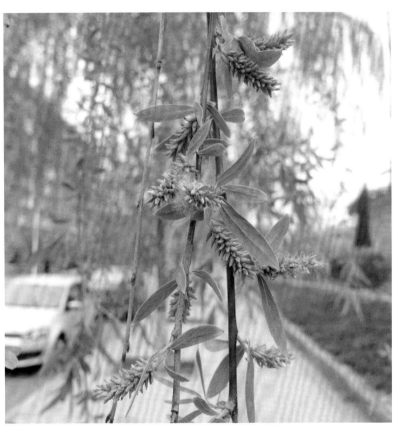
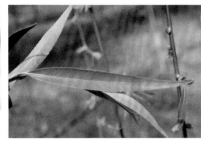
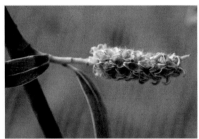
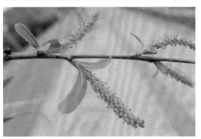

【形态特征】乔木，高达 15m。树皮灰黑色，不规则纵裂；小枝细长，下垂，黄绿色或淡红色，无毛。叶条状披针形，先端渐尖，基部楔形，边缘有细腺齿，上面绿色，下面色淡，幼时有微毛，后渐脱落；叶柄有短柔毛。花序具总梗，花序轴具短柔毛；雄花序长 1.5~3cm；雌花序长可达 4cm；苞片黄绿色，边缘有睫毛；雄花有雄蕊 2 枚，花丝分离，基部有白色柔毛；腺体 2 枚，背腹各一；雌花仅具 1 枚腹腺，子房无毛，花柱极短，柱头 2 裂。蒴果长约 4mm。花期 4 月，果期 5 月。

【适宜生境】中生植物。生于河流两岸及水分条件较好的平原等地。

【资源状况】作为园林绿化植物，阴山地区市区广泛栽培。

【入药部位】■中药：枝（柳枝）、叶（柳叶）、根（柳根）。

【采收加工】夏、秋二季采摘枝、叶，枝晒干，叶阴干；春、秋二季采挖根，除去须根，洗净泥土，晒干。

【功能主治】■中药：柳枝祛风，利尿，止痛，消肿；用于风湿痹痛，淋病，白浊，小便不利，肝炎，疔疮，丹毒，牙龈肿痛，烫火伤。柳叶清热，透疹，利尿，解毒；用于痧疹透发不畅，慢性支气管炎，尿路感染，膀胱结石，高血压，乳痈，甲状腺肿；外用于关节肿痛，疮疡肿毒，皮肤瘙痒。柳根利水，通淋，祛风，除湿；用于风湿拘挛，筋骨疼痛，水肿，小便白浊，湿热带下，黄水疮，牙龈肿痛，烫火伤。

【用法用量】■中药：柳枝 15~30g；外用适量，煎汤含漱或熏洗患处。柳叶 15~30g，鲜品 30~60g；外用适量，煎汤洗，或研末调敷患处。柳根 15~30g；外用适量，煎汤熏洗，或酒煮熨患处。

皂 柳

山柳、红心柳、哈日－噢答

Salix wallichiana Anderss.

【标本采集号】150981180508038LY

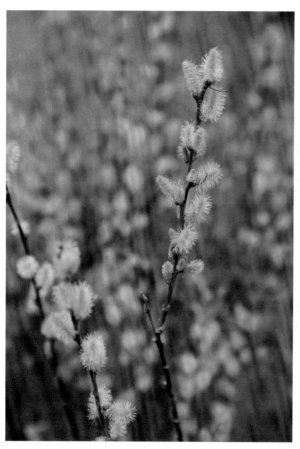
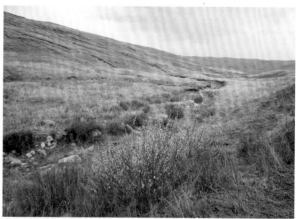
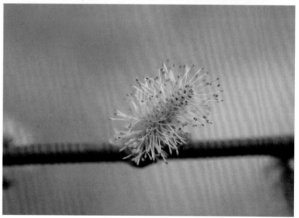

【形态特征】灌木或乔木。小枝初有毛，后无毛。芽有棱，常外弯，无毛。叶披针形，上面初有丝毛，后无毛，下面有平伏绢质柔毛或无毛，淡绿色或有白霜，全缘，萌枝叶常有细齿；托叶半心形，有牙齿。花序先叶开放，无花序梗；雄蕊2枚，花丝离生，无毛或基部有疏柔毛；苞片两面有白色长毛；腺1；子房窄圆锥形，密被柔毛，花柱短，柱头直立，2~4裂；苞片有长毛，比子房柄长；腺体同雄花。蒴果开裂后果瓣向外反卷。花期4~5月，果期5~6月。

【适宜生境】中生植物。生于山地、河岸。

【资源状况】分布于乌兰察布市（丰镇市）、包头市（固阳县）。少见。

【入药部位】■中药：根（山柳）。

【采收加工】四季采挖，洗净泥土，晒干。

【功能主治】■中药：山柳祛风，解热，除湿。用于风湿关节疼痛，头风痛。

【用法用量】■中药：山柳15~30g；外用适量，煎汤熏洗，或捣绒炒热包患处。

乌 柳

筐柳、沙柳、宝日 – 保日嘎苏

Salix cheilophila Schneid.

【标本采集号】150923190622041LY

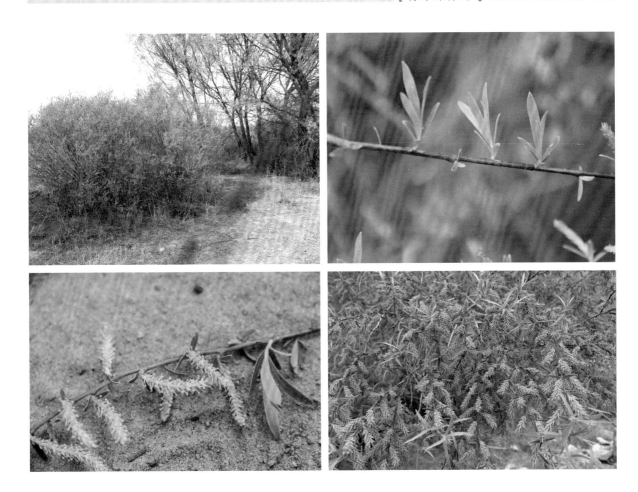

【**形态特征**】灌木或小乔木，高可达 4m。枝细长，幼时被绢毛，后脱落；一、二年生枝常为紫红色或紫褐色。叶条形、条状披针形或条状倒披针形，上面绿色，疏被柔毛，下面灰白色，密被绢状柔毛，中脉显著突起，边缘常外卷，上部具腺锯齿，下部全缘；叶柄具柔毛。花序与叶同时开放，近无梗，基部具小叶 2~3 枚；雄花序密花，雄蕊 2 枚，合生，花丝无毛，花药黄色；苞片基部具柔毛；雌花序密花，花序轴具柔毛；子房密被短毛，无柄，花柱短，柱头小；苞片近圆形。蒴果长 3mm。花期 4~5 月，果期 5~6 月。

【**适宜生境**】湿中生植物。生于河流、溪沟两岸及沙丘间低湿地。

【**资源状况**】分布于乌兰察布市（凉城县、商都县）、呼和浩特市（和林格尔县）、巴彦淖尔市（磴口县）。常见。

【**入药部位**】■中药：侧根、须根（乌柳）。

■蒙药：树皮（宝日 – 保日嘎苏）。

【**采收加工**】四季采挖侧根、须根，洗净泥土，晒干；春、夏二季剥取树皮，除去杂质，阴干。

【功能主治】■中药：乌柳解表祛风；用于麻疹初期，斑疹不透，皮肤瘙痒，慢性风湿。

　　　　　　■蒙药：宝日 – 保日嘎苏用于产后热，疟疾发热。

【用法用量】■中药：乌柳 15~30g；外用适量，煎汤熏洗，或捣绒炒热包患处。

　　　　　　■蒙药：宝日 – 保日嘎苏 3~5g，研末冲服。

北沙柳

沙柳、西北沙柳、额乐存 – 巴日嘎苏

Salix psammophila C. Wang et Ch. Y. Yang

【标本采集号】150205190528034LY

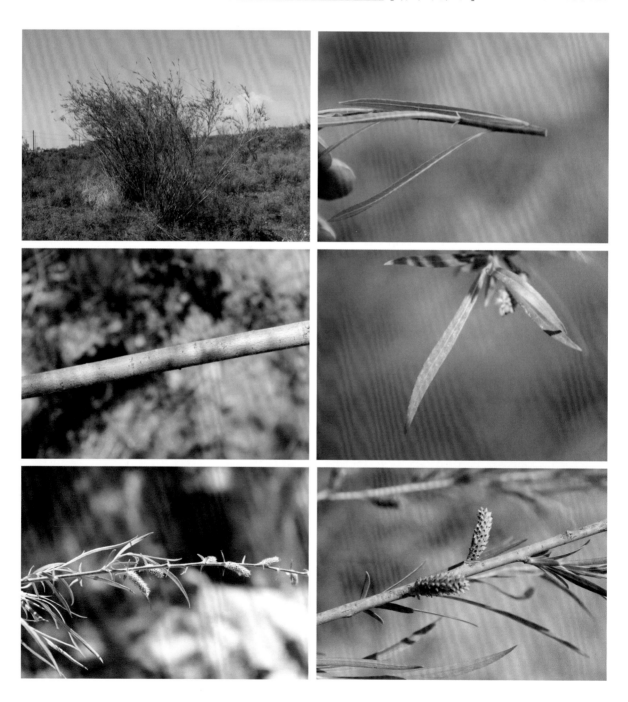

【形态特征】灌木，高 2~4m。当年枝初被短柔毛，后几无毛，上年生枝淡黄色，常在芽附近有 1 块短绒毛。叶线形，长 4~12cm，宽 2~4mm，先端渐尖，基部楔形，边缘疏锯齿，上面淡绿色，下面带灰白色，幼叶微有绒毛，成叶无毛。花先叶或几与叶同时开放，花序长 1~2cm，具短花序梗和小叶片，轴有绒毛；苞片卵状长圆形，先端钝圆，外面褐色；雄蕊 2 枚，花丝合生，基部有毛，黄色；子房卵圆形，无柄，被绒毛，花柱明显，长约 0.5mm，柱头 2 裂。花期 4 月下旬，果期 5 月。

【适宜生境】旱中生植物。生于草原区的流动、半固定沙丘及沙丘间低地。

【资源状况】阴山地区有少量栽培。

【入药部位】■中药：根皮（北沙柳）。

【采收加工】春、夏二季剥取根皮，除去杂质，阴干。

【功能主治】■中药：北沙柳清热消肿。

【用法用量】■中药：北沙柳 15~30g；外用适量，煎汤熏洗，或捣绒炒热包患处。

筐 柳 蒙古柳、棉花柳、白箕柳、呼崩特－巴日嘎苏
Salix linearistipularis (Franch.) Hao

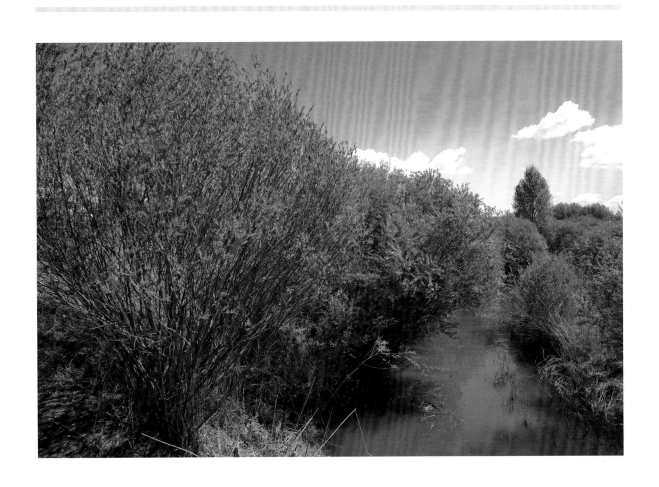

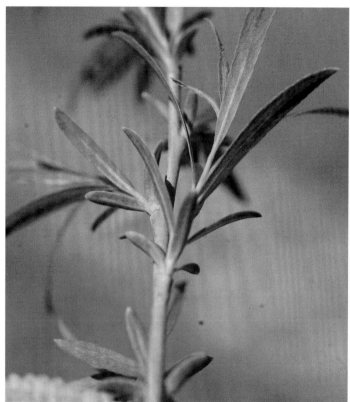
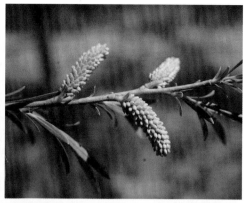
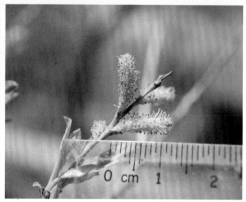

【形态特征】灌木或小乔木，高可达8m。树皮灰色；一年生枝黄褐色。叶倒披针形，无毛，边缘有腺锯齿；托叶线形或线状披针形，边缘有腺齿。花先叶开放或与叶近同时开放。雄花序长圆柱形，雄蕊2枚，花丝合生，最下部有柔毛；苞片倒卵形，先端黑色，有长毛；腺体1个，腹生。雌花序长圆柱形，花柱短，柱头2裂；苞片卵圆形，先端黑色，有长毛。花期5月，果熟期5~6月。

【适宜生境】中生植物。生于山地、河流、沟塘边及草原地带的丘间低地。

【资源状况】分布于阴山地区各地。少见。

【入药部位】■中药：树皮、枝（筐柳）。

【采收加工】春、夏二季采收树枝，剥取树皮，除去杂质，阴干。

【功能主治】■中药：筐柳消肿，收敛。

【用法用量】■中药：筐柳15~30g；外用适量，煎汤熏洗，或捣绒炒热包患处。

胡桃科

胡 桃 核桃、胡西格
Juglans regia L.

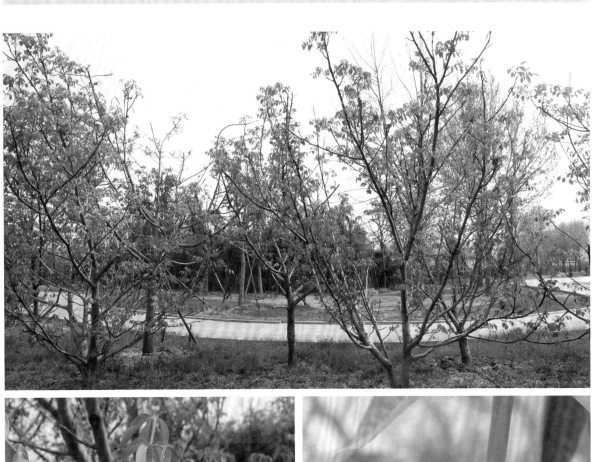

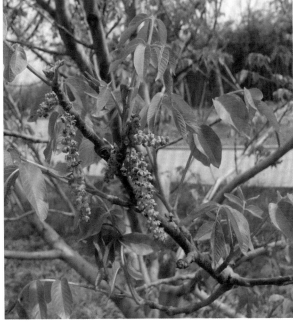

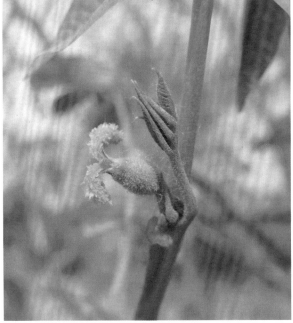

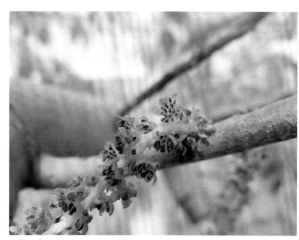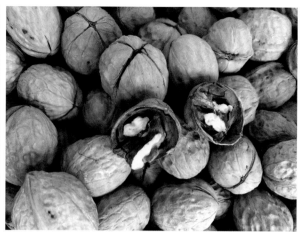

【形态特征】乔木，高 20~25m。树干矮，树冠广阔，树皮纵向浅裂；小枝无毛，具光泽，被盾状着生的腺体。奇数羽状复叶，小叶 5~9 枚，顶端钝圆，基部歪斜，全缘，上面深绿色，下面淡绿。雄性柔荑花序下垂，雄花的苞片、小苞片及花被片均被腺毛；雄蕊 6~30 枚，花药黄色，无毛。雌性穗状花序通常具 1~3 雌花，雌花的总苞被极短腺毛，柱头浅绿色。果序具 1~3 个果实；果实无毛，果核稍具皱曲，有纵棱 2 条，内果皮壁内具不规则的空隙或无空隙而仅具皱曲。花期 5 月上旬，果期 10 月。

【适宜生境】中生植物。阳性树种。喜排水良好、土层深厚的砂质壤土、壤土、石灰性土壤。

【资源状况】呼和浩特市（回民区、赛罕区、新城区、玉泉区）、包头市（东河区、九原区、昆都仑区、青山区）有少量栽培。

【入药部位】■中药：种仁（胡桃仁）、种隔（分心木）、外果皮（青龙衣）、嫩枝（胡桃枝）、叶（胡桃叶）。

■蒙药：种仁（胡西格）。

【采收加工】秋季采收成熟果实，除去果皮，晒干，敲破果核，分别取种仁及种隔；夏、秋二季采收未成熟果实，剥取青绿色外果皮，鲜用或晒干；春、夏、秋三季采收嫩枝及叶，嫩枝晒干，叶鲜用或阴干。

【功能主治】■中药：胡桃仁补肾固精，敛肺定喘，润肠通便；用于肾虚腰痛腿软，耳鸣，阳痿，遗精，咳喘，小便频数，石淋，便秘。分心木补肾固精；用于遗精，骨蒸，遗尿。青龙衣消肿，止痒；用于慢性支气管炎，咳嗽气喘；外用于头癣，牛皮癣，痈肿疮疡。胡桃枝软坚散结，解毒，杀虫；用于瘰疬，疥疮。胡桃叶消肿，解毒，杀虫；用于象皮肿，白带过多，疥癣。

■蒙药：胡西格镇赫依，固精；用于赫依病，腰膝酸痛，遗精，阳痿。

【用法用量】■中药：胡桃仁 6~15g，或入丸、散服。分心木 9~15g。青龙衣 6~12g；外用适量，鲜品捣敷，或研末调敷患处。胡桃枝 15~30g；外用适量，煎汤洗患处。胡桃叶 6~12g；外用适量，煎汤洗，或捣敷患处。

■蒙药：胡西格 3~5g，或入丸、散服；外用适量，研末调敷。

胡桃楸

山核桃、核桃楸、哲日力格－胡西格

Juglans mandshurica Maxim.

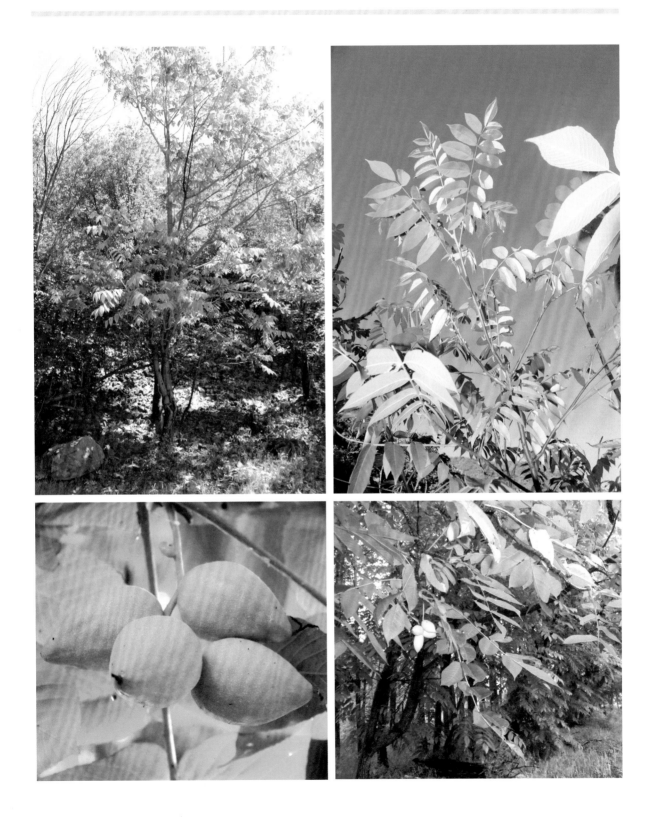

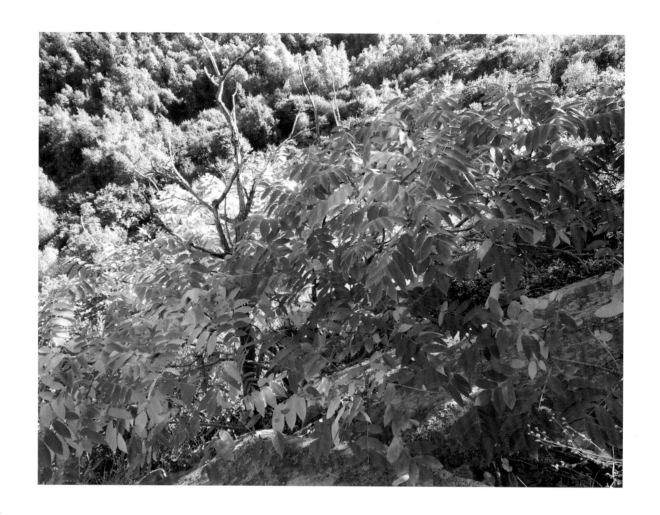

【**形态特征**】乔木，高达 20m。树皮灰色。奇数羽状复叶，生于萌发条上者，小叶 15~23 枚，生于
孕性枝上者，小叶 9~17 枚，椭圆形，具细锯齿，上面初疏被短柔毛，后仅中脉被毛，
下面被平伏柔毛及星状毛，侧生小叶无柄，先端渐尖，基部平截或心形。雄性柔荑花
序的花序轴被短柔毛，雄蕊常 12 枚，药隔被灰黑色细柔毛；雌穗状花序具花 4~10 朵，
花序轴被茸毛。果序俯垂，具 5~7 个果实；果实球形，顶端尖，密被腺毛，果核具纵
棱 8 条，2 条较显著，棱间具不规则皱曲及凹穴，顶端具尖头。花期 5 月，果期 10 月。

【**适宜生境**】中生植物。喜生于土壤肥沃和排水良好的山坡或谷地。

【**资源状况**】呼和浩特市有少量栽培。

【**入药部位**】■中药：树皮（核桃楸皮）、未成熟果实或果皮（核桃楸果）。

【**采收加工**】春、夏二季采收树皮，晒干；夏、秋二季采收未成熟绿色果实或放熟果皮，鲜用
或晒干。

【**功能主治**】■中药：核桃楸皮清热解毒，止痢，明目；用于痢疾，泄泻，白带异常，目赤，骨结核。
核桃楸果止痛；用于胃及十二指肠溃疡，胃痛；外用于神经性皮炎。

【**用法用量**】■中药：核桃楸皮 6~10g；外用适量，煎汤洗眼。核桃楸果 6~9g，浸酒服；外用适量，
鲜品捣烂搽患处。

桦木科

榛
榛子、平榛、西得
Corylus heterophylla Fisch. ex Trautv.

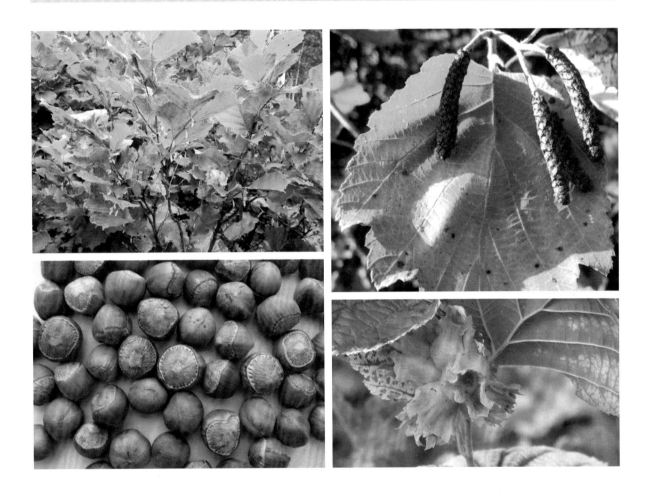

【形态特征】灌木或小乔木，高 1~7m。树皮灰色；枝条暗灰色，无毛，小枝黄褐色，密被柔毛。叶矩圆形，顶端凹缺或截形，中央具三角状突尖，基部心形，边缘具不规则的重锯齿，侧脉 3~5 对；叶柄纤细，疏被短毛。雄花序单生。果单生或 2~6 个簇生成头状；果苞钟状，外面具细条棱，密被短柔毛兼有疏生的长柔毛，密生刺状腺体，较果长，上部浅裂，裂片三角形，边缘全缘。坚果近球形，无毛或仅顶端疏被长柔毛。花期 4~5 月，果期 9 月。

【适宜生境】中生植物。生于向阳山地和多石的沟谷两岸及林缘。

【资源状况】分布于乌兰察布市（卓资县）。少见。呼和浩特市（回民区、赛罕区、新城区、玉泉区）有少量栽培。

【入药部位】■中药：种仁（榛子）。

　　　　　　■蒙药：种仁（西得）。

【采收加工】秋季采摘成熟果实，除去总苞及果壳，取种仁，晒干。

【功能主治】■中药：榛子健脾和胃，润肺止咳；用于病后体弱，脾虚泄泻，食欲不振，咳嗽。

　　　　　　■蒙药：西得清热，止咳；用于肺热咳嗽，耳脓，牙痛，疖痈，烫伤。

【用法用量】■中药：榛子 30~60g，或研末冲服。

　　　　　　■蒙药：西得多配方用。

虎榛子　棱榆、西仍黑

Ostryopsis davidiana Decne.

【标本采集号】150981180728062LY

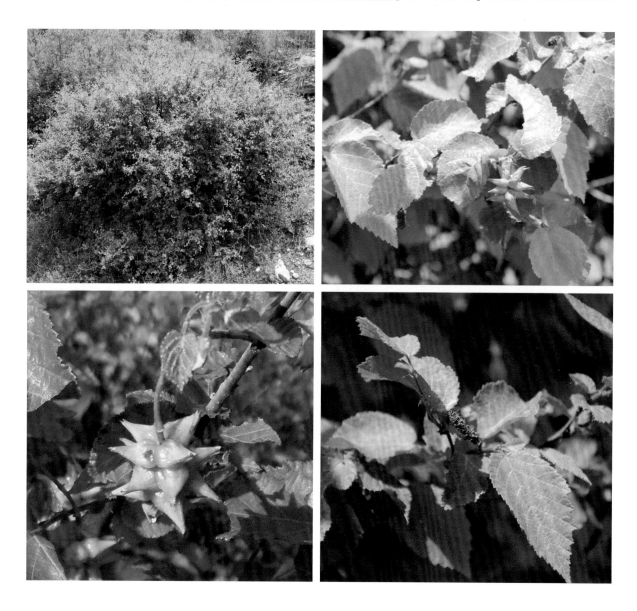

【**形态特征**】灌木，高 1~3m。树皮浅灰色，枝条灰褐色，无毛，密生皮孔；小枝褐色，具条棱，密被短柔毛，疏生皮孔。叶卵形，上面绿色，被短柔毛，下面淡绿色，密被褐色腺点，疏被短柔毛，侧脉 7~9 对，密被短柔毛，脉腋间具簇生的髯毛，叶柄密被短柔毛。雄花序单生于小枝的叶腋，倾斜至下垂。果 4 个至多个排成总状，下垂，着生于当年生小枝顶端，小坚果宽卵圆形，褐色，有光泽，疏被短柔毛，具细肋。花期 4~5 月，果期 7~8 月。

【**适宜生境**】中生植物。生于山地阴坡和半阴坡及林缘，常形成虎榛子灌丛。

【**资源状况**】分布于乌兰察布市（察哈尔右翼后旗、察哈尔右翼前旗、丰镇市、兴和县）、呼和浩特市（土默特左旗）、包头市（固阳县、土默特右旗）、巴彦淖尔市（乌拉特前旗）。常见。

【**入药部位**】■中药：果实（虎榛子）。

【**采收加工**】夏、秋二季果实成熟时采收，摘下果实，晒干。

【**功能主治**】■中药：虎榛子清热利湿。

白 桦 粉桦、桦皮树、达格玛、查干－虎斯
Betula platyphylla Suk.

【**标本采集号**】150121180507003LY

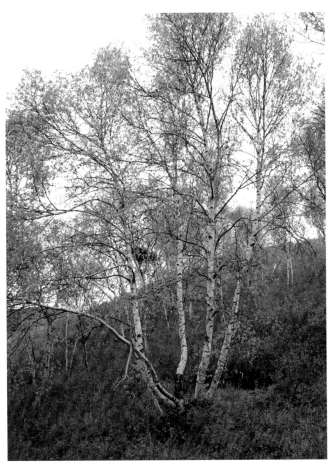
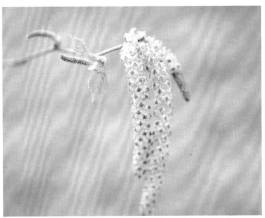
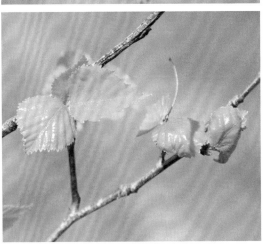

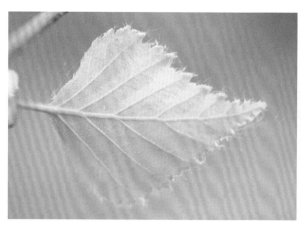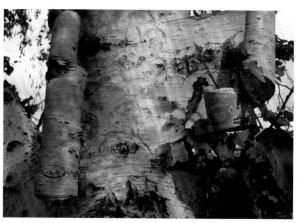

【形态特征】乔木，高可达 27m。树皮白色，成层剥裂，内皮赤褐色；枝灰红褐色，光滑，密生黄色树脂状腺体；小枝红褐色，幼时稍有毛。冬芽先端尖，具 3 对芽鳞，稍带黏性，鳞片褐色，边缘具纤毛。叶纸质，三角状卵形，先端渐尖，基部截形，边缘具不规则的粗重锯齿，侧脉 5~8 对；叶柄细，初时有极短柔毛，后变无毛。果序单生，散生黄色树脂状腺体。小坚果背面疏被极短柔毛，具膜质翅。花期 5~6 月，果期 8~9 月。

【适宜生境】中生植物。常与山杨混生构成次生林的先锋树种，有时成纯林或散生于其他针、阔叶林中。

【资源状况】分布于乌兰察布市（凉城县、卓资县）、呼和浩特市（和林格尔县、土默特左旗）、包头市（固阳县）、巴彦淖尔市（乌拉特前旗）、阿拉善盟（阿拉善左旗行政区）。常见。作为园林绿化植物，呼和浩特市（回民区、赛罕区、新城区、玉泉区）和包头市（东河区、九原区、昆都仑区、青山区）有少量栽培。

【入药部位】■中药：树皮（白桦皮）。

　　　　　　■蒙药：树皮（达格玛）。

【采收加工】春、夏、秋三季剥取树皮，晒干。

【功能主治】■中药：白桦皮清热解毒，止咳化痰，利湿；用于肺炎，痢疾，腹泻，黄疸，肾炎，尿路感染，慢性支气管炎，急性扁桃体炎，牙周炎，急性乳腺炎，痒疹，烫伤。

　　　　　　■蒙药：达格玛清热，解毒；用于肺热咳嗽，耳脓，牙痛，疖痈，烫伤。

【用法用量】■中药：白桦皮 10~15g；外用适量，研末调敷患处。

　　　　　　■蒙药：达格玛 3~5g，或研末冲服。

壳斗科

蒙古栎 柞树、查日苏
Quercus mongolica Fisch. ex Ledeb.

【标本采集号】150125150813017LY

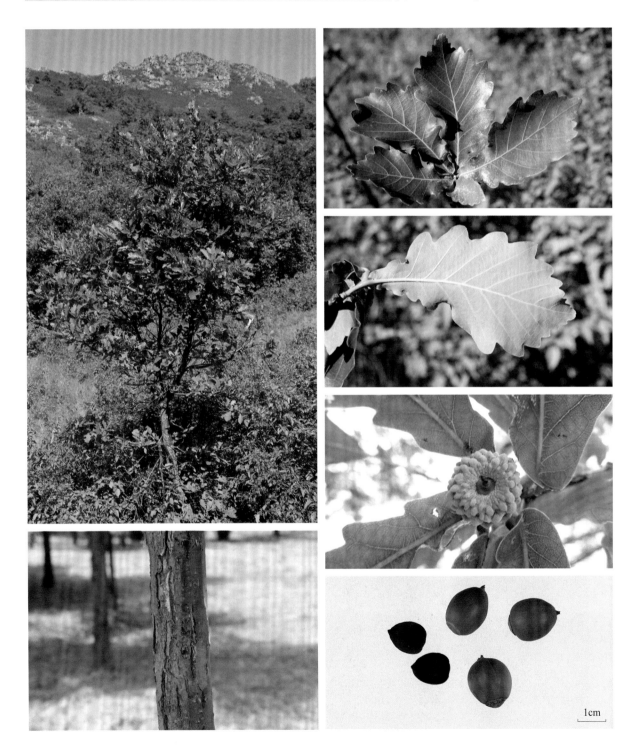

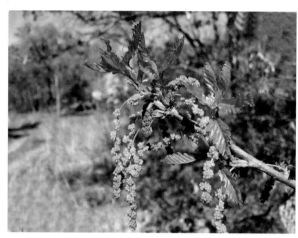
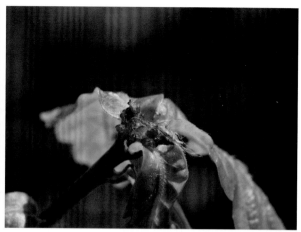

【形态特征】落叶乔木，高达 30m。树皮灰褐色，纵裂。顶芽微有棱，芽鳞紫褐色，有缘毛。叶片倒卵形，顶端短钝尖，基部耳形，叶缘 7~10 对钝齿，侧脉每边 7~11 条。雄花序生于新枝下部，花序轴近无毛，花被 6~8 裂，雄蕊 8~10 枚；雌花序生于新枝上端叶腋，有花 4~5 朵，花被 6 裂，花柱短，柱头 3 裂。壳斗杯形，包着坚果 1/3~1/2，壳斗外壁小苞片三角状卵形，呈半球形瘤状突起，密被灰白色短绒毛，伸出口部边缘呈流苏状。坚果无毛，果脐微突起。花期 4~5 月，果期 9 月。

【适宜生境】中生植物。喜生于土壤深厚、排水良好的坡地，常与杨树、桦树混生，为东北落叶阔叶林的重要建群种之一。

【资源状况】分布于乌兰察布市（卓资县）、呼和浩特市（土默特左旗、武川县）、包头市（土默特右旗、石拐区）。少见。阴山地区亦有少量栽培。

【入药部位】■中药：树皮（柞树皮）、叶（柞树叶）。
　　　　　　■蒙药：果实（查日苏）。

【采收加工】春、秋二季剥取树皮，刮去外层粗皮，晒干；夏、秋二季采摘叶，鲜用或晒干；秋季果实成熟时采摘，除去壳斗，晒干。

【功能主治】■中药：柞树皮清热解毒，利湿化痰；用于肠炎腹泻，痢疾，小儿消化不良，黄疸，急、慢性支气管炎，痈疽肿毒，痔疮。柞树叶清热止痢，止咳，解毒消肿。
　　　　　　■蒙药：查日苏止泻，燥协日乌素，止血；用于血痢，肠刺痛，腹痛，肠痧，痔疮出血。

【用法用量】■中药：柞树皮 5~10g，或入丸、散服；外用适量，煎汤熏洗，或捣敷。柞树叶 6~10g；外用适量，捣敷，或煎汤洗患处。
　　　　　　■蒙药：查日苏多配方用。

榆　科

欧洲白榆
新疆大叶榆、尤伯日伯音－查干－海拉苏
Ulmus laevis Pall.

【标本采集号】150204190511008LY

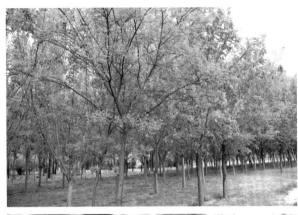
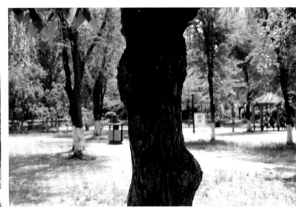
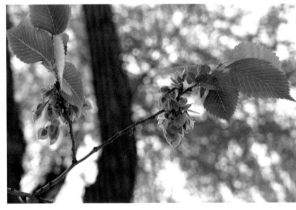
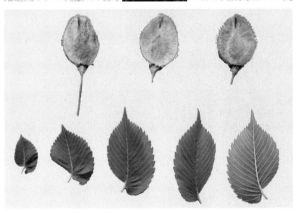

【形态特征】乔木，高达 30m。树皮淡褐灰色，老时不规则纵裂。叶倒卵状宽椭圆形或椭圆形，通常长 8~15cm，中上部较宽，先端凸尖，基部明显偏斜，一边楔形，一边半心形，边缘具重锯齿，齿端内曲，叶柄长 6~13mm，全被毛或仅上面有毛。20~30 朵花排成密集的短聚伞花序，花梗纤细，不等长，长 6~20mm，花被上部 6~9 浅裂，裂片不等长。翅果卵形或卵状椭圆形，长约 15mm，边缘具睫毛，两面无毛，顶端缺口常微封闭，果核部分位于翅果近中部，上端微接近缺口，果梗长 1~3cm。花期 4 月下旬，果期 5 月。

【适宜生境】中生植物。垂直分布于海拔 1000m 以下的平原地区。

【资源状况】作为园林绿化植物，包头市（东河区、九原区、昆都仑区、青山区）有少量栽培。

【入药部位】■中药：枝、叶（欧洲白榆）。

【采收加工】夏、秋二季采摘枝、叶，鲜用或晒干。

【功能主治】■中药：欧洲白榆用于烧伤感染，骨折，音哑。

【用法用量】■中药：欧洲白榆 9~15g，鲜品 15~30g；外用适量，研末调敷患处。

大果榆

芜荑、黄榆、山榆、得力图
Ulmus macrocarpa Hance

【标本采集号】150929180616019LY

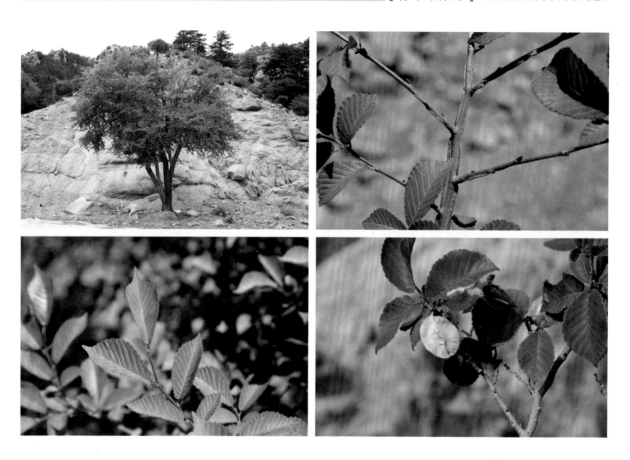

【形态特征】落叶乔木或灌木，高达 20m，胸径可达 40cm。树皮暗灰色，纵裂，粗糙；一、二年生枝淡褐黄色，具散生皮孔。叶宽倒卵形，厚革质，大小变异很大，先端短尾状，基部渐窄至圆，偏斜，两面粗糙，叶面密生硬毛，侧脉每边 6~16 条，边缘具大而浅钝的重锯齿，或兼有单锯齿。花在去年生枝上排成簇状聚伞花序或散生于新枝的基部。翅果两面及边缘有毛，果核位于翅果中部，宿存花被钟形，上部 5 浅裂，裂片边缘有毛，果梗被短毛。花期 4 月，果熟期 5~6 月。

【适宜生境】旱中生植物。生于海拔 700~1800m 的山地、沟谷及固定沙地。

【资源状况】分布于阴山地区各地。常见。作为园林绿化植物，阴山地区市区有少量栽培。

【入药部位】■中药：果实（大果榆）、种子加工品（芜荑）。

【采收加工】夏季果实成熟时采摘，晒干；晒干后的果实，搓去膜翅，取出种子，将种子（55kg）浸入水中，待发酵后，加入榆树皮面（5kg）、红土（15kg）、菊花末（2.5kg），加适量温开水混合均匀，如糊状，放板上摊平，厚约 1.3cm，切成直径约 6.7cm 的方块，晒干，即为芜荑成品。亦可在 5~6 月采摘果实取仁，用种子 60%、异叶败酱 20%、榆树皮 10% 混合制成扁平方形，晒干。

【功能主治】■中药：大果榆祛痰，利尿，杀虫；用于咳嗽痰多，小便不利，蛔虫病，蛲虫病。芜荑杀虫消积，除湿止痢；用于虫积腹痛，小儿疳积，久泻久痢，疮疡，疥癣。

【用法用量】■中药：大果榆 9~15g。芜荑 3~10g，或入丸、散服；外用适量，研末调敷。

榆 树　家榆、白榆、钻天榆、海拉苏
Ulmus pumila L.

【标本采集号】150902190528007LY

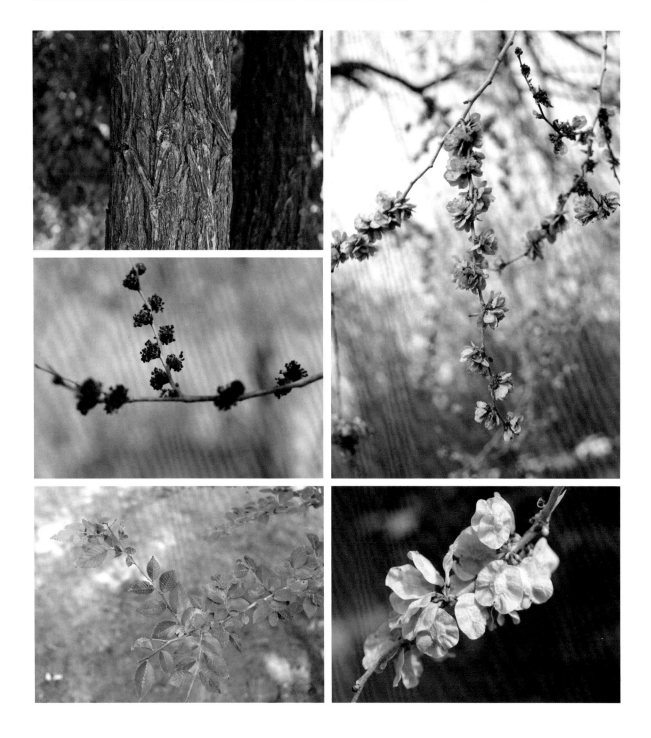

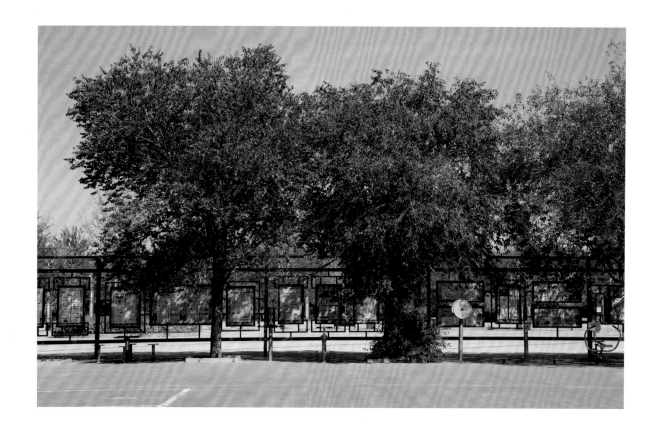

【形态特征】乔木，高可达 25m，胸径可达 1m，树冠卵圆形。树皮暗灰色，不规则纵裂，粗糙；小枝黄褐色或紫色。叶矩圆状卵形，先端渐尖，基部宽楔形，上面光滑，下面幼时有柔毛，后脱落或仅在脉腋簇生柔毛，边缘具不规则的重锯齿或为单锯齿。花先叶开放，两性，簇生于去年枝上；花萼 4 裂，紫红色，宿存；雄蕊 4 枚，花药紫色。翅果近圆形，除顶端缺口处被毛外，余处无毛，果核位于翅果的中部或微偏上，黄白色。花期 4 月，果熟期 5 月。

【适宜生境】旱中生植物。常生于森林草原及草原地带的山地、沟谷及固定沙地。

【资源状况】分布于阴山地区各地。常见。作为园林绿化植物，阴山地区市区广泛栽培。

【入药部位】■中药：根皮、树皮（榆白皮），叶（榆叶），果实（榆钱）。
　　　　　　■蒙药：树皮（海拉森 – 道日苏）。

【采收加工】春、秋二季采挖根皮，晒干；夏、秋二季剥取树皮，除去外层粗皮，鲜用或晒干；夏、秋二季采摘叶，鲜用或晒干；春季半展叶前采摘绿色未成熟果实，晒干。

【功能主治】■中药：榆白皮利水安神，解毒消肿；用于小便不利，淋浊，水肿，痈疽，丹毒，疥癣，外伤出血，烫烧伤。榆叶利尿，止咳祛痰，润肠；用于淋浊，体虚浮肿，失眠，喘咳，咳痰不利。榆钱安神健脾；用于神经衰弱，失眠，食欲不振。
　　　　　　■蒙药：海拉森 – 道日苏清热，治伤；用于金伤，伤热，痈肿。

【用法用量】■中药：榆白皮、榆叶 9~15g，或入丸、散服；外用适量，煎汤洗，或研末调敷患处，或以 80% 乙醇浸泡喷雾。榆钱 3~10g。
　　　　　　■蒙药：海拉森 – 道日苏多配方用。

垂枝榆 倒榆、白榆、温吉给日 - 海拉苏
Ulmus pumila L. cv. 'Tenue'

【标本采集号】150204190420017LY

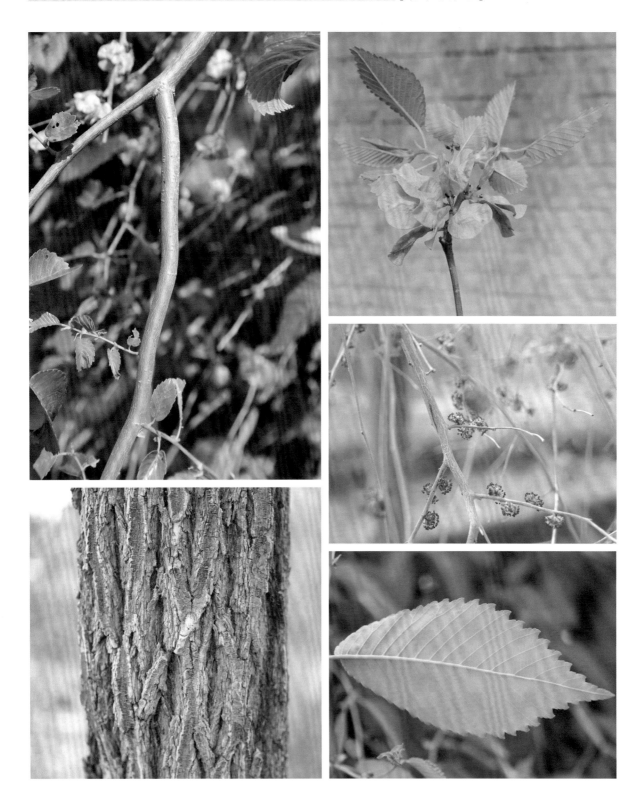

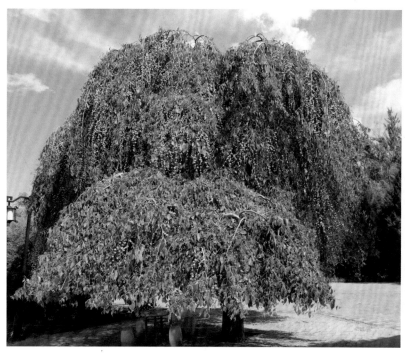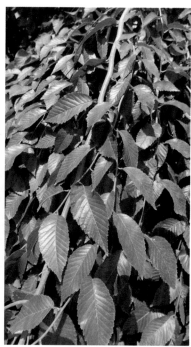

【形态特征】落叶乔木，高可达25m，树冠伞形。树干上部的主干不明显，分枝较多；树皮灰白色，较光滑；一年生至三年生枝下垂而不卷曲或扭曲。叶片椭圆状卵形、长卵形、椭圆状披针形或卵状披针形，上面平滑无毛，下面幼时有短柔毛。花先叶开放。翅果近圆形，稀倒卵状圆形，果核部分位于翅果的中部，裂片边缘有毛，果梗较花被为短。花、果期3~6月。

【适宜生境】中生植物。喜光，耐寒，抗旱，喜肥沃、湿润而排水良好的土壤，不耐水湿，但能耐干旱瘠薄和盐碱土壤。

【资源状况】作为园林绿化植物，阴山地区市区广泛栽培。

【入药部位】■中药：根皮、树皮（榆白皮），叶（榆叶），果实（榆钱）。

【采收加工】春、秋二季采挖根皮，晒干；夏、秋二季剥取树皮，除去外层粗皮，鲜用或晒干；夏、秋二季采摘叶，鲜用或晒干；春季半展叶前采摘绿色未成熟果实，晒干。

【功能主治】■中药：榆白皮利水安神，解毒消肿；用于小便不利，淋浊，水肿，痈疽，丹毒，疥癣，外伤出血，烫烧伤。榆叶利尿，止咳祛痰，润肠；用于淋浊，体虚浮肿，失眠，喘咳，咳痰不利。榆钱安神健脾；用于神经衰弱，失眠，食欲不振。

【用法用量】■中药：榆白皮、榆叶9~15g，或入丸、散服；外用适量，煎汤洗，或研末调敷患处，或以80%乙醇浸泡喷雾。榆钱3~10g。

中华金叶榆 美人榆、金叶榆
Ulmus pumila L. cv. *jinye*

【标本采集号】150203190421005LY

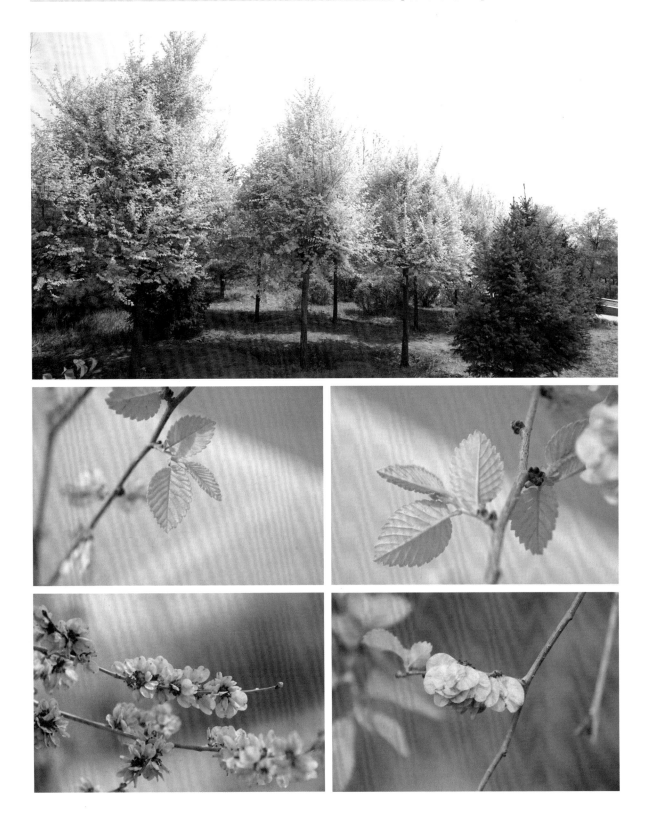

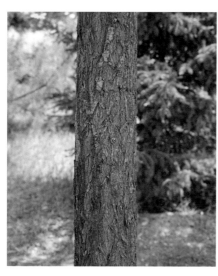
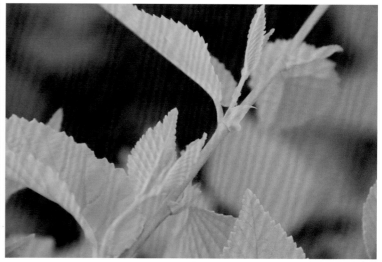

【形态特征】乔木或灌木。叶片金黄色，有自然光泽，色泽艳丽；叶脉清晰，质感好；叶卵圆形，平均长3~5cm，宽2~3cm，比普通白榆叶片稍短；叶缘具锯齿，叶先端渐尖，互生于枝条上。金叶榆的枝条萌生力很强，一般当枝条上长出十几个叶片时，腋芽便萌发长出新枝，因此金叶榆的枝条比普通白榆更密集，树冠更丰满，造型更丰富。

【适宜生境】抗寒、抗旱性、抗逆性、抗盐碱性强。

【资源状况】作为园林绿化植物，阴山地区广泛栽培。

【入药部位】■中药：树皮（金叶榆）。

【采收加工】夏、秋二季剥下树皮，除去粗皮，晒干或鲜用。

【功能主治】■中药：金叶榆利水，消肿。

【用法用量】■中药：金叶榆9~15g。

旱 榆 灰榆、山榆、柴布日－海拉苏
Ulmus glaucescens Franch.

【标本采集号】150824180505031LY

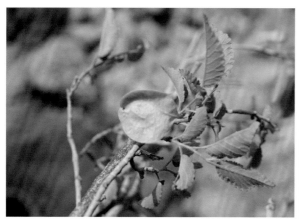
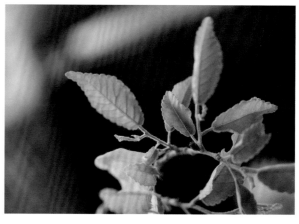

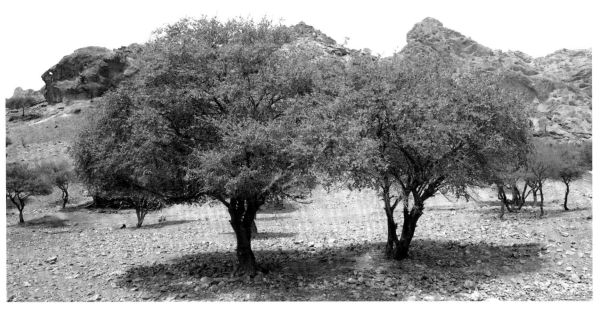

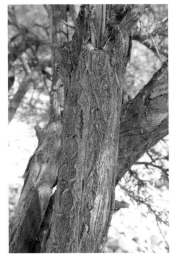
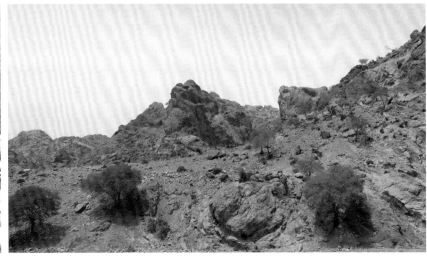

【形态特征】乔木或灌木。树皮浅纵裂；小枝无木栓翅及膨大的木栓层。叶卵形、菱状卵形、椭圆形、长卵形或椭圆状披针形，先端渐尖至尾状渐尖，基部偏斜，楔形或圆，两面光滑无毛，边缘具钝而整齐的单锯齿或近单锯齿。花3~5朵呈簇生状。翅果椭圆形或宽椭圆形，稀倒卵形、长圆形或近圆形，除顶端缺口柱头面有毛外，余处无毛，果翅较厚，果核位于翅果中上部，上端接近或微接近缺口，宿存花被钟形，无毛，上端4浅裂，裂片边缘有毛，果梗长2~4mm，密被短毛。花期4月，果熟期5月。

【适宜生境】旱生植物。生于向阳山坡、山麓及沟谷等地。

【资源状况】分布于巴彦淖尔市（乌拉特中旗）。常见。

【入药部位】■蒙药：树皮（摇布合）、茎枝皮（唷保）。

【采收加工】夏、秋二季剥取树皮及茎枝皮，鲜用或晒干。

【功能主治】■蒙药：摇布合用于创伤。唷保用于疮疖痈肿。

【用法用量】■蒙药：摇布合外用适量，熬膏外敷。唷保外用适量，熬膏外敷。

春 榆 白皮榆、红榆、山榆、哈日－海拉苏
Ulmus davidiana Planch. var. *japonica* (Rehd.) Nakai

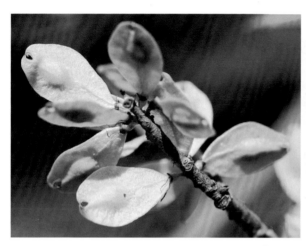 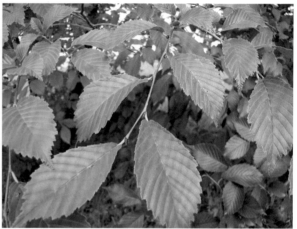

【形态特征】落叶乔木或灌木状，高达 15m，胸径 30cm。树皮色较深，纵裂成不规则条状；幼枝被或密或疏的柔毛，小枝有时具向四周膨大而不规则纵裂的木栓层。冬芽卵圆形，芽鳞背面被覆部分有毛。叶倒卵形，先端尾状渐尖，基部歪斜，叶面幼时有散生硬毛，后脱落无毛，常留有圆形毛迹，不粗糙，叶背幼时有密毛，后变无毛，脉腋常有簇生毛，边缘具重锯齿，侧脉每边 12~22 条。花在去年生枝上排成簇状聚伞花序。翅果倒卵形，无毛，宿存花被无毛，裂片 4 枚。花期 4~5 月，果熟期 5~6 月。

【适宜生境】中生植物。生于河岸、沟谷及山麓。

【资源状况】分布于乌兰察布市（凉城区、卓资县）。少见。

【入药部位】■中药：根皮、树皮（榆白皮），叶（榆叶），果实（榆钱）。

【采收加工】春、秋二季采挖根皮，晒干；夏、秋二季剥取树皮，除去外层粗皮，鲜用或晒干；夏、秋二季采摘叶，鲜用或晒干；春季半展叶前采摘绿色未成熟果实，晒干。

【功能主治】■中药：榆白皮利水安神，解毒消肿；用于小便不利，淋浊，水肿，痈疽，丹毒，疥癣，外伤出血，烫烧伤。榆叶利尿，止咳祛痰，润肠；用于淋浊，体虚浮肿，失眠，喘咳，咳痰不利。榆钱安神健脾；用于神经衰弱，失眠，食欲不振。

【用法用量】■中药：榆白皮、榆叶 9~15g，或入丸、散服；外用适量，煎汤洗，或研末调敷患处，或以 80% 乙醇浸泡喷雾。榆钱 3~10g。

黑弹树

小叶朴、黑弹朴、好特古日

Celtis bungeana Bl.

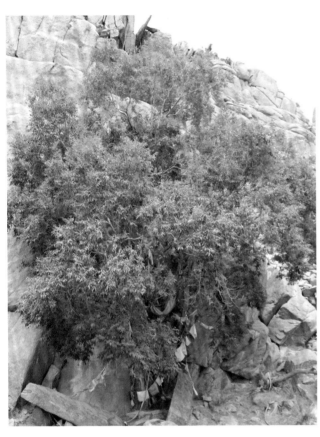

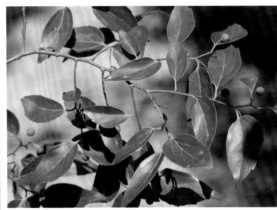

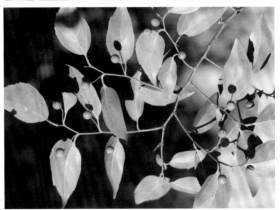

【形态特征】落叶乔木，高达 10m。树皮暗灰色；当年生小枝淡棕色，老后色较深，无毛，散生椭圆形皮孔，去年生小枝灰褐色。冬芽暗棕色，鳞片无毛。叶厚纸质，狭卵形，基部宽楔形，先端渐尖；叶柄淡黄色，上面有沟槽，幼时槽中有短毛，老后脱净；萌发枝上的叶形变异较大，先端可具尾尖且有糙毛。果实单生叶腋，果柄较细软，无毛，果成熟时蓝黑色，近球形，核近球形，肋不明显，表面极大部分近平滑或略具网孔状凹陷。花期 4~5 月，果期 10~11 月。

【适宜生境】中生植物。生于向阳山地。

【资源状况】分布于呼和浩特市（土默特左旗）、包头市（土默特右旗）、巴彦淖尔市（乌拉特前旗）。常见。

【入药部位】■中药：树干、树皮或枝条（棒棒木）。

【采收加工】全年采收树皮及树干，晒干，树皮切丝，树干劈成薄片或刨片；夏季割取枝条，晒干。

【功能主治】■中药：棒棒木止咳，祛痰；用于慢性支气管炎，支气管哮喘。

【用法用量】■中药：棒棒木 30~60g。

桑　科

桑　家桑、桑树、白桑、衣拉马
Morus alba L.

【标本采集号】150204190518017LY

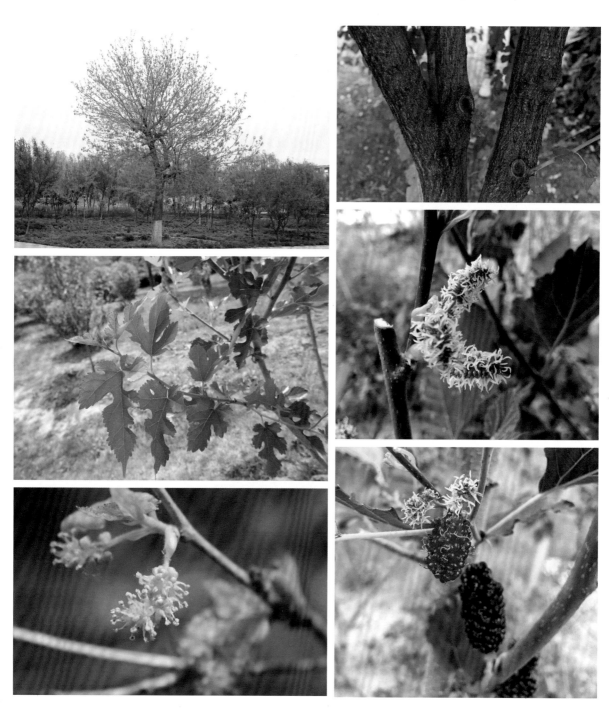

【形态特征】乔木或灌木，高 3~10m，胸径可达 50cm。树皮厚，灰色；小枝有细毛。冬芽红褐色，芽鳞覆瓦状排列，灰褐色，有细毛。叶卵形，边缘锯齿粗钝，表面鲜绿色，脉腋有簇毛；叶柄具柔毛。花单性，腋生或生于芽鳞腋内，与叶同时生出；雄花序下垂，密被白色柔毛，花被片淡绿色，花药 2 室，纵裂；雌花序被毛，总花梗被柔毛，雌花无梗，花被片外面和边缘被毛，两侧紧抱子房，无花柱，柱头 2 裂，内面有乳头状突起。聚花果成熟时暗紫色。花期 5 月，果熟期 6~7 月。

【适宜生境】中生植物。常栽培于田边、村边。

【资源状况】作为园林绿化植物，阴山地区广泛栽培。

【入药部位】■中药：叶（桑叶）、枝（桑枝）、根皮（桑白皮）、果实（桑椹）。
　　　　　　■蒙药：果实（衣拉马）。

【采收加工】秋季霜降后采摘叶，晒干；春、秋二季采摘嫩枝，除去叶，晒干或切片晒干；春、秋二季采挖根，刮去外面黄棕色粗皮，纵向剖开，剥取根皮，晒干；夏季果实呈红紫色时采摘，晒干或略蒸后晒干。

【功能主治】■中药：桑叶疏散风热，清肝明目；用于风热感冒，咳嗽，头晕，头痛，目赤。桑枝祛风湿，利关节；用于肩臂、关节酸痛麻木。桑白皮泻肺平喘，利水消肿；用于肺热喘咳，面目浮肿，水肿胀满，尿少。桑椹补肝益肾，养血生津；用于头晕，目眩，耳鸣，心悸，头发早白，血虚便秘。
　　　　　　■蒙药：衣拉马补益，清热；用于骨热，血盛症。

【用法用量】■中药：桑叶 5~10g，或入丸、散服；外用适量，煎汤洗眼。桑枝 9~15g，或入丸、散服。桑白皮 6~12g，或入丸、散服。桑椹 10~15g，或熬膏服。
　　　　　　■蒙药：衣拉马多配方用。

蒙 桑　刺叶桑、岩桑、蒙古栎 – 衣拉马
Morus mongolica (Bur.) Schneid.

【标本采集号】150221140718076LY

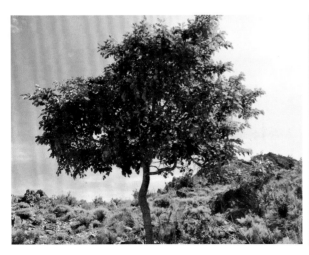
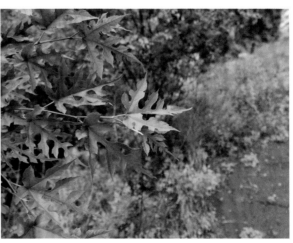

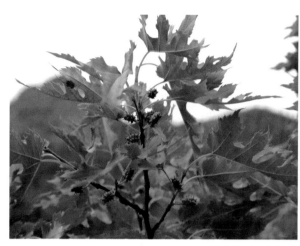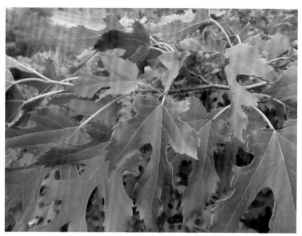

【形态特征】小乔木或灌木。树皮灰褐色，纵裂；小枝暗红色，老枝灰黑色。冬芽卵圆形，灰褐色。叶长椭圆状卵形，先端尾尖，基部心形，边缘具三角形单锯齿，齿尖有长刺芒，两面无毛。雄花花被暗黄色，外面及边缘被长柔毛，花药2室，纵裂；雌花序总花梗纤细，雌花花被片外面上部疏被柔毛或近无毛；花柱长，柱头2裂，内面密生乳头状突起。聚花果成熟时紫黑色。花期5月，果熟期6~7月。

【适宜生境】中生植物。生于海拔800~1500m的山地或林中向阳山坡、沟谷或疏林、山麓、丘陵、低地。

【资源状况】分布于包头市（土默特右旗）、巴彦淖尔市（乌拉特前旗）。常见。

【入药部位】■中药：叶（桑叶）、枝（桑枝）、根皮（桑白皮）、果实（桑椹）。
　　　　　　■蒙药：根皮、果实（衣拉马）。

【采收加工】秋季霜降后采摘叶，晒干；春、秋二季采摘嫩枝，除去叶，晒干或切片晒干；春、秋二季采挖根，刮去外面黄棕色粗皮，纵向剖开，剥取根皮，晒干；夏季果实呈红紫色时采摘，晒干或略蒸后晒干。

【功能主治】■中药：桑叶疏散风热，清肝明目；用于风热感冒，咳嗽，头晕，头痛，目赤。桑枝祛风湿，利关节；用于肩臂、关节酸痛麻木。桑白皮泻肺平喘，利水消肿；用于肺热喘咳，面目浮肿，水肿胀满，尿少。桑椹补肝益肾，养血生津；用于头晕，目眩，耳鸣，心悸，头发早白，血虚便秘。
　　　　　　■蒙药：衣拉马补益，清热；用于骨热，血盛症。

【用法用量】■中药：桑叶5~10g，或入丸、散服；外用适量，煎汤洗眼。桑枝9~15g，或入丸、散服。桑白皮6~12g，或入丸、散服。桑椹10~15g，或熬膏服。
　　　　　　■蒙药：衣拉马多配方用。

葎 草

勒草、葛勒子秧、拉拉藤、朱日给

Humulus scandens (Lour.) Merr.

【标本采集号】150204190626106LY

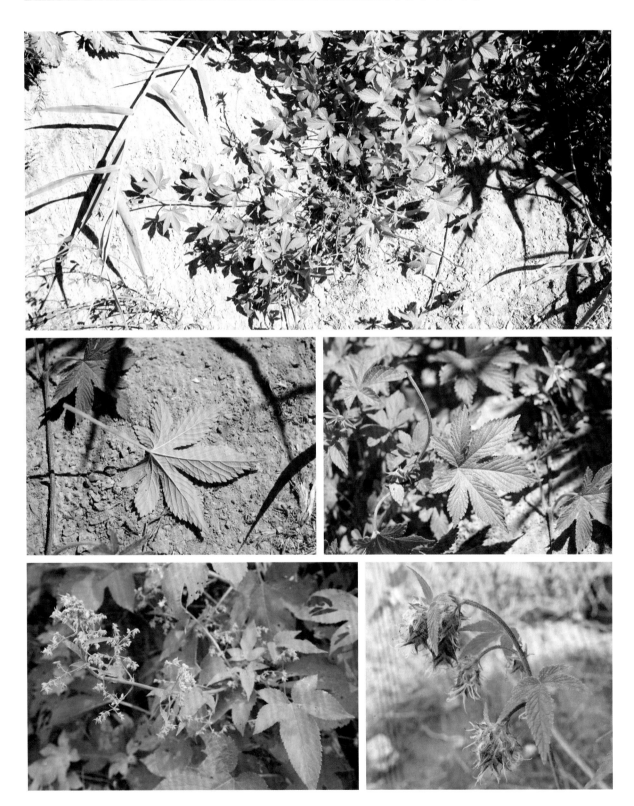

【形态特征】缠绕草本。茎、枝、叶柄均具倒钩刺。叶纸质，肾状五角形，掌状 5~7 深裂，稀为 3 裂，基部心脏形，上面疏被糙伏毛，下面被柔毛及黄色腺体，裂片具锯齿。雄花小，黄绿色；雌花序苞片纸质，三角形，被白色绒毛；子房为苞片包被，柱头 2 个，伸出苞片外。瘦果成熟时露出苞片外。花期 7~8 月，果期 8~9 月。

【适宜生境】中生植物。生于路边和路旁荒地。

【资源状况】分布于呼和浩特市（回民区、赛罕区、新城区、玉泉区）、包头市（白云鄂博矿区、东河区、九原区、昆都仑区、青山区）。少见。

【入药部位】■中药：全草（葎草）。

【采收加工】夏、秋二季采收，晒干。

【功能主治】■中药：葎草清热解毒，利尿消肿；用于肺结核潮热，肺脓肿，肺炎，疟疾，胃肠炎，痢疾，消化不良，急性肾炎，肾盂肾炎，热淋，石淋，小便不利；外用于痈肿疔毒，痔疮，毒蛇咬伤，湿疹，荨麻疹。

【用法用量】■中药：葎草 10~15g，鲜品 30~60g，或捣汁饮；外用适量，煎汤洗，或鲜品捣敷患处。

啤酒花　忽布、啤酒音 - 朱日给

Humulus lupulus L.

【标本采集号】150202190428115LY

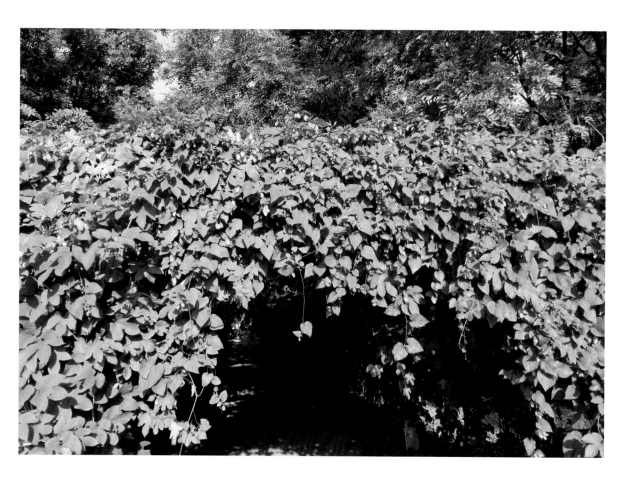

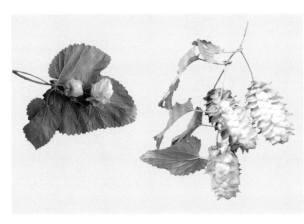
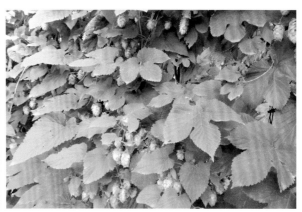

【形态特征】多年生攀缘草本。茎、枝及叶柄密被绒毛及倒钩刺。叶卵形，先端尖，基部心形，不
　　　　　裂或 3~5 裂，具粗锯齿，上面密被小刺毛，下面疏被毛及黄色腺点；叶柄长不超过叶
　　　　　片。雄花排成聚伞圆锥花序，花被片与雄蕊均为 5 枚；雌花每 2 朵生于一苞片腋间；
　　　　　苞片覆瓦状排列组成近球形柔荑花序。果序球果状，宿存苞片干膜质，卵形，无毛，
　　　　　具油点。瘦果扁平，每苞腋 1~2 个，内藏。花期 7~8 月，果期 8~9 月。

【适宜生境】中生植物。对光照要求较高，一般生于光照较好的山地林缘、灌丛或河流两岸的湿地。

【资源状况】分布于呼和浩特市（回民区、土默特左旗、武川县、新城区）。罕见。作为园林绿化
　　　　　植物，包头市（东河区、九原区、昆都仑区、青山区）有少量栽培。

【入药部位】■中药：未成熟绿色果穗（啤酒花）。

【采收加工】夏、秋二季当果穗呈绿色而略带黄色时采摘，晒干或烘干。

【功能主治】■中药：啤酒花健胃消食，安神，利尿；用于消化不良，腹胀，浮肿，小便淋痛，肺
　　　　　痨，失眠。

【用法用量】■中药：啤酒花 3~5g。

大 麻 山丝苗、火麻、线麻、敖鲁苏
Cannabis sativa L.

【标本采集号】150929180917001LY

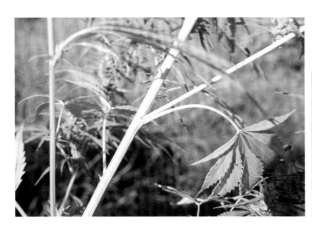
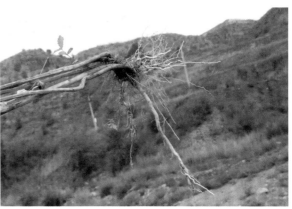

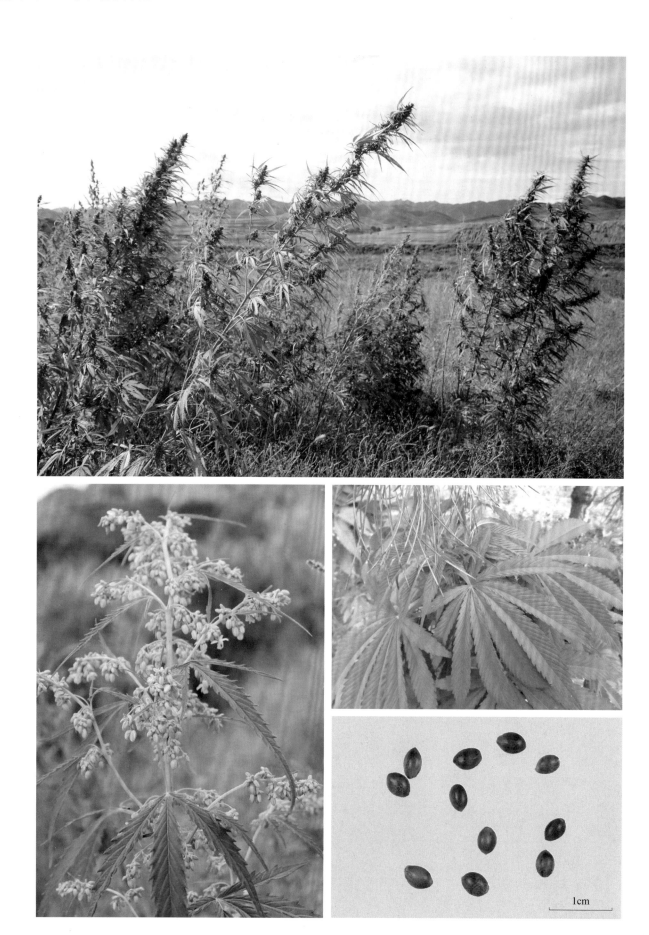

1cm

【形态特征】一年生草本，高 1~3m。茎直立，灰绿色，具纵沟，密被短柔毛。叶互生或下部的对生，掌状复叶，小叶 3~11 枚，生于茎顶端的具小叶 1~3 枚，边缘具粗锯齿，叶柄上有纵沟，密被短绵毛。花单性，雌雄异株；花序生于上部叶腋，雄花排列成圆锥花序，萼片 5 枚，雄蕊 5 枚，花丝细长，花药大，黄色；雌花序短穗状，绿色，每朵花在外具 1 枚卵形苞片，内有 1 枚薄膜状花被，雌蕊 1 枚，子房球形，无柄，花柱二歧。瘦果扁卵形，硬质，灰色，表面光滑而有细网纹。花期 7~8 月，果期 9~10 月。

【适宜生境】中生植物。常以土层深厚、保水保肥力强且土质松软肥沃、含有机质、地下水位较低的地块栽培为宜。适于温暖多雨区域种植，低温地带以及河边冲积土，沙丘低地、路旁生长良好。

【资源状况】分布于阴山地区各地，栽培或逸生。常见。

【入药部位】■中药：种仁（火麻仁）。
■蒙药：种仁（敖老森 – 乌日）。

【采收加工】秋季果实成熟时采收，除去杂质，晒干。

【功能主治】■中药：火麻仁润燥，通便；用于肠燥便秘。
■蒙药：敖老森 – 乌日通便，杀虫，祛协日乌素；用于便秘，痛风，游痛症，关节炎，淋巴结肿大，黄水疮。

【用法用量】■中药：火麻仁 10~15g，或入丸、散服；外用适量，捣敷，或榨油涂。
■蒙药：敖老森 – 乌日 9~15g，或入丸、散服；外用适量，捣敷，或榨油涂。

野大麻 哲日力格 – 敖鲁苏
Cannabis sativa L. f. *ruderalis* (Janisch.) Chu

【标本采集号】150823150826272LY

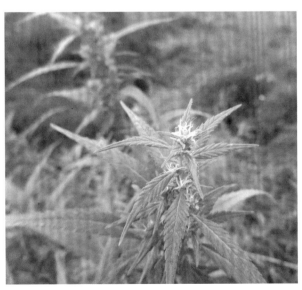
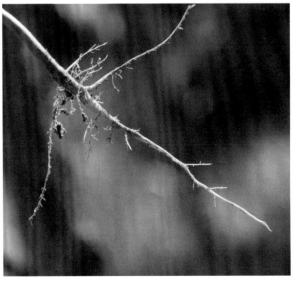

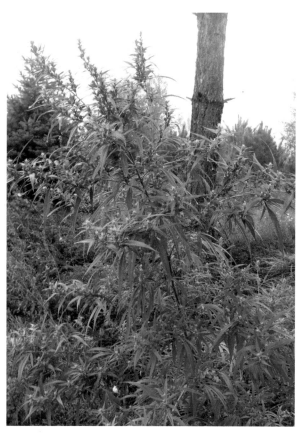
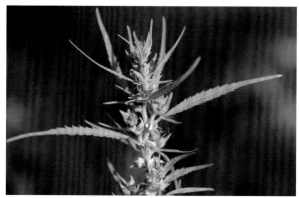
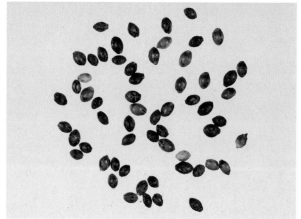

【形态特征】一年生草本，植株较矮小。茎直立，具纵沟，灰绿色。叶较小，互生或下部的对生，掌状复叶，小叶 3~7（11）枚，生于茎顶端的具小叶 1~3 枚，披针形至条状披针形。花单性，雌雄异株。花序生于上部叶腋，雄花排列成长而疏散的圆锥花序，淡黄绿色，萼片 5 枚，长卵形，背面及边缘均有短毛，无花瓣；雄蕊 5 枚，长约 5mm，花丝细长，花药大，黄色。无雌蕊；雌花序呈短穗状，绿色，每朵花在外具 1 枚卵形苞片，先端渐尖，内有 1 片薄膜状花被，紧包子房，两者背面均有短柔毛，雌蕊 1 枚，花柱二歧。瘦果较小，长约 3mm，直径约 2mm，成熟时表面具棕色大理石状花纹，基部具关节。花期 7~8 月，果期 9~10 月。

【适宜生境】中生植物。生于向阳干山坡、固定沙丘及丘间低地。

【资源状况】分布于呼和浩特市（武川县）、巴彦淖尔市（乌拉特前旗）。少见。

【入药部位】■中药：种仁（火麻仁）。

　　　　　　■蒙药：种仁（敖老森 – 乌日）

【采收加工】秋季果实成熟时采收，除去杂质，晒干。

【功能主治】■中药：火麻仁润燥，通便；用于肠燥便秘。

　　　　　　■蒙药：敖老森 – 乌日通便，杀虫，祛协日乌素；用于便秘，痛风，游痛症，关节炎，淋巴结肿大，黄水疮。

【用法用量】■中药：火麻仁 10~15g，或入丸、散服；外用适量，捣敷，或榨油涂。

　　　　　　■蒙药：敖老森 – 乌日 9~15g，或入丸、散服；外用适量，捣敷，或榨油涂。

荨麻科

麻叶荨麻 燉麻、蝎子草、扫瓦、哈拉盖
Urtica cannabina L.

【标本采集号】150929180616025LY

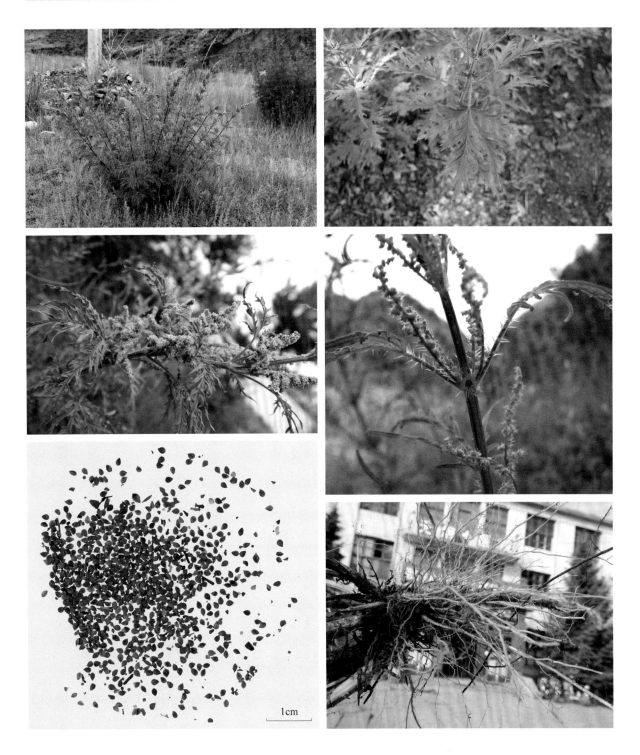

【形态特征】多年生草本，全株被柔毛和螫毛，具匍匐根茎。茎直立，高 100~200cm，丛生，具纵棱和槽。叶片五角形，掌状 3 深裂，裂片再呈缺刻状羽状深裂，最下部的小裂片外侧边缘具 1 枚长尖齿。花单性，雌雄同株，同株者雄花序生于下方；穗状聚伞花序，具密生花簇；苞片膜质，透明；雄花花被 4 深裂，雄蕊 4 枚，花丝扁，长于花被裂片，花药黄色，退化子房杯状，浅黄色；雌花花被 4 中裂，背生 2 枚裂片花后增大，较瘦果长，包着瘦果。瘦果稍扁，光滑。花期 7~8 月，果期 8~9 月。

【适宜生境】中生植物。生于干燥山坡、丘陵坡地、沙丘坡地、山野路旁、居民点附近。

【资源状况】分布于乌兰察布市（察哈尔右翼后旗、察哈尔右翼前旗、察哈尔右翼中旗、凉城县、四子王旗、卓资县）、呼和浩特市（土默特左旗、武川县）、包头市（固阳县）、巴彦淖尔市（乌拉特前旗）、阿拉善盟（阿拉善左旗行政区）。常见。

【入药部位】■中药：全草（麻叶荨麻）。

■蒙药：全草（道格辛－哈拉盖）。

【采收加工】夏、秋二季采收，切段，晒干。

【功能主治】■中药：麻叶荨麻祛风湿，凉血，定痉；用于高血压；外用于荨麻疹初起，风湿性关节炎，毒蛇咬伤，小儿惊风。

■蒙药：道格辛－哈拉盖除协日乌素，解毒，镇赫依，温胃，破痞；用于腰腿及关节疼痛，虫咬伤。

【用法用量】■中药：麻叶荨麻 5~15g；外用适量，煎汤洗，或捣敷患处。

■蒙药：道格辛－哈拉盖 3~5g，或入丸、散服。

宽叶荨麻

乌日根－哈拉盖
Urtica laetevirens Maxim.

【标本采集号】150924180906059LY

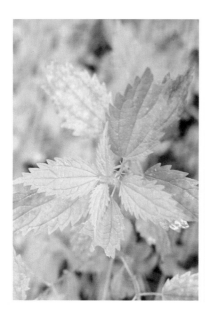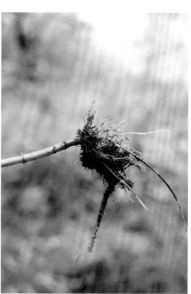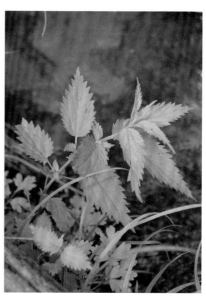

【形态特征】多年生草本。根状茎匍匐；茎纤细，高 30~100cm，节间常较长，四棱形。叶常近膜质，卵形或披针形，两面疏生刺毛和细糙毛，钟乳体常短杆状；叶柄纤细，向上的渐变短，疏生刺毛和细糙毛；托叶每节 4 枚，离生或有时上部的多少合生，被微柔毛。雌雄同株，稀异株，雄花序近穗状，纤细，生上部叶腋；雌花序近穗状，生下部叶腋，较短，纤细；花被片 4 枚，于近中部合生，裂片卵形，内凹，外面疏生微糙毛。瘦果卵形，双凸透镜状。花期 7~8 月，果期 8~9 月。

【适宜生境】中生植物。生于山坡林下阴湿处、林缘路旁、山谷溪流附近、水边湿地、沟边。

【资源状况】分布于乌兰察布市（兴和县）。少见。

【入药部位】■中药：全草、根、种子（宽叶荨麻）。

【采收加工】夏季采收全草，除去杂质，切段，鲜用或晒干；秋、冬二季采收根和种子，晒干。

【功能主治】■中药：宽叶荨麻祛风定惊，消食通便；用于风湿关节痛，产后抽风，小儿惊风，小儿麻痹后遗症，高血压，消化不良，大便不通；外用于荨麻疹初起，蛇咬伤。

【用法用量】■中药：宽叶荨麻 3~6g；外用适量，捣汁外搽，或煎汤洗患处。

狭叶荨麻
螫麻子、奥存－哈拉盖
Urtica angustifolia Fisch. ex Hornem.

【标本采集号】150925150818049LY

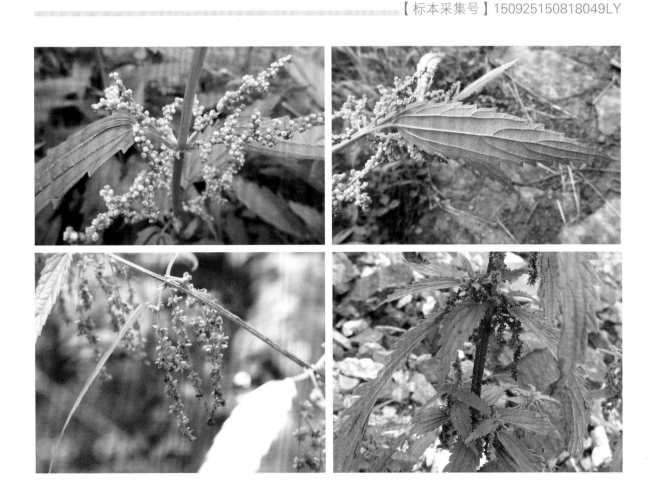

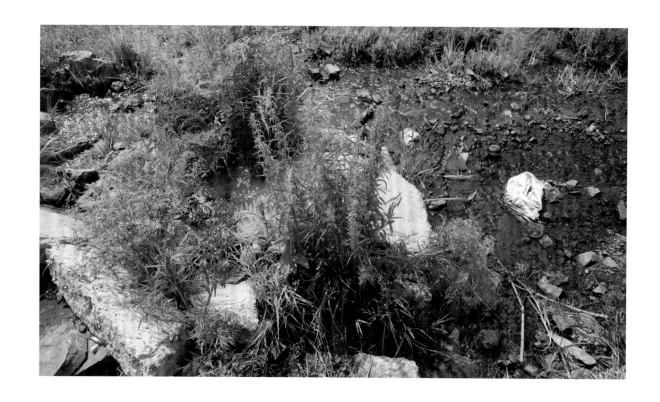

【形态特征】多年生草本，有木质化根状茎。茎高 40~150cm，四棱形，疏生刺毛和稀疏的细糙毛。叶披针形，边缘有粗牙齿或锯齿，9~19 枚，上面粗糙，生细糙伏毛和具粗而密的缘毛，下面沿脉疏生细糙毛，侧脉 2~3 对；叶柄短，疏生刺毛和糙毛；托叶每节 4 枚，离生，条形。雌雄异株，花序圆锥状，雄花花被片 4 枚，在近中部合生，外面上部疏生小刺毛和细糙毛，退化雌蕊碗状；雌花小，近无梗。瘦果卵形，双凸透镜状，近光滑或有不明显的细疣点；宿存花被片 4 枚。花期 7~8 月，果期 8~9 月。

【适宜生境】中生植物。生于山地林缘、灌丛间、溪沟边、湿地，也见于山野阴湿处、水边沙丘灌丛间。

【资源状况】分布于乌兰察布市（察哈尔右翼后旗、察哈尔右翼前旗、察哈尔右翼中旗、凉城县、兴和县、卓资县）、呼和浩特市（和林格尔县、土默特左旗、武川县）、包头市（固阳县）、巴彦淖尔市（乌拉特前旗）。常见。

【入药部位】■中药：全草（狭叶荨麻）。

　　　　　　■蒙药：全草（道格辛－哈拉盖）。

【采收加工】夏、秋二季采收，晒干。

【功能主治】■中药：狭叶荨麻祛风定惊，消食通便；用于风湿关节痛，产后抽风，小儿惊风，小儿麻痹后遗症，高血压，消化不良，大便不通；外用于荨麻疹初起，蛇咬伤。

　　　　　　■蒙药：道格辛－哈拉盖除协日乌素，解毒，镇赫依，温胃，破痞；用于腰腿及关节疼痛，虫咬伤。

【用法用量】■中药：狭叶荨麻 5~15g；外用适量，煎汤洗，或捣敷患处。

　　　　　　■蒙药：道格辛－哈拉盖 3~5g，或入丸、散服。

墙 草 小花墙草、麻查日干那
Parietaria micrantha Ledeb.

【标本采集号】150121180821005LY

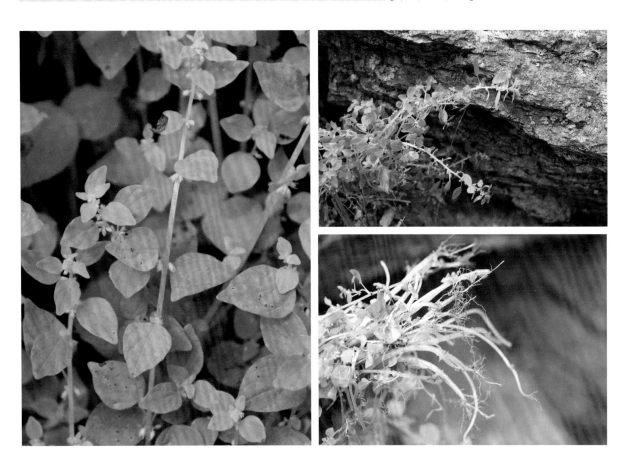

【形态特征】一年生铺散草本，长 10~40cm。茎上升平卧或直立，肉质。叶膜质，上面疏生短糙伏毛，下面疏生柔毛，钟乳体点状，基出脉 3 条，侧脉 1 对，常从叶的近基部伸出达上部，在近边缘处消失；叶柄纤细，被短柔毛。花杂性，聚伞花序数朵；苞片条形，单生于花梗的基部或 3 枚在基部合生成轮生状。两性花具梗，花被片 4 深裂，褐绿色，雄蕊 4 枚，花丝纤细，花药近球形，淡黄色；雌花花被片合生成钟状，4 浅裂，浅褐色，薄膜质，裂片三角形。果实坚果状，卵形，黑色，具宿存的花被和苞片。花期 7~8 月，果期 8~9 月。

【适宜生境】中生植物。生于山坡阴湿处、石缝间、湿地上。

【资源状况】分布于呼和浩特市（土默特左旗）。少见。

【入药部位】■中药：全草或根（墙草）。

【采收加工】夏、秋二季采收全草，洗净泥土，鲜用或晒干；根全年均可采挖，鲜用。

【功能主治】■中药：墙草拔脓消肿。

【用法用量】■中药：墙草外用适量，鲜品捣敷，或煎汤洗患处。

檀香科

急折百蕊草

九龙草、九仙草、毛瑞－麦令嘎日
Thesium refractum C. A. Mey.

【标本采集号】150823150826042LY

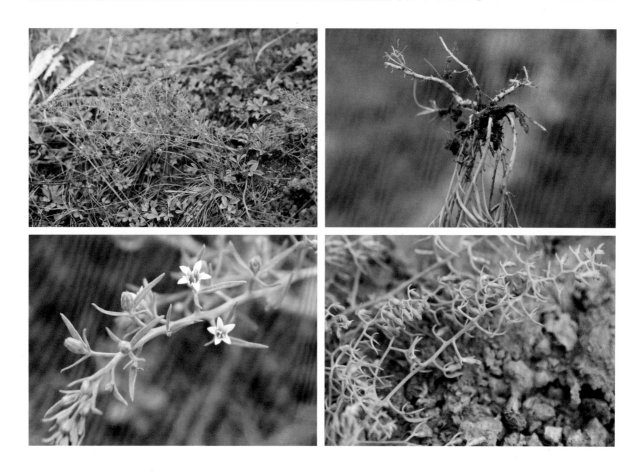

【形态特征】多年生草本，高 20~40cm；根茎直，颇粗壮；茎有明显的纵沟。叶线形，顶端常钝，基部收狭不下延，无柄，两面粗糙，通常单脉。总状花序腋生或顶生；花白色，总花梗呈"之"字形曲折；花梗细长，有棱，花后外倾并渐反折；苞片 1 枚，叶状，开展；小苞片 2 枚；花被筒状或阔漏斗状，上部 5 裂，裂片线状披针形；雄蕊 5 枚，内藏；花柱圆柱状，不外伸。坚果椭圆状，表面有 5~10 条不很明显的纵脉（或棱）。花期 6~7 月，果期 7~9 月。

【适宜生境】中旱生植物。生于山坡草地、砂石质坡地、林缘、沙地及草甸上。

【资源状况】分布于乌兰察布市（凉城县、卓资县）、巴彦淖尔市（乌拉特前旗、乌拉特中旗）。少见。

【入药部位】■中药：全草（百蕊草）。

【采收加工】春、秋二季采收全草，晒干。

【功能主治】■中药：百蕊草清热解毒，补肾涩精；用于急性乳腺炎，肺炎，肺脓肿，扁桃体炎，上呼吸道感染，肾虚腰痛，头昏，遗精，滑精。

【用法用量】■中药：百蕊草 9~15g。

长叶百蕊草
乌日特 – 麦令嘎日
Thesium longifolium Turcz.

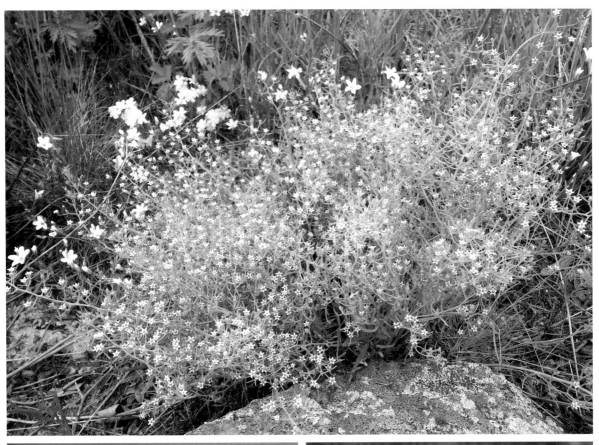

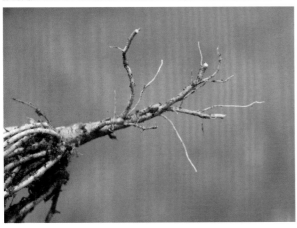

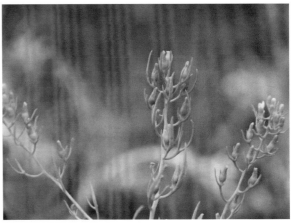

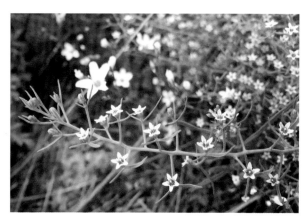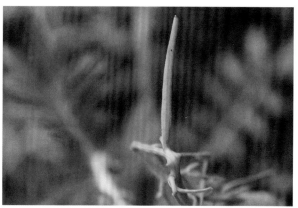

【形态特征】多年生草本，高约50cm。茎簇生，有明显的纵沟。叶无柄，线形，两端渐尖，有3脉。总状花序腋生或顶生；花黄白色，钟状；花梗有细条纹；苞片1枚，线形；小苞片2枚，狭披针形，边缘均粗糙；花被5裂，裂片狭披针形，顶端锐尖，内弯；雄蕊5枚，插生于裂片基部，内藏；花柱内藏。坚果近球形或椭圆状，黄绿色，表面偶有分叉的纵脉（棱），宿存花被比果实短。花期5~7月，果期7~8月。

【适宜生境】中旱生植物。生于海拔1200~2000m的沙地、沙质草原、山坡、山地草原、林缘、灌丛中。

【资源状况】分布于乌兰察布市（凉城县、卓资县）、巴彦淖尔市（乌拉特前旗、乌拉特中旗）。少见。

【入药部位】■中药：全草（百蕊草）。

【采收加工】夏、秋二季采收，洗净泥土，晒干。

【功能主治】■中药：百蕊草清热解毒，补肾涩精；用于急性乳腺炎，肺炎，肺脓肿，扁桃体炎，上呼吸道感染，肾虚腰痛，头昏，遗精，滑精。

【用法用量】■中药：百蕊草9~15g。

桑寄生科

槲寄生 北寄生、冬青、柳寄生、曹格苏日
Viscum coloratum (Kom.) Nakai

【标本采集号】150823150826373LY

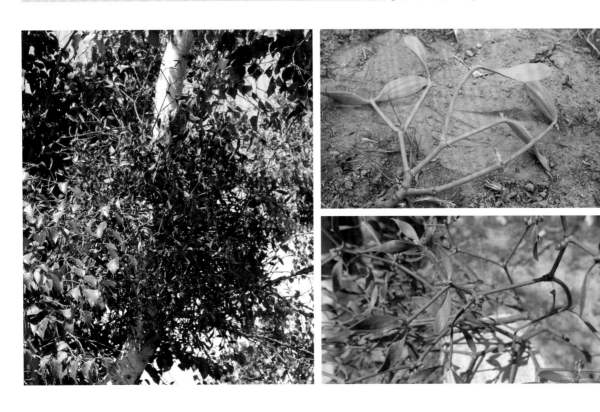

【形态特征】灌木，高 0.3~0.8m。茎、枝均圆柱状，二歧或三歧，稀多歧分枝，节稍膨大，小枝的节间长 5~10cm。叶对生，稀 3 枚轮生，革质，基出脉 3~5 条。雌雄异株；花序顶生或腋生于茎叉状分枝处；雄花序聚伞状，总苞舟形，中央的花具 2 枚苞片或无；雄花花蕾时卵球形，萼片 4 枚；花药椭圆形。雌花序聚伞式穗状，顶生的花具 2 枚苞片或无，交叉对生的花各具 1 枚苞片；苞片阔三角形；雌花花蕾时长卵球形，花托卵球形，萼片 4 枚，三角形，柱头乳头状。果实球形，具宿存花柱，果皮平滑。花期 4~5 月，果期 8~9 月。

【适宜生境】半寄生植物。生于海拔 500~1400m 的阔叶林中，常寄生于榆、杨、柳、桦、栎、梨、李、苹果、枫杨、赤杨以及椴属植物上。

【资源状况】分布于巴彦淖尔市（乌拉特前旗）。少见。

【入药部位】■中药：全草（槲寄生）。

【采收加工】一般在冬季采收，用刀割下，除去粗枝，扎成小把，阴干或晒干。

【功能主治】■中药：槲寄生祛风湿，补肝肾，强筋骨，安胎。用于风湿痹痛，腰膝酸软，胎动、胎漏，高血压。

【用法用量】■中药：槲寄生 10~15g，或入丸、散服，或浸酒服，或捣汁服；外用适量，捣敷。

蓼 科

萹 蓄 扁竹竹、异叶蓼、猪牙草、布敦纳音－苏勒
Polygonum aviculare L.

【标本采集号】150929180915003LY

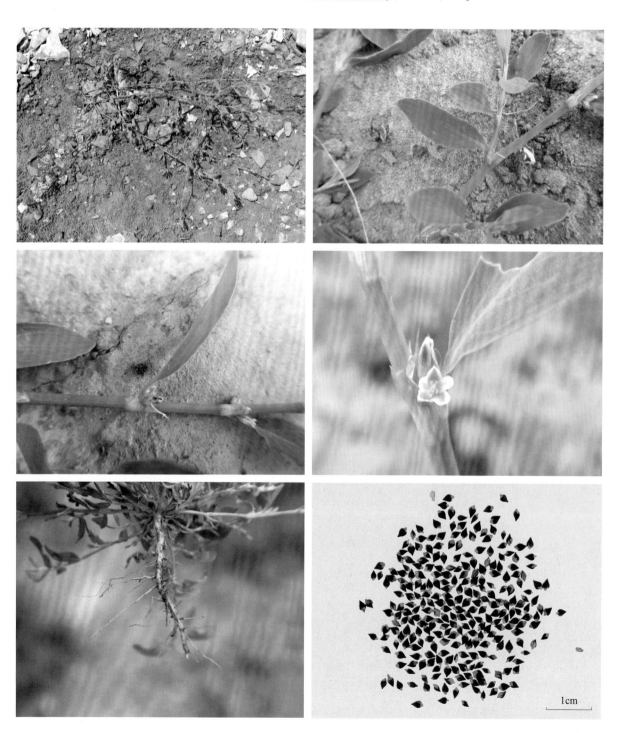

【形态特征】一年生草本，高 10~40cm。茎平卧或斜升，稀直立，由基部分枝，绿色，具纵沟纹，无毛，基部圆柱形，幼具棱角。叶片全缘，蓝绿色，两面均无毛，侧脉明显，叶基部具关节；托叶鞘先端多裂，有不明显的脉纹。花生于茎上，常 1~5 朵簇生于叶腋；花梗细而短，顶部有关节；花被 5 深裂，裂片椭圆形，绿色，边缘白色或淡红色；雄蕊 8 枚，比花被片短；花柱 3 个，柱头头状。瘦果卵形，具 3 棱，黑色或褐色，表面具不明显的细纹和小点，无光泽。花、果期 6~9 月。

【适宜生境】中生植物。群生或散生于田野、路旁、村舍附近或河边湿地等处，为盐化草甸和草甸群落的伴生种。

【资源状况】分布于阴山地区各地。十分常见。

【入药部位】■中药：地上部分（萹蓄）。

【采收加工】夏季茎叶茂盛时采割，除去根和杂质，晒干。

【功能主治】■中药：萹蓄利尿通淋，杀虫，止痒；用于热淋涩痛，小便短赤，虫积腹痛，皮肤湿疹，阴痒带下。

【用法用量】■中药：萹蓄 9~15g；外用适量，煎汤洗患处。

习见蓼　小萹蓄、铁马齿苋、额格乐 – 希没乐得格
Polygonum plebeium R. Br.

【标本采集号】150922190802031LY

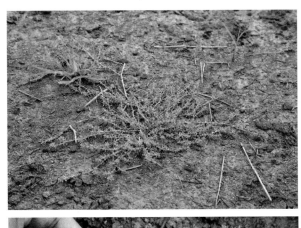
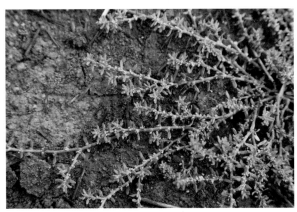
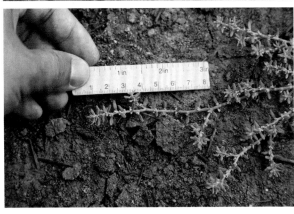
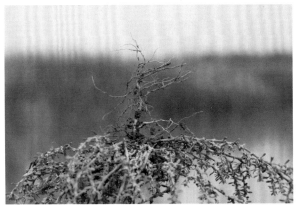

【形态特征】一年生草本，高 10~30cm。茎匍匐或直立，多分枝，具沟纹，节间通常较叶片短。叶近无柄，全缘，侧脉不显，无毛；托叶鞘膜质，无脉纹或脉纹不显著。花小，1 至数朵簇生叶腋；花梗甚短，中部具关节；花被 5 深裂，裂片矩圆形，粉红色或白色；雄蕊 5 枚；花柱 3 个，柱头头状。瘦果具 3 棱，黑色或黑褐色，表面有光泽，全部包于宿存的花被内。花期 5~8 月，果期 6~9 月。

【适宜生境】中生植物。生于路边、田边、河边湿地。

【资源状况】分布于乌兰察布市（化德县）。少见。

【入药部位】■中药：全草（小萹蓄）。

【采收加工】夏、秋二季采收，洗净泥土，晒干。

【功能主治】■中药：小萹蓄清热利尿，祛湿杀虫；用于热淋，黄疸，疥癣，湿疹，阴疮，滴虫阴道炎。

【用法用量】■中药：小萹蓄 9~15g。

两栖蓼 小黄药、醋柳、努日音 – 希没落得格
Polygonum amphibium L.

【标本采集号】150929180803021LY

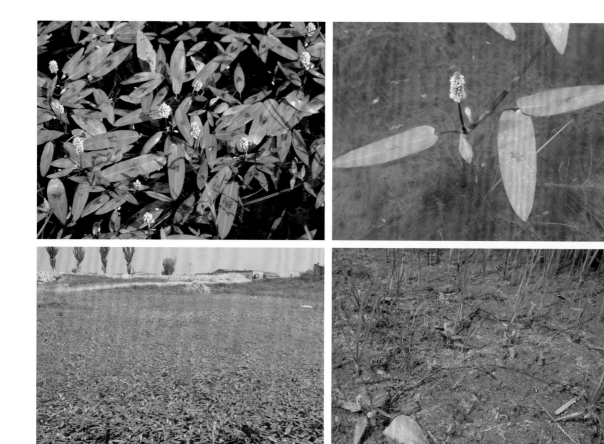

【形态特征】多年生草本，根状茎横走。生于水中者茎漂浮，无毛，节部生不定根；叶长圆形，浮于水面，托叶鞘筒状，薄膜质，顶端截形，无缘毛。生于陆地者茎直立，不分枝或自基部分枝，高 40~60cm；叶披针形，被短硬伏毛，全缘，托叶鞘筒状，膜质，疏生长硬毛，顶端截形，具短缘毛。总状花序呈穗状，顶生或腋生；苞片宽漏斗状；花被 5 深裂，淡红色或白色；雄蕊 5 枚，比花被短；花柱 2 个，比花被长，柱头头状。瘦果近圆形，双凸镜状，黑色，有光泽，包于宿存花被内。花期 7~8 月，果期 8~9 月。

【适宜生境】中生 – 水生植物。生于河溪岸边、湖滨、低湿地、农田。

【资源状况】分布于阴山地区各地。常见。

【入药部位】■中药：全草（两栖蓼）。

【采收加工】夏、秋二季采收，洗净泥土，晒干。

【功能主治】■中药：两栖蓼清热利湿；用于痢疾，脚浮肿；外用于疔疮。

【用法用量】■中药：两栖蓼 10~15g；外用鲜品适量，捣敷患处。

春 蓼 桃叶蓼、乌和日 – 希没乐得格
Polygonum persicaria L.

【标本采集号】152921130809062LY

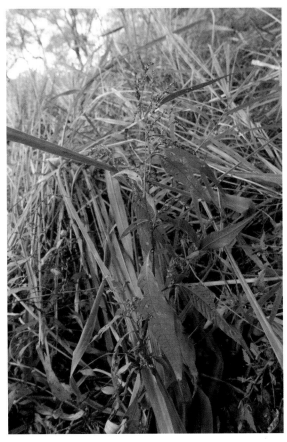
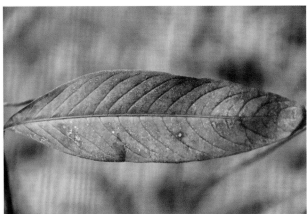
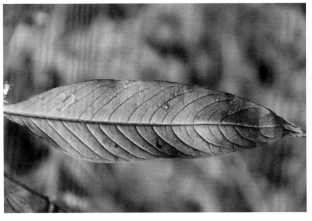

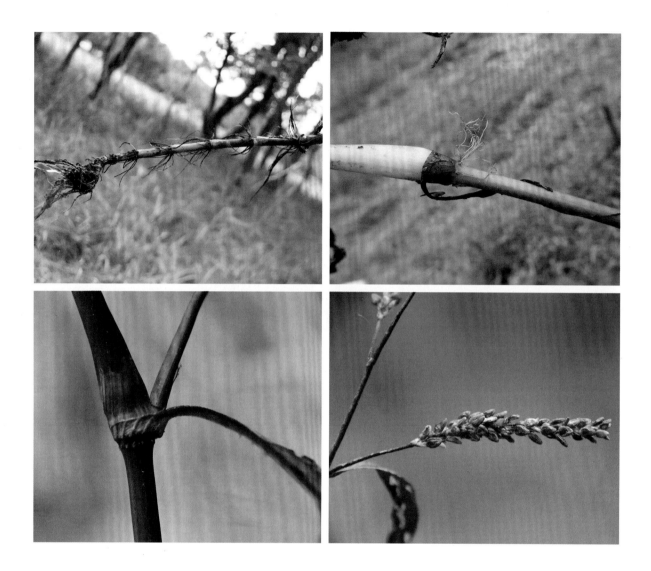

【形态特征】一年生草本。茎直立或上升，疏生柔毛或近无毛，高 40~80cm。叶披针形或椭圆形，长 4~15cm，宽 1~2.5cm，两面疏生短硬伏毛。总状花序呈穗状，顶生或腋生，较紧密，长 2~6cm，通常数个再集成圆锥状，花序梗具腺毛或无毛；苞片漏斗状，紫红色，具缘毛，每苞内含花 5~7 朵；花被通常 5 深裂，紫红色，花被片长圆形，长 2.5~3mm，脉明显；雄蕊 6~7 枚；花柱 2 个，偶 3 个，中下部合生。瘦果近圆形或卵形，双凸镜状，稀具 3 棱，长 2~2.5mm，黑褐色，平滑，有光泽，包于宿存花被内。花、果期 7~9 月。

【适宜生境】湿中生植物。生于草原区的河岸和低湿地。

【资源状况】分布于阿拉善盟（阿拉善左旗行政区）。少见。

【入药部位】■中药：全草（桃叶蓼）。

【采收加工】8~9 月采收全草，洗净，切段，晒干。

【功能主治】■中药：桃叶蓼发汗除湿，消食止泻；用于痢疾，泄泻，蛇咬伤等。

【用法用量】■中药：桃叶蓼 6~12g。

酸模叶蓼

旱苗蓼、大马蓼、蛤蟆腿、好日根 – 希没乐得格

Polygonum lapathifolium L.

【标本采集号】150222180711057LY

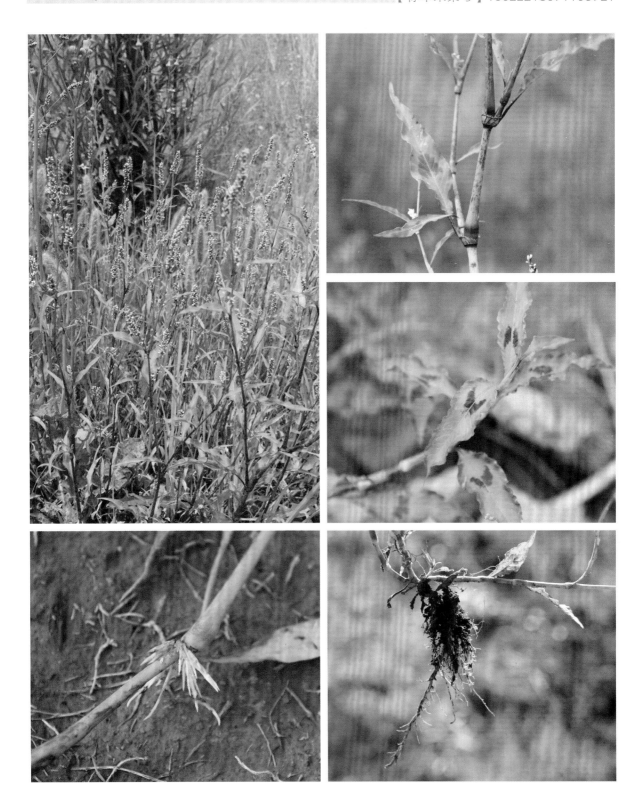

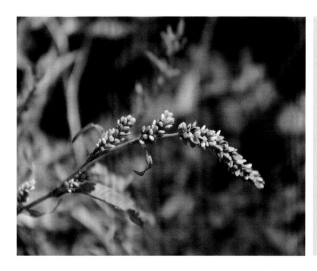
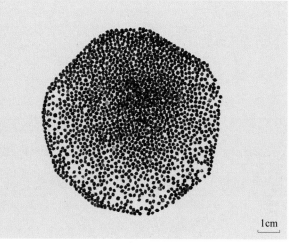

1cm

【形态特征】一年生草本，高 40~90cm。茎直立，具分枝，无毛，节部膨大。叶披针形，上面绿色，常有一个大的黑褐色新月形斑点，两面沿中脉被短硬伏毛，全缘，边缘具粗缘毛；叶柄短；托叶鞘筒状，膜质。总状花序呈穗状，顶生或腋生，近直立；花紧密，组成圆锥状；花序梗被腺体；苞片漏斗状，边缘具稀疏短缘毛；花被淡红色或白色，花被片椭圆形，外面两面较大，脉粗壮，顶端叉分，外弯；雄蕊 6 枚。瘦果宽卵形，双凹，黑褐色，有光泽，包于宿存花被内。花期 6~8 月，果期 7~10 月。

【适宜生境】湿中生植物。生于阔叶林带、森林草原带、草原带以及荒漠带的低湿草甸、河谷草甸和山地草甸。

【资源状况】分布于阴山地区各地。常见。

【入药部位】■中药：全草（大马蓼）、果实（水红花子）。
　　　　　　■蒙药：全草（哈日－初麻孜）。

【采收加工】夏、秋二季采收全草，除去杂质，洗净泥土，鲜用或晒干；秋季果实成熟时采割果穗，晒干，打下果实，除去杂质，晒干。

【功能主治】■中药：大马蓼利湿解毒，散瘀消肿，止痒；用于肠炎，痢疾，湿疹，瘰疬，无名肿毒，毒蛇咬伤，外伤出血。水红花子散血消癥，消积止痛，利水消肿；用于癥瘕痞块，瘿瘤，食积不消，胃脘胀痛，水肿腹水。
　　　　　　■蒙药：哈日－初麻孜利尿，消肿，祛协日乌素，止痛，止吐；用于协日乌素病，关节痛，疥疮，脓疱疮。

【用法用量】■中药：大马蓼 10~15g；外用适量，煎汤洗，或鲜品捣敷患处。水红花子 15~30g，研末、熬膏或浸酒服；外用适量，熬膏或捣烂外敷。
　　　　　　■蒙药：哈日－初麻孜多配方用。

绵毛酸模叶蓼 柳叶蓼

Polygonum lapathifolium L. var. *salicifolium* Sibth.

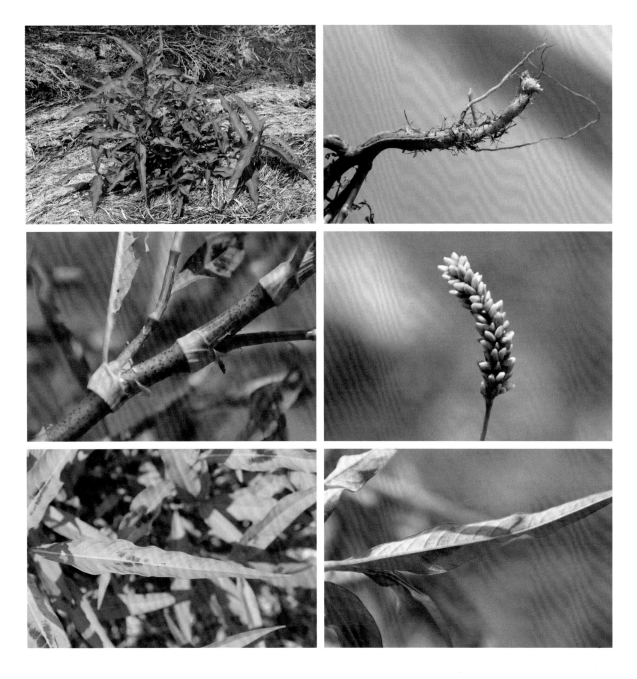

【形态特征】一年生草本，高 40~90cm。茎直立，具分枝，无毛，节部膨大。叶披针形，上面绿色，常有一个黑褐色新月形斑点，叶下面密生白色绵毛；托叶鞘筒状，膜质。总状花序呈穗状，顶生或腋生，近直立，花序梗被腺体；苞片漏斗状，边缘具稀疏短缘毛；花被淡红色或白色，花被片椭圆形，外面两面较大，脉粗壮，顶端叉分，外弯；雄蕊 6 枚。瘦果宽卵形，双凹，黑褐色，有光泽，包于宿存花被内。花期 6~8 月，果期 7~10 月。

【适宜生境】中生植物。生于阔叶林带、森林草原带、草原带以及荒漠带的低湿草甸、河谷草甸和
山地草甸。

【资源状况】分布于阴山地区各地。少见。

【入药部位】■中药：全草（绵毛酸模叶蓼）。

【采收加工】夏、秋二季采收全草，除去杂质，洗净泥土，鲜用或晒干。

【功能主治】■中药：绵毛酸模叶蓼祛风利湿，清热解毒，止血，消滞；用于湿疹，瘰疬，食积不消，
外伤出血。

【用法用量】■中药：绵毛酸模叶蓼 10~15g；外用适量，煎汤洗，或鲜品捣敷患处。

红 蓼

莚草、东方蓼、水红花、狗尾巴花、乌兰－呼恩底
Polygonum orientale L.

【标本采集号】150824180718026LY

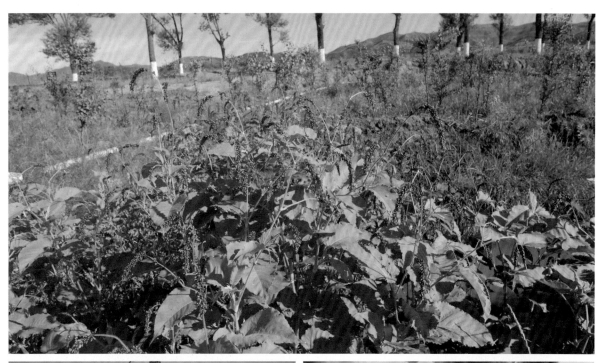

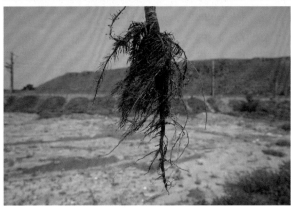
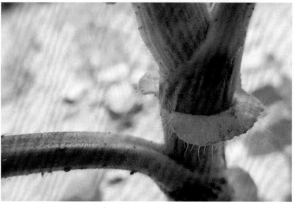

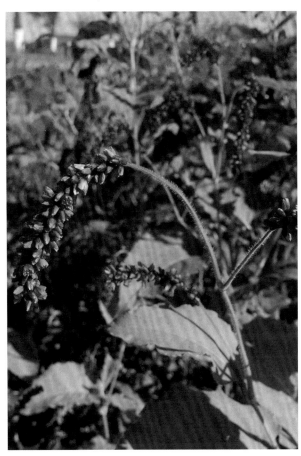
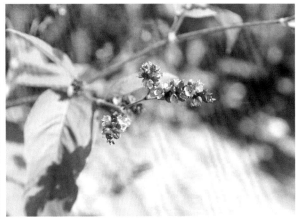
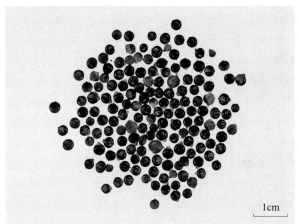

【形态特征】 一年生草本。茎直立，粗壮，高 1~2m，上部多分枝，密被开展的长柔毛。叶宽卵形，密生缘毛，两面密生短柔毛，叶脉上密生长柔毛；叶柄具开展的长柔毛；托叶鞘筒状，膜质，被长柔毛，具长缘毛，通常沿顶端具草质、绿色的翅。总状花序呈穗状，顶生或腋生；苞片宽漏斗状，草质，绿色，被短柔毛，边缘具长缘毛，每苞内具花 3~5 朵；花梗比苞片长；花被 5 深裂，淡红色或白色；花被片椭圆形；雄蕊 7 枚，比花被长。瘦果近圆形，黑褐色，包于宿存花被内。花、果期 6~9 月。

【适宜生境】 中生植物。生于田边、路旁、水沟边、庭园或屋舍附近。

【资源状况】 分布于呼和浩特市（回民区、赛罕区、新城区、玉泉区）、包头市（东河区、九原区、昆都仑区、青山区、石拐区）、巴彦淖尔市（乌拉特中旗、乌拉特前旗）。常见。作为园林及庭院绿化植物，阴山地区亦有少量栽培。

【入药部位】 ■中药：果实（水红花子）。

【采收加工】 秋季果实成熟时割取果穗，晒干，打下果实，除去杂质。

【功能主治】 ■中药：水红花子散血消癥，消积止痛，利水消肿；用于癥瘕痞块，瘿瘤，食积不消，胃脘胀痛，水肿腹水。

【用法用量】 ■中药：水红花子 15~30g。外用适量，熬膏敷患处。

水 蓼

辣蓼、虞蓼、蔷蓼、奥存－希没乐得格

Polygonum hydropiper L.

【标本采集号】150222180829021LY

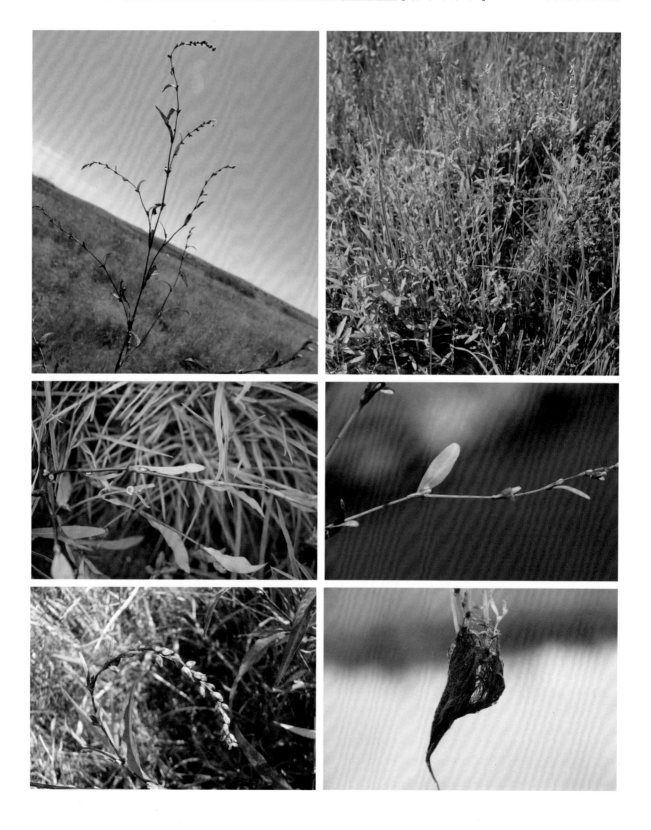

【形态特征】一年生草本，高 20~80cm，直立。茎红紫色，节常膨大，且具须根。叶互生，顶端渐尖，均有腺状小点；托鞘膜质，有短缘毛；叶柄短。穗状花序腋生或顶生，细弱而下垂，下部的花间断不连；苞片漏斗状，有疏生小腺点和缘毛，花具细花梗而伸出苞外，间有 1~2 朵花包在膨胀的托鞘内；花被 4~5 裂；雄蕊 5~8 枚；雌蕊 1 枚，花柱 2~3 裂。瘦果卵形，扁平，少有 3 棱，表面有小点，黑色，无光泽，包在宿存的花被内。花、果期 8~9 月。

【适宜生境】中生 – 湿生植物。多散生或群生于森林带、森林草原带、草原带的低湿地、水边或路旁。

【资源状况】分布于乌兰察布市（察哈尔右翼前旗）、呼和浩特市（托克托县、武川县）、包头市（固阳县、土默特右旗）。常见。

【入药部位】■中药：全草（辣蓼）。

【采收加工】夏、秋二季开花时采收全草，除去杂质，洗净泥土，晒干。

【功能主治】■中药：辣蓼利湿解毒，涩肠止痢，止血，止痒；用于肠炎，痢疾，呕吐，泄泻，转筋，风湿，脚气病，小便不利，水肿，便血，月经过多，崩漏带下，跌打损伤，湿疹，毒蛇咬伤，疥癣。

【用法用量】■中药：辣蓼 10~15g；外用适量，煎汤洗，或鲜品捣敷患处。

珠芽蓼　山高粱、猴娃七、胡日干 – 莫和日
Polygonum viviparum L.

【标本采集号】150925150821002LY

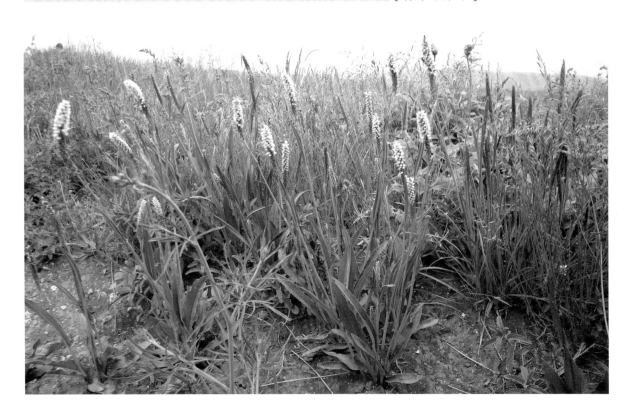

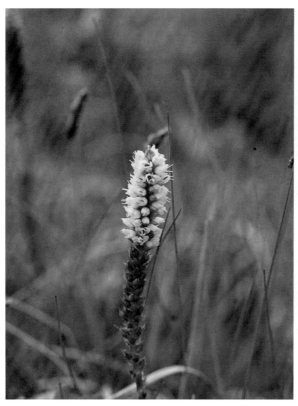
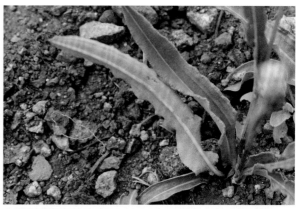
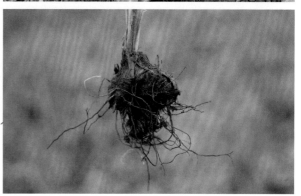

【形态特征】多年生草本，高 10~35cm。根状茎粗短，肥厚，多须根。茎直立，细弱，具细条纹。基生叶与茎下部叶具长柄；叶片革质，基部不下延成翅，叶缘稍反卷，具增粗而隆起的脉端；茎上部叶无柄，渐小；托叶稍长筒状，棕褐色，先端斜形。花序穗状，顶生，花排列紧密；苞片膜质，淡褐色；珠芽褐色，通常着生于花穗的下半部；花被白色或粉红色，5 深裂；雄蕊 8 枚，花丝长短不等，花药暗紫色；花柱 3 个，细长，基部合生，柱头头状。瘦果卵形，具 3 棱，深褐色，有光泽，包于宿存花被内。花期 6~7 月，果期 7~9 月。

【适宜生境】中生植物。多生于高山、亚高山带和海拔较高的山地顶部、地势平缓的坡地，有时也出现在林缘、灌丛间和山地群落中。

【资源状况】分布于乌兰察布市（凉城县）、呼和浩特市（武川县）、包头市（固阳县、土默特右旗）、阿拉善盟（阿拉善左旗行政区）。常见。

【入药部位】■中药：根茎（珠芽蓼）。
　　　　　　■蒙药：根茎（胡日干 – 莫和日）。

【采收加工】秋季采挖根茎，除去茎叶及须根，洗净泥土，晒干。

【功能主治】■中药：珠芽蓼清热解毒，散瘀止血；用于痢疾，腹泻，肠风下血，白带异常，崩漏，便血，扁桃体炎，咽喉炎；外用于跌打损伤，痈疖肿毒，外伤出血。
　　　　　　■蒙药：胡日干 – 莫和日止泻，止痛；用于寒性腹泻，消化不良，胃痛。

【用法用量】■中药：珠芽蓼 5~15g；外用适量，研末调敷患处。
　　　　　　■蒙药：胡日干 – 莫和日多配方用。

狐尾蓼

哈日－莫和日

Polygonum alopecuroides Turcz. ex Besser

【标本采集号】150125150825093LY

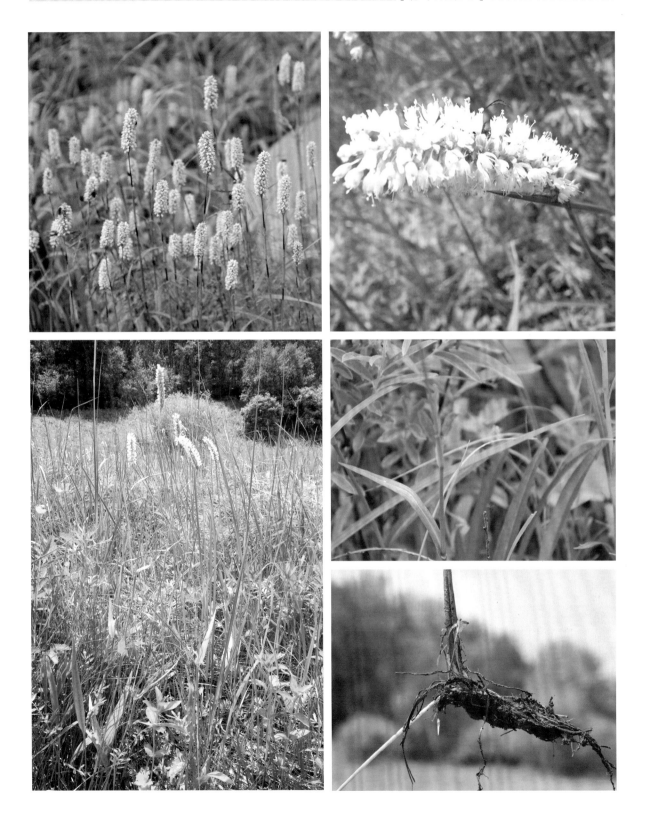

【**形态特征**】多年生草本，高80~100cm。根状茎肥厚，向上弯曲，黑色，常具残留的老叶。茎直立，具6~12个节。基生叶具长柄，叶片草质，全缘；茎下部叶柄短，中、上部者常无柄，无叶耳突起或微呈耳状；托叶鞘圆筒状，茎下部者锈色，上端流苏状或斜形整齐，茎中、上部者褐绿色，上端干膜质状锈色。花序穗状，顶生，圆柱状；苞片膜质，近透明，中间龙骨状，锈色，具尾尖；花被白色或粉红色，5深裂；雄蕊8枚，常露出花被外；花柱3个，柱头头状。瘦果具3棱，棕褐色，有光泽，包于宿存花被。花、果期6~8月。

【**适宜生境**】中生植物。生于针叶林带和森林草原带的山地河谷草甸，为禾草、杂类草草甸的伴生种。

【**资源状况**】分布于呼和浩特市（武川县）、巴彦淖尔市（乌拉特前旗）。少见。

【**入药部位**】■中药：根茎（草河车）。

■蒙药：根茎（哈日－莫和日）。

【**采收加工**】春、秋二季挖取根茎，去掉茎、叶及须根，洗净，晒干或切片晒干，亦可鲜用。

【**功能主治**】■中药：草河车清热解毒，凉血止血，镇静收敛；用于肝炎，细菌性痢疾，肠炎，慢性支气管炎，痔疮出血，子宫出血；外用于口腔炎，牙龈炎，痈疖肿毒。

■蒙药：哈日－莫和日清肺热，解毒，止泻，消肿；用于感冒，肺热，瘟疫，脉热，肠刺痛，关节肿痛。

【**用法用量**】■中药：草河车3~12g，或入丸、散服；外用适量，捣敷，或煎汤含漱、熏洗。

■蒙药：哈日－莫和日多配方用。

拳 参　紫参、草河车、乌和日－没和日

Polygonum bistorta L.

【标本采集号】150928180712039LY

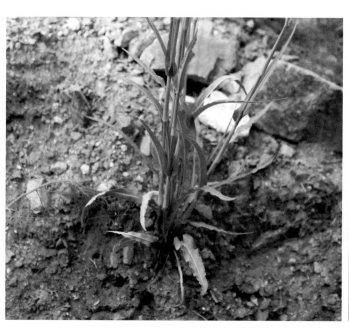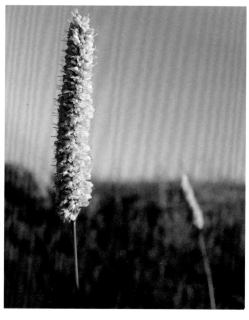

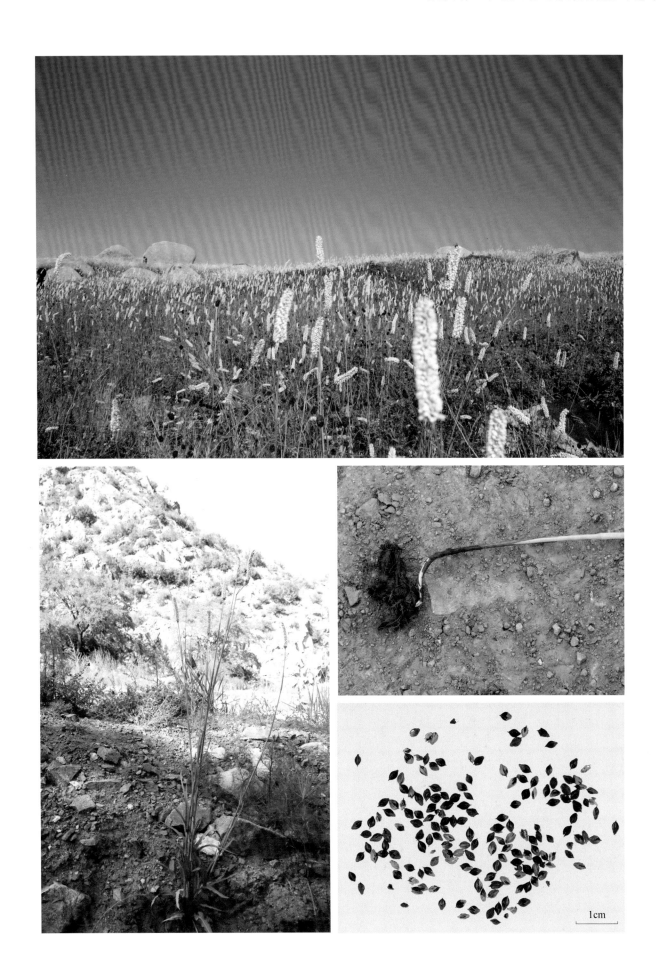

【形态特征】多年生草本，高20~80cm。根状茎肥厚，弯曲，外皮黑褐色，多须根。茎直立，较细弱，通常2~3自根状茎上发出。茎生叶具长柄，叶片基部沿叶柄下延成狭翅，边缘外卷，两面无毛；托叶鞘上部锈褐色，下部绿色；茎上部叶较狭小，无柄或抱茎。花序穗状，顶生；苞片淡褐色，膜质，内含4朵花；花梗纤细，顶端具关节，较苞片长；花被白色或粉红色，5深裂，裂片椭圆形；雄蕊8枚，与花被片近等长；花柱3个。瘦果具3棱，红褐色或黑色，有光泽，常露出宿存花被外。花期6~7月，果期8~9月。

【适宜生境】中生植物。生于山地林缘和草甸。

【资源状况】分布于乌兰察布市（察哈尔右翼后旗、察哈尔右翼前旗、察哈尔右翼中旗、丰镇市、凉城县、兴和县、卓资县）、呼和浩特市（和林格尔县、武川县）、包头市（固阳县、土默特右旗）、巴彦淖尔市（乌拉特前旗）。常见。

【入药部位】■中药：根茎（拳参）。

■蒙药：根茎（莫和日）。

【采收加工】春初发芽时或秋季茎叶将枯萎时采挖，除去泥沙，晒干，去须根。

【功能主治】■中药：拳参清热解毒，消肿，止血；用于赤痢热泻，肺热咳嗽，痈肿瘰疬，口舌生疮，血热吐衄，痔疮出血，蛇虫咬伤。

■蒙药：莫和日清肺热，解毒，止泻，消肿；用于感冒，肺热，瘟疫，脉热，肠刺痛，关节肿痛。

【用法用量】■中药：拳参5~10g。

■蒙药：莫和日多配方用。

柳叶刺蓼
本氏蓼、乌日格斯图－塔日纳
Polygonum bungeanum Turcz.

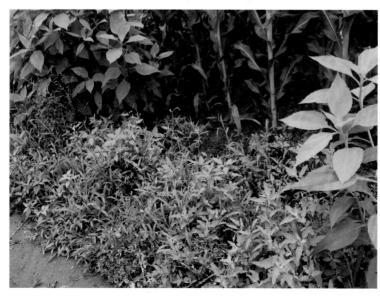
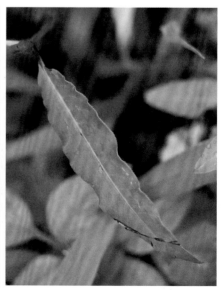

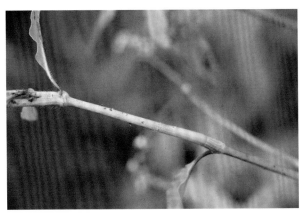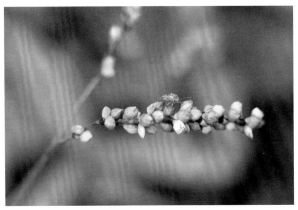

【形态特征】一年生草本。茎高 30~90cm，分枝，具纵棱，被稀疏的倒生短皮刺。叶披针形或狭椭圆形，被短硬伏毛，边缘具短缘毛；叶柄密生短硬伏毛；托叶鞘筒状，膜质，具硬伏毛，顶端截形，具长缘毛。总状花序呈穗状，顶生或腋生，花序梗密被腺毛；苞片漏斗状，无毛，有时具腺毛；花梗粗壮，花被 5 深裂，白色或淡红色，花被片椭圆形；雄蕊 7~8 枚；花柱 2 个，中下部合生，柱头头状。瘦果近圆形，双凸镜状，黑色，无光泽。花、果期 7~8 月。

【适宜生境】中生植物。常散生于落叶阔叶林区和草原区的沙质地、田边和路旁湿地。

【资源状况】分布于乌兰察布市（丰镇市、凉城县、卓资县）、呼和浩特市（回民区、赛罕区、土默特左旗、武川县、新城区、玉泉区）、包头市（达尔罕茂明安联合旗、固阳县、九原区、石拐区、土默特右旗）。少见。

【入药部位】■中药：根（柳叶刺蓼）。

【采收加工】春、秋二季采挖根部，除去茎叶，洗净，切片，晒干。

【功能主治】■中药：柳叶刺蓼清热解毒，利尿。

西伯利亚蓼 剪刀股、野茶、驴耳朵、牛鼻子、西伯日－希没乐得格

Polygonum sibiricum Laxm.

【标本采集号】150121180904030LY

【形态特征】多年生草本，高 10~25cm。根状茎细长。茎外倾或近直立，自基部分枝，无毛。叶片无毛，全缘；托叶鞘筒状，膜质，上部偏斜，开裂，无毛，易破裂。花序圆锥状，顶生，花排列稀疏，通常间断；苞片漏斗状，无毛，通常每枚苞片内具花 4~6 朵；花梗短，中上部具关节；花被 5 深裂，黄绿色，花被片长圆形；雄蕊 7~8 枚，稍短于花被，花丝基部较宽；花柱 3 个，较短，柱头头状。瘦果卵形，具 3 棱，黑色，有光泽，包于宿存的花被内或凸出。花期 6~7 月，果期 8~9 月。

【适宜生境】耐盐中生植物。生于草原和荒漠地带的盐化草甸、盐湿低地，局部还可形成群落，也散见于路旁、田野，为农田杂草。

【资源状况】分布于阴山地区各地。常见。

【入药部位】■中药：根（西伯利亚蓼）。

【采收加工】秋季采挖根，除去泥土及杂质，洗净，晾干。

【功能主治】■中药：西伯利亚蓼疏风清热，利水消肿；用于目赤肿痛，皮肤湿痒，水肿，腹水。

【用法用量】■中药：西伯利亚蓼 3g，研末服；外用适量，煎汤洗。

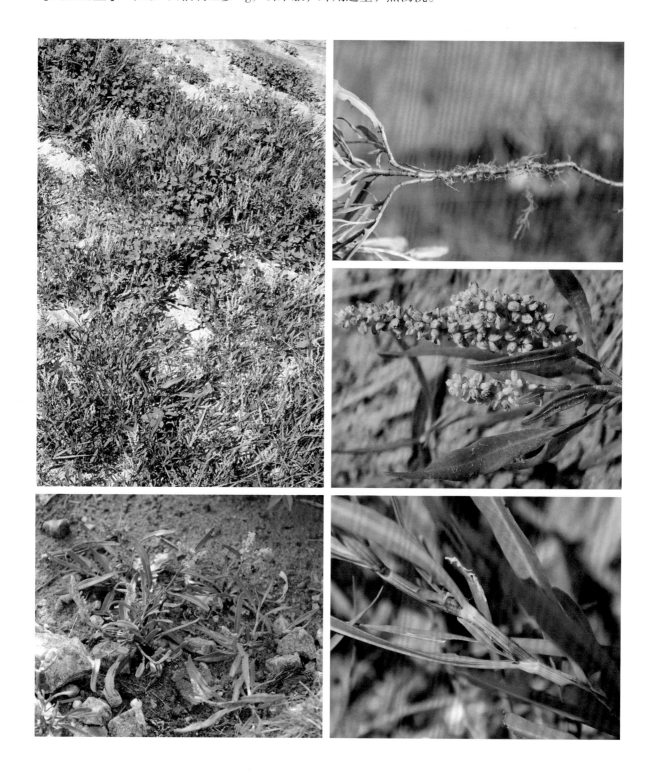

高山蓼 兴安蓼、华北蓼、阿古兰－希没乐得格

Polygonum alpinum All.

【标本采集号】150921150825098LY

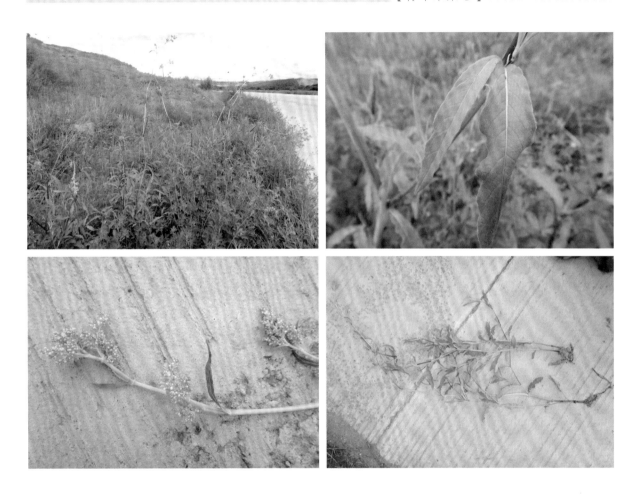

【形态特征】多年生草本。茎直立，高 50~100cm，自中上部分枝，分枝不呈叉状，具纵沟，下部
疏生长硬毛，稀无毛。叶卵状披针形，全缘，密生短缘毛，上面绿色，下面淡绿色，
两面被柔毛；托叶鞘膜质，褐色，开裂，以后脱落，疏生长毛。花序圆锥状，顶生，
分枝开展，无毛；苞片卵状披针形，膜质，每苞片内具花 2~4 朵；花梗细弱，无毛，
比苞片长，顶端具关节；花被 5 深裂，白色；雄蕊 8 枚；花柱 3 个，极短，柱头头状。
瘦果卵形，具 3 锐棱，黄褐色，有光泽，比宿存花被长。花期 7~8 月，果期 8~9 月。

【适宜生境】中生植物。生于林缘草甸和山地杂类草草甸。

【资源状况】分布于乌兰察布市（凉城县、兴和县、卓资县）。少见。

【入药部位】■蒙药：全草（阿古兰－希没乐得格）。

【采收加工】夏、秋二季采收全草，洗净泥土，阴干。

【功能主治】■蒙药：阿古兰－希没乐得格清热，止泻；用于肠热，腹泻，肠刺痛。

【用法用量】■蒙药：阿古兰－希没乐得格 3~5g，或入丸、散服。

叉分蓼 酸不溜、希没乐得格

Polygonum divaricatum L.

【标本采集号】150929180905006LY

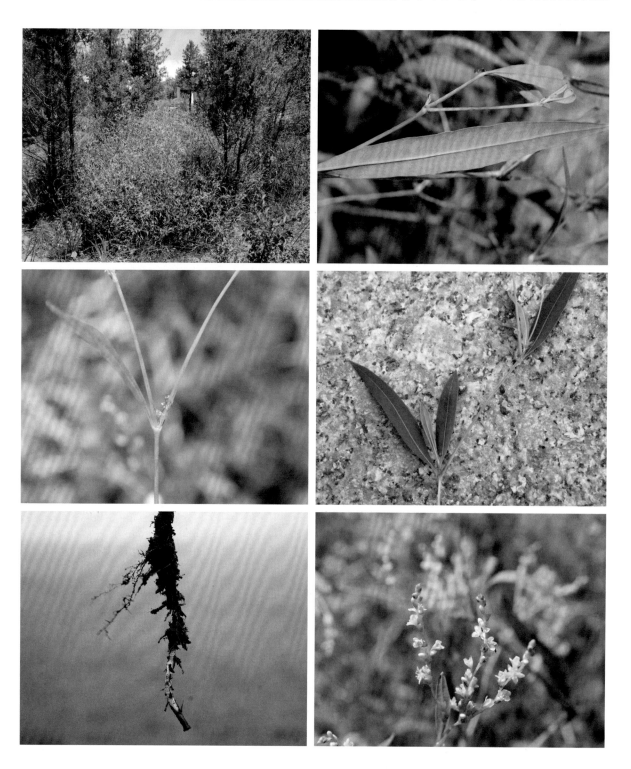

【形态特征】多年生草本。茎直立，高 70~120cm，无毛，自基部分枝，分枝呈叉状，开展，植株外形呈球形。叶披针形，边缘通常具短缘毛，两面无毛或被疏柔毛；托叶鞘膜质，偏斜，开裂，脱落。花序圆锥状，分枝开展；苞片卵形，边缘膜质，背部具脉，每苞片内具花 2~3 朵；花梗与苞片近等长，顶部具关节；花被 5 深裂，白色，花被片椭圆形，大小不相等；雄蕊 7~8 枚，比花被短；花柱 3 个，极短，柱头头状。瘦果宽椭圆形，具 3 锐棱，黄褐色，有光泽，超出宿存花被约 1 倍。花期 6~7 月，果期 8~9 月。

【适宜生境】旱中生植物。生于森林草原、山地草原的草甸和坡地，以及草原带的固定沙地。

【资源状况】分布于乌兰察布市（察哈尔右翼前旗、察哈尔右翼中旗、丰镇市、化德县、集宁区、凉城县、四子王旗、兴和县、卓资县）、呼和浩特市（和林格尔县、武川县）、包头市（固阳县、土默特右旗）、巴彦淖尔市（乌拉特前旗、乌拉特中旗）。常见。

【入药部位】■中药：全草或根。
■蒙药：全草或根（西莫勒德格）。

【采收加工】夏、秋二季采收全草，洗净泥土，阴干；春、秋二季采挖根，除去茎叶及杂质，洗净泥土，晒干。

【功能主治】■中药：全草清热，消积，散瘿，止泻；用于大小肠积热，瘿瘤，热泻腹痛。根祛寒，温肾；用于寒疝，阴囊出汗。
■蒙药：西莫勒德格清热，止泻；用于肠热，腹泻，肠刺痛。

【用法用量】■中药：全草 9~15g，或研末冲服。根 10~18g；外用 250~500g，煎汤趁热熏洗患处。
■蒙药：西莫勒德格 3~5g，或入丸、散服。

卷茎蓼 荞麦蔓、蔓首乌、萨嘎得音 – 奥日阳古
Fallopia convolvulus (L.) A. Löve

【标本采集号】150927180905014LY

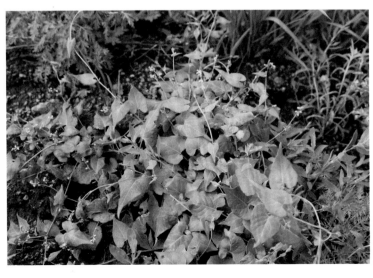
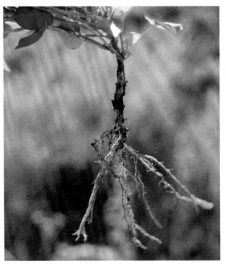

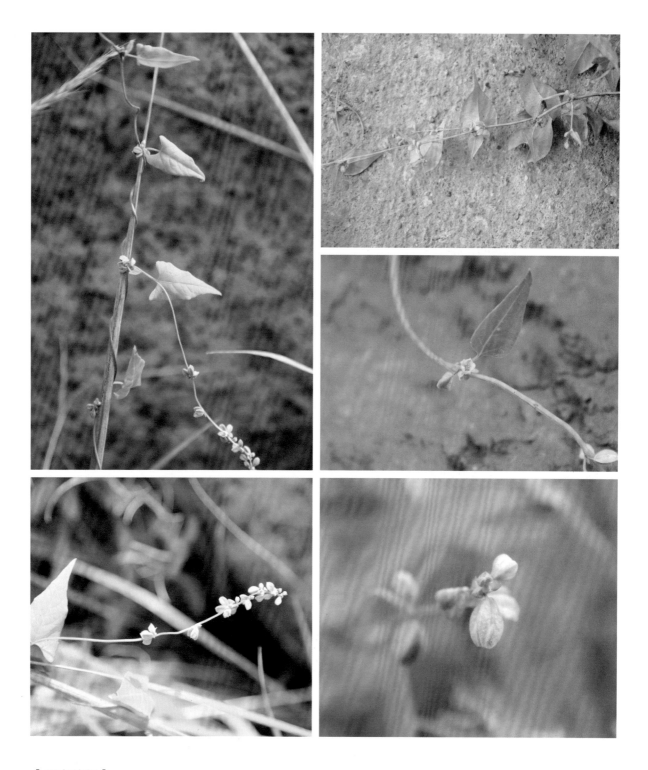

【形态特征】一年生草本。茎缠绕，长 1~1.5m，具纵棱，自基部分枝，具小突起。叶卵形，两面无毛，下面沿叶脉具小突起，全缘，沿棱具小突起；托叶鞘膜质，无缘毛。花序总状，腋生或顶生，花稀疏，生于叶腋；苞片长卵形，顶端尖，每苞具花 2~4 朵；花梗细弱，比苞片长，中上部具关节；花被 5 深裂，淡绿色，边缘白色，外面 3 枚背部具龙骨状突起或狭翅，被小突起，果时稍增大；雄蕊 8 枚，比花被短；花柱 3 个，极短，柱头头状。瘦果具 3 棱，黑色，密被小颗粒，无光泽，包于宿存花被内。花、果期 7~8 月。

【适宜生境】中生植物。多散生于阔叶林带、森林草原带和草原带的山地、草甸和农田。

【资源状况】分布于阴山地区各地。常见。

【入药部位】■中药：全草（卷茎蓼）。

【采收加工】夏、秋二季采收，洗净，晒干。

【功能主治】■中药：卷茎蓼清热解毒，消肿止痛；用于腹泻，痢疾，疮痈肿毒，痔疮。

【用法用量】■中药：卷茎蓼 6~12g，或研末服。

木藤蓼
鹿挂面、大红花、血地胆、藤斯力格－希没乐得格

Fallopia aubertii (L. Henry) Holub

【标本采集号】152921140709423LY

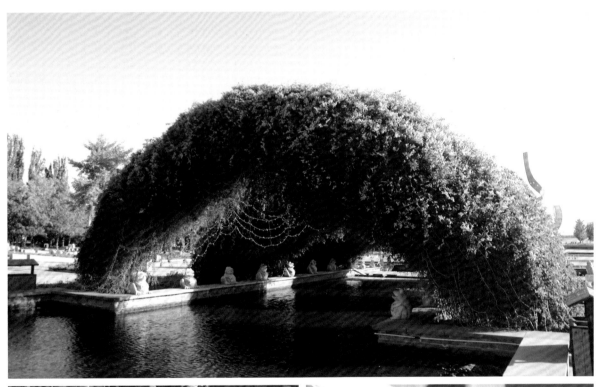

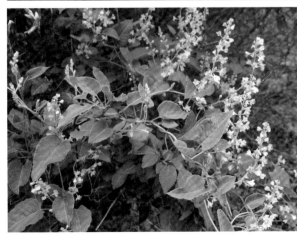
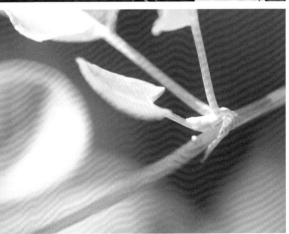

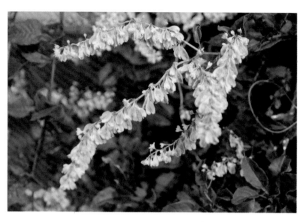
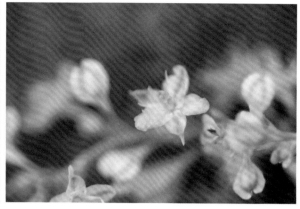

【形态特征】半灌木。茎缠绕，长 1~4m，灰褐色，无毛。叶常簇生或互生，叶片长卵形或卵形，
两面均无毛；托叶鞘膜质，褐色。花序圆锥状，顶生，分枝少而稀疏，总花梗和花序
轴被乳头状突起；苞片膜质，褐色，鞘状，先端斜形，锐尖，内含花 3~6 朵；花梗细，
上部具狭翅，下部具关节；花被 5 深裂，淡绿色或白色，外面裂片 3 枚，舟形，背部
具翅，翅下延至花梗关节，里面裂片 2 枚；雄蕊 8 枚，比花被稍短；花柱极短，柱头
3 个，盾状。瘦果卵状三棱形，黑褐色，包于花被内，花期 6~7 月，果期 8~9 月。

【适宜生境】中生植物。生于海拔 900~3200m 的荒漠区山地的林缘和灌丛间，为伴生种。

【资源状况】分布于包头市（东河区、九原区、昆都仑区、青山区）、阿拉善盟（阿拉善左旗行政
区）。少见。

【入药部位】■中药：块根。

【采收加工】春、秋二季挖取块根，除去须根，洗净，晒干。

【功能主治】■中药：块根清热解毒，调经止血，行气消积；用于痈肿，月经不调，外伤出血，崩漏，
消化不良，痢疾，胃痛。

【用法用量】■中药：块根 3~9g；外用适量，捣烂外敷。

苦荞麦 野荞麦、胡食子、虎日－萨嘎得
Fagopyrum tataricum (L.) Gaertn.

【标本采集号】150121180904013LY

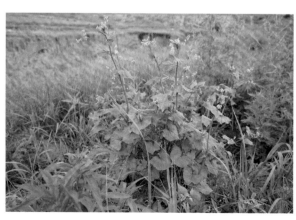
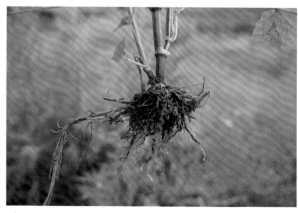

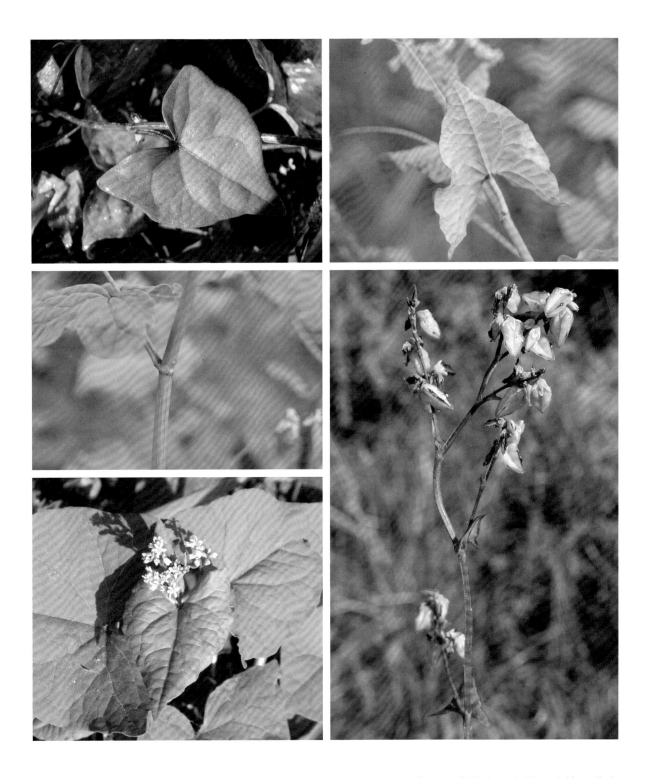

【形态特征】一年生草本，高 30~60cm。茎直立，具细沟纹，绿色或微带紫色，光滑；小枝具乳头
　　　　状突起。下部茎生叶具长柄，叶片宽三角形，裂片稍向外开展，尖头，全缘或微波状，
　　　　两面沿叶脉具乳头状毛；上部茎生叶稍小，具短柄；托叶鞘黄褐色，无毛。总状花序
　　　　腋生和顶生，花簇疏松；花被白色或淡粉红色，5 深裂，裂片被稀疏柔毛；雄蕊 8 枚，
　　　　短于花被；花柱 3 个，柱头头状。瘦果圆锥状卵形，灰褐色，有沟槽，具 3 棱，上端
　　　　角棱锐利，下端圆钝而呈波状。花、果期 6~9 月。

【适宜生境】中生植物。生于田边、荒地、路旁、村舍附近。

【资源状况】作为粮食作物，阴山地区有少量栽培。

【入药部位】■中药：种子（苦荞麦）。

【采收加工】秋季采收成熟种子，除去杂质，晒干。

【功能主治】■中药：苦荞麦理气止痛，健脾利湿；用于胃痛，消化不良，腰腿疼痛，跌打损伤。

【用法用量】■中药：苦荞麦 9~15g。

荞 麦 乌麦、花荞、开金锁、巴日宝、萨嘎得
Fagopyrum esculentum Moench

【标本采集号】150924180619008LY

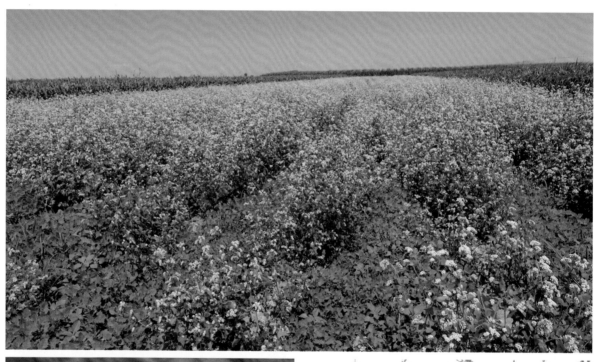

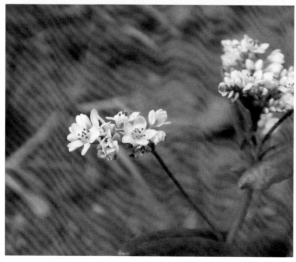

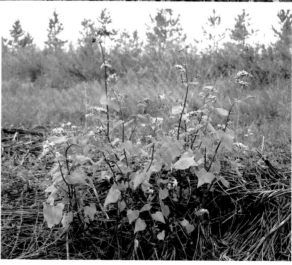

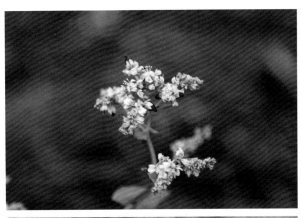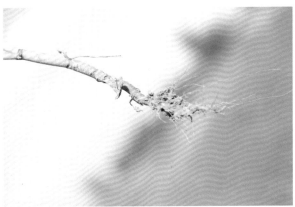
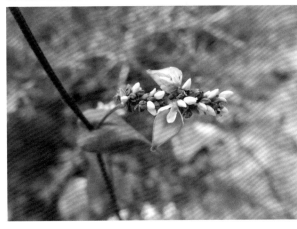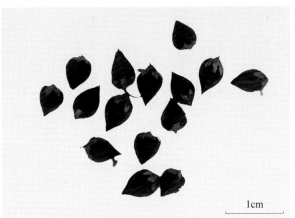

1cm

【形态特征】 一年生草本。茎直立，高 30~90cm，具纵棱，无毛或于一侧沿纵棱具乳头状突起。叶三角形或卵状三角形，基部心形，两面沿叶脉具乳头状突起；托叶鞘膜质，短筒状，易破裂脱落。花序总状或伞房状，顶生或腋生，花序梗一侧具小突起；苞片卵形，边缘膜质；花被 5 深裂，白色或淡红色；雄蕊 8 枚，花药淡红色；花柱 3 个。瘦果卵形，具 3 条锐棱，暗褐色。花、果期 7~9 月。

【适宜生境】 旱中生植物。生于荒地、路边。荞麦喜凉爽湿润的气候，不耐高温，干旱，大风，畏霜冻，喜日照，需水较多。

【资源状况】 作为粮食作物，阴山地区广泛栽培。

【入药部位】 ■中药：种子（荞麦）。

　　　　　　 ■蒙药：种子（哲日里格 – 萨嘎）。

【采收加工】 秋季采收成熟种子，除去杂质，晒干。

【功能主治】 ■中药：荞麦健胃消积，降气宽肠，解毒敛疮；用于胃肠积滞，痢疾，腹泻，白浊，丹毒，痈疖肿毒，瘰疬，水火烫伤。

　　　　　　 ■蒙药：哲日里格 – 萨嘎祛赫依，消奇哈，治伤；用于奇哈，疮痈，跌打损伤。

【用法用量】 ■中药：荞麦 9~60g，入丸、散服，或磨面食用；外用适量，醋调敷患处。

　　　　　　 ■蒙药：哲日里格 – 萨嘎多入丸、散服；外用适量，研末撒或调敷患处。

沙拐枣

蒙古沙拐枣、淘存－淘日乐格

Calligonum mongolicum Turcz.

【标本采集号】150825140502012LY

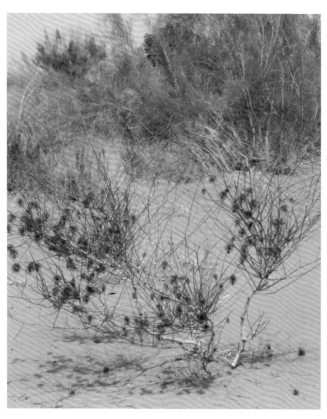
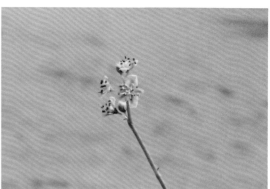
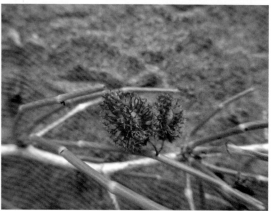

【形态特征】灌木，高 25~150cm。老枝灰白色，开展，拐曲；当年生幼枝草质，灰绿色，有关节，节间长 0.6~3cm。叶线形。花白色或淡红色，通常 2~3 朵，簇生叶腋；花梗细弱，下部有关节；花被片卵圆形，果时水平伸展。瘦果不扭转、微扭转或极扭转，宽椭圆形；果肋突起，沟槽稍宽成狭窄，每肋有刺 2~3 行；刺等长或长于瘦果之宽，细弱，毛发状，质脆，易折断，较密或较稀疏，基部不扩大或稍扩大，中部 2~3 次 2~3 分叉。花期 5~7 月，果期 8 月。

【适宜生境】沙生强旱生植物。生于典型荒漠区和荒漠草原区的流动、半流动沙地，覆沙戈壁、砂质或沙砾质坡地和干河床上。

【资源状况】分布于巴彦淖尔市（磴口县、乌拉特后旗）。常见。

【入药部位】■中药：根或带果全草（沙拐枣）。

【采收加工】夏、秋二季采挖根，洗净泥土，晒干，切片；果实成熟时采收带果全草，晒干，切碎。

【功能主治】■中药：沙拐枣清热解毒，利尿；用于热淋，尿浊，疮疖疔毒，皮肤皲裂。

【用法用量】■中药：沙拐枣 15~30g；外用适量，研末调敷，或煎汤洗。

阿拉善沙拐枣

阿拉善－淘日乐格

Calligonum alaschanicum A. Los.

【标本采集号】150822190613006LY

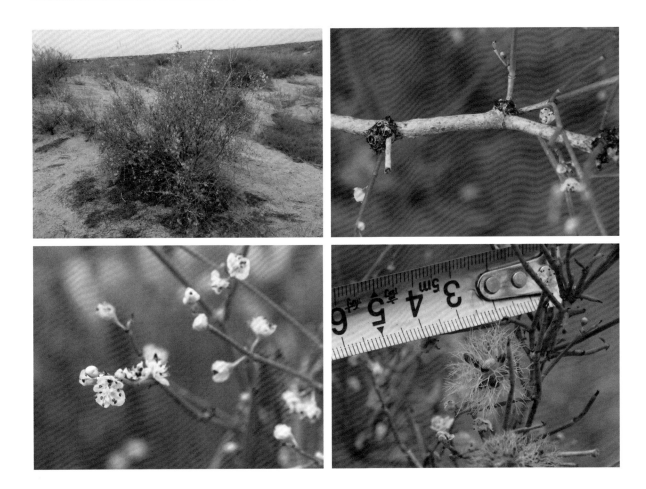

【形态特征】灌木，株高 1.5~3m。老枝灰色或黄灰色；幼枝灰绿色。花梗细，花被片宽卵形。果（包括刺）宽卵形，少数近球形。瘦果长卵形，向左或向右扭转，肋极凸起，沟槽明显；刺较细，每肋有 2~3 行，稠密或较稀疏，比瘦果宽度稍长至长超过 2 倍，基部微扁平，稍扩大，分离成少数稍联合，中部或中下部 2 次 2~3 分叉，顶枝开展，交错或伸直。花、果期 6~8 月。

【适宜生境】沙生强旱生植物。生于典型荒漠带流动、半流动沙丘和覆沙戈壁上。

【资源状况】分布于巴彦淖尔市（磴口县）、阿拉善盟（阿拉善左旗行政区）。少见。

【入药部位】■中药：根或带果全草（沙拐枣）。

【采收加工】夏、秋二季采挖根，洗净泥土，晒干；果实成熟时采收带果全草，晒干。

【功能主治】■中药：沙拐枣清热解毒，利尿；用于热淋，尿浊，疮疖疔毒，皮肤皲裂。

【用法用量】■中药：根 15~30g。全草外用适量，研末调油膏外敷，或煎汤洗患处。

酸 模

山羊蹄、酸溜溜、遏蓝菜、爱日干纳
Rumex acetosa L.

【标本采集号】150928180713014LY

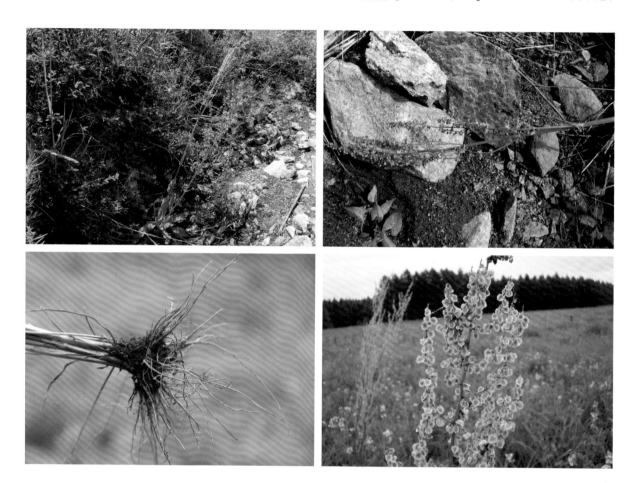

【形态特征】多年生草本。根为须根。茎直立，高 40~100cm，具深沟槽，通常不分枝。基生叶和茎下部叶箭形，顶端急尖或圆钝，基部裂片急尖，全缘或微波状；茎上部叶较小；托叶鞘膜质，易破裂。花序狭圆锥状，顶生，分枝稀疏；花单性，雌雄异株；花梗中部具关节；花被片 6 枚，排成 2 轮，雄花内花被片椭圆形，外花被片较小，雄蕊 6 枚；雌花内花被片果时增大，全缘，基部心形，网脉明显，基部具极小的小瘤，外花被片椭圆形，反折。瘦果椭圆形，具 3 条锐棱，两端尖，黑褐色，有光泽。花期 6~7 月，果期 7~8 月。

【适宜生境】中生植物。生于海拔 400~4100m 的山地、林缘、草甸、路旁等处。

【资源状况】分布于乌兰察布市（察哈尔右翼后旗、丰镇市、凉城县、兴和县）、呼和浩特市（和林格尔县）。少见。

【入药部位】■中药：根（酸模）、叶（酸模叶）。
　　　　　　■蒙药：根（胡日干－其赫）。

【采收加工】夏季采挖根，洗净泥土，鲜用或切片晒干；夏季采收叶，洗净，鲜用或晒干。

【功能主治】■中药：酸模凉血止血，泄热，通便，利尿，杀虫；用于吐血，便血，月经过多，热痢，目赤，便秘，小便不通，淋浊；外用于疥癣，疔疮，湿疹等。酸模叶泄热通秘，利尿，凉血止血，解毒；用于便秘，小便不利，内痔出血，疮疡，丹毒，疥癣，湿疹，烫伤。

■蒙药：胡日干–其赫杀黏，泻下，消肿，愈伤；用于黏疫，瘀症，发症，丹毒，乳腺炎，腮腺炎，骨折，金疮，结喉，痈肿，烫伤。

【用法用量】■中药：酸模 9~15g，或捣汁；外用适量，捣敷。酸模叶 15~30g；外用适量，捣敷，或研末调涂。

■蒙药：胡日干–其赫 3~5g，或入丸、散服；外用适量，研末调敷。

毛脉酸模 乌苏图–爱日干纳
Rumex gmelinii Turcz. ex Ledeb.

【标本采集号】150222180711046LY

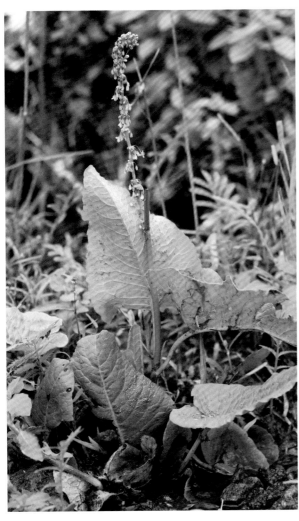
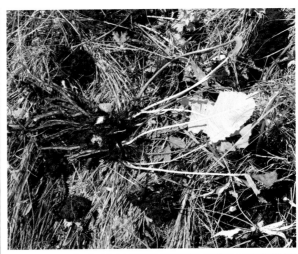
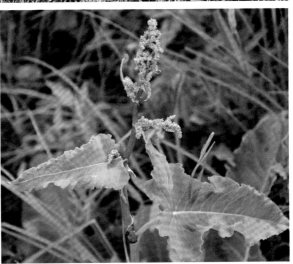

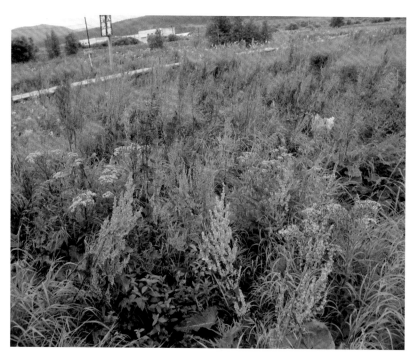 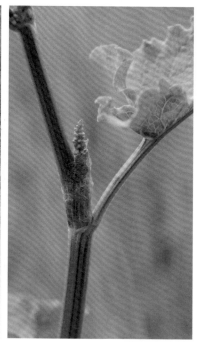

【形态特征】多年生草本。茎直立，高40~100cm，粗壮，无毛，具沟槽，黄绿色或淡红色。基生叶钝三角状卵形，顶端圆钝，基部深心形，上面无毛，下面脉上被短硬糙毛，边缘全缘或呈微波状；茎生叶较小，顶端圆钝，基部心形，叶柄比叶片短；托叶鞘膜质，破裂。花序圆锥状，具叶；花两性；花梗细弱，基部具关节；外花被片长圆形，内花被片果时增大，椭圆状卵形，具网脉，无小瘤；雄蕊6枚；花柱3个。瘦果卵形，具3棱，深褐色，有光泽。花期6~8月，果期8~9月。

【适宜生境】湿中生植物。多散生于森林区和草原区的河岸、林缘、草甸或山地，为草甸、沼泽化草甸群落的伴生种。

【资源状况】分布于乌兰察布市（凉城县、兴和县）、呼和浩特市（和林格尔县）、包头市（固阳县）。少见。

【入药部位】■中药：根（毛脉酸模）。

　　　　　　■蒙药：根（胡日干－其赫）。

【采收加工】春、秋二季挖根，洗净，切片，晒干。

【功能主治】■中药：毛脉酸模清热泻下，解毒消肿；用于热结便秘，痈肿疮毒，疥癣。

　　　　　　■蒙药：胡日干－其赫杀黏，泻下，消肿，愈伤；用于黏疫，瘀症，发症，丹毒，乳腺炎，腮腺炎，骨折，金疮，结喉，痈肿，烫伤。

【用法用量】■中药：毛脉酸模15~30g；外用适量，捣敷或研末调涂。

　　　　　　■蒙药：胡日干－其赫3~5g，或入丸、散服；外用适量，研末调敷。

巴天酸模 山荞麦、羊蹄叶、牛西西、乌和日－爱日干纳

Rumex patientia L.

【标本采集号】152921130905388LY

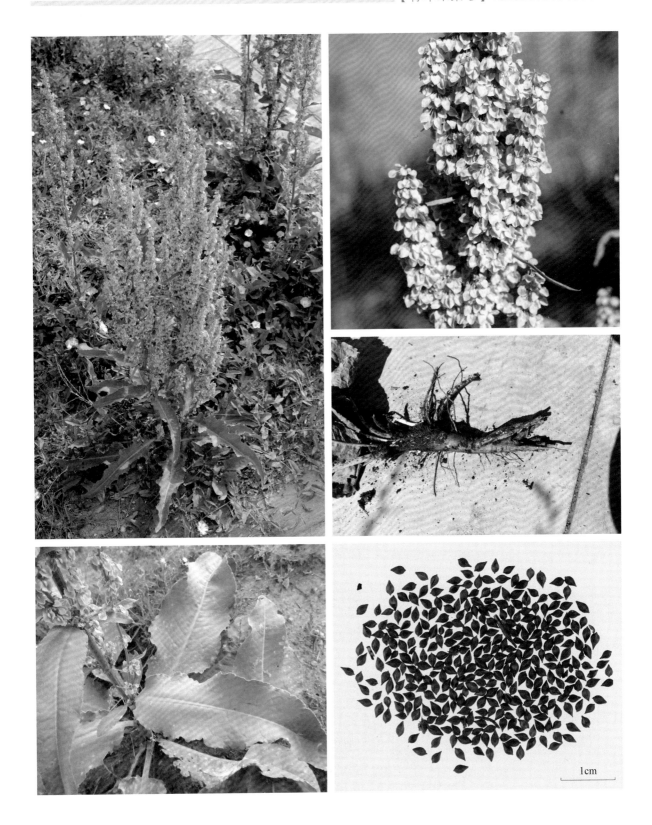

【形态特征】多年生草本。根肥厚，直径可达 3cm；茎直立，粗壮，高 90~150cm，上部分枝，具深沟槽。基生叶长圆形，边缘波状；叶柄粗壮，茎上部叶披针形，较小；托叶鞘筒状，膜质，易破裂。花序圆锥状，大型；花两性；花梗细弱，中下部具关节，关节果时稍膨大，外花被片长圆形，内花被片果时增大，宽心形，边缘近全缘，具网脉，全部或一部分具小瘤；小瘤长卵形，不能全部发育。瘦果卵形，具 3 锐棱，顶端渐尖，褐色，有光泽。花期 6 月，果期 7~9 月。

【适宜生境】中生植物。生于阔叶林区和草原区的河流两岸、低湿地、村边、路边等处，为草甸中习见的伴生种。

【资源状况】分布于乌兰察布市（察哈尔右翼前旗、察哈尔右翼中旗、丰镇市、集宁区、商都县）、呼和浩特市（和林格尔县）、包头市（白云鄂博矿区、东河区、固阳县、九原区、昆都仑区、青山区、土默特右旗）、巴彦淖尔市（磴口县、乌拉特中旗）、阿拉善盟（阿拉善左旗行政区）。常见。

【入药部位】■中药：根（牛西西）。

■蒙药：根（胡日干－其赫）。

【采收加工】春、秋二季挖根，洗净，切片，晒干。

【功能主治】■中药：牛西西清热解毒，止血消肿，通便，杀虫；用于吐血、衄血、便血、崩漏、赤白带下、紫癜、痢疾、肝炎、大便秘结、小便不利、疮痈肿毒、疥癣、跌打损伤、烫火伤。

■蒙药：胡日干－其赫杀黏，泻下，消肿，愈伤；用于黏疫，痧症，发症，丹毒，乳腺炎，腮腺炎，骨折，金疮，结喉，痈肿，烫伤。

【用法用量】■中药：牛西西 10~30g；外用适量，捣敷，或醋磨涂，或研末调敷，或煎汤洗患处。

■蒙药：胡日干－其赫 3~5g，或入丸、散服；外用适量，研末调敷。

皱叶酸模 羊蹄、土大黄、衣曼－爱日干纳
Rumex crispus L.

【标本采集号】150823150826200LY

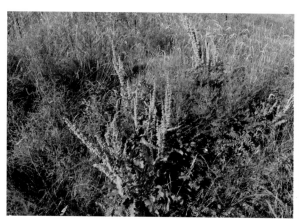 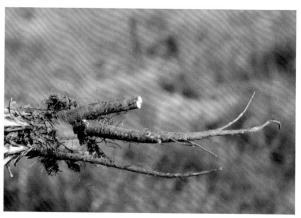

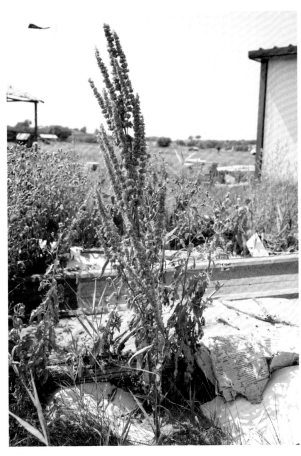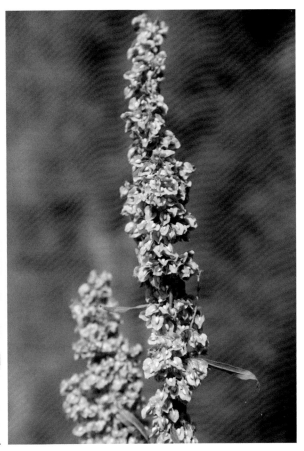

【形态特征】多年生草本。根粗壮，黄褐色。茎直立，高 50~120cm，不分枝或上部分枝，具浅沟槽。基生叶披针形，顶端急尖，基部楔形，边缘皱波状；茎生叶较小，狭披针形；托叶鞘膜质，易破裂。花序狭圆锥状，花序分枝近直立或上升；花两性，淡绿色；花梗细，中下部具关节，关节果时稍膨大；花被片 6 枚，外花被片椭圆形，内花被片果时增大，宽卵形，网脉明显，顶端稍钝，基部近截形，边缘近全缘，全部具小瘤，稀 1 枚具小瘤，小瘤卵形。瘦果卵形，顶端急尖，具 3 锐棱，暗褐色，有光泽。花、果期 6~9 月。

【适宜生境】中生植物。生于阔叶林区及草原区的山地、沟谷、河边，也进入荒漠区海拔较高的山地。

【资源状况】分布于乌兰察布市（化德县、集宁区）、呼和浩特市（武川县）、巴彦淖尔市（乌拉特前旗、乌拉特中旗）、阿拉善盟（阿拉善左旗行政区）。常见。

【入药部位】■中药：根（酸模）、叶（酸模叶）。

　　　　　　■蒙药：根（胡日干 – 其赫）。

【采收加工】夏季采挖根，洗净泥土，鲜用或切片晒干；夏季采收叶，洗净，鲜用或晒干。

【功能主治】■中药：酸模凉血止血，泄热，通便，利尿，杀虫；用于吐血，便血，月经过多，热痢，目赤，便秘，小便不通，淋浊；外用于疥癣，疔疮，湿疹等。酸模叶泄热通秘，利尿，凉血止血，解毒；用于便秘，小便不利，内痔出血，疮疡，丹毒，疥癣，湿疹，烫伤。

■蒙药：胡日干－其赫杀黏，泻下，消肿，愈伤；用于黏疫，疥症，发症，丹毒，乳腺炎，腮腺炎，骨折，金疮，结喉，痈肿，烫伤。

【用法用量】■中药：酸模 9~15g，或捣汁；外用适量，捣敷。酸模叶 15~30g；外用适量，捣敷，或研末调涂。

■蒙药：胡日干－其赫 3~5g，或入丸、散服；外用适量，研末调敷。

羊　蹄　锐齿酸模、刺果酸模、衣曼－爱日干纳
Rumex japonicus Houtt.

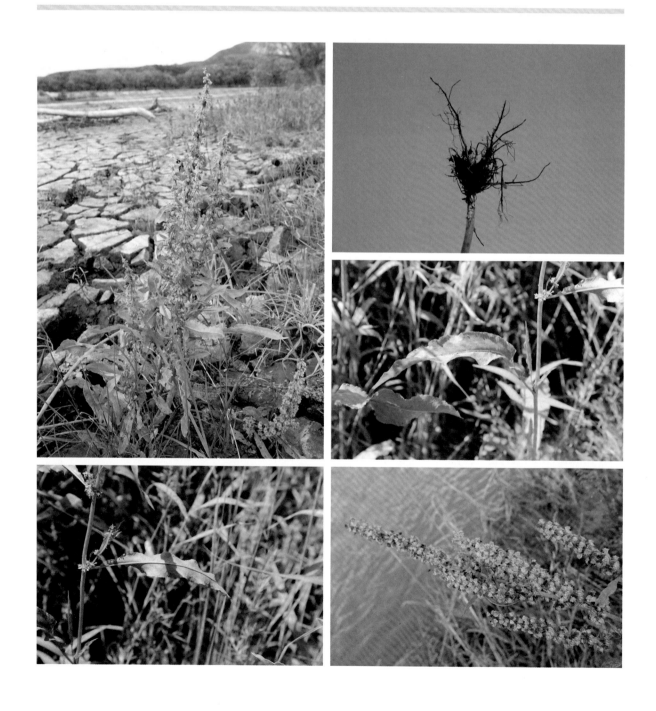

【形态特征】多年生草本。茎直立，高50~100cm，上部分枝，具沟槽。基生叶披针状长圆形，顶端急尖，基部圆形或心形，边缘微波状，下面沿叶脉具小突起；茎上部叶狭长圆形；托叶鞘膜质，易破裂。花序圆锥状，花两性，多花轮生；花梗细长，中下部具关节；花被片6枚，淡绿色，外花被片椭圆形，内花被片果时增大，宽心形，顶端渐尖，基部心形，网脉明显，边缘具不整齐的小齿，全部具小瘤。瘦果具3锐棱，两端尖，暗褐色，有光泽。花期6~7月，果期8~9月。

【适宜生境】中生植物。生于湿地、田边、路旁、河渠边等处。

【资源状况】分布于呼和浩特市。少见。

【入药部位】■中药：根（羊蹄）。

■蒙药：根（胡日干－其赫）。

【采收加工】春、秋二季采挖根，除去残茎及须根，洗净泥土，鲜用或晒干。

【功能主治】■中药：羊蹄清热解毒，止血，消肿，通便，杀虫止痒；用于各种出血性疾患，血小板减少性紫癜，慢性胃炎，慢性肝炎，胆囊炎，肛门周围炎，痢疾，便秘，外痔，乳痈，黄水疮，疖肿，疥癣秃疮。

■蒙药：胡日干－其赫杀黏，泻下，消肿，愈伤；用于黏疫，瘀症，发症，丹毒，乳腺炎，腮腺炎，骨折，金疮，结喉，痈肿，烫伤。

【用法用量】■中药：羊蹄9~15g，鲜品加倍，捣叶或熬膏；外用适量，捣敷，或煎汤洗患处。

■蒙药：胡日干－其赫3~5g，或入丸、散服；外用适量，研末调敷。

齿果酸模　纳木格音－爱日干纳
Rumex dentatus L.

【标本采集号】150204190626096LY

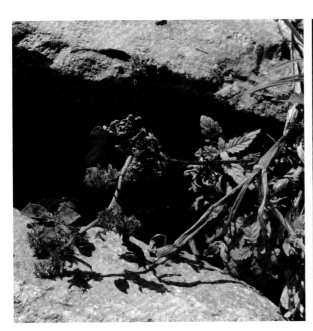
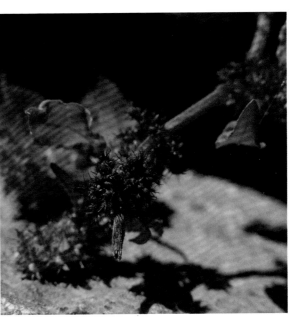

【形态特征】一年生草本。茎直立，高 30~70cm，自基部分枝，枝斜上，具浅沟槽。茎下部叶长圆形，边缘浅波状，茎生叶较小。花序总状，顶生和腋生，具叶；由数个再组成圆锥状花序，多花，轮状排列，花轮间断；花梗中下部具关节；外花被片椭圆形，内花被片果时增大，三角状卵形，顶端急尖，基部近圆形，网纹明显，全部具小瘤，边缘每侧具 2~4 个刺状齿。瘦果卵形，具 3 锐棱，两端尖，黄褐色，有光泽。花期 5~6 月，果期 6~7 月。

【适宜生境】湿中生植物。生于河岸和湖滨低湿地。

【资源状况】分布于包头市（达尔罕茂明安联合旗、东河区、九原区、昆都仑区、青山区）、巴彦淖尔市（乌拉特前旗）。少见。

【入药部位】■中药：根（酸模）、叶（酸模叶）。

■蒙药：根（胡日干－其赫）。

【采收加工】夏季采挖根，洗净泥土，鲜用或切片晒干；夏季采收叶，洗净，鲜用或晒干。

【功能主治】■中药：酸模凉血止血，泄热，通便，利尿，杀虫；用于吐血，便血，月经过多，热痢，目赤，便秘，小便不通，淋浊；外用于疥癣，疔疮，湿疹等。酸模叶泄热通秘，利尿，凉血止血，解毒；用于便秘，小便不利，内痔出血，疮疡，丹毒，疥癣，湿疹，烫伤。

■蒙药：胡日干－其赫杀黏，泻下，消肿，愈伤；用于黏疫，疹症，发症，丹毒，乳腺炎，腮腺炎，骨折，金疮，结喉，痈肿，烫伤。

【用法用量】■中药：酸模 9~15g，或捣汁；外用适量，捣敷。酸模叶 15~30g；外用适量，捣敷，或研末调涂。

■蒙药：胡日干－其赫 3~5g，或入丸、散服；外用适量，研末调敷。

刺酸模 长刺酸模
Rumex maritimus L.

【标本采集号】150207190511030LY

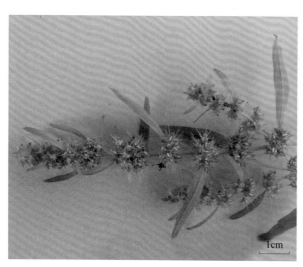
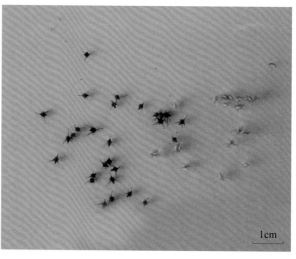

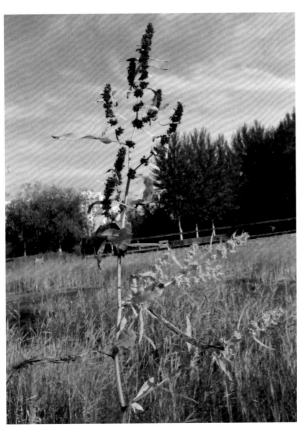
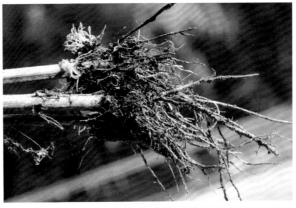
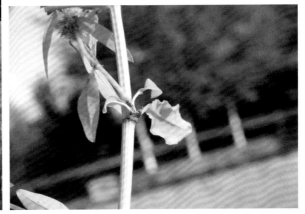

【**形态特征**】一年生草本。茎直立，高 15~60cm，自中下部分，具深沟槽。茎下部叶披针形或披针状长圆形；托叶鞘膜质，早落。花序圆锥状，具叶；花两性，多花轮生；花梗基部具关节；外花被椭圆形，内花被片果时增大，狭三角状卵形，顶端急尖，基部截形，边缘每边具 2~3 针刺，针刺长 2~2.5mm，全部具长圆形小瘤。瘦果椭圆形，两端尖，具3 锐棱，黄褐色，有光泽。花、果期 6~9 月。

【**适宜生境**】耐盐中生植物。生于海拔 30~1300m 的河流沿岸及湖滨盐化低地，为草甸和盐化草甸的伴生种。

【**资源状况**】分布于呼和浩特市（托克托县）、包头市（达尔罕茂明安联合旗、东河区、九原区、昆都仑区、青山区）。少见。

【**入药部位**】■中药：根（酸模）、叶（酸模叶）。

　　　　　　■蒙药：根（胡日干 – 其赫）。

【**采收加工**】夏季采挖根，洗净泥土，鲜用或切片晒干；夏季采收叶，洗净，鲜用或晒干。

【**功能主治**】■中药：酸模凉血止血，泄热，通便，利尿，杀虫；用于吐血，便血，月经过多，热痢，目赤，便秘，小便不通，淋浊；外用于疥癣，疔疮，湿疹等。酸模叶泄热通秘，利尿，凉血止血，解毒；用于便秘，小便不利，内痔出血，疮疡，丹毒，疥癣，湿疹，烫伤。

　　　　　　■蒙药：胡日干 – 其赫杀黏，泻下，消肿，愈伤；用于黏疫，疹症，发症，丹毒，乳腺炎，腮腺炎，骨折，金疮，结喉，痈肿，烫伤。

【用法用量】■中药：酸模 9~15g，或捣汁；外用适量，捣敷。酸模叶 15~30g；外用适量，捣敷，或研末调涂。

■蒙药：胡日干 – 其赫 3~5g，或入丸、散服；外用适量，研末调敷。

波叶大黄 道乐给牙拉森 – 给西古纳
Rheum undulatum L.

【标本采集号】15020219081 4088LY

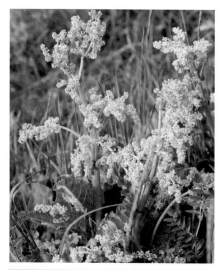
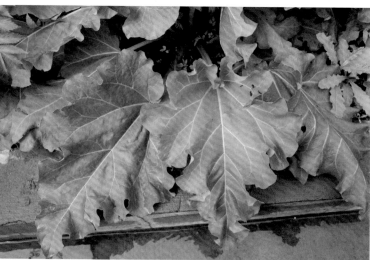
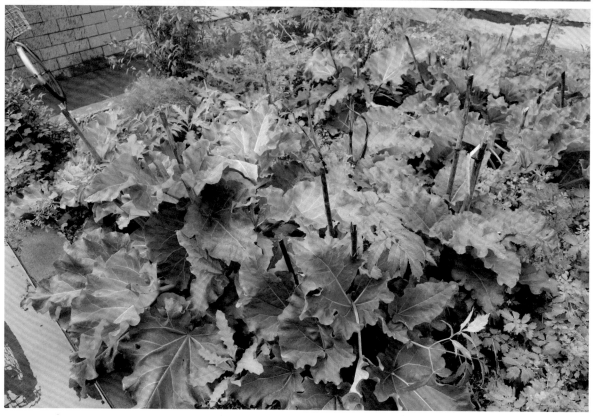

【形态特征】高大草本，植株高 0.6~1.5m。根肥大。茎直立，粗壮，具细纵沟纹，无毛，通常不分枝。基生叶叶片三角状卵形至宽卵形，先端钝，基部心形，边缘具强皱波；茎生叶较小，具短柄或近无柄，叶片卵形，边缘呈波状；托叶鞘长卵形，暗褐色，下部抱茎，不脱落。圆锥花序直立顶生；花梗纤细，中部以下具关节；花被片 6 枚，排成 2 轮，外轮 3 枚较厚而小，花后向背面反曲；雄蕊 9 枚；子房三角状卵形，花柱 3 个，向下弯曲。瘦果卵状椭圆形，具 3 棱，沿棱有宽翅，先端略凹陷，基部近心形，具宿存花被。花期 6 月，果期 7 月以后。

【适宜生境】中生植物。散生于针叶林区、森林草原区山地的石质山坡、碎石坡麓以及富含砾石的冲刷沟内。

【资源状况】阴山地区有少量栽培。

【入药部位】■中药：根及根茎（波叶大黄）。

【采收加工】春、秋二季采挖，切片，晒干。

【功能主治】■中药：波叶大黄清热解毒，止血，祛瘀，通便，杀虫；用于便秘，疟腮，痈疖肿毒，跌打损伤，烫火伤，瘀血肿痛，吐血，衄血等。

【用法用量】■中药：波叶大黄 5~20g，或入丸、散服；外用适量，研末，水或醋调敷。

华北大黄　山大黄、子黄、峪黄、给西古纳
Rheum franzenbachii Munt.

【标本采集号】150927180601002LY

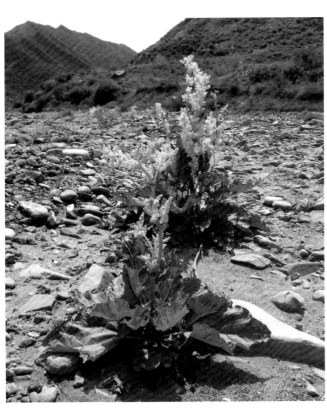

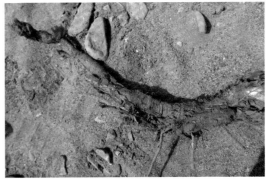

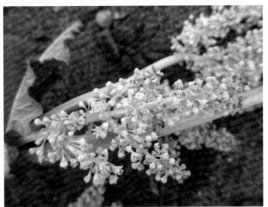

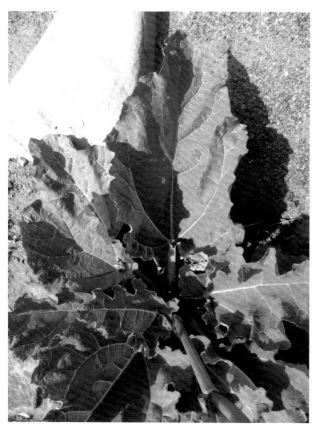
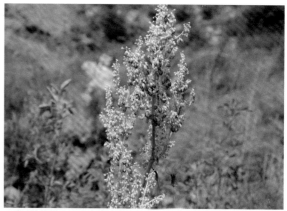
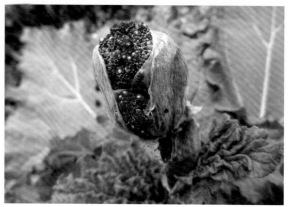

【形态特征】直立草本，高 50~90cm。直根粗壮，内部土黄色；茎具细沟纹，常粗糙。基生叶较大，叶片心状卵形，边缘具皱波，基出脉 5（7）条；叶柄半圆柱状，短于叶片，无毛或较粗糙，常暗紫红色；基生叶较小，叶片三角状卵形，越向上叶柄越短；托叶鞘抱茎，棕褐色，外面被短硬毛。大型圆锥花序，花黄白色，3~6 朵簇生；花梗细；花被片 6 枚；雄蕊 9 枚。果实两端微凹，有时近心形，纵脉在翅的中间部分。种子卵状椭圆形。花期 6~7 月，果期 8~9 月。

【适宜生境】旱中生植物。生于阔叶林区和山地森林草原地区的石质山坡、砾石质坡地、沟谷。

【资源状况】分布于乌兰察布市（察哈尔右翼中旗、丰镇市、凉城县、兴和县）、呼和浩特市（和林格尔县）、包头市（固阳县、土默特右旗）、巴彦淖尔市（乌拉特前旗）。常见。

【入药部位】■中药：根（山大黄）。

　　　　　　■蒙药：根（奥木日特音－西古纳）。

【采收加工】春、秋二季采挖，除去茎叶，洗净泥土，晒干。

【功能主治】■中药：山大黄清热解毒，止血，祛瘀，通便，杀虫；用于便秘，痄腮，痈疖肿毒，跌打损伤，烫火伤，瘀血肿痛，吐血，衄血等。

　　　　　　■蒙药：奥木日特音－西古纳清热，解毒，缓泻，消食，敛疮；用于腑热，协日热，便秘，经闭，消化不良，疮疡疖肿。

【用法用量】■中药：山大黄 6~10g；外用适量，研末调敷患处。

　　　　　　■蒙药：奥木日特音－西古纳多配方用。

掌叶大黄

葵叶大黄、北大黄、天水大黄、阿拉根－给希古纳

Rheum palmatum L.

【标本采集号】150824180816098LY

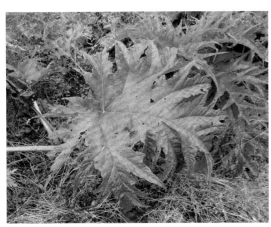

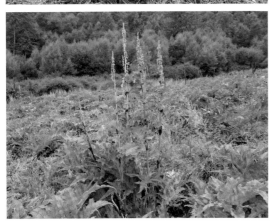

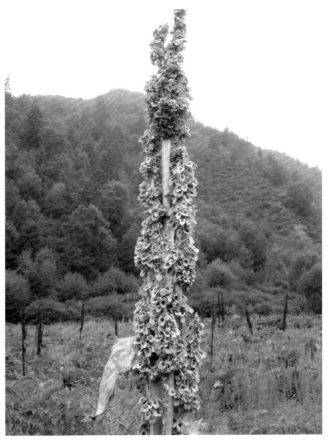

【形态特征】多年生草本，高 1.5~2m。根及根状茎粗壮，木质。茎直立中空。基生叶片长宽近相等，掌状 5 裂，每一大裂片又分为近羽状的窄三角形小裂片；茎生叶向上渐小，柄亦渐短；托叶鞘大，内面光滑，外表粗糙。大型圆锥花序，分枝较聚拢，密被粗糙短毛；花小，紫红色，有时黄白色；花梗关节位于中部以下；花被片 6 枚，外轮 3 枚较窄小，内轮 3 枚较大；雄蕊 9 枚，不外露；花盘薄，与花丝基部粘连；子房菱状宽卵形，花柱略反曲，柱头头状。果实矩圆形，两端均下凹。种子宽卵形，棕黑色。花期 6 月，果期 7~8 月。

【适宜生境】中生植物。生于海拔 1500~4400m 的山坡或山谷湿地。

【资源状况】巴彦淖尔市（乌拉特中旗）、阿拉善盟（阿拉善左旗行政区）有少量栽培。

【入药部位】■中药：根及根茎（大黄）。

　　　　　　■蒙药：根及根茎（阿拉根－给希古纳）。

【采收加工】秋、冬二季枝叶枯萎时采挖，除去残茎及细根，刮去粗皮，切瓣或切片，烘干或晒干。

【功能主治】■中药: 大黄泄下攻积, 清热泻火, 凉血解毒, 逐瘀通经, 利湿退黄; 用于实热积滞便秘, 血热吐衄, 目赤咽肿, 痈肿疔疮, 肠痈腹痛, 瘀血经闭, 产后瘀阻, 跌打损伤, 湿热痢疾, 黄疸尿赤, 淋证, 水肿; 外用于烧烫伤。

■蒙药: 阿拉根－给希古纳用于协日热, 毒热, 腑热, 消化不良, 便秘, 经闭, 胎衣不下, 外伤, 疮疡痈疖。

【用法用量】■中药: 大黄 3~15g, 或入丸、散服; 外用适量, 研末调敷患处。用于泻下不宜久煎。

■蒙药: 阿拉根－给希古纳多配方用。

单脉大黄 当苏得拉图 – 给西古纳
Rheum uninerve Maxim.

【标本采集号】152921130701146LY

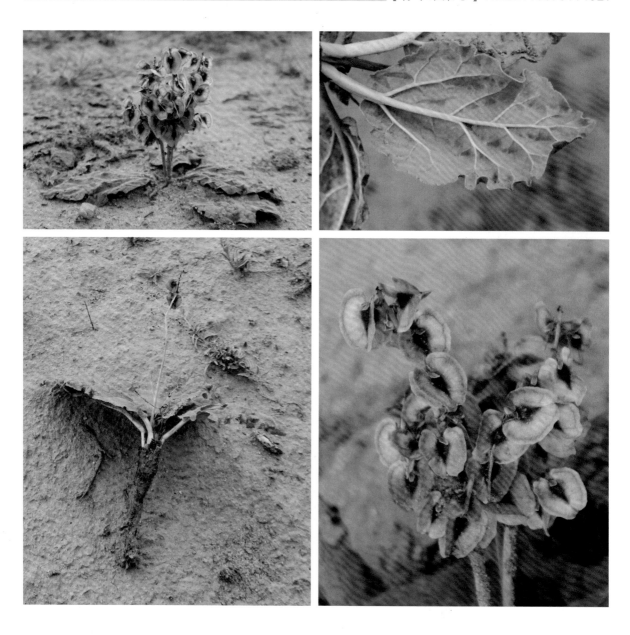

【形态特征】多年生草本，高 15~30cm。根较细长。无茎，根状茎顶端残存有黑褐色膜质的叶鞘。基生叶 2~4 枚，纸质，边缘具较弱的皱波及不整齐波状齿，叶脉掌羽状，白绿色，中脉粗壮，侧脉明显；叶柄短。圆锥花序，2~5 枝，由根状茎生出；花序梗实心或髓腔不明显；花 2~4 朵簇生；小苞片披针形；花梗细长，关节近基部，光滑无毛；花被片红紫色；雄蕊插生于花盘下，不外露，花丝极短；子房近菱状椭圆形。果实顶端圆或微凹，基部心形。种子深褐色，宿存花被白色。花期 6~7 月，果期 8~9 月。

【适宜生境】中旱生植物。生于荒漠草原带和荒漠带山地的石质山坡、岩石缝隙和冲刷沟中。

【资源状况】分布于阿拉善盟（阿拉善左旗行政区）。少见。

【入药部位】■中药：根及根茎（单脉大黄）。

【采收加工】秋季采挖，洗净，切片，晒干。

【功能主治】■中药：单脉大黄泻热通肠，凉血解毒，逐瘀通经；用于实热便秘，积滞腹痛，泻痢不爽，湿热黄疸，血热吐衄，目赤，咽喉肿痛，肠痈腹痛，痈肿疔疮，瘀血经闭，跌打损伤；外用于水火烫伤。

【用法用量】■中药：单脉大黄 6~10g；外用适量，研末调敷患处。

矮大黄 巴吉古纳
Rheum nanum Siev. ex Pall.

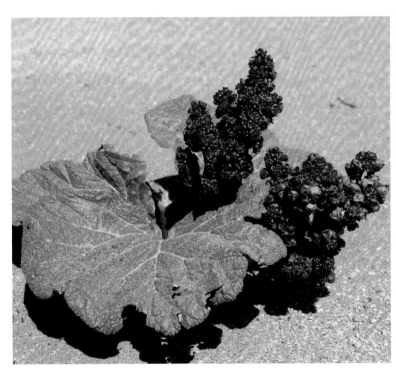
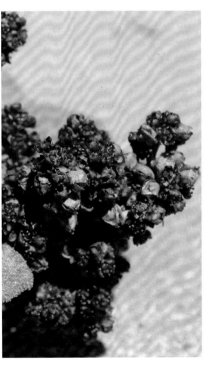

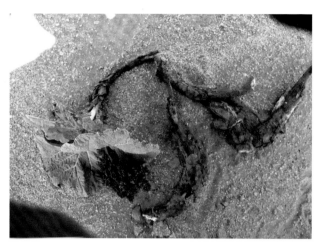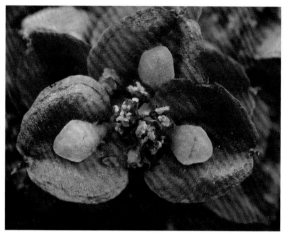

【形态特征】多年生草本, 高 20~35cm。根长圆柱状, 内部白色。根状茎顶部被多层棕色膜质托叶鞘包围。基生叶革质, 肾状圆形或近圆形, 叶上面黄绿色, 具白色疣状突起。花序由根状茎顶端生出, 呈宽阔圆锥花序; 苞片鳞片状; 花被片近肉质, 黄白色, 常具紫红色渲染, 外轮 3 枚小, 内轮 3 枚大, 宽椭圆形至宽卵形; 花盘环状, 略肥厚呈肉质; 雄蕊 9 枚, 着生于花盘边缘, 花柱较粗而反曲。果实肾状圆形, 红色。种子卵形。花、果期 5~6 月。

【适宜生境】旱生植物。多散生于荒漠区和荒漠草原地带内的低湿地, 有时也分布于荒漠地区的坡麓地带, 耐盐抗旱能力很强。

【资源状况】分布于巴彦淖尔市（乌拉特后旗）、阿拉善盟（阿拉善左旗行政区）。常见。

【入药部位】■中药: 根（矮大黄）。

【采收加工】春、秋二季采挖根部, 除去茎叶, 洗净, 切片, 晒干。

【功能主治】■中药: 矮大黄泻热, 通便, 破积, 行瘀; 用于热结便秘, 湿热黄疸, 痈肿疔毒, 跌打瘀痛; 外用于口疮糜烂, 烫火伤。

【用法用量】■中药: 矮大黄 3~30g; 外用适量, 研末调敷患处。

藜　科

糖萝卜
恭菜、糖菜、甜菜、希日音－曼菁
Beta vulgaris L. var. *saccharifera* Alef.

【标本采集号】150221130622199LY

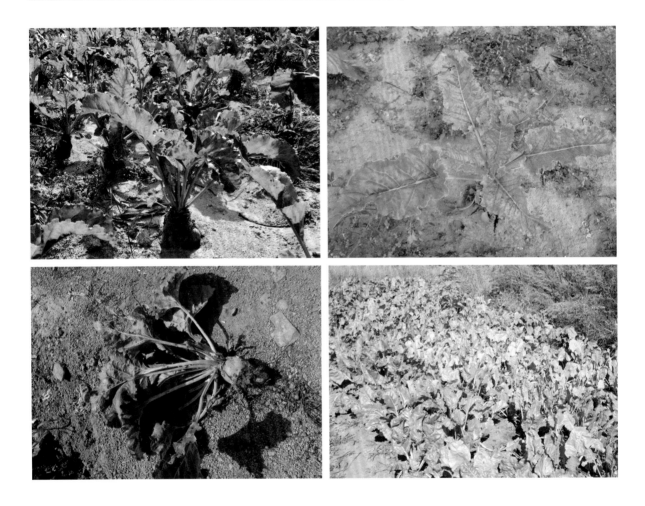

【形态特征】二年生草本。根纺锤形，肥厚，白色，富含糖分。茎直立，多少有分枝，具条棱及色条。基生叶矩圆形，具长叶柄，上面皱缩不平，略有光泽，下面有粗壮凸出的叶脉；茎生叶互生，较小，卵形或披针状矩圆形。花2~3朵团集，果时花被基底部彼此合生；花被裂片条形或狭矩圆形，果时变为革质并向内拱曲。胞果下部陷在硬化的花被内，上部稍肉质。种子双凸镜形，红褐色，有光泽。花期5~6月，果期7~8月。

【适宜生境】中生植物。可生于盐碱含量较高的土壤，但对强酸性土壤敏感。

【资源状况】阴山各地均有栽培。常见。

【入药部位】■中药：根（甜菜根）、全草（甜菜）。

【采收加工】秋季采挖根，除去茎叶及须根，鲜用或晒干；夏季采收全草，鲜用或晒干。

【功能主治】 ■中药：甜菜根通经脉，下气，开胸利膈；用于脘腹痞满，胸闷不舒。甜菜清热解毒，
止血生肌；用于热毒痢疾，吐血，疮肿，禽兽咬伤。

【用法用量】 ■中药：甜菜根 15~30g，或煮食。甜菜 10~15g，或捣汁服；外用适量，捣敷患处。

盐角草 海蓬子、草盐角、希日和日苏
Salicornia europaea L.

【标本采集号】150223140719313LY

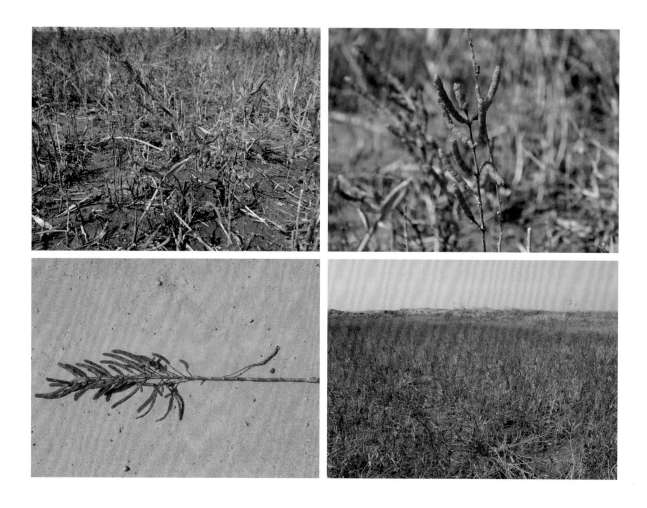

【形态特征】 一年生草本，高 10~35cm。茎直立，多分枝；枝肉质，苍绿色。叶不发育，鳞片状，
顶端锐尖，基部联合成鞘状，边缘膜质。花序穗状，有短柄；花腋生，每 1 枚苞片内
有花 3 朵，集成 1 簇，陷入花序轴内，中间的花较大，位于上部，两侧的花较小，位
于下部；花被肉质，倒圆锥状，上部扁平成菱形；雄蕊伸出于花被之外，花药矩圆形；
子房卵形，柱头 2 个，钻状，有乳头状小突起。果皮膜质。种子矩圆状卵形，种皮近
革质，有钩状刺毛。花、果期 6~8 月。

【适宜生境】 中生植物。生于盐湖或盐渍低地，可组成一年生盐生植被。

【资源状况】 分布于包头市（达尔罕茂明安联合旗）。少见。

【入药部位】■中药：全草。

【采收加工】夏季采收全草，洗净，晒干。

【功能主治】■中药：全草消炎，增强免疫力，排毒，促进新陈代谢；用于肥胖症，糖尿病，痔疮等。

【用法用量】■中药：全草 9~15g。

轴　藜　*Axyris amaranthoides* L.

【标本采集号】150125150828001LY

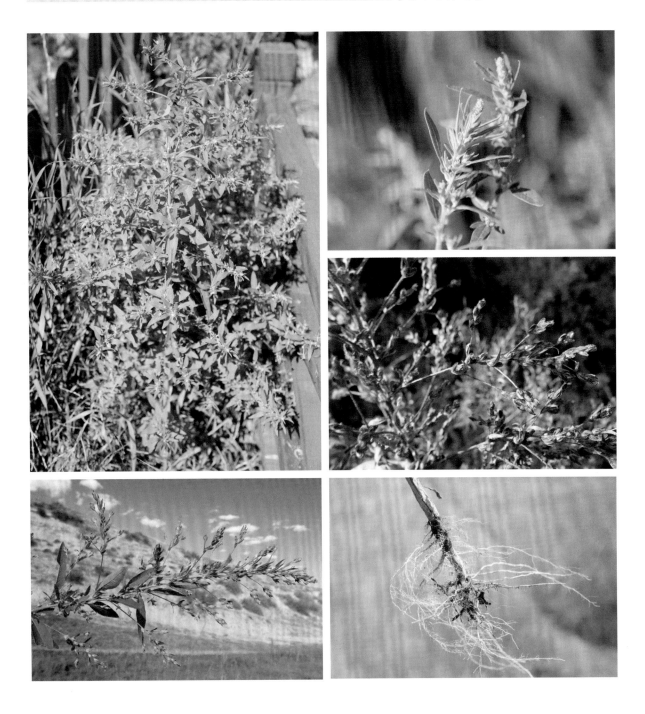

【形态特征】一年生草本，植株高 20~80cm。茎直立，粗壮，圆柱形，幼时被星状毛，后期大部脱落，多分枝，愈向上愈短。叶具短柄，先端渐尖，具小尖头，下面密被星状毛，后期毛脱落。雄花序呈穗状，花被片 3 片，膜质，雄蕊 3 枚；雌花数朵构成短缩的聚伞花序，位于枝条下部叶腋，花被片 3 片，膜质，背部密被星状毛，侧生的 2 个花被片较大，宽卵形或近圆形，果时均增大，包被果实。胞果长椭圆状倒卵形，侧扁，长 2~3 mm，灰黑色，顶端有 1 个中央微凹的冠状附属物，花、果期 8~9 月。

【适宜生境】中生植物。散生于沙质撂荒地和居民点周围。

【资源状况】分布于呼和浩特市（武川县）。少见。

【入药部位】■中药：果实。

【采收加工】秋季果实成熟时采收，除去杂质，晒干。

【功能主治】■中药：果实清肝明目，祛风消肿。

【用法用量】■中药：果实 3~9g；外用适量，煎汤洗患处。

平卧轴藜 和布特 – 查干 – 图如
Axyris prostrata L.

【标本采集号】150823150826050LY

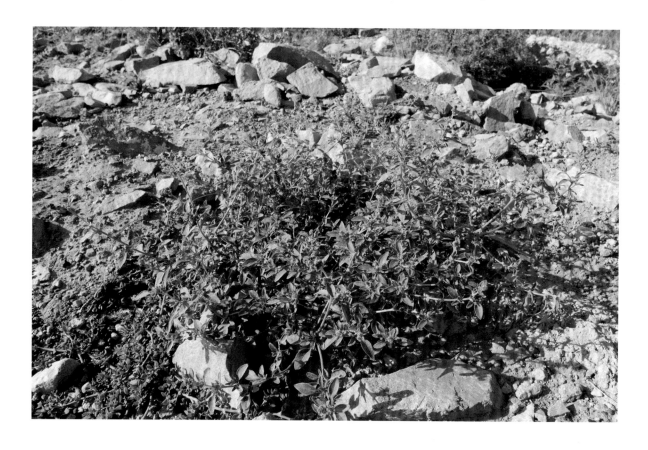

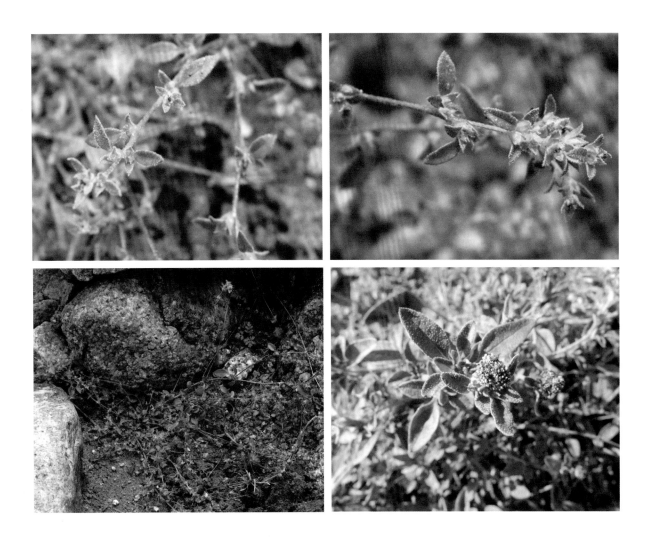

【形态特征】一年生草本，高 2~8cm。茎枝平卧或上升，密被星状毛，后期毛大部脱落。叶柄几与叶片等长，叶片宽椭圆形、卵圆形或近圆形，先端圆形，具小尖头，基部急缩并下延至柄，全缘，两面均被星状毛，中脉不明显。雄花花序头状，花被片 3~（5）枚，膜质，倒卵形，背部密被星状毛，毛后期脱落，雄蕊 3~（5）枚，与花被片对生，伸出被外。雌花花被片 3 枚，膜质，被毛。果实圆形或倒卵圆形，侧扁，两侧面具同心圆状皱纹，顶端附属物 2 个，小，乳头状或有时不显。花、果期 7~8 月。

【适宜生境】中生植物。生于荒漠区的山地或干河床内。

【资源状况】分布于巴彦淖尔市（乌拉特前旗）。少见。

【入药部位】■中药：全草（平卧轴藜）。

【采收加工】夏、秋二季采收，除去杂质，洗净泥土，晒干。

【功能主治】■中药：平卧轴藜祛风止痒；用于皮肤瘙痒。

【用法用量】■中药：平卧轴藜 15~30g；外用适量，煎汤熏洗患处。

驼绒藜 优若藜、特斯格

Ceratoides latens (J. F. Gmel.) Reveal et Holmgren

【标本采集号】150929180814004LY

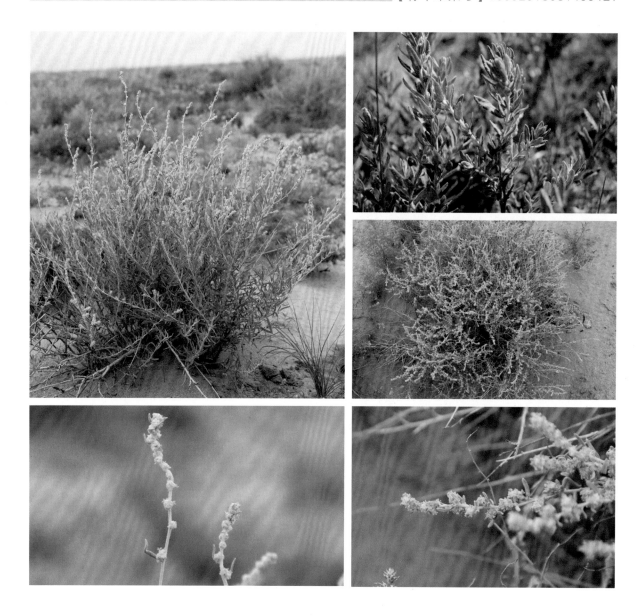

【形态特征】半灌木，植株高0.1~1m。分枝多集中于下部，斜展或平展。叶较小，条形，先端急尖或钝，基部渐狭，1脉，有时近基处有侧脉2条，极稀为羽状。雄花序较短，长达4cm，紧密。雌花管椭圆形，长3~4mm，宽约2mm；花管裂片角状，较长，其长为管长的1/3至等长。果直立，椭圆形，被毛。花、果期6~9月。

【适宜生境】强旱生植物。生于草原区西部和荒漠区沙质、沙砾质土壤，为小针茅草原的伴生种，在草原化荒漠可形成大面积的驼绒藜群落，也出现在其他荒漠群落中。

【资源状况】分布于乌兰察布市（察哈尔右翼中旗、化德县、商都县、四子王旗）、巴彦淖尔市（乌拉特后旗、乌拉特前旗、乌拉特中旗）、阿拉善盟（阿拉善左旗行政区）。常见。

【入药部位】■中药：花（驼绒藜）。

　　　　　　■蒙药：花（特斯格）。

【采收加工】夏、秋二季开花时采摘，阴干。

【功能主治】■中药：驼绒藜止咳化痰；用于支气管炎，肺痨。

　　　　　　■蒙药：特斯格清肺，止咳；用于肺热咳嗽，肺脓肿，肺结核，支气管炎。

【用法用量】■中药：驼绒藜 6~10g。

　　　　　　■蒙药：特斯格 3~5g，研末冲服。

华北驼绒藜 驼绒蒿、白柳、优若藜、冒日音－特斯格
Ceratoides arborescens (Losinsk.) Tsien et C. G. Ma

【标本采集号】150929180814004LY

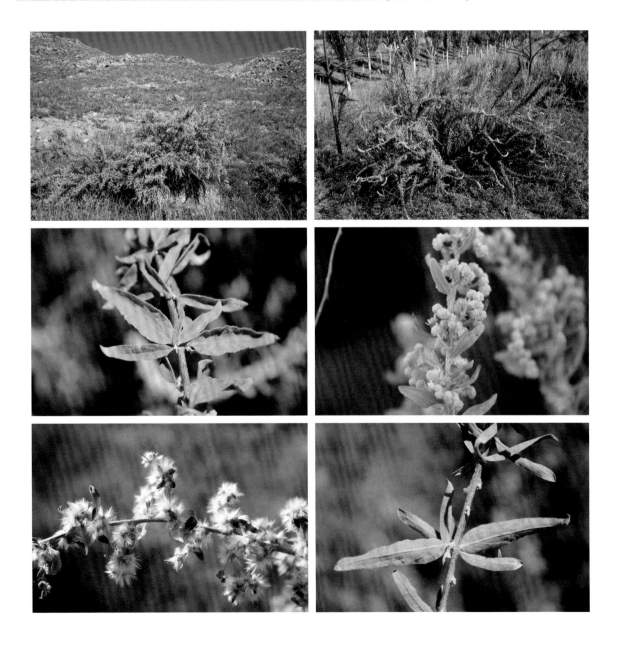

【形态特征】半灌木高 1~2m。分枝多集中于上部，较长。叶较大，柄短；叶片披针形或矩圆状披针形，向上渐狭，先端急尖或钝，基部圆楔形或圆形，通常具明显的羽状叶脉。雄花序细长而柔软。雌花管倒卵形，花管裂片粗短，为管长的 1/5~1/4，先端钝，略向后弯；果时管外中上部具 4 束长毛，下部具短毛。果实狭倒卵形，被毛。花、果期 7~9 月。

【适宜生境】旱生植物。生于干燥山坡、固定沙地、旱谷和干河床内。

【资源状况】分布于乌兰察布市（四子王旗）、包头市（固阳县）。常见。

【入药部位】■中药：花（华北驼绒藜）。

■蒙药：花（特斯格）。

【采收加工】夏、秋二季开花时采摘，阴干。

【功能主治】■中药：华北驼绒藜止咳化痰；用于支气管炎，肺痨。

■蒙药：特斯格清肺，止咳；用于肺热咳嗽，肺脓肿，肺结核，支气管炎。

【用法用量】■中药：华北驼绒藜 6~10g。

■蒙药：特斯格 3~5g，研末冲服。

评 述

本种为中国特有种。

西伯利亚滨藜

刺果粉藜、麻落粒、西伯日－绍日乃

Atriplex sibirica L.

【标本采集号】150824180821029LY

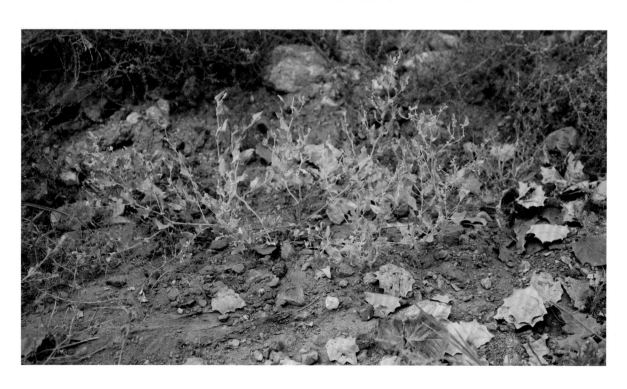

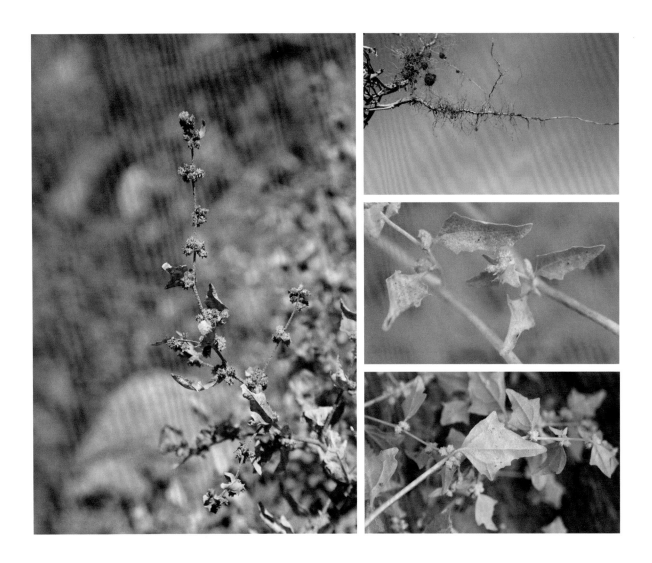

【形态特征】一年生草本，高 20~50cm。茎自基部分枝；枝钝四棱形，无色条，有粉。叶片菱状卵形，边缘具疏锯齿，近基部的 1 对齿较大而呈裂片状，上面灰绿色，无粉或稍有粉，下面灰白色，有密粉。团伞花序腋生；雄花花被 5 深裂，裂片卵形；雄蕊 5 枚，花丝扁平，基部联合，花药宽卵形；雌花的苞片联合成筒状，顶缘薄，牙齿状，基部楔形。胞果扁平，果皮膜质，白色，与种子贴伏。种子直立，红褐色。花期 7~8 月，果期 8~9 月。

【适宜生境】盐生中生植物。生于草原区和荒漠区的盐化土和盐碱土上，也散见于路边及居民点附近。

【资源状况】分布于乌兰察布市（四子王旗）、包头市（达尔罕茂明安联合旗、固阳县）、巴彦淖尔市（乌拉特中旗）。常见。

【入药部位】■中药：果实（软蒺藜）。

【采收加工】秋季果实成熟时采收，除去杂质，晒干。

【功能主治】■中药：软蒺藜清肝明目，祛风止痒，活血消肿，通乳；用于目赤肿痛，头痛，头晕，咳逆，喉痹，风疹，皮肤瘙痒，肿毒，乳汁不畅。

【用法用量】■中药：软蒺藜 3~9g；外用适量，煎汤洗患处。

野滨藜 三齿粉藜、咸卜子菜、希日古恩－绍日乃

Atriplex fera (L.) Bunge

【标本采集号】150206190918042LY

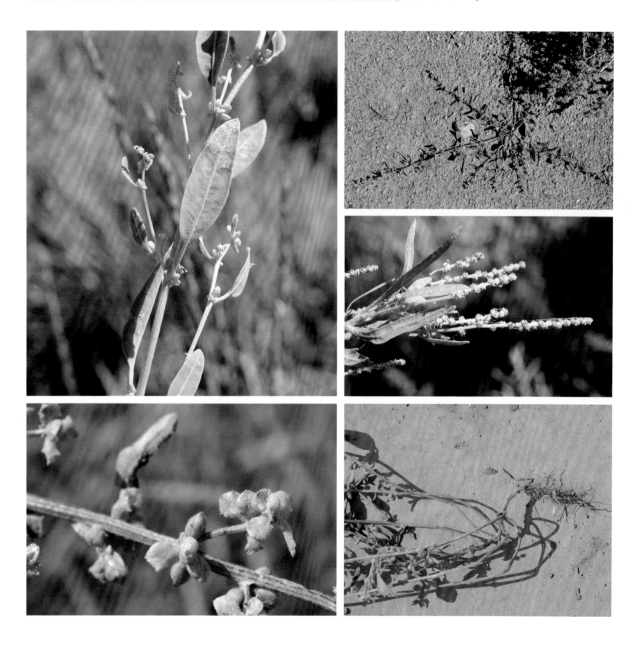

【形态特征】一年生草本，高 20~80cm。茎直立或外倾，四棱形或下部圆柱形，有条棱及绿色色条，自基部起分枝；枝细瘦，斜升，上部弯曲，稍有粉。叶片卵状矩圆形，全缘，两面均为灰绿色。团伞花序腋生；雄花 4 基数，早落；雌花在每团伞花序中 3~10 朵或更多；苞片边缘全部合生，果时两面臌胀，坚硬，黄绿色，表面有浮凸的网状脉及 1~2 个位置不规则的棘状突起，稍有粉，顶缘具 3 个短齿。胞果扁平，果皮膜质，白色，与种子贴伏。种子直立，棕色。花期 7~8 月，果期 8~9 月。

【适宜生境】盐生中生植物。生于草原区的湖滨、河岸、低湿的盐化土及盐碱土上，也生于居民点、路旁及沟渠附近。

【资源状况】分布于包头市（白云鄂博矿区、土默特右旗）。少见。

【入药部位】■中药：全草（粉藜）。

【采收加工】夏、秋二季采收，洗净泥土，晒干。

【功能主治】■中药：粉藜利水，涩肠；用于腹泻。

【用法用量】■中药：粉藜 9~12g，鲜品可用至 30g，或研末。

中亚滨藜 中亚粉藜、软蒺藜、麻落粒、道木达－阿贼音－绍日乃
Atriplex centralasiatica Iljin

【标本采集号】150222180831011LY

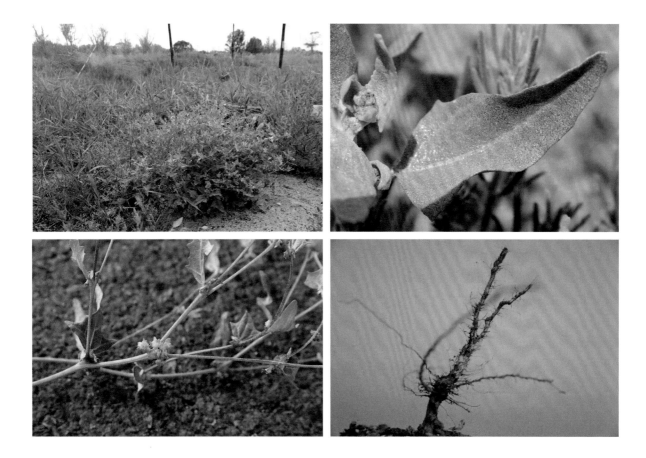

【形态特征】一年生草本，高 15~30cm。茎自基部分枝，枝钝四棱形，黄绿色，无色条，有粉或下部近无粉。叶有短柄，枝上部的叶近无柄；叶片卵状三角形，边缘具疏锯齿，或仅有 1 对浅裂片而其余部分全缘，上面灰绿色，无粉或稍有粉，下面灰白色，有密粉。花集成腋生团伞花序；雄花花被 5 深裂，雄蕊 5 枚，花丝扁平，基部联合，花药宽卵形；雌花的苞片近半圆形，边缘近基部以下合生，近基部的中心部臌胀并木质化。胞果扁平，果皮膜质，白色。种子直立，红褐色。花、果期 7~8 月。

【适宜生境】盐生中生植物。生于荒漠区和草原区的盐化或碱化土以及盐碱土壤上。

【资源状况】分布于乌兰察布市（察哈尔右翼后旗）、呼和浩特市（托克托县）、包头市（固阳县）、阿拉善盟（阿拉善左旗行政区）。常见。

【入药部位】■中药：果实（软蒺藜）。

【采收加工】秋季果实成熟时采收，除去杂质，晒干。

【功能主治】■中药：软蒺藜清肝明目，祛风止痒，活血消肿，通乳；用于目赤肿痛，头痛，头晕，咳逆，喉痹，风疹，皮肤瘙痒，肿毒，乳汁不畅。

【用法用量】■中药：软蒺藜 3~9g；外用适量，煎汤洗患处。

菠菜 菠薐、赤根菜、乌日格斯图－诺高
Spinacia oleracea L.

【标本采集号】150822190717040LY

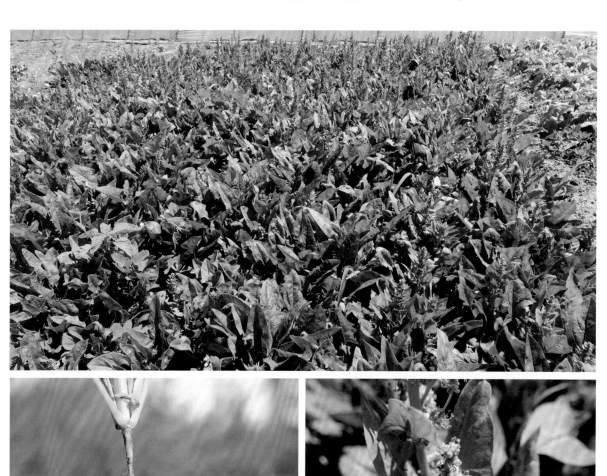

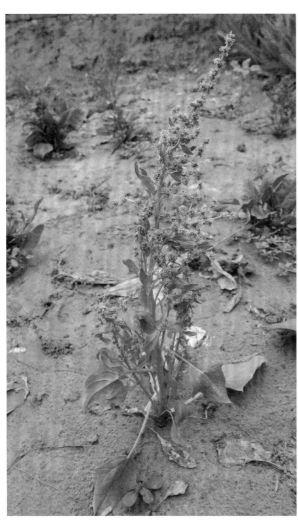
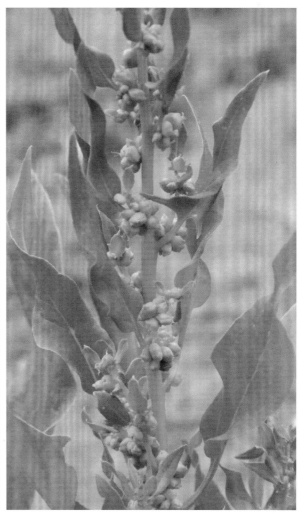

【形态特征】一年生草本，高 40~60cm。根圆锥状，带红色，较少为白色。茎直立，中空，脆弱多汁。叶戟形，鲜绿色，柔嫩多汁，稍有光泽，全缘或有少数牙齿状裂片。雄花集成球形团伞花序，再于枝和茎的上部排列成有间断的穗状圆锥花序，花被片 4 片，花丝丝形，扁平，花药不具附属物；雌花团集于叶腋，小苞片两侧稍扁，顶端残留 2 枚小齿，背面通常各具 1 个棘状附属物，子房球形，柱头 4 或 5 个，外伸。胞果卵形，两侧扁；果皮褐色。花、果期 5~6 月。

【适宜生境】中生植物。菠菜对土壤适应能力强，但仍以保水保肥力强肥沃的土壤为好，菠菜不耐酸，适宜的 pH 值为 7.3~8.2。

【资源状况】阴山地区各地均有栽培。常见。

【入药部位】■中药：全草（菠菜）。

【采收加工】四季采收，洗净泥土，鲜用或晒干。

【功能主治】■中药：菠菜养血，止血，敛阴，润燥；用于衄血，便血，维生素 C 缺乏症，消渴引饮，大便涩滞。

【用法用量】■中药：菠菜 30~60g，鲜品加倍，煮食或研末冲服。

沙 蓬

沙米、登相子、楚力给日

Agriophyllum squarrosum (L.) Moq.

【标本采集号】150825140726302LY

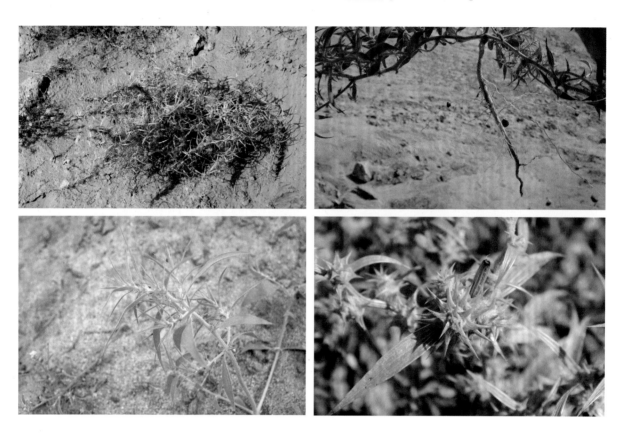

【形态特征】一年生草本，高 14~60cm。茎直立，坚硬，浅绿色；由基部分枝，最下部的一层分枝通常对生或轮生，平卧，上部枝条互生，斜展。叶无柄；叶片先端渐尖且具小尖头，向基部渐狭，叶脉浮凸，纵行，3~9 条。穗状花序紧密，无梗，腋生；苞片先端急缩，具小尖头，后期反折，背部密被分枝毛；花被片 1~3 片，膜质；雄蕊 2~3 枚，花丝锥形，膜质。果实两面扁平或背部稍凸；果喙深裂成 2 个扁平的条状小喙，微向外弯，小喙先端外侧各具一小齿突。种子近圆形，光滑，有时具浅褐色的斑点。花、果期 8~10 月。

【适宜生境】沙生旱生植物。生于流动、半流动沙地和沙丘。在草原区沙地和沙漠中分布极为广泛，往往可以形成大面积的先锋植物群聚。

【资源状况】分布于阴山地区各地。常见。

【入药部位】■中药：种子（沙蓬）。

　　　　　　■蒙药：全草（楚力格日）。

【采收加工】秋季果实成熟后打下种子，除去杂质，晒干；夏、秋二季采收全草，除去杂质，切段，阴干。

【功能主治】■中药：沙蓬发表解热，消食化积；用于感冒发热，肾炎，饮食积滞，嗝膈反胃。

　　　　　　■蒙药：楚力格日祛疫，清热，解毒，利尿。

【用法用量】■中药：沙蓬 9~15g，或煮熟食。

　　　　　　■蒙药：楚力格日 3~5g，或入丸、散服。

绳虫实

布呼根 – 哈麻哈格

Corispermum declinatum Steph. ex Stev.

【标本采集号】150222180711082LY

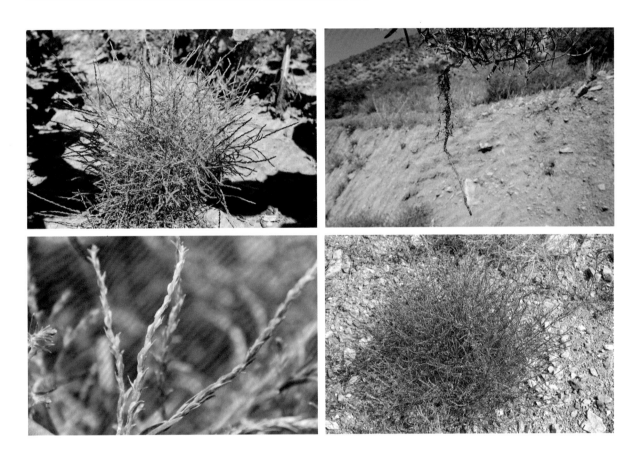

【形态特征】一年生草本。茎直立，高 15~50cm；分枝较多，最下部者较长，上升，余者较短，斜展。叶条形，先端渐尖且具小尖头，基部渐狭，1 脉。穗状花序顶生和侧生，细长，稀疏；花被片 1 片，稀 3 片，近轴花被片宽椭圆形，先端全缘或齿啮状；雄蕊 1~3 枚，花丝长为花被片的 2 倍。果实无毛，倒卵状矩圆形，顶端急尖，背面凸出，其中央稍扁平，腹面扁平或稍凹入；果核狭倒卵形，平滑或具瘤状突起；果喙尖为喙长的 1/3，直立；果翅窄或几近于无翅，全缘或具不规则的细齿。花、果期 6~9 月。

【适宜生境】沙生旱生植物。生于草原区的沙质土壤和固定沙丘上。

【资源状况】分布于乌兰察布市（察哈尔右翼后旗、察哈尔右翼前旗、四子王旗）、包头市（达尔罕茂明安联合旗、固阳县）。常见。

【入药部位】■中药：全草。

【采收加工】夏、秋二季采收，晒干。

【功能主治】■中药：全草清湿热，利小便；用于小便不利，热涩疼痛，黄疸。

【用法用量】■中药：全草 9~12g。

兴安虫实

虎日恩－哈麻哈格
Corispermum chinganicum Iljin

【标本采集号】150923190910032LY

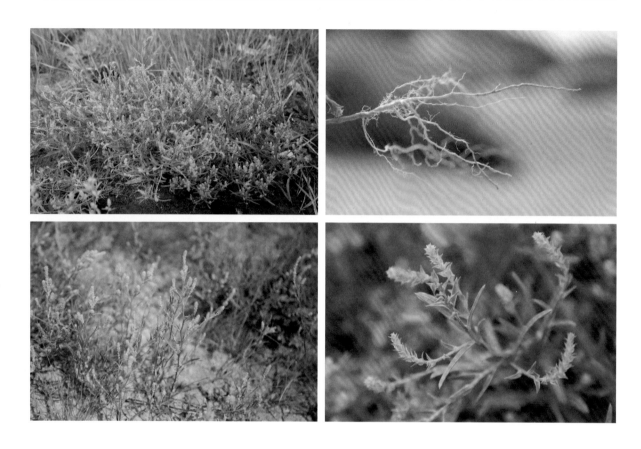

【形态特征】一年生草本，高 10~50cm，茎直立，圆柱形，绿色或紫红色；由基部分枝。叶条形，1 脉。穗状花序顶生和侧生，细圆柱形；苞片由披针形（少数花序基部的）至卵形和卵圆形，具较宽的膜质边缘。花被片 3 枚，近轴花被片 1 枚，宽椭圆形，顶端具不规则细齿，远轴 2 枚，小，近三角形；雄蕊 5 枚。果实矩圆状倒卵形或宽椭圆形，顶端圆形，背面凸起，腹面扁平，无毛；果核椭圆形，黄绿色或米黄色，光亮，有时具少数深褐色斑点；果喙明显，粗短；果翅明显，浅黄色。花、果期 6~8 月。

【适宜生境】沙生旱生植物。生于草原和荒漠草原的沙质土壤上，也出现于荒漠区湖边沙地和干河床。

【资源状况】分布于乌兰察布市（商都县、卓资县）、呼和浩特市（回民区、土默特左旗、武川县、新城区）、包头市（达尔罕茂明安联合旗、固阳县、九原区、石拐区、土默特右旗）。常见。

【入药部位】■中药：全草（虫实）。

【采收加工】夏、秋二季采收，晒干。

【功能主治】■中药：虫实清湿热，利小便；用于小便不利，热涩疼痛，黄疸。

【用法用量】■中药：虫实 9~12g。

软毛虫实

光果软毛虫实、乌苏图－哈麻哈格
Corispermum puberulum Iljin

【标本采集号】150922190820012LY

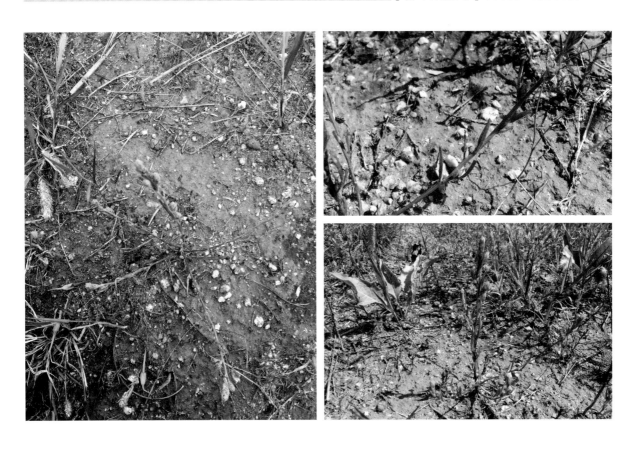

【形态特征】 一年生草本，高 15~35cm。茎直立，圆柱形，分枝多集中于茎基部。叶条形，1 脉。穗状花序顶生和侧生，圆柱形或棍棒状，紧密；苞片披针形（少数近基部的）至卵圆形，具白膜质边缘，掩盖果实。花被片 1~3 枚，近轴花被片 1 枚，宽椭圆形或近圆形，顶端弧形具不规则细齿；远轴 2 枚，较小或不发育；雄蕊 1~5 枚，较花被片长。果实宽椭圆形或倒卵状矩圆形，顶端具明显的宽的缺刻，背部凸起，腹面凹入，被毛；果核椭圆形，背部有时具少数瘤状突起或深色斑点；果喙明显，直立或叉分，果翅宽，边缘具不规则细齿。花、果期 6~9 月。

【适宜生境】 沙生旱生植物。生于沙地、沙丘、沙质撂荒地。

【资源状况】 分布于乌兰察布市（化德县、卓资县）、呼和浩特市（回民区、土默特左旗、武川县、新城区）、包头市（固阳县、九原区、石拐区、土默特右旗）。少见。

【入药部位】 ■中药：全草（软毛虫实）。

【采收加工】 夏、秋二季采收，晒干。

【功能主治】 ■中药：软毛虫实清湿热，利小便；用于小便不利，热涩疼痛，黄疸。

【用法用量】 ■中药：软毛虫实 9~12g。

刺藜

野鸡冠子花、刺穗藜、塔黑彦－希乐毕－诺高

Chenopodium aristatum L.

【标本采集号】150824180822024LY

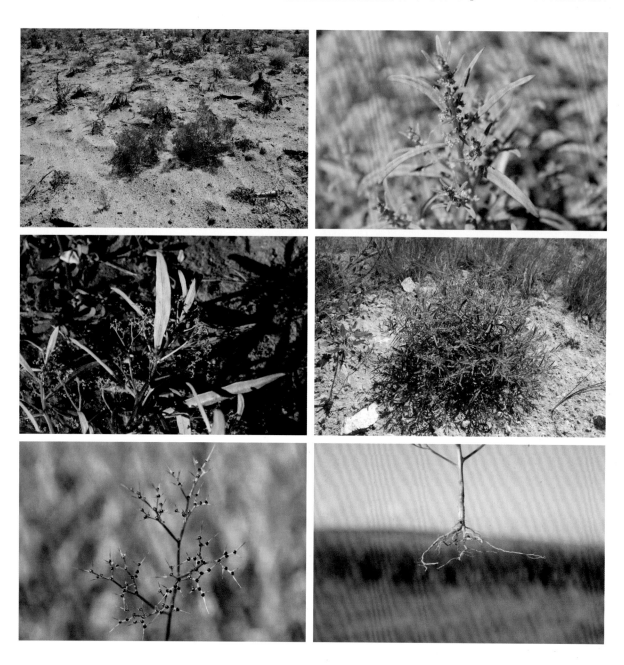

【形态特征】一年生草本，植物体圆锥形，高 10~40cm，无粉，秋后常带紫红色。茎直立，圆柱形或有棱，具色条，无毛或稍有毛，有多数分枝。叶条形，全缘，先端渐尖，基部收缩成短柄，中脉黄白色。复二歧式聚伞花序生于枝端及叶腋，最末端的分枝针刺状；花两性，几无柄；花被裂片 5 枚，狭椭圆形，先端钝或骤尖，背面稍肥厚，边缘膜质，果时开展。胞果顶基扁（底面稍凸），圆形，果皮透明，与种子贴生。种子横生，顶基扁，周边截平或具棱。花期 8~9 月，果期 10 月。

【适宜生境】中生植物。生于砂质地或固定沙地上，为农田杂草。

【资源状况】分布于呼和浩特市（回民区、土默特左旗、武川县、新城区）、包头市（固阳县）、巴彦淖尔市（乌拉特中旗）。常见。

【入药部位】■中药：全草（刺藜）。

【采收加工】夏、秋二季采收，洗净泥土，晒干。

【功能主治】■中药：刺藜祛风止痒；用于皮肤瘙痒，荨麻疹。

【用法用量】■中药：刺藜 6~9g；外用适量，煎汤洗患处。

菊叶香藜

菊叶刺藜、总状花藜、乌努日特－诺衣乐

Chenopodium foetidum Schrad.

【标本采集号】150925150817046LY

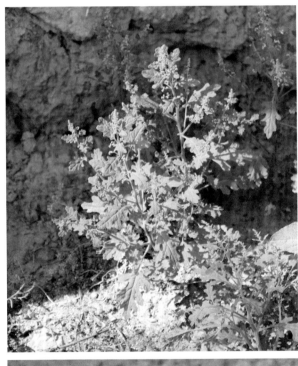
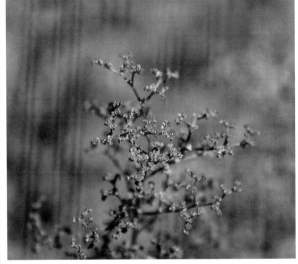
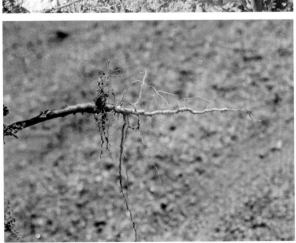
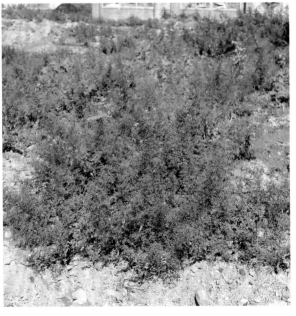

【形态特征】一年生草本，高 20~60cm，有强烈气味，全株有具节的疏生短柔毛。茎直立，具绿色
色条，通常有分枝。叶片矩圆形，边缘羽状浅裂至羽状深裂，先端钝或渐尖，有时具
短尖头，基部渐狭。复二歧聚伞花序腋生；花两性；花被 5 深裂，裂片卵形，有狭膜
质边缘，背面通常有具刺状突起的纵隆脊，果时开展；雄蕊 5 枚，花丝扁平，花药近
球形。胞果扁球形，果皮膜质。种子横生，周边钝，红褐色或黑色，有光泽，具细网
纹；胚半环形，围绕胚乳。花期 7~9 月，果期 9~10 月。

【适宜生境】中生植物。生于撂荒地和居民点附近的潮湿、疏松的土壤上。

【资源状况】分布于乌兰察布市（察哈尔右翼前旗、察哈尔右翼中旗、丰镇市、凉城县、商都县、
四子王旗）、呼和浩特市（和林格尔县、土默特左旗、武川县）、包头市（白云鄂博
矿区、固阳县、石拐区）。常见。

【入药部位】■中药：全草（菊叶香藜）。

【采收加工】夏、秋二季采收，除去杂质，洗净泥土，晒干。

【功能主治】■中药：菊叶香藜解表，解毒，止痛；用于喘息、炎症、痉挛、偏头痛等。

【用法用量】■中药：菊叶香藜 9~15g。

灰绿藜
水灰菜、呼和－诺干－诺衣乐
Chenopodium glaucum L.

【标本采集号】150823150826127LY

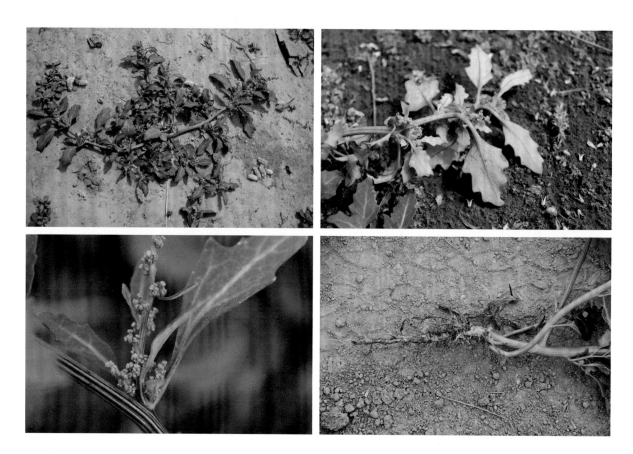

【形态特征】一年生草本，高 20~40cm。茎平卧或外倾，具条棱及绿色或紫红色色条。叶片肥厚，先端急尖或钝，基部渐狭，边缘具缺刻状牙齿，上面无粉，平滑，下面有粉而呈灰白色，有稍带紫红色，中脉明显，黄绿色。花两性兼有雌性，数花聚成团伞花序，再于分枝上排列成有间断而通常短于叶的穗状或圆锥状花序；花被裂片 3~4 枚，浅绿色，稍肥厚，通常无粉；雄蕊 1~2 枚，花丝不伸出花被，花药球形；柱头 2 个，极短。胞果顶端露出于花被外，果皮膜质，黄白色。种子扁球形，暗褐色或红褐色，边缘钝，表面有细点纹。花期 6~9 月，果期 8~10 月。

【适宜生境】耐盐中生植物。生于农田、菜园、村房、水边等轻度盐碱化的土壤上。

【资源状况】分布于乌兰察布市（化德县、商都县）、呼和浩特市（回民区、土默特左旗、武川县、新城区）、包头市（固阳县）、巴彦淖尔市（乌拉特前旗）。常见。

【入药部位】■中药：幼嫩全草（藜）。

　　　　　　■蒙药：全草（诺衣乐）。

【采收加工】春、夏二季采收全草，除去杂质，鲜用或晒干。

【功能主治】■中药：藜清热祛湿，解毒消肿，杀虫止痒；用于发热，咳嗽，痢疾，腹泻，腹痛，疝气，龋齿痛，湿疹，疥癣，白癜风，疮疡肿痛，毒虫咬伤。

　　　　　　■蒙药：诺衣乐解表，止痒，解毒，治伤；用于赫依热，心热，皮肤瘙痒，金伤。

【用法用量】■中药：藜 15~30g；外用适量，煎汤漱口或熏洗，或捣涂。

　　　　　　■蒙药：诺衣乐多配方用。

红叶藜　乌兰 - 诺衣乐

Chenopodium rubrum L.

【标本采集号】150206190712089LY

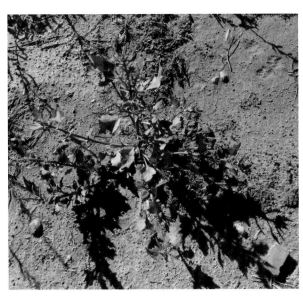
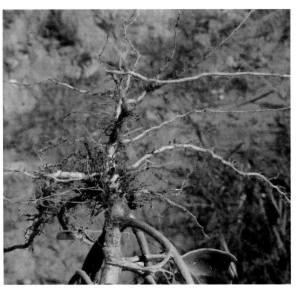

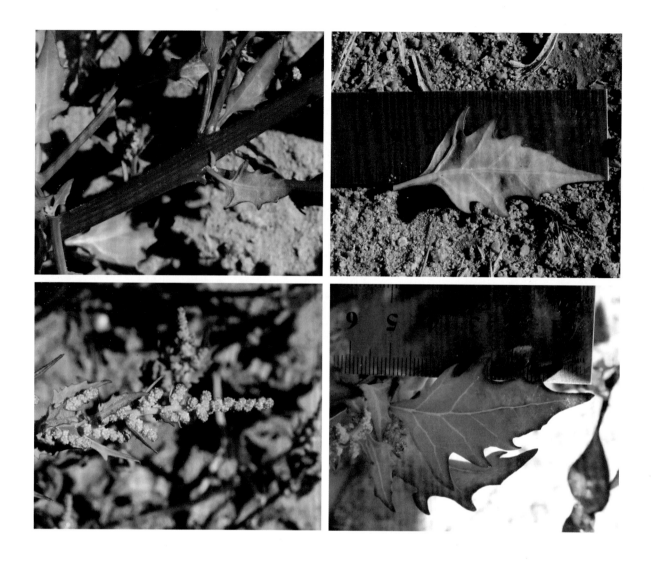

【形态特征】一年生草本，高 30~80cm。茎直立或斜升，平滑，淡绿色或带红色，具条棱但无明显的色条。叶片卵形至菱状卵形，肉质，两面均为浅绿色或有时带红色，下面稍有粉，裂齿 3~5 对。花两性兼有雌性，数个团集，于分枝上排列成穗状圆锥花序，花被裂片 3~4 枚，绿色，无粉或稍有粉。果皮膜质，带白色，不与种子贴生。种子稍扁，直立、斜生及横生，红黑色至黑色，边缘钝，表面具明显的矩圆形点纹。花、果期 8~10 月。

【适宜生境】中生植物。生于路旁、田边及轻度盐碱地。

【资源状况】分布于乌兰察布市（商都县）、包头市（白云鄂博矿区、九原区）。少见。

【入药部位】■中药：地上部分（红叶藜）。

【采收加工】夏、秋二季采收地上部分，除去杂质，洗净，晒干。

【功能主治】■中药：红叶藜用于创伤。

尖头叶藜

绿珠藜、渐尖藜、油杓杓、道古日格－诺衣乐

Chenopodium acuminatum Willd.

【标本采集号】150823150827145LY

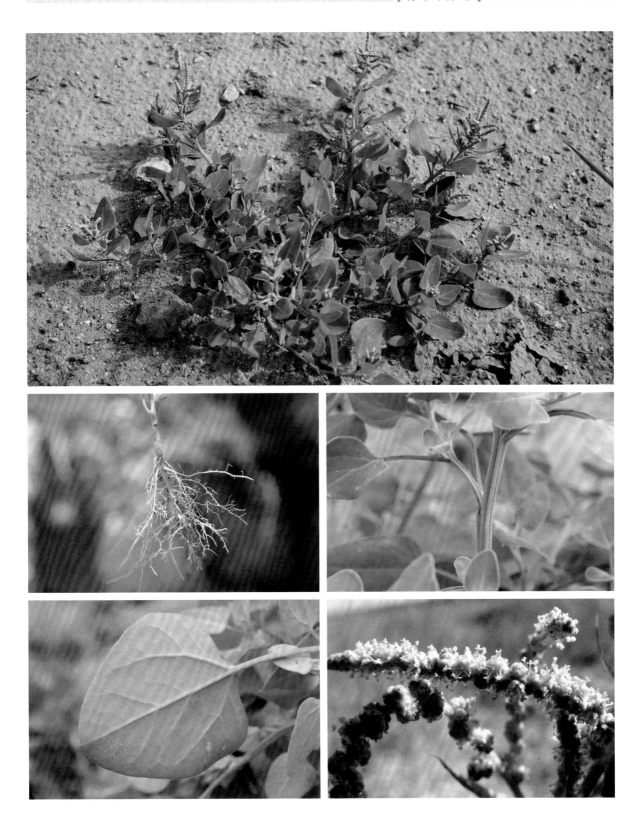

【形态特征】一年生草本，高 20~80cm。茎直立，具条棱及绿色色条，多分枝；枝斜升，较细瘦。茎上部的叶片有时呈卵状披针形，先端急尖，基部宽楔形。花两性，团伞花序于枝上部排列成紧密的或有间断的穗状或穗状圆锥状花序；花序轴具圆柱状毛束；花被扁球形，5 深裂，裂片边缘膜质，并有红色或黄色粉粒，果时背面大多增厚并彼此合成五角星形；雄蕊 5 枚。胞果顶基扁，圆形。种子横生，黑色，有光泽，表面略具点纹。花期 6~8 月，果期 8~9 月。

【适宜生境】中生植物。生于河岸、荒地以及田边、盐碱地、河岸沙质地、撂荒地和居民点的沙壤土上。

【资源状况】分布于乌兰察布市（集宁区、商都县）、呼和浩特市（回民区、土默特左旗、武川县、新城区）、包头市（固阳县）、巴彦淖尔市（乌拉特前旗）。常见。

【入药部位】■中药：全草。

【采收加工】春、夏二季采收全草，除去杂质，鲜用或晒干。

【功能主治】■中药：全草用于风寒头痛，四肢胀痛。

【用法用量】■中药：全草 15~30g；外用适量，煎汤漱口或熏洗，或捣涂。

杂配藜 血见愁、大叶藜、大叶灰菜、额日力斯－诺衣乐
Chenopodium hybridum L.

【标本采集号】150222180609031LY

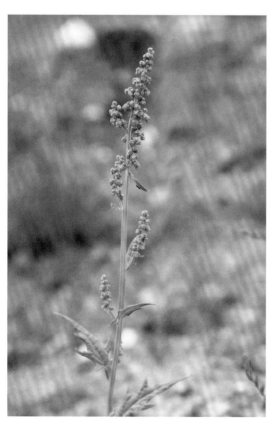 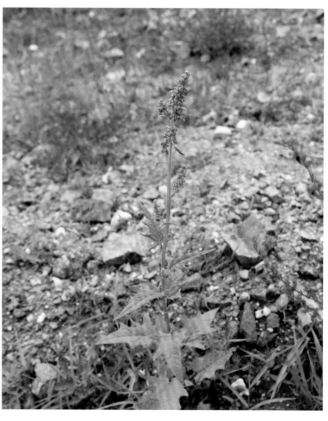

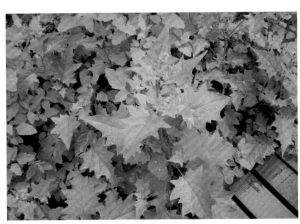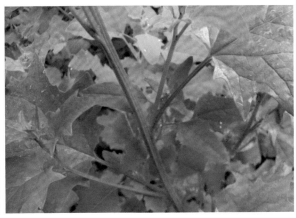

【形态特征】一年生草本，高 40~120cm。茎直立，粗壮，具条棱，上部有疏分枝。叶片宽卵形，两面均呈亮绿色，无粉或稍有粉，边缘掌状浅裂，裂片 2~3 对，不等大，轮廓略呈五角形；上部叶较小，叶片多呈三角状戟形。花两性兼有雌性，数个团集，在分枝上排列成开散的圆锥状花序；花被裂片 5 枚，狭卵形，先端钝，背面具纵脊，边缘膜质；雄蕊 5 枚。胞果双凸镜状；果皮膜质，有白色斑点，与种子贴生。种子横生，与胞果同形，黑色，无光泽，表面具明显的圆形深注或呈凹凸不平；胚环形。花期 8~9 月，果期 9~10 月。

【适宜生境】中生植物。生于林缘山地沟谷、河边及居民点附近。

【资源状况】分布于包头市（东河区、固阳县、九原区、昆都仑区、青山区）。常见。

【入药部位】■中药：全草（血见愁）。

【采收加工】夏、秋二季采收，洗净泥土，鲜用或晒干。

【功能主治】■中药：血见愁调经，止血；用于月经不调，功能失调性子宫出血，吐血，衄血，咯血，尿血。

【用法用量】■中药：血见愁 5~15g，鲜品 30~60g，或熬膏服。

小 藜 吉吉格 – 诺衣乐
Chenopodium serotinum L.

【标本采集号】150221140715363LY

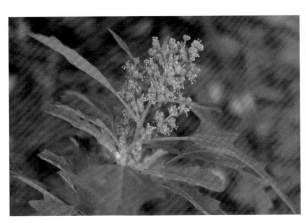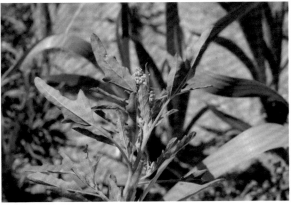

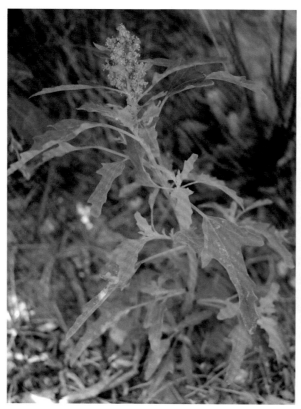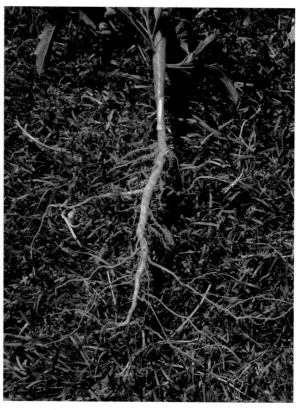

【形态特征】一年生草本，高 20~50cm。茎直立，具条棱及绿色色条。叶片卵状矩圆形，3 浅裂，中裂片两边近平行，先端钝或急尖并具短尖头，边缘具深波状锯齿。花两性，数个团集，排列于上部的枝上形成较开展的顶生圆锥状花序；花被近球形，5 深裂，裂片宽卵形，不开展，背面具微纵隆脊并有密粉；雄蕊 5 枚，开花时外伸；柱头 2 个，丝形。胞果包在花被内，果皮与种子贴生。种子双凸镜状，黑色，有光泽，边缘微钝，表面具六角形细洼；胚环形。花期 6~7 月，果期 7~9 月。

【适宜生境】中生植物。生于潮湿和疏松的撂荒地、田间、路旁、垃圾堆。

【资源状况】分布于乌兰察布市（察哈尔右翼中旗、丰镇市、商都县、兴和县、卓资县）、呼和浩特市（和林格尔县）、包头市（东河区、固阳县、九原区、昆都仑区、青山区、土默特右旗）、巴彦淖尔市（磴口县、乌拉特后旗）。常见。

【入药部位】■中药：全草。

【采收加工】3~4 月采收全草，洗净，除去杂质，鲜用或晒干。

【功能主治】■中药：全草调经，止血；用于月经不调，功能失调性子宫出血，吐血，衄血，咯血，尿血。

【用法用量】■中药：全草 9~15g；外用适量，煎汤洗，或捣敷，或烧灰调敷。

藜

白藜、灰菜、诺衣乐

Chenopodium album L.

【标本采集号】150921150825051LY

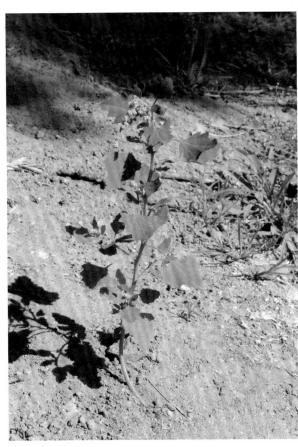

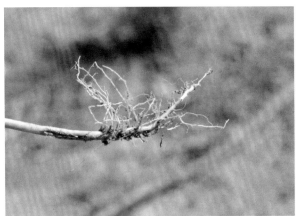

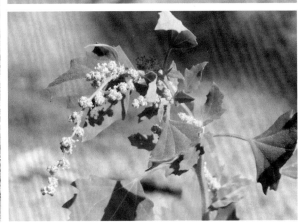

【形态特征】一年生草本，高 30~150cm。茎直立，粗壮，具条棱及绿色或紫红色色条，多分枝；枝条斜升或开展。叶片菱状卵形，上面无粉，有时嫩叶的上面有紫红色粉，下面有粉，边缘具不整齐锯齿；叶柄与叶片近等长。花两性，花簇于枝上部排列成穗状圆锥状或圆锥状花序；花被裂片 5 枚，背面具纵隆脊，有粉，先端或微凹，边缘膜质；雄蕊 5 枚，花药伸出花被；柱头 2 个。果皮与种子贴生。种子横生，双凸镜状，边缘钝，黑色，有光泽，表面具浅沟纹；胚环形。花期 8~9 月，果期 9~10 月。

【适宜生境】中生植物。生于路旁、荒地、田间、居民点附近和河岸低湿地。

【资源状况】分布于乌兰察布市（化德县、商都县）、呼和浩特市（回民区、土默特左旗、武川县、新城区）、包头市（固阳县）。常见。

【入药部位】■中药：幼嫩全草（藜）。

■蒙药：全草（诺衣乐）。

【采收加工】春、夏二季采收全草，除去杂质，鲜用或晒干。

【功能主治】■中药：藜清热祛湿，解毒消肿，杀虫止痒；用于发热，咳嗽，痢疾，腹泻，腹痛，疝气，龋齿痛，湿疹，疥癣，白癜风，疮疡肿痛，毒虫咬伤。

■蒙药：诺衣乐解表，止痒，解毒，治伤；用于赫依热，心热，皮肤瘙痒，金伤。

【用法用量】■中药：藜 15~30g；外用适量，煎汤漱口或熏洗，或捣涂。

■蒙药：诺衣乐多配方用。

木地肤
伏地肤、道格特日嘎纳
Kochia prostrata (L.) Schrad.

【标本采集号】150928180606013LY

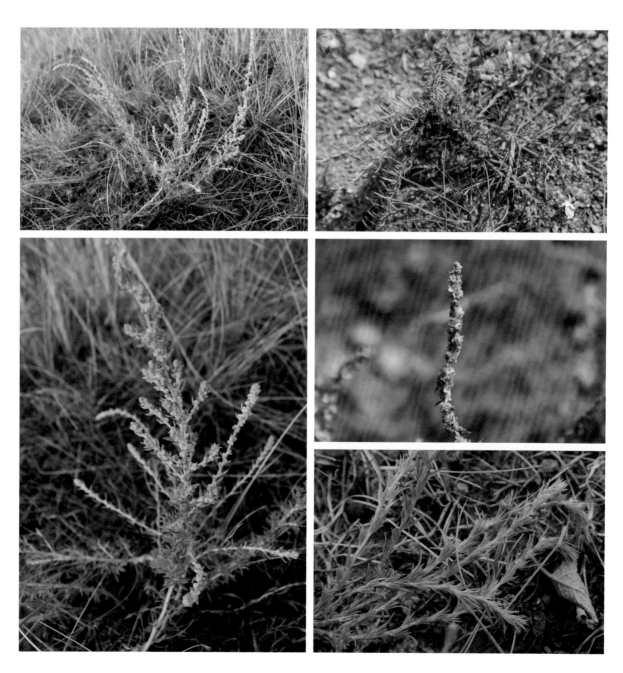

【形态特征】半灌木，高 20~80cm。木质茎通常低矮，有分枝，黄褐色；当年枝淡黄褐色，有微条棱，无色条。叶互生，稍扁平，条形，常数枚聚集于腋生短枝而呈簇生状，无柄，两面有稀疏的绢状毛，脉不明显。花两性兼有雌性，2~3 朵团集叶腋，于当年枝的上部或分枝上集成穗状花序；花被球形，有密绢状毛，花被裂片卵形，先端钝，内弯；翅状附属物扇形，膜质，具紫红色或黑褐色脉，边缘有不整齐的圆锯齿或为啮蚀状。胞果扁球形，果皮厚膜质，灰褐色。种子近圆形，黑褐色。花、果期 6~9 月。

【适宜生境】旱生植物。多生于草原区和荒漠区东部的栗钙土和棕钙土上，为草原和荒漠草原群落的恒有伴生种。

【资源状况】分布于乌兰察布市（察哈尔右翼后旗、化德县、商都县）、包头市（白云鄂博矿区、固阳县）、巴彦淖尔市（乌拉特中旗）。常见。

【入药部位】■中药：全草（木地肤）。

【采收加工】夏、秋二季采收，晒干。

【功能主治】■中药：木地肤解热。

地 肤
地菜、扫帚菜、疏日－诺高
Kochia scoparia (L.) Schrad.

【标本采集号】150825150904037LY

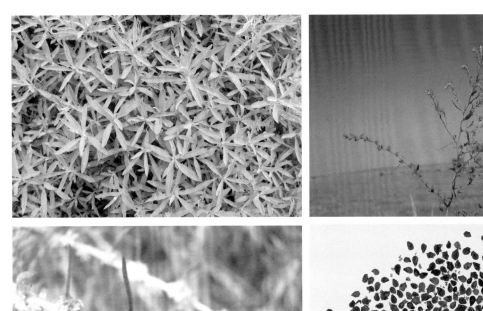
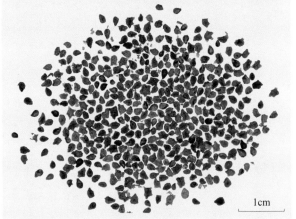

1cm

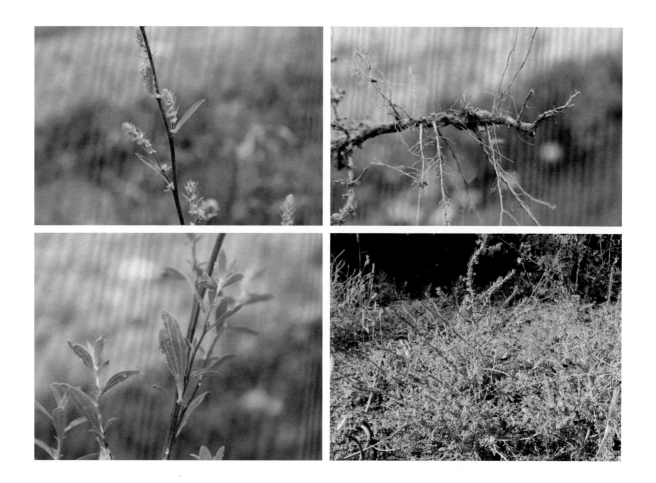

【形态特征】一年生草本，高 50~100cm。根略呈纺锤形。茎直立，淡绿色或带紫红色，有多数条棱，稍有短柔毛或下部几无毛；分枝稀疏，斜上。叶为平面叶，披针形，无毛或稍有毛，有 3 条明显的主脉，边缘有疏生的锈色绢状缘毛。花两性或雌性，通常 1~3 个生于上部叶腋；花被淡绿色，花被裂片无毛或先端稍有毛；翅端附属物三角形，膜质；花丝丝状，花药淡黄色；柱头 2 个，丝状，紫褐色，花柱极短。胞果扁球形，果皮膜质，与种子离生。种子卵形，黑褐色，稍有光泽；胚环形，胚乳块状。花期 6~9 月，果期 8~10 月。

【适宜生境】中生植物。多见于落叶阔叶林区和草原区的撂荒地、路旁、村边，散生或群生，亦为常见农田杂草。

【资源状况】分布于乌兰察布市（丰镇市、商都县）、呼和浩特市（和林格尔县、托克托县）、包头市（达尔罕茂明安联合旗、石拐区）、巴彦淖尔市（乌拉特后旗）。常见。

【入药部位】■中药：果实（地肤子）。

【采收加工】秋季果实成熟时采收植株，晒干，打下果实，除去杂质。

【功能主治】■中药：地肤子清热利湿，祛风止痒；用于小便涩痛，阴痒带下，风疹，湿疹，皮肤瘙痒。

【用法用量】■中药：地肤子 9~15g；外用适量，煎汤熏洗。

碱地肤 秃扫儿

Kochia scoparia (L.) Schrad. var. *sieversiana* (Pall.) Ulbr. ex Aschers. et Graebn.

【标本采集号】150925150820017LY

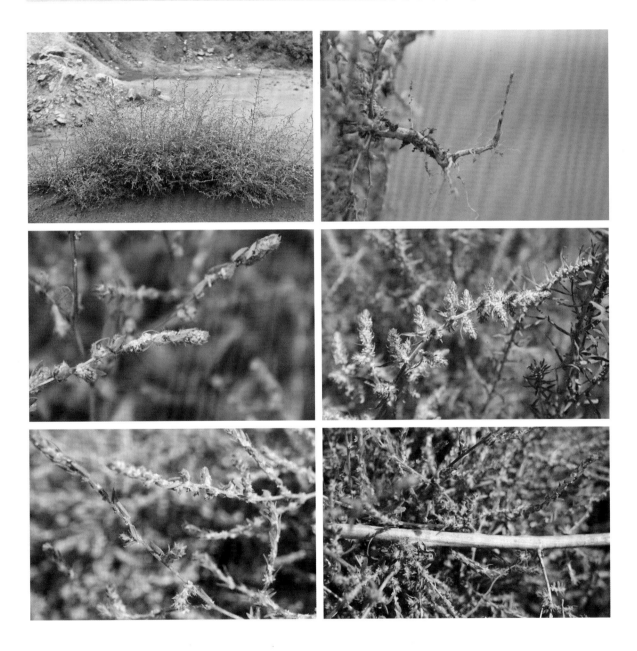

【形态特征】一年生草本，高 50~100cm。根略呈纺锤形。茎直立，淡绿色或带紫红色，有多数条棱，稍有短柔毛或下部几无毛；分枝稀疏，斜上。叶为平面叶，披针形，无毛或稍有毛，有 3 条明显的主脉，边缘有疏生的锈色绢状缘毛。花两性或雌性，通常 1~3 个生于上部叶腋；花被淡绿色，花下有较密的束生锈色柔毛；翅端附属物三角形，膜质；花丝丝状，花药淡黄色；柱头 2 个，丝状，紫褐色，花柱极短。胞果扁球形，果皮膜质，与种子离生。种子卵形，黑褐色，稍有光泽；胚环形，胚乳块状。花期 6~9 月，果期 7~10 月。

【适宜生境】旱中生植物。广泛分布于草原带和荒漠地带，多生于盐碱化的低湿地和质地疏松的撂荒地上，亦为常见农田杂草和居民点附近伴生植物。

【资源状况】分布于阴山地区各地。常见。

【入药部位】■中药：果实（地肤子）。

【采收加工】秋季果实成熟时采收全草，晒干，打下果实，除去杂质。

【功能主治】■中药：地肤子清热利湿，祛风止痒；用于小便涩痛，阴痒带下，风疹，湿疹，皮肤瘙痒。

【用法用量】■中药：地肤子 9~15g；外用适量，煎汤熏洗。

雾冰藜 五星蒿、毛脊梁、马能－哈麻哈格
Bassia dasyphylla (Fisch. et Mey.) O. Kuntze

【标本采集号】150825150904348LY

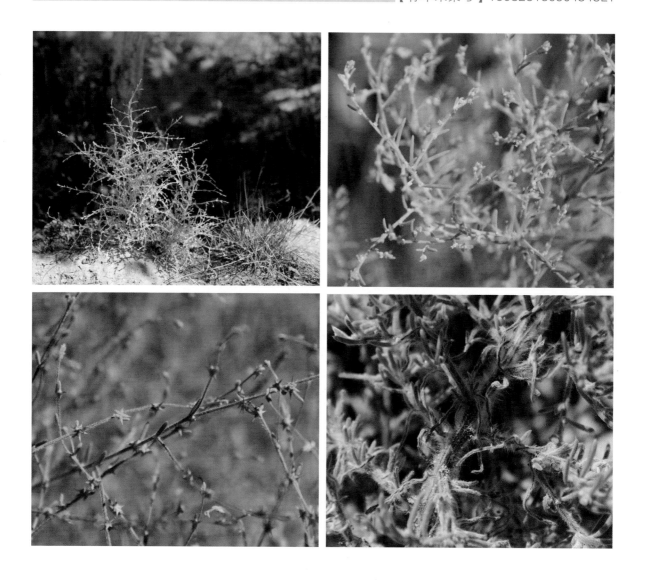

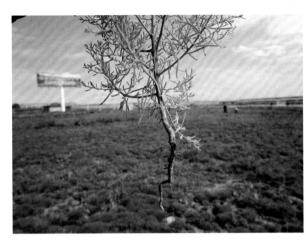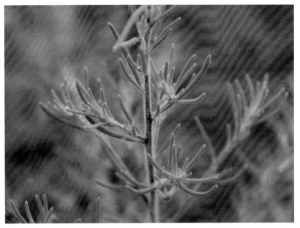

【形态特征】一年生草本，高 3~50cm。茎直立，密被水平伸展的长柔毛；分枝多，开展，与茎夹角通常大于 45°。叶互生，肉质，圆柱状，密被长柔毛，先端钝，基部渐狭。花两性，单生或两朵簇生，通常仅一花发育。花被筒密被长柔毛，裂齿不内弯，果时花被背部具 5 个钻状附属物，三棱状，平直，坚硬，形成一平展的五角星状；雄蕊 5 枚，花丝条形，伸出花被外；子房卵状，具短的花柱和 2~3 个长的柱头。果实卵圆状。种子近圆形，光滑。花、果期 8~10 月。

【适宜生境】旱生植物。生于沙质和沙砾质土壤上，也见于沙质撂荒地和固定沙地。

【资源状况】分布于乌兰察布市（察哈尔右翼前旗、化德县）、包头市（白云鄂博矿区、达尔罕茂明安联合旗）、巴彦淖尔市（磴口县、乌拉特后旗、乌拉特前旗）、阿拉善盟（阿拉善左旗行政区）。常见。

【入药部位】■中药：全草（雾冰藜）。

【采收加工】夏季采收，除去杂质，晒干。

【功能主治】■中药：雾冰藜祛风，清湿热；用于头皮屑。

【用法用量】■中药：雾冰藜外用适量，煎汤洗头。

碱　蓬　猪尾巴草、灰绿碱蓬、和日斯
Suaeda glauca (Bunge) Bunge

【标本采集号】150823150826081LY

【形态特征】一年生草本，高 30~60cm。茎直立，浅绿色，具条纹，上部多分枝，分枝细长，斜升或开展。叶条形，扁平，灰绿色，光滑或被粉粒；茎上部叶渐变短。花两性，单生或 2~5 朵簇生于叶腋的短柄上，或呈团伞状，与叶具共同之柄；小苞片短于花被，卵形，锐尖；花被片 5 枚，向内包卷。胞果二型，其一扁平，圆形，紧包于五角星形的花被内；另一呈球形，上端稍裸露，花被不为五角星形。种子近圆形，横生或直立，有颗粒状点纹，黑色。花期 7~8 月，果期 9 月。

【适宜生境】盐生湿地植物。生于盐渍化和盐碱湿润的土壤上。群集或零星分布，能形成群落或
　　　　　　层片。

【资源状况】分布于阴山地区各地。常见。

【入药部位】■中药：全草（碱蓬）。

【采收加工】夏、秋二季收割地上部分，除去泥沙、杂质，晒干或鲜用。

【功能主治】■中药：碱蓬清热，消积；用于食积停滞，发热。

【用法用量】■中药：碱蓬 6~9g，鲜品 15~30g。

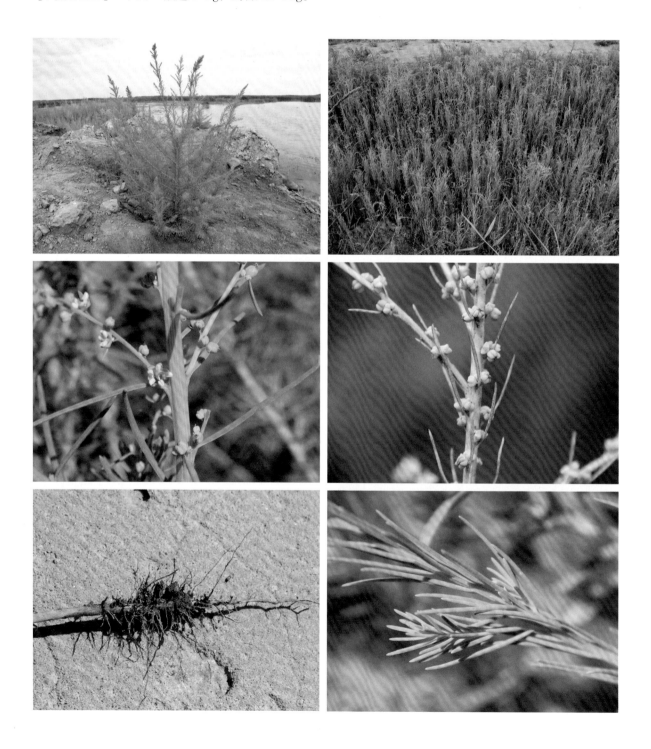

盐地碱蓬
黄须菜、翅碱蓬、碱葱、哈日－和日斯

Suaeda salsa (L.) Pall.

【标本采集号】150221130830070LY

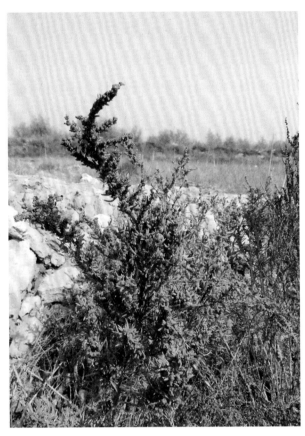
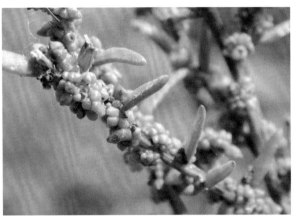
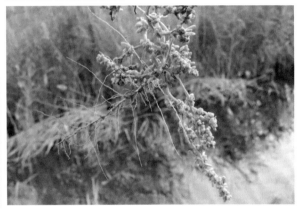

【形态特征】一年生草本，高 20~80cm，绿色或紫红色。茎直立，黄褐色；分枝多集中于茎的上部。叶条形，无柄，枝上部的叶较短。团伞花序含花 3~5 朵，腋生，在分枝上排列成有间断的穗状花序；小苞片卵形，全缘；花两性，有时兼有雌性；花被裂片卵形，稍肉质，具膜质边缘，先端钝，果时背面稍增厚；柱头 2 个，有乳头，带黑褐色。胞果包于花被内，果皮膜质，果实成熟后常常破裂而露出种子。种子横生，双凸镜形或歪卵形，黑色，有光泽，周边钝，表面具不清晰的网点纹。花、果期 8~10 月。

【适宜生境】盐生湿生植物。生于盐碱或盐湿土壤上。星散或群集分布。在盐碱湖滨、河岸、洼地常形成群落。

【资源状况】分布于包头市（达尔罕茂明安联合旗、土默特右旗）。常见。

【入药部位】■中药：全草（碱蓬）。

【采收加工】夏、秋二季收割地上部分，除去泥沙、杂质，晒干或鲜用。

【功能主治】■中药：碱蓬清热，消积；用于食积停滞，发热。

【用法用量】■中药：碱蓬 6~9g，鲜品 15~30g。

梭 梭

琐琐、梭梭柴、札格

Haloxylon ammodendron (C. A. Mey.) Bunge

【标本采集号】150824180821020LY

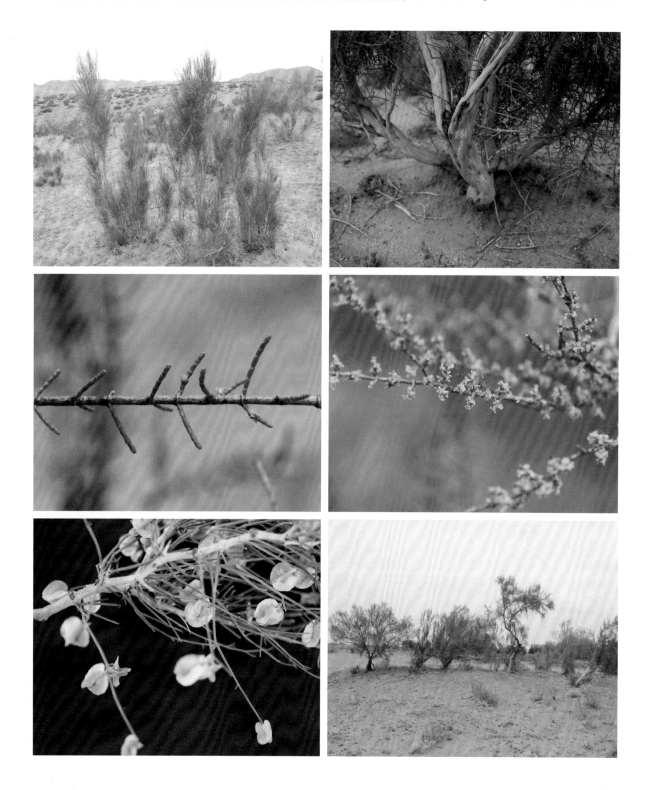

【形态特征】小乔木，高 1~9m。树干直径可达 50cm，树皮灰白色，木材坚而脆；老枝灰褐色或淡黄褐色，通常具环状裂隙；当年枝细长。叶鳞片状，宽三角形，稍开展，腋间具棉毛。花着生于二年生枝条的侧生短枝上；花被片在翅以上部分稍内曲并围抱果实；花盘不明显。胞果黄褐色，果皮不与种子贴生。种子黑色；胚盘旋成上面平下面凸的陀螺状，暗绿色。花期 7 月，果期 9 月。

【适宜生境】旱生植物。生于荒漠区的湖盆低地外缘，固定、半固定沙丘、沙砾质、碎石沙地、砾石戈壁及干河床。

【资源状况】分布于巴彦淖尔市（磴口县、乌拉特后旗、乌拉特中旗）、阿拉善盟（阿拉善左旗行政区）。常见。

【入药部位】■中药：全草（梭梭）。

【采收加工】秋季或冬初采收全草，晒干。

【功能主治】■中药：梭梭清肺化痰，降血脂，降血压，杀菌；用于肺脓肿，肺结核，高血压，高脂血症。

【用法用量】■中药：梭梭 5~10g。

短叶假木贼 鸡爪柴、巴嘎乐乌日
Anabasis brevifolia C. A. Mey.

【标本采集号】150822190718008LY

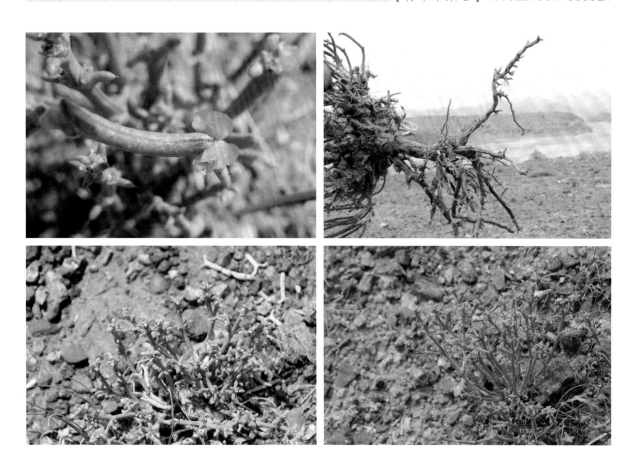

【形态特征】半灌木，高 5~20cm。根粗壮，黑褐色。木质茎多分枝，灰褐色；小枝具环状裂隙；当年枝黄绿色，大多成对发自小枝顶端，通常具 4~8 节间；节间平滑或有乳头状突起，下部的节间近圆柱形，上部的节间渐短并有棱。叶条形，开展并向下弧曲，先端钝或急尖并有半透明的短刺尖，近基部的叶通常较短，贴伏于枝。花 1~3 朵生于叶腋，花被片 5 枚，外轮 3 枚花被片的翅肾形，具脉纹，淡黄色或橘红色，内轮 2 枚花被片的翅较狭小。胞果黄褐色。种子暗褐色。花期 7~8 月，果期 9 月。

【适宜生境】旱生植物。生于荒漠区和荒漠草原带的石质山丘、黏质或黏壤质微碱化的山丘间谷地和坡麓地带。

【资源状况】分布于乌兰察布市（四子王旗）、包头市（达尔罕茂明安联合旗）、巴彦淖尔市（磴口县、乌拉特后旗、乌拉特中旗）。常见。

【入药部位】■中药：嫩枝（短叶假木贼）。

【采收加工】春、夏二季割取嫩枝，洗净，鲜用或晒干。

【功能主治】■中药：短叶假木贼杀虫。

珍珠猪毛菜 珍珠柴、雀猪毛菜、保日－保得日干纳
Salsola passerina Bunge

【标本采集号】150823140710155LY

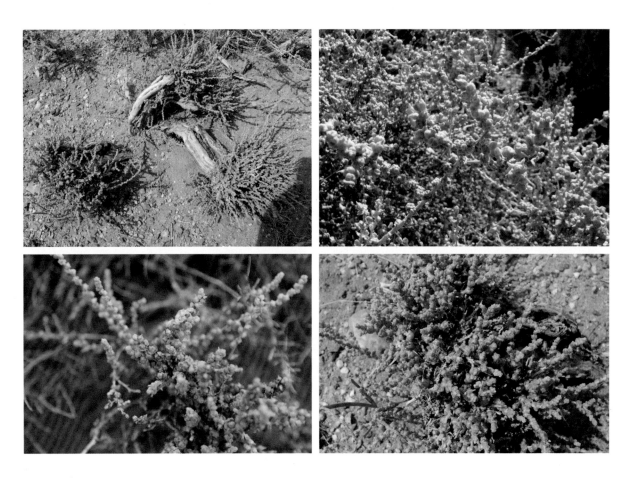

【形态特征】半灌木，高 15~30cm，植株密生丁字毛。茎自基部分枝；老枝木质，灰褐色，伸展；小枝草质，黄绿色，短枝缩短成球形。叶片锥形，背面隆起，通常早落。花序穗状，生于枝条的上部；苞片卵形；小苞片宽卵形，顶端尖，两侧边缘为膜质；花被片背部近肉质，边缘膜质，果时自背面中部生翅，翅 3 个，肾形，膜质，黄褐色或淡紫红色，密生细脉，花被片在翅以上部分生丁字毛，向中央聚集成圆锥体，在翅以下部分无毛；花药矩圆形，自基部分离至近顶部，花药附属物披针形；柱头丝状。种子横生或直立。花、果期6~10月。

【适宜生境】超旱生植物。生于荒漠区的砾石质、沙砾质戈壁或黏质土壤、荒漠草原带盐碱湖盆地。为阿拉善荒漠最重要的建群种之一，组成优势群落类型。

【资源状况】分布于乌兰察布市（四子王旗）、巴彦淖尔市（乌拉特后旗、乌拉特前旗、乌拉特中旗）、阿拉善盟（阿拉善左旗行政区）。常见。

【入药部位】■中药：全草（珍珠猪毛菜）。

【采收加工】夏、秋二季开花时，割取全草，切段，晒干。

【功能主治】■中药：珍珠猪毛菜降血压；用于高血压，头痛。

【用法用量】■中药：珍珠猪毛菜 5~10g。

猪毛菜 山叉明棵、札蓬棵、沙蓬、哈木呼乐
Salsola collina Pall.

【标本采集号】150925150820005LY

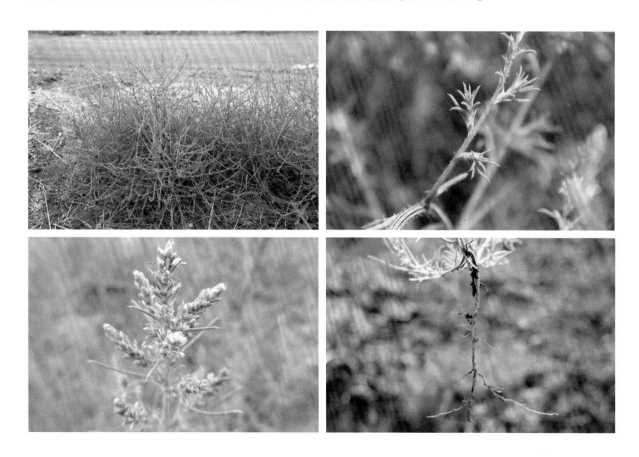

【形态特征】一年生草本，高 30~60cm。茎近直立，通常由基部分枝，开展，茎及枝淡绿色，有白色或紫色条纹，被稀疏的短糙硬毛或无毛。叶条状圆柱形，肉质，先端具小刺尖，基部稍扩展，下延，深绿色，有时带红色，无毛或被短糙硬毛。花多数，生于茎及枝上端，排列为穗状花序；苞片绿色，边缘膜质，背部有白色隆脊，花后变硬；小苞片先端具针尖；花被片膜质透明，直立，果时背部生有鸡冠状革质突起，2 浅裂；雄蕊 5 枚，花丝基部扩展，花药顶部无附属物，柱头丝形。胞果倒卵形，果皮膜质。种子倒卵形。花期 7~9 月，果期 8~10 月。

【适宜生境】旱中生植物。生于村边、路边及荒芜场所，为欧亚大陆温带地区习见种，经常进入草原和荒漠群落中成为伴生种，亦为农田、撂荒地杂草，可形成群落或纯群落。对砂质、松软的土壤有良好反应。

【资源状况】分布于阴山地区各地。常见。

【入药部位】■中药：全草（猪毛菜）。

【采收加工】夏、秋二季开花时采收全草，晒干，除去泥沙，打成捆。

【功能主治】■中药：猪毛菜平肝潜阳，润肠通便；用于高血压，眩晕，失眠，肠燥便秘。

【用法用量】■中药：猪毛菜 15~30g；或开水泡后代茶饮。

刺沙蓬　大翅猪毛菜、扎蓬棵、风滚草、乌日格斯图－哈木呼乐
Salsola ruthenica Iljin

【标本采集号】150824180718009LY

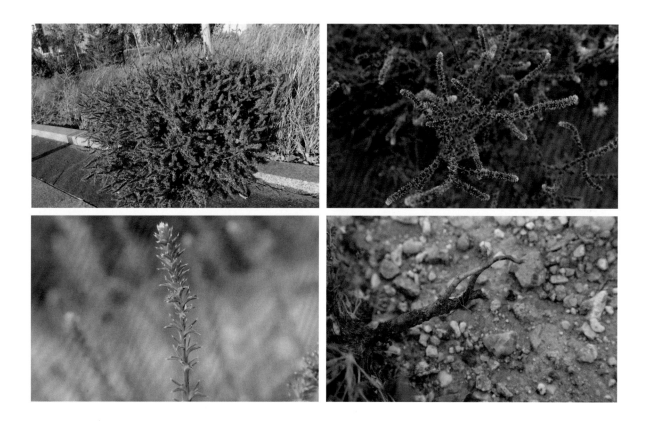

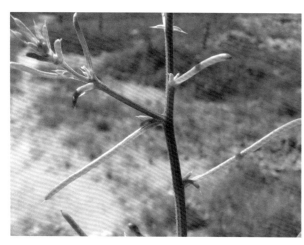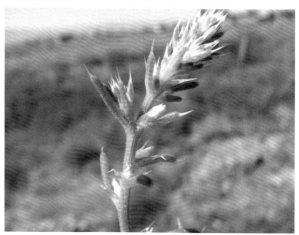

【形态特征】一年生草本，高 30~100cm。茎直立，自基部分枝，茎、枝生短硬毛或近于无毛，有白色或紫红色条纹。叶片圆柱形，无毛或有短硬毛，顶端有刺状尖，基部扩展。花序穗状，生于枝条的上部；苞片顶端有刺状尖，基部边缘膜质，比小苞片长；花被片膜质，无毛，背面有 1 条脉，花被片果时变硬，自背面中部生翅，翅 3 个较大，肾形，膜质，无色或淡紫红色，有数条粗壮而稀疏的脉，2 个较狭窄，花被片在翅以上部分近革质，顶端为薄膜质，向中央聚集，包覆果实。种子横生。花期 7~9 月，果期 9~10 月。

【适宜生境】旱中生植物。生于沙质或沙砾质土壤上，喜疏松土壤，也进入农田成为杂草，多雨年份在荒漠草原和荒漠群落中常形成发达的层片。

【资源状况】分布于阴山地区各地。常见。

【入药部位】■中药：全草（刺沙蓬）。

【采收加工】夏季开花时采收全草，抖净泥土，切段，晒干。

【功能主治】■中药：刺沙蓬平肝息风，清热凉血，降血压；用于高血压。

【用法用量】■中药：刺沙蓬 15~30g，或用水烫做菜吃。

苋 科

鸡冠花

鸡公花、鸡髻花、鸡冠苋、塔黑彦－色其格－其其格

Celosia cristata L.

【标本采集号】150926180903083LY

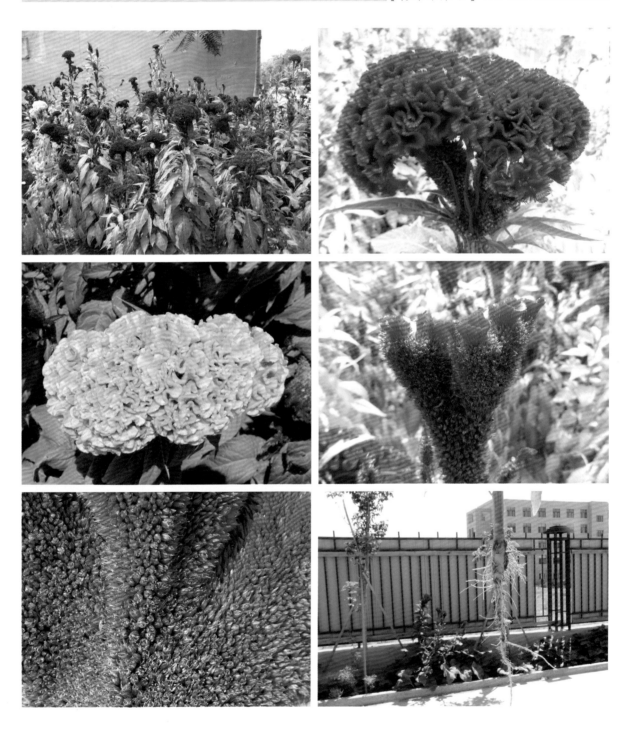

【形态特征】一年生草本，高 30~60cm。叶卵状披针形，先端渐尖，基部渐狭，全缘。花序顶生，扁平，肉质，鸡冠状、卷冠状或羽毛状的穗状花序，下面有数个较小的花序分枝，呈圆锥状矩圆形，表面羽毛状；花被片红色、紫色或黄色，宿存。胞果卵形，包于宿存的花被内。花、果期 7~9 月。

【适宜生境】中生植物。栽培。

【资源状况】作为园林绿化植物，阴山地区广泛栽培。

【入药部位】■中药：花序（鸡冠花）。

■蒙药：花序（塔黑彦－色其格－其其格）。

【采收加工】秋季花序充分长大时采摘，晒干。

【功能主治】■中药：鸡冠花收敛止血，止带，止痢；用于吐血，崩漏，便血，痔血，赤白带下，久痢不止。

■蒙药：塔黑彦－色其格－其其格止血，止泻；用于各种出血，赤白带下，肠刺痛，腹痛，腹泻。

【用法用量】■中药：鸡冠花 5~10g，或入丸、散服；外用适量，煎汤熏洗患处。

■蒙药：塔黑彦－色其格－其其格 3~5g，或入丸、散服。

尾穗苋 老枪谷、籽粒苋、脑干－萨日伯乐吉
Amaranthus caudatus L.

【标本采集号】150105200825001LY

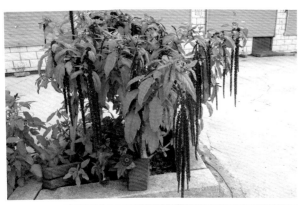
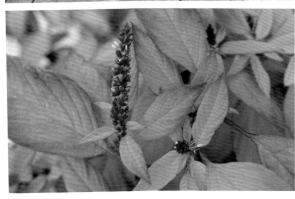
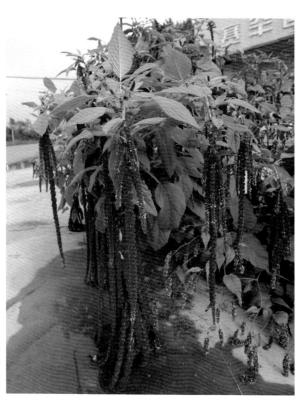

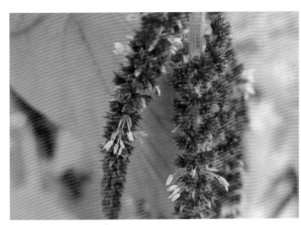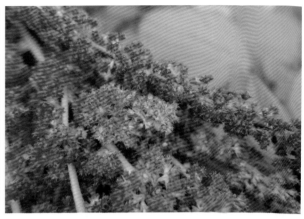

【形态特征】一年生草本，高达 150cm。茎直立，粗壮，具钝棱角，单一或稍分枝，绿色，或常带粉红色。叶片菱状披针形，绿色或红色，除在叶脉上稍有柔毛外，两面无毛；叶柄绿色或粉红色，疏生柔毛。圆锥花序顶生，下垂，有多数分枝，中央分枝特长，由多数穗状花序形成，花密集成雌花和雄花混生的花簇；苞片及小苞片红色，透明，背面有1条中脉；花被片红色，透明，有 1 条中脉，雄花的花被片矩圆形，雌花的花被片矩圆状披针形，雄蕊稍超出；柱头 3 个。胞果上半部红色，超出花被片。种子淡棕黄色，有厚的环。花期 7~8 月，果期 9~10 月。

【适宜生境】中生植物。生于路旁及山坡旷地。

【资源状况】作为园林绿化植物，阴山地区有少量栽培。有时逸为野生。

【入药部位】■中药：根（老枪谷根）、叶（老枪谷叶）、种子（老枪谷子）。

【采收加工】夏、秋二季挖根，去茎叶，洗净，鲜用或晒干；夏、秋二季采收叶，洗净，鲜用；秋季果实成熟时剪下果穗，晒干，搓下种子，干燥。

【功能主治】■中药：老枪谷根健脾，消疳；用于脾胃虚弱之倦怠乏力、食少，小儿疳积。老枪谷叶解毒消肿；用于疔疮疖肿，风疹瘙痒。老枪谷子清热透表；用于小儿水痘，麻疹。

【用法用量】■中药：老枪谷根 10~30g。老枪谷叶外用适量，鲜品捣敷。老枪谷子 3~6g。

千穗谷

籽粒苋、玉谷、查干－萨日伯乐吉
Amaranthus hypochondriacus L.

【标本采集号】150923190910035LY

【形态特征】一年生草本，高 10~80cm。茎绿色或紫红色，分枝，无毛或上部微有柔毛。叶片菱状卵形，顶端急尖或短渐尖，具凸尖，无毛，上面常带紫色；叶柄无毛。圆锥花序顶生，直立，圆柱形，由多数穗状花序组成；苞片及小苞片卵状钻形，长为花被片的 2 倍，绿色或紫红色；花被片矩圆形，顶端急尖或渐尖，绿色或紫红色；柱头 2~3 个。胞果近菱状卵形，环状横裂，绿色，上部带紫色，超出宿存花被。种子近球形，白色，边缘锐。花期 7~8 月，果期 8~9 月。

【适宜生境】中生植物。适应性强，生长迅速，枝叶繁茂，根系发达，具有很强的耐旱性。生于海拔 700~3000m 的地区。

【资源状况】作为园林绿化植物，阴山地区有少量栽培。

【入药部位】■中药：全草（千穗谷）。

【采收加工】夏、秋二季采收，洗净泥土，晒干。

【功能主治】■中药：千穗谷降糖，降脂，降血压；用于糖尿病，高脂血症，高血压。

【用法用量】■中药：千穗谷 5~15g。

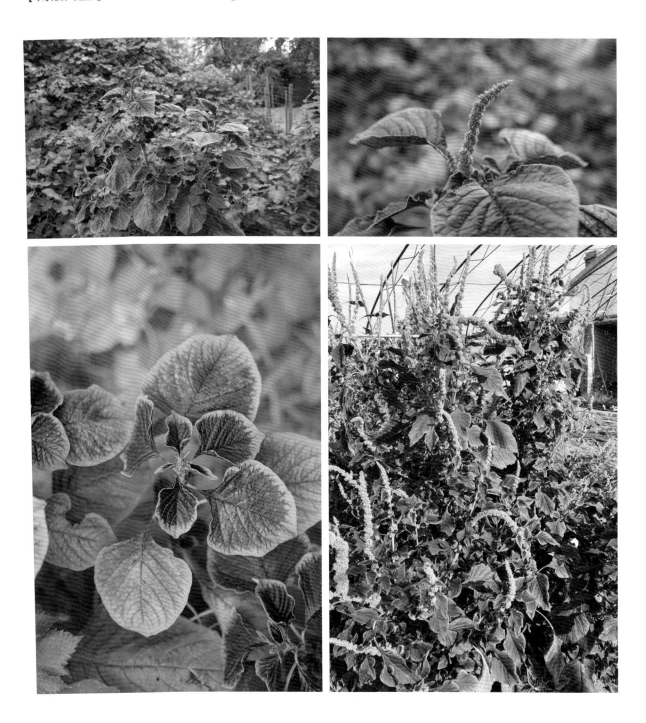

繁穗苋

老来红、老鸦谷、天雪米、格日音－萨日伯乐吉

Amaranthus paniculatus L.

【标本采集号】150822190717053LY

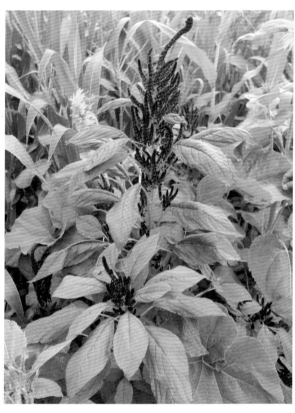
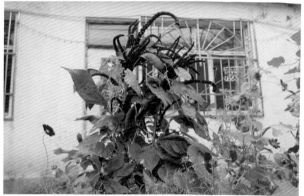
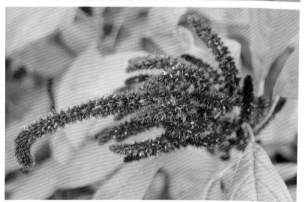

【形态特征】一年生草本，高50~100cm。茎直立，粗壮，幼时被柔毛，后渐脱落，绿色或淡红色，具条棱。叶片在茎中部的为菱状卵形，上部的为卵状披针形，先端具刺芒尖，全缘或波状缘，无毛，绿色或紫红色。圆锥花序顶生，由多数花穗组成，粗壮，紧密，多刺毛，紫红色或绿色；苞片锥状，具隆脊，长为花被片的1.5倍；花被5枚，矩圆状披针形，薄膜质。胞果椭圆形，环状横裂，和宿存花被片等长。种子倒卵状宽椭圆形，棕褐色，具肥厚环边。花期6~8月，果期9~10月。

【适宜生境】中生植物。生于田间、地边、宅旁、路缘。

【资源状况】作为庭院观赏植物，阴山地区有少量栽培。

【入药部位】■中药：全草（红粘谷）、种子（红粘谷子）。

【采收加工】春、夏二季未开花前采收全草，洗净，鲜用；夏、秋二季种子成熟时采收，日晒，揉搓，取种子，干燥。

【功能主治】■中药：红粘谷清热解毒，利湿；用于痢疾，黄疸。红粘谷子清热解毒，活血消肿；用于痢疾，胁痛，跌打损伤，疮痈肿毒。

【用法用量】■中药：草红粘谷30~60g。红粘谷子9~15g；外用适量，研末调敷。

反枝苋

野苋菜、野千穗谷、苋菜、阿日白－诺高

Amaranthus retroflexus L.

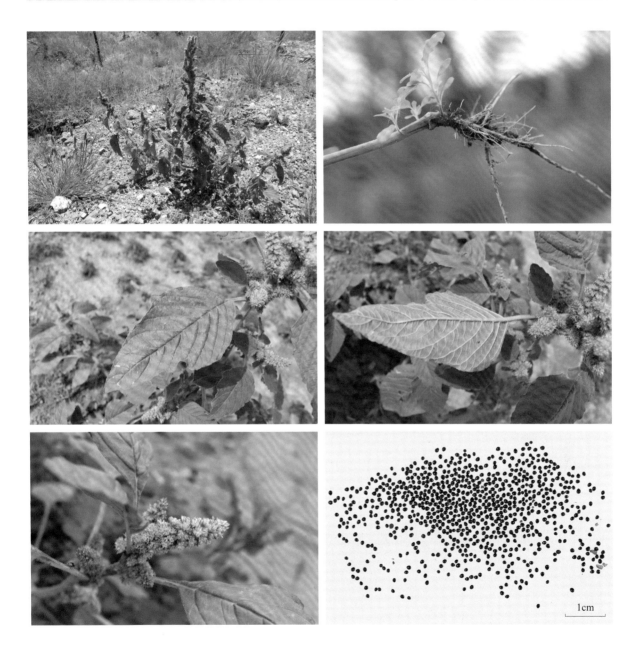

【形态特征】一年生草本，高 20~80cm。茎直立，粗壮，淡绿色，密生短柔毛。叶片菱状卵形，顶端锐尖或尖凹，有小凸尖，基部楔形，全缘或波状缘，两面及边缘有柔毛，下面毛较密；叶柄淡绿色，有时淡紫色，有柔毛。圆锥花序顶生及腋生，直立，由多数穗状花序形成；花被片薄膜质，白色，有 1 条淡绿色细中脉；雄蕊比花被片稍长；柱头 3 个。胞果扁卵形，环状横裂，薄膜质，淡绿色。种子近球形，棕色或黑色，边缘钝。花期 7~8 月，果期 8~9 月。

【适宜生境】中生植物。生于田间、路旁、住宅附近。

【资源状况】分布于乌兰察布市（化德县、集宁区、商都县、卓资县）、呼和浩特市（回民区、土默特左旗、武川县、新城区）、包头市（固阳县）。十分常见。

【入药部位】■中药：种子（野苋子）。

　　　　　　■蒙药：全草（阿日白 – 诺高）。

【采收加工】秋季采收果实，晒干，揉搓，取种子，干燥；夏、秋二季采收全草，洗净泥土，晒干。

【功能主治】■中药：野苋子清肝明目，利尿；用于肝热目赤，翳障，小便不利。

　　　　　　■蒙药：阿日白 – 诺高清热，清协日热，明目。

【用法用量】■中药：野苋子 5~15g。

　　　　　　■蒙药：阿日白 – 诺高 5~15g。

皱果苋 细苋、糠苋、野苋、猪苋
Amaranthus viridis L.

【标本采集号】150125150813111LY

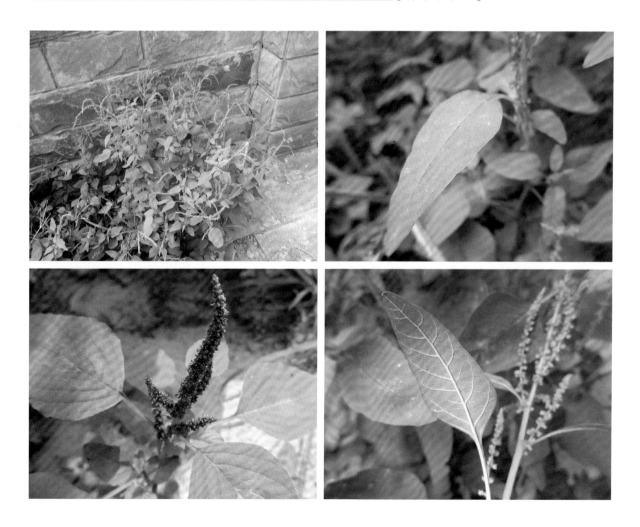

【形态特征】一年生草本，高 40~80cm，全体无毛。茎直立，有不明显棱角，稍有分枝，绿色或带紫色。叶片卵形、卵状矩圆形或卵状椭圆形，长 3~9cm，宽 2.5~6cm，顶端尖凹或凹缺，少数圆钝，有 1 个芒尖；叶柄长 3~6cm，绿色或带紫红色。圆锥花序顶生，长 6~12cm，宽 1.5~3cm，有分枝，由穗状花序形成，圆柱形，细长，直立，顶生花穗比侧生者长。胞果扁球形，直径约 2mm，绿色，不裂，极皱缩，超出花被片。种子近球形，直径约 1mm，黑色或黑褐色，具薄且锐的环状边缘。花期 6~8 月，果期 8~10 月。

【适宜生境】中生植物。生于村舍附近的杂草地上或田野间。

【资源状况】分布于呼和浩特市（武川县）。少见。

【入药部位】■中药：全草或根（白苋）。

【采收加工】春、夏、秋三季均可采收全株或根，洗净，鲜用或晒干。

【功能主治】■中药：白苋清热，利湿，解毒；用于痢疾，泄泻，小便赤涩，疮肿，蛇虫咬伤，牙疳。

【用法用量】■中药：白苋 15~30g，鲜品加倍，捣烂绞汁服；外用适量，捣敷，或煅研外擦，或煎汤熏洗。

牛 膝 <small>怀牛膝、百倍</small>
Achyranthes bidentata Blume

【标本采集号】150222180829088LY

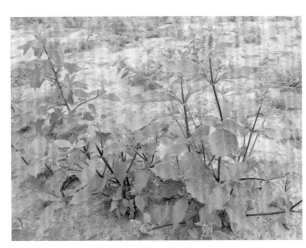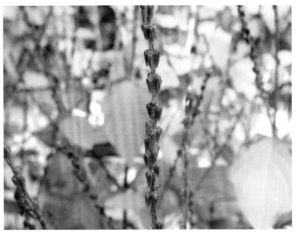

【形态特征】多年生草本，高 70~120cm。根圆柱形，土黄色。茎有棱角或四方形，绿色或带紫色，有白色贴生或开展柔毛，分枝对生。叶片顶端尾尖，基部楔形，两面有贴生或开展柔毛；叶柄有柔毛。穗状花序顶生及腋生，花期后反折；总花梗有白色柔毛；花多数，密生；苞片宽卵形，顶端长渐尖；花被片披针形，光亮，顶端急尖，有中脉 1 条；退化雄蕊顶端平圆，稍有缺刻状细锯齿。胞果矩圆形，黄褐色，光滑。种子矩圆形，黄褐色。花期 7~9 月，果期 9~10 月。

【适宜生境】中生植物。喜温和气候，不耐严寒，气温低时生长缓慢。

【资源状况】包头市（固阳县）有少量栽培。

【入药部位】■中药：根（牛膝）。

【采收加工】冬季茎叶枯萎时采挖，除去残茎及须根，洗净泥土，捆成小把，晒干。

【功能主治】■中药：牛膝逐瘀通经，补肝肾，强筋骨，利尿通淋，引血下行；用于血滞经闭，痛经，胞衣不下，产后瘀血腹痛，癥瘕，痈肿，跌打损伤，腰膝酸痛，筋骨无力，痿痹，淋证，尿血，小便不利，吐血，衄血，牙龈肿痛，口舌生疮，眩晕，高血压。

【用法用量】■中药：牛膝 5~12g，或浸酒服，或熬膏服，或入丸、散服；外用适量，捣敷患处。

千日红   百日红、千金红、百日白
Gomphrena globosa L.

【标本采集号】150204190616019LY

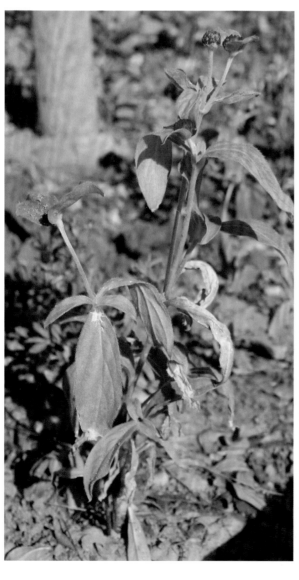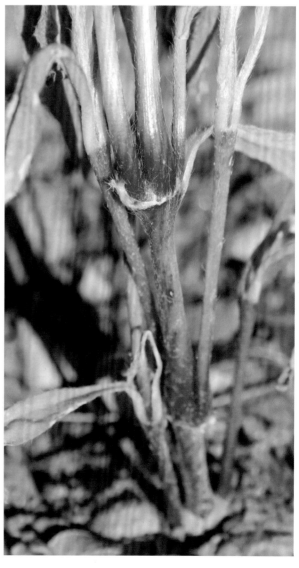

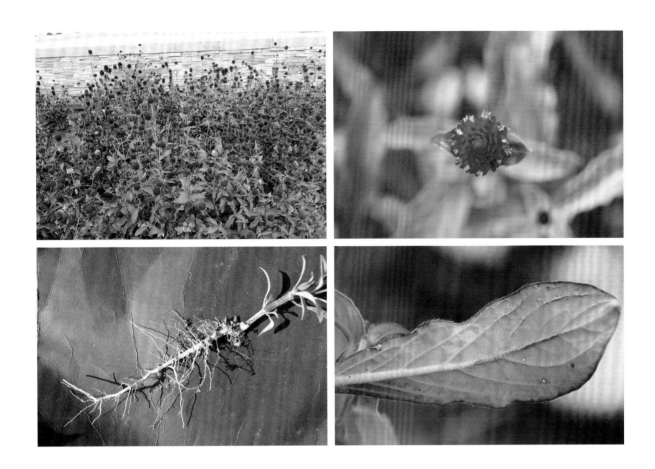

【形态特征】一年生草本，高 20~60cm。茎粗壮，有分枝，枝略呈四棱形，有灰色糙毛，幼时更密，节部稍膨大。叶片纸质，长椭圆形，两面有小斑点、白色长柔毛及缘毛；叶柄有灰色长柔毛。花多数，密生，排成顶生球形或矩圆形头状花序，单一或 2~3 个，常紫红色，有时淡紫色或白色；总苞为 2 枚绿色对生的叶状苞片组成，两面有灰色长柔毛；苞片卵形，白色，顶端紫红色；小苞片三角状披针形，紫红色，背棱有细锯齿缘；花被片披针形，外面密生白色绵毛，花期后不变硬。胞果近球形。种子肾形，棕色，光亮。花、果期 6~9 月。

【适宜生境】中生植物。喜温暖湿润气候，耐阳光，性强健。对土壤要求不严，但多生于斜坡向阳和排水良好的地方。

【资源状况】作为园林绿化植物，阴山地区有少量栽培。

【入药部位】■中药：花序或全草（千日红）。

【采收加工】夏、秋二季采摘花序或拔取全株，鲜用或晒干。

【功能主治】■中药：千日红止咳平喘，清肝明目，解毒；用于咳嗽，哮喘，百日咳，目赤肿痛，肝热头晕，头痛，痢疾，疮疖。

【用法用量】■中药：千日红花序 3~9g，全草 15~30g；外用适量，捣敷，或煎汤洗。

紫茉莉科

紫茉莉

胭脂花、粉豆花、地雷花、包日－米丽卡

Mirabilis jalapa L.

【标本采集号】150924180724021LY

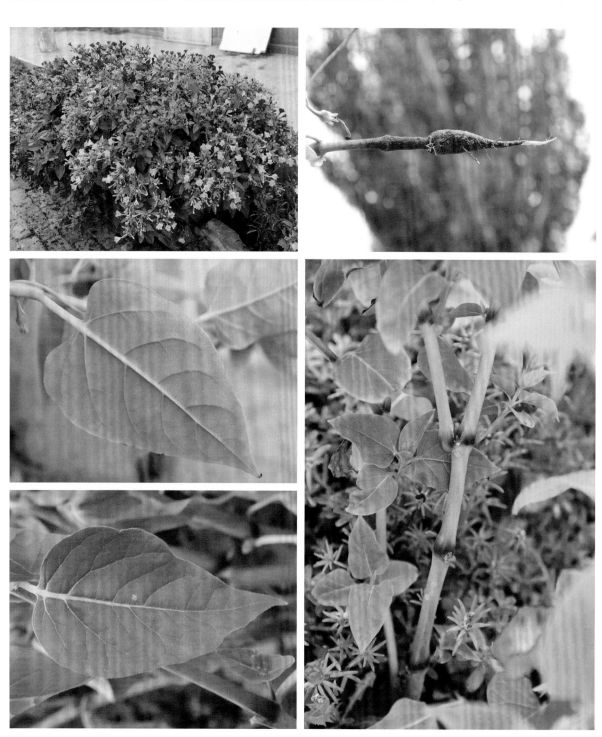

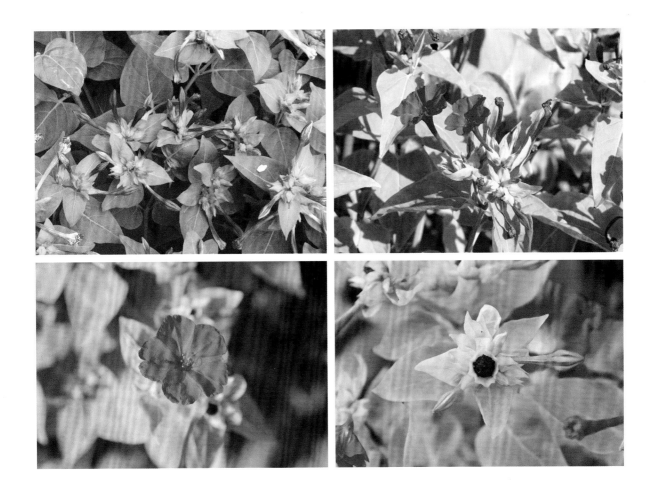

【形态特征】 一年生草本，高可达 1m。根肥粗，倒圆锥形，黑褐色。茎直立，圆柱形，多分枝。
叶片卵状三角形，顶端渐尖，基部截形或心形，全缘，两面均无毛。花常数朵簇生枝
端；总苞钟形，无毛，具脉纹，果时宿存；花被紫红色、黄色、白色或杂色，高脚碟状，
5 浅裂；雄蕊 5 枚，花丝细长，常伸出花外，花药球形；花柱单生，线形，伸出花外，
柱头头状。瘦果球形，革质，黑色，表面具皱纹；种子胚乳白粉质。花期 6~10 月，
果期 8~11 月。

【适宜生境】 中生植物。适生于土层深厚、疏松肥沃的土壤上。观赏花卉，有时逸为野生。

【资源状况】 作为园林绿化植物，阴山地区广泛栽培。

【入药部位】 ■中药：根（紫茉莉根）、叶（紫茉莉叶）、种子（紫茉莉子）。

【采收加工】 秋、冬二季采挖根，洗净泥沙，晒干；秋季采摘叶，鲜用；秋季果实成熟时采收种子，
除去杂质，晒干。

【功能主治】 ■中药：紫茉莉根清热利湿，解毒活血；用于热淋，白浊，水肿，赤白带下，关节肿痛，
疮痈肿毒，乳痈，跌打损伤。紫茉莉叶清热解毒，祛风渗湿，活血；用于痈肿疮毒，
疥癣，跌打损伤。紫茉莉子清热化斑，利湿解毒；用于斑痣，脓疱疮。

【用法用量】 ■中药：紫茉莉根 15~30g，鲜品 30~60g；外用适量，鲜品捣敷。紫茉莉叶 15~25g；
外用适量，鲜品捣敷，或煎汤外洗。紫茉莉子外用适量，去外壳研末搽，或煎汤洗。

商陆科

商 陆 章柳、山萝卜、王母牛、霞日 – 额莫
Phytolacca acinosa Roxb.

【标本采集号】150823130724136LY

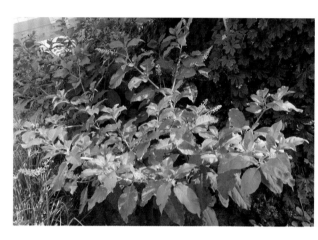 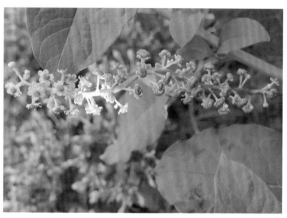

【形态特征】多年生草本，高 0.5~1.5m，全株无毛。根肥大，肉质，倒圆锥形，外皮淡黄色，内面黄白色。茎直立，有纵沟，肉质，绿色或红紫色，多分枝。叶片薄纸质，椭圆形，两面散生细小白色斑点（针晶体）。总状花序顶生或与叶对生，直立，比叶短，密生多花；花两性，花被片 5 枚，白色、黄绿色，花后常反折；雄蕊 8~10 枚，与花被片近等长；花柱短，直立，顶端下弯，柱头不明显。果序直立；浆果扁球形，熟时黑色。种子肾形，黑色，具 3 棱。花期 5~8 月，果期 6~10 月。

【适宜生境】中生植物。生于海拔 500~3400m 的沟谷、山坡林下、林缘路旁，也栽植于房前屋后及园地中，多生于湿润肥沃的地方，喜生于垃圾堆上。

【资源状况】作为庭院观赏植物，阴山地区有少量栽培。

【入药部位】■中药：根（商陆）。

■蒙药：根（霞日 – 额莫）。

【采收加工】秋季至次春采挖，除去须根和泥沙，切成块或片，晒干或阴干。

【功能主治】■中药：商陆逐水消肿，通利二便，外用解毒散结；用于水肿胀满，二便不通；外用于痈肿疮毒。

■蒙药：霞日 – 额莫逐水，杀黏；用于痧症，结喉，发症，脑刺痛。

【用法用量】■中药：商陆 3~9g；外用适量，煎汤熏洗。

■蒙药：霞日 – 额莫多配方用。

马齿苋科

马齿苋

长寿草、五行草、猪肥菜、娜仁－淖嘎

Portulaca oleracea L.

【标本采集号】150921150827056LY

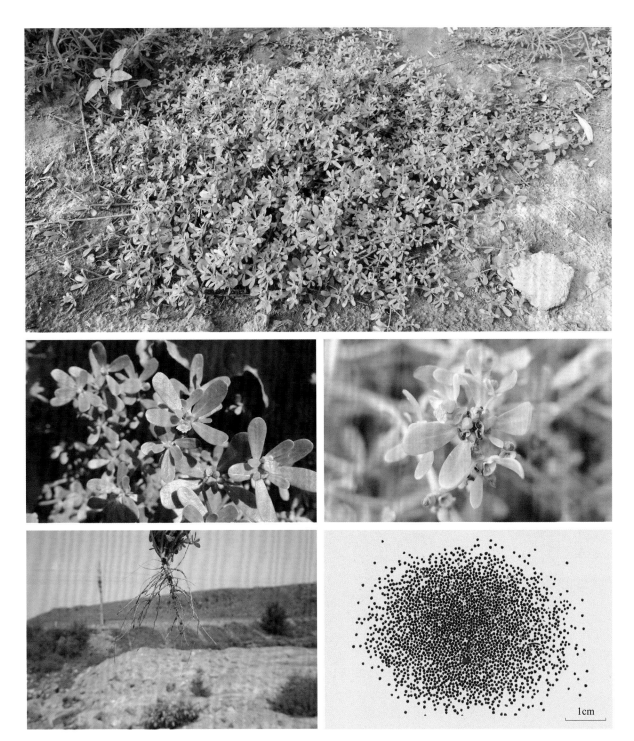

【形态特征】一年生草本，全株无毛。茎平卧或斜倚，伏地铺散，多分枝。叶互生，叶片扁平，肥厚，倒卵形。花无梗，常 3~5 朵簇生枝端，午时盛开；苞片 2~6 枚，叶状，膜质，近轮生；萼片 2 枚，对生，绿色，盔形，左右压扁，背部具龙骨状凸起，基部合生；花瓣 5 片，黄色，顶端微凹，基部合生；雄蕊 8 枚，花药黄色；子房无毛，花柱比雄蕊稍长，柱头 4~6 裂，线形。蒴果盖裂。种子细小，多数，黑褐色，有光泽，具小疣状突起。花期 7~8 月，果期 8~10 月。

【适宜生境】中生植物。生于菜园、农田、路旁，为田间常见杂草。

【资源状况】分布于阴山地区各地。常见。

【入药部位】■中药：全草（马齿苋）。

【采收加工】夏、秋二季采收，除去残根和杂质，洗净，略蒸或烫后晒干。

【功能主治】■中药：马齿苋清热解毒，凉血止血，止痢；用于热毒血痢，痈肿疔疮，湿疹，丹毒，蛇虫咬伤，便血，痔血，崩漏下血。

【用法用量】■中药：马齿苋 9~15g；外用适量，捣敷患处。

大花马齿苋
半支莲、龙须牡丹、太阳花、高要木苏格 – 那仁 – 诺高
Portulaca grandiflora Hook.

【标本采集号】150926180903091LY

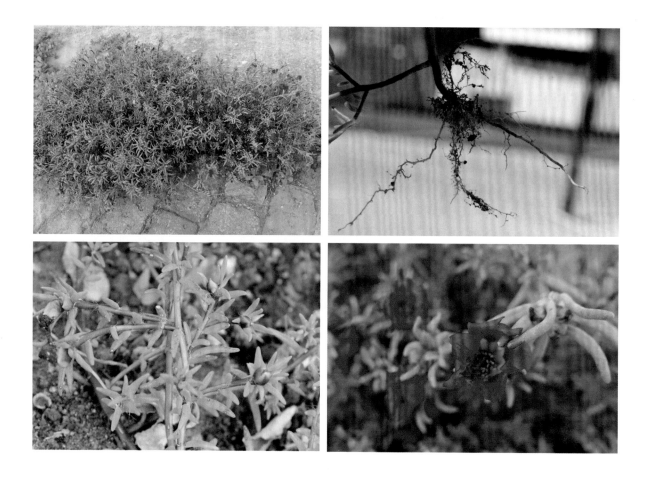

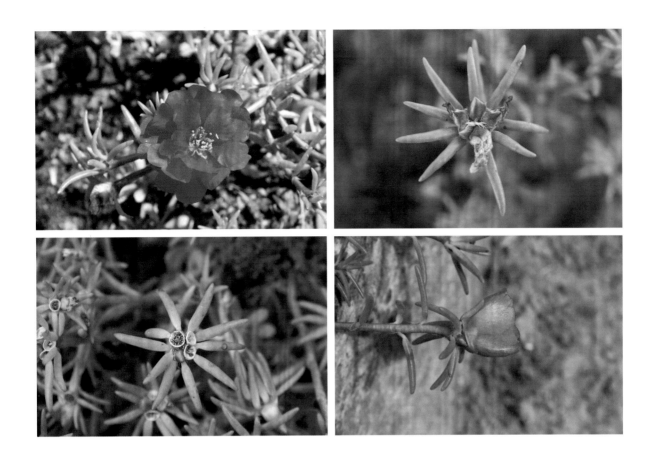

【形态特征】一年生草本，高 10~30cm。茎平卧或斜升，紫红色，多分枝，节上丛生毛。叶密集枝端，无毛。花单生或数朵簇生枝端，日开夜闭；萼片 2 枚，淡黄绿色，顶端急尖，具龙骨状凸起，两面无毛；花瓣 5 片或重瓣，顶端微凹，红色、紫色或黄白色；雄蕊多数，花丝紫色，基部合生；花柱与雄蕊近等长，柱头 5~9 裂，线形。蒴果盖裂。种子细小，多数，圆肾形，灰褐色，有珍珠光泽，表面有小瘤状突起。花、果期 7~10 月。

【适宜生境】中生植物。极耐瘠薄，一般土壤均能适应。

【资源状况】作为园林绿化植物，阴山地区有少量栽培。

【入药部位】■中药：全草（马齿苋）。

【采收加工】夏、秋二季采收，除去残根和杂质，洗净，略蒸或烫后晒干。

【功能主治】■中药：马齿苋清热解毒，凉血止血，止痢；用于热毒血痢，痈肿疔疮，湿疹，丹毒，蛇虫咬伤，便血，痔血，崩漏下血。

【用法用量】■中药：马齿苋 9~15g；外用适量，捣敷患处。

落葵科

落 葵
藤罗菜、藤七、红藤菜
Basella alba L.

【标本采集号】150822190903019LY

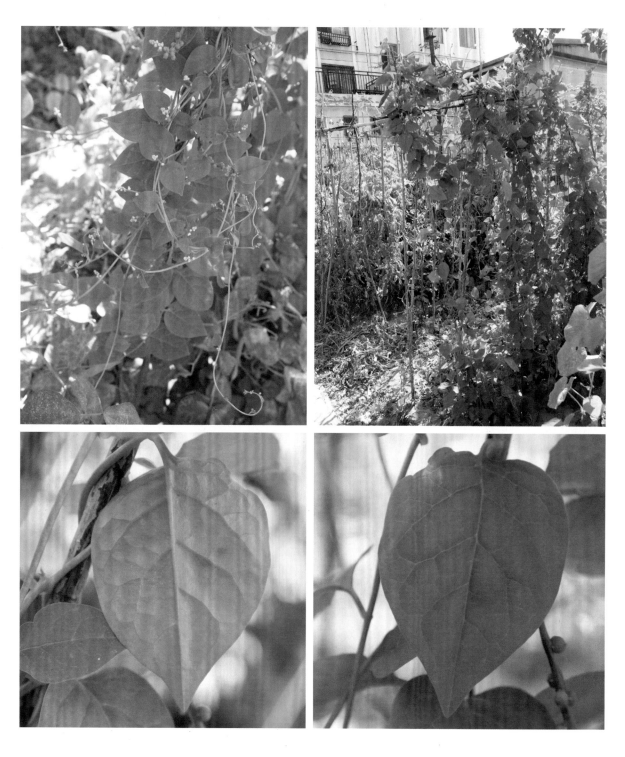

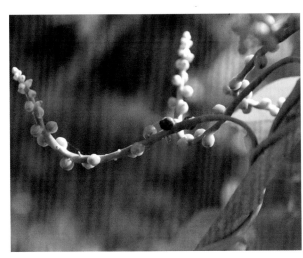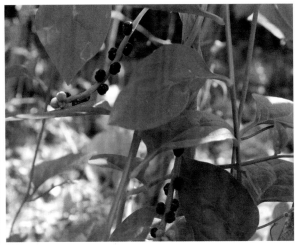

【形态特征】一年生缠绕草本。茎长可达数米，无毛，肉质，绿色或略带紫红色。叶片卵形或近圆形，下延成柄，全缘，背面叶脉微凸起；叶柄上有凹槽。穗状花序腋生，苞片极小，早落；小苞片 2 枚，萼状，宿存；花被片淡红色或淡紫色，全缘，下部白色，联合成筒；雄蕊着生花被筒口，花丝短，基部扁宽，白色，花药淡黄色；柱头椭圆形。果实球形，红色至深红色或黑色，多汁液，外包宿存小苞片及花被。花期 5~9 月，果期 7~10 月。

【适宜生境】生于海拔 2000m 以下的地区。

【资源状况】巴彦淖尔市（磴口县）有少量栽培。

【入药部位】■中药：叶或全草（落葵）、花（落葵花）、果实（落葵子）。

【采收加工】夏、秋二季采收叶或全草，洗净，除去杂质，鲜用或晒干；春、夏二季花开时采摘花，鲜用；7~10 月果实成熟后采收果实，晒干。

【功能主治】■中药：落葵滑肠通便，清热利湿，凉血解毒，活血；用于大便秘结，小便短涩，痢疾，热毒疮疡，跌打损伤。落葵花凉血解毒；用于痘毒，乳头破裂。落葵子润泽肌肤，美容；用于皮肤枯涩。

【用法用量】■中药：落葵 10~15g，鲜品 30~60g；外用适量，鲜品捣敷或捣汁涂。落葵花外用适量，鲜品捣汁涂。落葵子外用适量，研末调敷，作面脂。

石竹科

拟漆姑 牛漆姑草、达嘎木
Spergularia marina (Linnaeus) Grisebach

【标本采集号】150223140903086LY

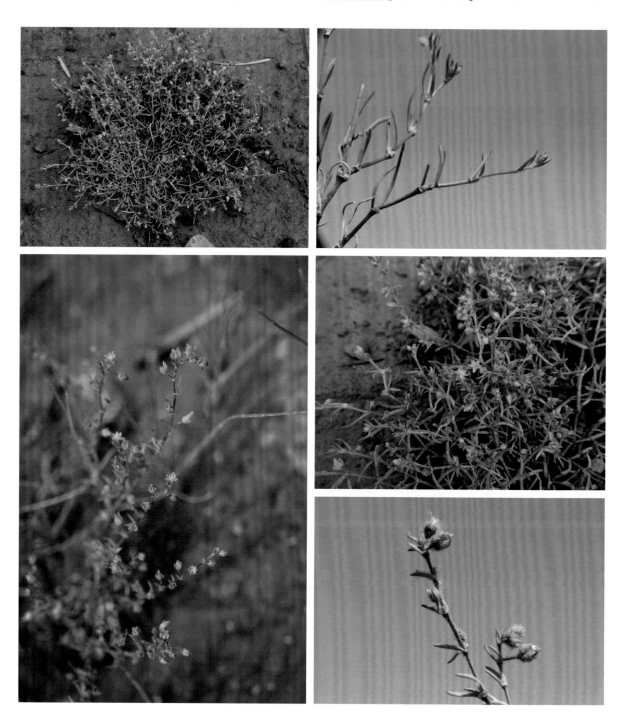

【形态特征】一年生草本，高 10~30cm。茎丛生，铺散，多分枝，上部密被柔毛。叶片线形，顶端
钝，具凸尖，近平滑或疏生柔毛；托叶宽三角形，膜质。花排成总状聚伞花序，果时
下垂；花梗密被腺柔毛；萼片卵状长圆形，外面被腺柔毛，具白色宽膜质边缘；花瓣
淡粉紫色或白色，卵状长圆形或椭圆状卵形；雄蕊 5 枚；子房卵形。蒴果卵形，3 瓣裂。
种子近三角形，略扁，表面有乳头状突起，多数种子无翅，部分种子具翅。花期 6~7 月，
果期 7~9 月。

【适宜生境】耐盐中生植物。生于盐化草甸及沙质轻度盐碱地。

【资源状况】分布于乌兰察布市（凉城县、卓资县）、呼和浩特市（回民区、土默特左旗、武川县、
新城区）、包头市（达尔罕茂明安联合旗、固阳县、九原区、石拐区、土默特右旗）、
巴彦淖尔市（磴口县、临河区、乌拉特后旗、乌拉特前旗）、阿拉善盟（阿拉善左旗
行政区）。常见。

【入药部位】■中药：全草（拟漆姑）。

【采收加工】夏、秋二季采挖，洗净，晒干。

【功能主治】■中药：拟漆姑清热解毒，祛风除湿。

毛脉孩儿参 毛孩儿参、毛假繁缕、乌斯图 - 毕其乐 - 奥日好代
Pseudostellaria japonica (Korsh.) Pax

【标本采集号】150927180518003LY

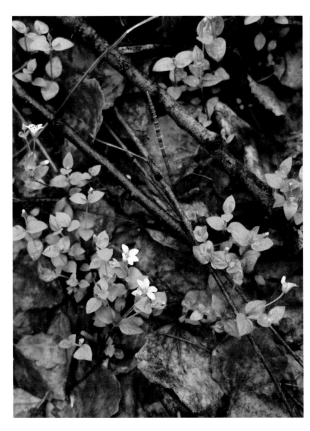
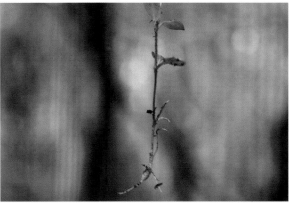
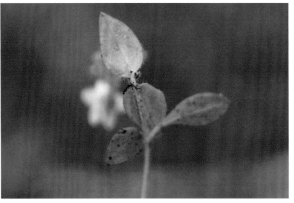

【形态特征】多年生草本，高 15~20cm。块根纺锤形。茎直立，不分枝，被 2 列柔毛。基生叶 2~3 对，叶片披针形，上部茎生叶约 4 对，叶片卵形，边缘具缘毛，两面疏生短柔毛，下面沿脉较密。花单生或 2~3 朵排成聚伞花序；花梗纤细，被毛；萼片 5 枚，披针形，外面中脉及边缘疏生长毛，边缘膜质，无毛；花瓣倒卵形，白色，比萼片长近 1 倍；雄蕊 10 枚，花药褐紫色。种子卵圆形，稍扁，褐色，具棘凸。花期 5~6 月，果期 6~7 月。

【适宜生境】耐阴中生植物。生于山地林下、林缘、灌丛下、山顶峭壁下。

【资源状况】分布于乌兰察布市（察哈尔右翼中旗、卓资县）。常见。

【入药部位】■中药：块根（毛孩儿参）。

【采收加工】夏季茎叶大部分枯萎时采挖，洗净，除去须根，置沸水中略烫后晒干或直接晒干。

【功能主治】■中药：毛孩儿参益气生津，健脾；用于肺虚咳嗽、心悸、口渴、脾虚泄泻、食欲不振、肝炎、神经衰弱、小儿病后体弱无力、自汗、盗汗。

【用法用量】■中药：毛孩儿参 9~30g。

蔓孩儿参 蔓假繁缕、哲乐图 – 毕其乐 – 奥日好代
Pseudostellaria davidii (Franch.) Pax

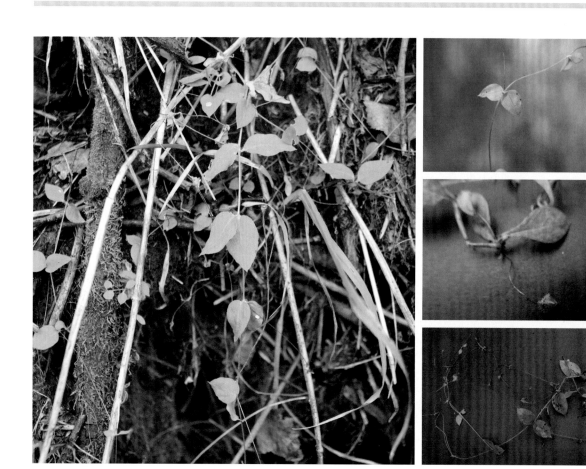

【形态特征】多年生草本。块根纺锤形。茎匍匐，细弱，长 60~80cm，稀疏分枝，被 2 列毛。叶片卵状披针形，边缘具缘毛。开花受精花单生于茎中部以上叶腋；花梗细，被 1 列毛；萼片 5 枚，外面沿中脉被柔毛；花瓣 5 枚，白色，全缘，比萼片长 1 倍；雄蕊 10 枚，花药紫色，比花瓣短；花柱 3 个，稀 2 个。闭花受精花通常 1~2 朵，匍匐枝多时则花数 2 朵以上，腋生；花梗被毛；萼片 4 枚，被柔毛；雄蕊退化；花柱 2 个。蒴果稍长于宿存萼。种子圆肾形，表面具棘凸。花期 5~6 月，果期 6~7 月。

【适宜生境】中生植物。生于阔叶林带的山地林下及沟谷。

【资源状况】分布于乌兰察布市（卓资县）、呼和浩特市（土默特左旗、武川县）、包头市（固阳县、土默特右旗）。少见。

【入药部位】■中药：块根（太子参）。

【采收加工】夏季茎叶大部分枯萎时采挖，洗净，除去须根，置沸水中略烫后晒干或直接晒干。

【功能主治】■中药：太子参益气健脾，生津润肺；用于脾虚体倦，食欲不振，病后虚弱，气阴不足，自汗口渴，肺燥干咳。

【用法用量】■中药：太子参 9~30g。

簇生卷耳 喜泉卷耳

Cerastium fontanum Baumg. subsp. *triviale* (Link) Jalas

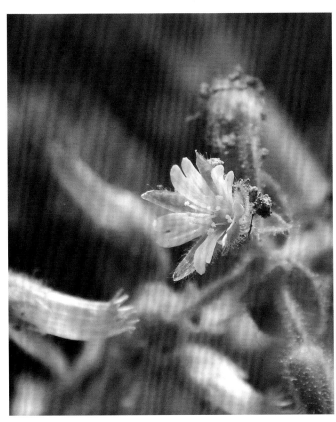
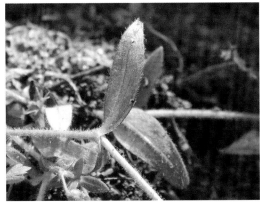
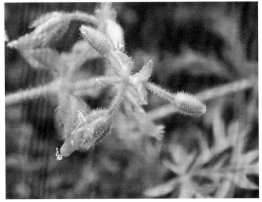

【形态特征】多年生或一、二年生草本，高 15~30cm。茎单生或丛生，近直立，被白色短柔毛和腺毛。基生叶叶片近匙形，两面被短柔毛；茎生叶近无柄，叶片卵形，两面均被短柔毛，边缘具缘毛。聚伞花序顶生；苞片草质；花梗细，密被长腺毛，花后弯垂；萼片 5 枚，长圆状披针形，外面密被长腺毛，边缘中部以上膜质；花瓣 5 片，白色，倒卵状长圆形，顶端 2 浅裂，无毛；雄蕊短于花瓣，花丝扁线形，无毛；花柱 5 个，短线形。蒴果圆柱形，长为宿存萼的 2 倍，顶端 10 齿裂；种子褐色，具瘤状突起。花期 5~8 月，果期 7~9 月。

【适宜生境】中生植物。生于山地林缘杂草间或疏松沙质土壤。

【资源状况】分布于乌兰察布市（兴和县）、呼和浩特市（回民区、土默特左旗、武川县、新城区）、巴彦淖尔市（乌拉特前旗）。少见。

【入药部位】■中药：全草（簇生卷耳）。

【采收加工】春、夏二季采收，晒干。

【功能主治】■中药：簇生卷耳清热解毒，消肿止痛；用于感冒，乳痈初起，疔疮肿痛。

【用法用量】■中药：簇生卷耳 25~50g；外用适量，鲜品捣烂敷患处。

卷 耳

小刺猬、粘不粘、淘高仁朝日
Cerastium arvense L.

【标本采集号】150921150825002LY

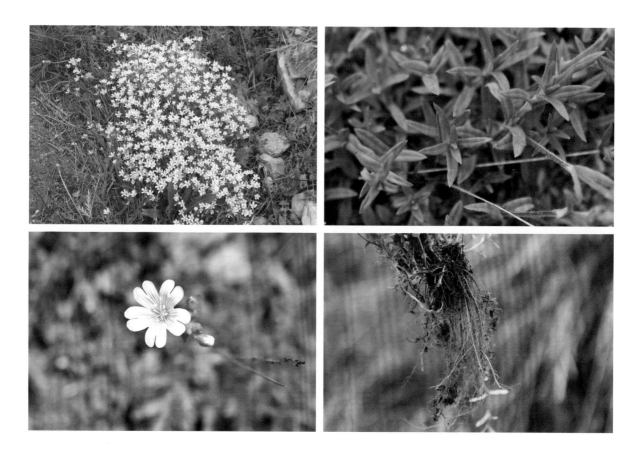

【形态特征】多年生疏丛草本，高 10~35cm。茎基部匍匐，上部直立，绿色并带淡紫红色，下部被下向的毛，上部混生腺毛。叶片线状披针形，叶腋具不育短枝。聚伞花序顶生，具花 3~7 朵；苞片草质，被柔毛，边缘膜质；花梗细，密被白色腺柔毛；萼片 5 枚，边缘膜质，外面密被长柔毛；花瓣 5 片，白色，比萼片长 1 倍或更长，顶端 2 裂深达 1/4~1/3；雄蕊 10 枚；花柱 5 个。蒴果长圆形，长于宿存萼的 1/3，10 齿裂。种子肾形，褐色，具瘤状突起。花期 5~7 月，果期 7~8 月。

【适宜生境】中生植物。生于山地林缘、草甸、山沟溪边。

【资源状况】分布于乌兰察布市（察哈尔右翼中旗、丰镇市、凉城县、兴和县、卓资县）、呼和浩特市（和林格尔县、武川县）、包头市（固阳县）、阿拉善盟（阿拉善左旗行政区）。常见。

【入药部位】■中药：全草（卷耳）。

【采收加工】春、夏二季采收，晒干。

【功能主治】■中药：卷耳清热解表，降血压，解毒；用于感冒发热，高血压；外用于乳腺炎，疔疮。

【用法用量】■中药：卷耳 15~25g；外用适量，鲜品捣烂敷患处。

繁 缕
鹅肠菜、鸡儿肠、鹅耳伸筋、阿吉干纳
Stellaria media (L.) Cyr.

【标本采集号】150221130622070LY

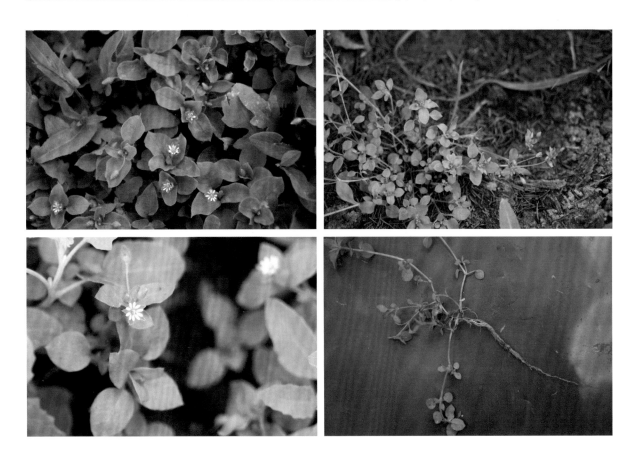

【形态特征】一年生或二年生草本，高 10~30cm。茎俯仰或上升，基部多少分枝，常带淡紫红色。叶片宽卵形，全缘；基生叶具长柄，上部叶常无柄或具短柄。疏聚伞花序顶生；花瓣白色，比萼片短，深 2 裂达基部，裂片近线形；雄蕊 3~5 枚，短于花瓣；花柱 3 个，线形。蒴果卵形，稍长于宿存萼，顶端 6 裂，具多数种子。种子卵圆形，稍扁，红褐色，表面具半球形瘤状突起，脊较显著。花、果期 7~9 月。

【适宜生境】中生植物。生于村舍附近的杂草地、农田中。

【资源状况】分布于包头市（固阳县、土默特右旗）。少见。

【入药部位】■中药：全草（繁缕）。

【采收加工】春、夏、秋三季花开时采收，除去杂质，洗净泥土，晒干。

【功能主治】■中药：繁缕清热解毒，凉血消痈，活血止痛，下乳；用于痢疾，肠痈，肺痈，乳痈，疔疮肿毒，痔疮肿痛，出血，跌打伤痛，产后瘀滞腹痛，乳汁不下。

【用法用量】■中药：繁缕 15~30g，鲜品 30~60g，或捣汁饮；外用适量，捣敷，或烧灰研末调敷患处。

叉歧繁缕

叉繁缕、歧枝繁缕、双歧繁缕、特门－章给拉嘎

Stellaria dichotoma L.

【标本采集号】150921150828017LY

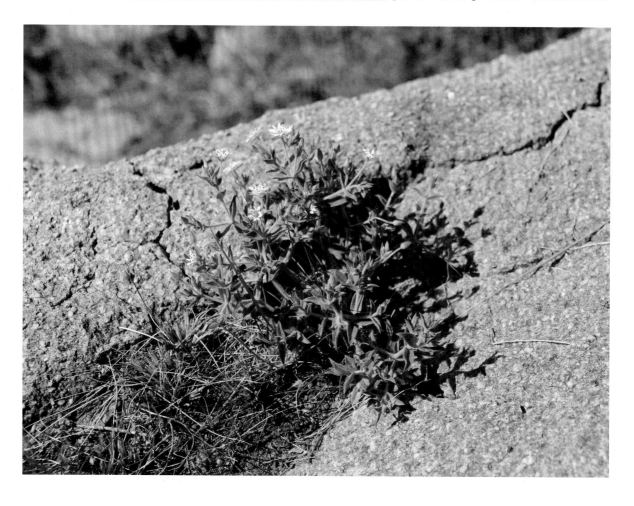

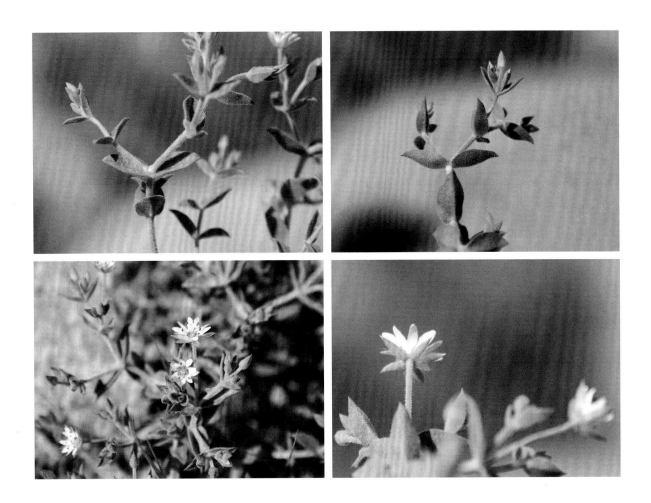

【形态特征】多年生草本，高 15~60cm，全株呈扁球形，被腺毛。主根粗壮，圆柱形。茎丛生，圆柱形，多次二歧分枝，被腺毛或短柔毛。叶片卵形。聚伞花序顶生，具多数花；萼片5 枚，披针形，顶端渐尖，边缘膜质；花瓣 5 片，白色，轮廓倒披针形；雄蕊 10 枚；子房卵形，花柱 3 个，线形。蒴果宽卵形，比宿存萼短，6 齿裂，含种子 1~5 枚。种子卵圆形，褐黑色，微扁，脊具少数疣状突起。花、果期 6~8 月。

【适宜生境】旱生植物。生于向阳石质山坡、山顶石缝间、固定沙丘。

【资源状况】分布于乌兰察布市（察哈尔右翼后旗、四子王旗、卓资县）、呼和浩特市（土默特左旗）、包头市（固阳县）、巴彦淖尔市（乌拉特后旗、乌拉特前旗、乌拉特中旗）。常见。

【入药部位】■中药：全草或根（叉歧繁缕）。
　　　　　　■蒙药：根（特门－章给拉嘎）。

【采收加工】夏、秋二季采挖根部或采集全草，除去泥土，晒干。

【功能主治】■中药：叉歧繁缕清热凉血，退虚热；用于结核发热，久疟发热，盗汗，骨蒸。
　　　　　　■蒙药：特门－章给拉嘎清肺，止咳，锁脉，止血；用于肺热咳嗽，慢性支气管炎，肺脓肿。

【用法用量】■中药：叉歧繁缕 6~12g。
　　　　　　■蒙药：特门－章给拉嘎 6~12g。

银柴胡
牛肚根、披针叶叉繁缕、那林－那布其特－特门－章给拉嘎
Stellaria dichotoma L. var. *lanceolata* Bge.

【标本采集号】150125150812028LY

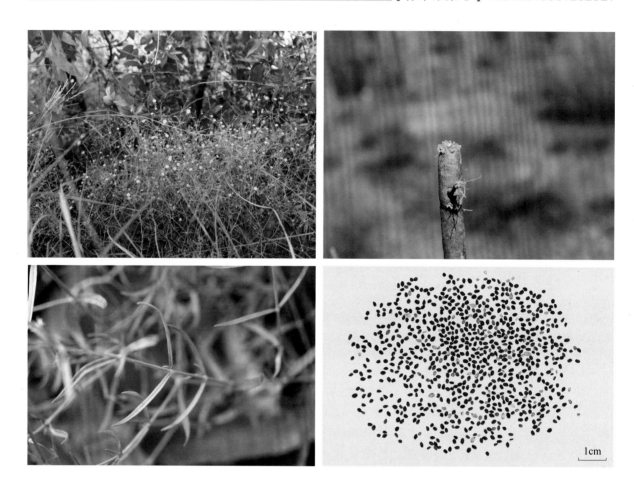

【形态特征】多年生草本，高 15~60cm，全株呈扁球形，被腺毛。主根粗壮，圆柱形。茎丛生，圆柱形，多次二歧分枝，被腺毛或短柔毛。叶片线状披针形、披针形或长圆状披针形，顶端渐尖。聚伞花序顶生，具多数花；萼片 5 枚，披针形，顶端渐尖，边缘膜质；花瓣 5 片，白色，轮廓倒披针形。蒴果宽卵形，常具 1 枚种子。花期 6~7 月，果期 7~8 月。

【适宜生境】旱生植物。生于固定或半固定沙丘、向阳石质山坡、山顶石缝间、沙质草原。

【资源状况】分布于乌兰察布市（凉城县）、呼和浩特市（武川县）、包头市（达尔罕茂明安联合旗、土默特右旗）、巴彦淖尔市（乌拉特前旗、乌拉特中旗）。常见。

【入药部位】■中药：根（银柴胡）。

　　　　　　■蒙药：根（特门－章给拉嘎）。

【采收加工】春夏间植株萌发或秋后茎叶枯萎时采挖；栽培品于种植后第三年 9 月中旬或第四年 4 月中旬采挖，除去残茎、须根及泥沙，晒干。

【功能主治】■中药：银柴胡清虚热，除疳热；用于阴虚发热，骨蒸劳热，小儿疳热。

■蒙药：特门－章给拉嘎清肺，止咳，愈伤，止血；用于肺热咳嗽，慢性支气管炎，肺脓肿。

【用法用量】■中药：银柴胡 3~10g。

■蒙药：特门－章给拉嘎多配方用。

评 述

化学成分：银柴胡根中含有菠菜甾醇 (α-spinasterol)、7- 豆甾烯醇（stigmast-7-enol）、银柴胡环肽 I（stellaria cyclopetide I）、豆甾醇（stigmasterol）、α- 菠菜甾醇－葡萄糖苷（α-spinasteryl-glucoside）、7- 豆甾烯醇葡萄糖苷（stigmast-7-enolglucoside）、β- 谷甾醇（β-sitosterol）。

沙地繁缕 霞草状繁缕、台日力格－阿吉干纳
Stellaria gypsophiloides Fenzl

【标本采集号】150223140902014LY

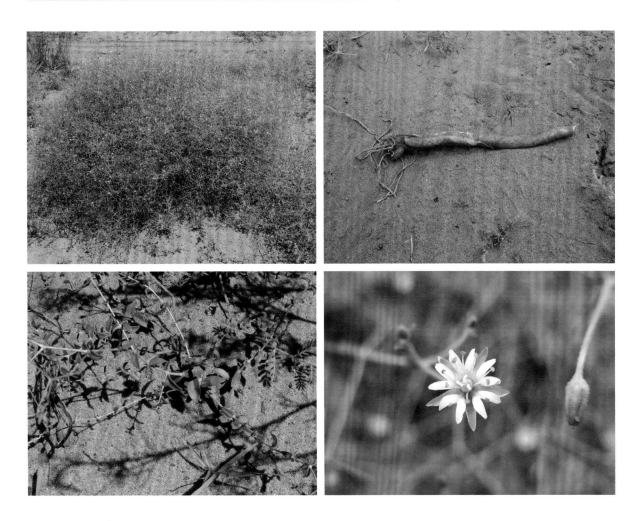

【形态特征】多年生草本，高30~60cm，全株被腺毛或腺质柔毛。直根粗长，圆柱形，直径达1.5cm，黄褐色。茎多数，丛生，从基部多次二歧式分枝，枝缠结交错，形成球形草丛。叶无柄，条形、条状披针形或椭圆形，长4~15mm，宽2~5mm，先端锐尖，中脉明显。聚伞花序分枝繁多，开展，呈大型多花的圆锥状；苞片卵形，小，长1~3mm，宽1~1.5mm；花梗细，直伸；萼片矩圆状披针形，长约3mm，先端稍钝，边缘膜质；花瓣白色，与萼片近等长，2深裂，裂片条形。蒴果椭圆形，与宿存萼片等长，6瓣裂，具种子1~3粒。种子卵状肾形，长约2.5mm，黑色，表面具明显疣状突起。花、果期7~9月。

【适宜生境】旱生植物。生于流动或半流动沙丘、沙地及荒漠草原。

【资源状况】分布于包头市（达尔罕茂明安联合旗）。少见。

【入药部位】■中药：根（银柴胡）。

　　　　　　■蒙药：根（台日力格-阿吉干纳）。

【采收加工】秋季采挖，除去茎、叶及须根，洗净，晒干。

【功能主治】■中药：银柴胡退虚热，清疳热；用于阴虚潮热，骨蒸劳热，久疟，小儿疳热。

　　　　　　■蒙药：台日力格-阿吉干纳止咳，愈伤，止血；用于肺热咳嗽，慢性支气管炎，肺脓肿。

【用法用量】■中药：银柴胡3~9g，或入丸、散服。

　　　　　　■蒙药：台日力格-阿吉干纳多配方用。

翻白繁缕　异色繁缕、阿拉格-阿吉干纳
Stellaria discolor Turcz.

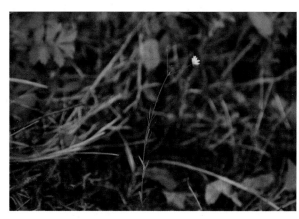 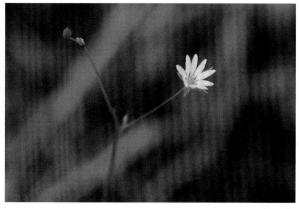

【形态特征】多年生草本，高10~40cm，全株无毛。根状茎细弱，分枝，节上具鳞叶；茎上升，分枝，无毛，四棱形。叶无柄，叶片披针形，两面无毛，下面微粉绿色，叶腋常生不育枝。聚伞花序顶生或腋生，花序梗高出叶上；苞片白色，膜质；萼片5枚，边缘膜质，具3脉；花瓣5片，白色，2深裂几达基部；雄蕊10枚，短于花瓣，花药紫红色或黄褐色；花柱3个，线形。蒴果稍短于或近等长于宿存萼，6齿裂。种子卵形，稍扁，褐色，

具成行的瘤状突起。花、果期 6~8 月。

【适宜生境】湿中生植物。生于森林带和草原带的沟谷溪边、河岸林下。

【资源状况】分布于乌兰察布市（卓资县）、呼和浩特市（回民区、土默特左旗、武川县、新城区）、包头市（固阳县、九原区、石拐区、土默特右旗）、巴彦淖尔市（乌拉特前旗）。少见。

【入药部位】■中药：全草（翻白繁缕）。

【采收加工】夏、秋二季采收，除去杂质，洗净泥土，晒干。

【功能主治】■中药：翻白繁缕排脓拔毒；用于疮痈肿毒。

【用法用量】■中药：翻白繁缕 15~30g；外用适量，捣敷患处。

老牛筋

灯心草蚤缀、毛轴鹅不食、毛轴蚤缀、查干 – 得伯和日格纳
Arenaria juncea M. Bieb.

【标本采集号】150121180910003LY

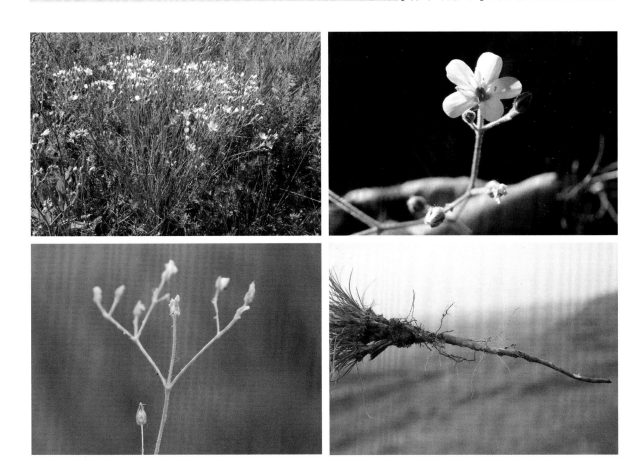

【形态特征】多年生草本。根圆锥状，肉质，灰褐色或灰白色，上部具环纹，下部分枝。茎高 30~60cm。叶片细线形，基部较宽，呈鞘状抱茎。聚伞花序；苞片卵形，顶端尖；花梗密被腺柔毛；萼片 5 枚，卵形，顶端渐尖，边缘宽膜质；花瓣 5 片，白色，顶端钝圆，基部具短爪；雄蕊 10 枚，花药黄色；子房卵圆形，花柱 3 个，柱头头状。蒴果黄色，

稍长于宿存花萼或与宿存花萼等长，顶端 3 瓣裂，裂片 2 裂。种子三角状肾形，褐色或黑色，背部具疣状突起。花、果期 6~9 月。

【适宜生境】旱生植物。生于石质山坡、平坦草原。

【资源状况】分布于乌兰察布市（凉城县、四子王旗、卓资县）、呼和浩特市（土默特左旗、武川县）、包头市（固阳县）。常见。

【入药部位】■中药：根（山银柴胡）。

　　　　　　■蒙药：根（查干–得伯和日格纳）。

【采收加工】秋季茎叶枯萎时采挖，除去残茎及须根，洗净泥土，晒干。

【功能主治】■中药：山银柴胡凉血，清虚热；用于虚劳肌热，骨蒸盗汗，疳积发热。

　　　　　　■蒙药：查干–得伯和日格纳清肺止咳，破痞；用于外痞，肺热咳嗽。

【用法用量】■中药：山银柴胡 3~9g。

　　　　　　■蒙药：查干–得伯和日格纳多配方用。

毛叶老牛筋　毛梗蚤缀、兴安鹅不食、得伯和日格纳
Arenaria capillaris Poir.

【标本采集号】150221140715244LY

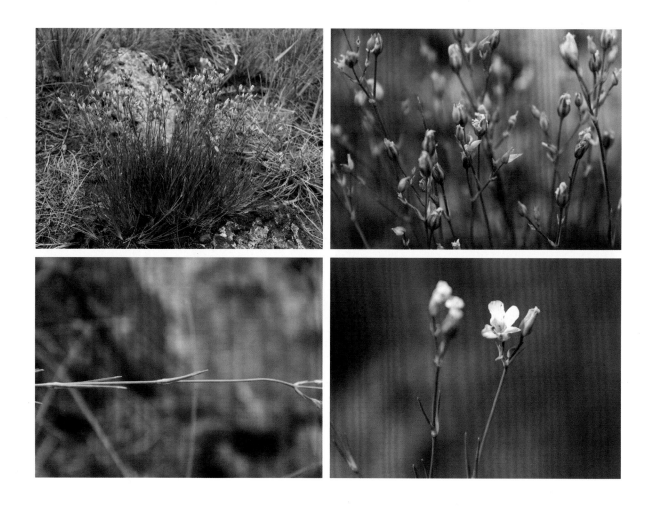

【形态特征】多年生草本。茎高 12~15cm，老枝木质化，宿存枯萎叶基，新枝细而硬。叶片细线形，基部较宽，顶端急尖，边缘细锯齿状粗糙，基生叶成束密生，茎生叶在基部成短鞘，抱于膨大的节上，淡褐色。聚伞花序，具数花至多花；苞片干膜质、卵形，基部抱茎；花梗细而硬，无毛；萼片卵形，外面黄色，无毛，具 3 脉；花瓣 5 片，白色，顶端钝圆，基部具短爪；雄蕊 10 枚，与萼片相对者基部具腺体 5 个；子房卵圆形，花柱 3 个，线形。花期 6~7 月，果期 8~9 月。

【适宜生境】旱生植物。生于石质干山坡、山顶石缝间。

【资源状况】分布于包头市（土默特右旗）。少见。

【入药部位】■蒙药：根（得伯和日格纳）。

【采收加工】7~8 月采挖，洗净，晒干。

【功能主治】■蒙药：得伯和日格纳清肺止咳，破痞；用于外痞，肺热咳嗽。

【用法用量】■蒙药：得伯和日格纳 3~15g。

浅裂剪秋罗 毛缘剪秋罗、剪秋罗、归很 – 谁没给力格 – 其其格
Lychnis cognata Maxim.

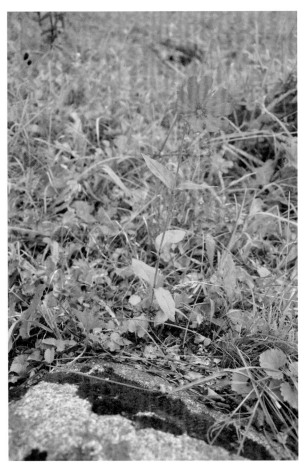

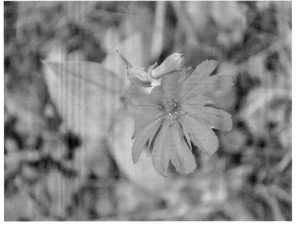

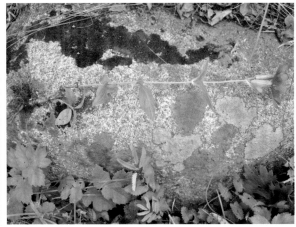

【形态特征】 多年生草本，高 35~90cm，全株被稀疏长柔毛。根簇生，纺锤形，稍肉质。叶片长圆状披针形或长圆形，两面被疏长毛，边缘具缘毛。二歧聚伞花序，有时紧缩成头状；苞片叶状；花萼筒状棒形，萼齿三角形；花瓣橙红色或淡红色，瓣片轮廓宽倒卵形，叉状浅 2 裂或深凹缺，瓣片两侧中下部具 1 枚线形小裂片；副花冠片长圆状披针形，暗红色，顶端具齿。蒴果长椭圆状卵形。种子圆肾形，肥厚，黑褐色，两侧微凹，具短条纹，具乳突。花、果期 7~9 月。

【适宜生境】 中生植物。生于山地林下、林缘、灌丛中。

【资源状况】 分布于乌兰察布市（凉城县）。偶见。

【入药部位】 ■中药：全草及根（浅裂剪秋罗）。

【采收加工】 夏、秋二季采挖，洗净，根部切片，晒干。

【功能主治】 ■中药：浅裂剪秋罗止痛；用于头痛。

蔓茎蝇子草 毛萼麦瓶草、蔓麦瓶草、匍生蝇子草、模乐和－舍日格纳
Silene repens Patr.

【标本采集号】150221130622002LY

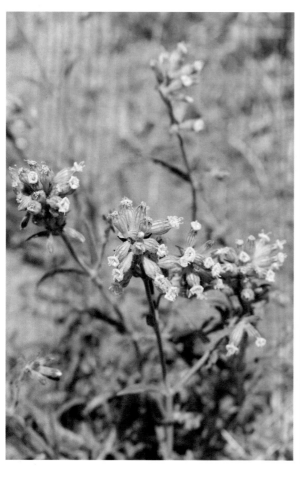
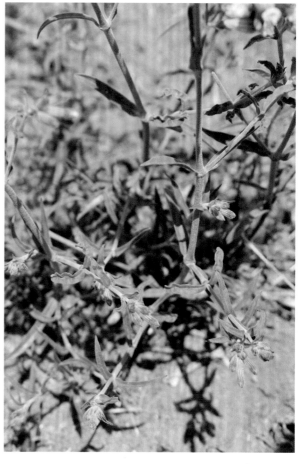

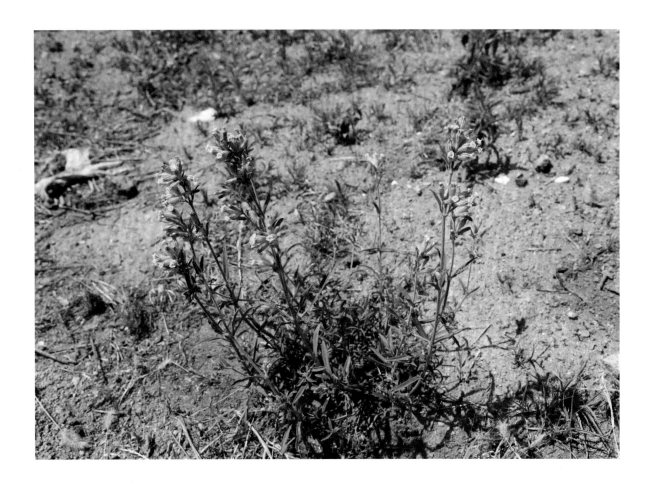

【形态特征】多年生草本，高 15~50cm，全株被短柔毛。根状茎细长，分叉。茎疏丛生或单生。叶片线状披针形。总状圆锥花序，小聚伞花序常具花 1~3 朵；苞片披针形，草质；花萼筒状棒形，常带紫色，被柔毛；雌雄蕊柄被短柔毛；花瓣白色，稀黄白色，爪倒披针形；副花冠片长圆状，顶端钝，有时具裂片；雄蕊微外露，花丝无毛；花柱微外露。蒴果卵形，比宿存花萼短。种子肾形，黑褐色。花、果期 6~9 月。

【适宜生境】中生植物。生于山坡草地、固定沙丘、山沟溪边、林下、林缘草甸、沟谷草甸、河滩草甸灌丛、泉水边及撂荒地。

【资源状况】分布于乌兰察布市（察哈尔右翼后旗、察哈尔右翼前旗、察哈尔右翼中旗、丰镇市、四子王旗）、呼和浩特市（土默特左旗、托克托县）、包头市（固阳县、土默特右旗）、巴彦淖尔市（乌拉特后旗、乌拉特中旗）、阿拉善盟（阿拉善左旗行政区）。常见。

【入药部位】■中药：根（蔓茎蝇子草）。

■蒙药：根（希日－苏古恩乃－其其格）。

【采收加工】春、秋二季采挖，除去茎叶及须根，洗净泥土，晒干。

【功能主治】■中药：蔓茎蝇子草清热凉血，除骨蒸。

■蒙药：希日－苏古恩乃－其其格开窍，清肺；用于肺热，耳聋，鼻塞症，鼻干，鼻息肉。

【用法用量】■中药：蔓茎蝇子草 5~15g，或入丸、散服。

■蒙药：希日－苏古恩乃－其其格多配方用。

山蚂蚱草 旱麦瓶草、山银柴胡、叶尼塞蝇子草、额乐存-舍日格纳
Silene jenisseensis Willd.

【标本采集号】150221130722247LY

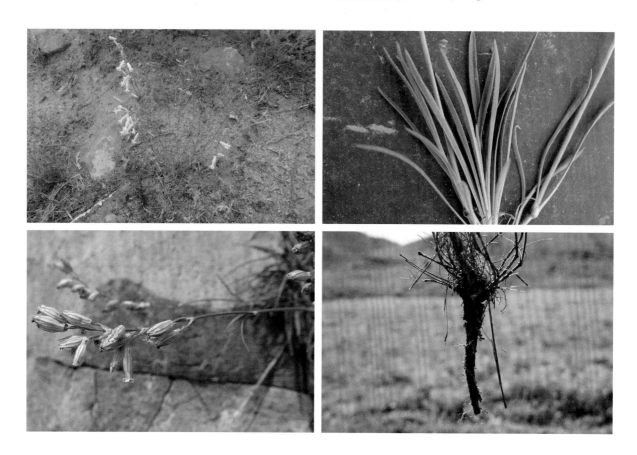

【**形态特征**】多年生草本，高20~50cm。根粗壮，木质。茎丛生，直立或近直立，不分枝，无毛，基部常具不育茎。基生叶披针状线形，基部渐狭成长柄状；茎生叶少数，较小，基部微抱茎。假轮伞状圆锥花序或总状花序，花梗无毛；花萼狭钟形；雌雄蕊柄被短毛；花瓣白色或淡绿色，爪狭倒披针形；副花冠长椭圆状，细小；雄蕊外露，花丝无毛；花柱外露。蒴果卵形，比宿存花萼短。种子肾形，灰褐色。花期6~8月，果期7~8月。

【**适宜生境**】旱生植物。生于砾石质山地、草原及固定沙地。

【**资源状况**】分布于乌兰察布市（兴和县）、包头市（固阳县、土默特右旗）、巴彦淖尔市（乌拉特前旗、乌拉特中旗）、阿拉善盟（阿拉善左旗行政区）。常见。

【**入药部位**】■中药：根（旱麦瓶草）。

■蒙药：根（希日-苏古恩乃-其其格）。

【**采收加工**】春、秋二季采挖，除去茎叶及须根，洗净泥土，晒干。

【**功能主治**】■中药：旱麦瓶草清热凉血，除骨蒸；用于阴虚血热，虚劳骨蒸，阴虚久疟，小儿疳热，盗汗，羸瘦。

■蒙药：希日 – 苏古恩乃 – 其其格开窍，清肺；用于肺热，耳聋，鼻塞症，鼻干，鼻息肉。

【用法用量】■中药：旱麦瓶草 5~15g，或入丸、散服。

■蒙药：希日 – 苏古恩乃 – 其其格多配方用。

坚硬女娄菜

光萼女娄菜、粗壮女娄菜、古乐格日 – 苏尼吉没乐 – 其其格
Silene firma Sieb. et Zucc.

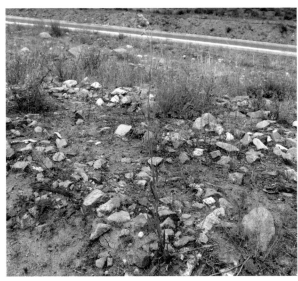
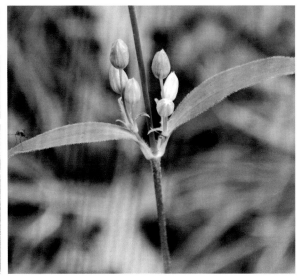

【形态特征】一、二年生草本，高 40~100cm。茎直立，单一或分枝，无毛或疏被柔毛。叶卵状披针形至矩圆形，长 3~11cm，宽 8~30mm，基部渐狭成柄状，先端急尖或渐尖，缘毛显著。花集生于茎顶及上部叶腋，形似轮生状；苞片狭披针形，长渐尖；花梗长短不一，直立，疏被柔毛或无毛；萼筒状，长 7~13mm，无毛，具脉 10 条，萼齿 5 枚；雌雄蕊柄长约 0.5mm；花瓣白色，稍长于萼，倒披针形，顶端 2 浅裂；子房矩圆形，花柱 3 个。蒴果狭卵形，稍短于萼或近等长，6 齿裂。种子圆肾形，黑灰褐色，长约 1mm，表面具尖疣状突起。花期 7~8 月，果期 8~9 月。

【适宜生境】中生植物。生于林缘草甸、山地草甸及灌丛间。

【资源状况】分布于乌兰察布市（卓资县）、呼和浩特市（回民区、土默特左旗、武川县、新城区）、包头市（固阳县、九原区、石拐区、土默特右旗）。少见。

【入药部位】■中药：全草（硬叶女娄菜）。

【采收加工】8~9 月种子成熟时采收全草，晒干。

【功能主治】■中药：硬叶女娄菜清热解毒，利尿，调经；用于咽喉肿痛，聤耳流脓，小便不利。

【用法用量】■中药：硬叶女娄菜 6~12g。

准噶尔蝇子草

兴安女娄菜、短瓣女娄菜、兴安内－苏尼吉没乐－其其格

Silene songarica (Fisch. , Mey. et Avé-Lall.) Bocquet

【标本采集号】150222180813024LY

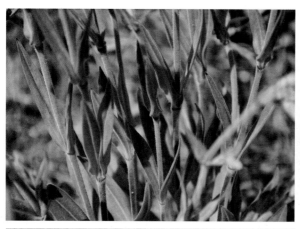

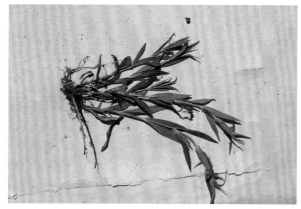

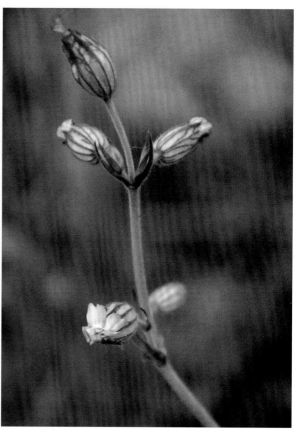

【形态特征】多年生草本，高 20~50cm。茎丛生，直立，密被腺质柔毛，下部常稍带紫色。基生叶具长柄，叶片条状倒披针形，长 2~4cm，宽 4~10mm；茎生叶无柄，披针形或条状披针形，长 4~8cm，宽 4~14mm。聚伞状圆锥花序，具少数花，顶生或腋生，极少单花；花梗长 4~10mm，密被腺毛，花后伸长；花瓣粉红色至紫红色，瓣片倒宽卵形，先端 2 浅裂，爪倒披针形；雌雄蕊柄长约 1mm。蒴果椭圆状圆筒形，长 10~13mm，10 齿裂，深黄色，有光泽。种子圆肾形，长约 0.9mm，稍扁，棕褐色，被较尖的小瘤状突起。花期 6~7 月，果期 7~8 月。

【适宜生境】中生植物。生于山地林缘、草甸。

【资源状况】分布于包头市（固阳县）。少见。

【入药部位】■中药：全草（兴安女娄菜）。

【采收加工】7~8 月采收，洗净，鲜用或晒干。

【功能主治】■中药：兴安女娄菜清热解毒，利湿，平肝；用于湿热黄疸，咽喉肿痛，中耳炎，眩晕耳鸣。

【用法用量】■中药：兴安女娄菜 6~12g；外用适量，鲜品绞汁滴耳。

女娄菜 对叶草、桃色女娄菜、苏尼吉没乐 – 其其格

Silene aprica Turcz. ex Fisch. et Mey.

【标本采集号】150221140517041LY

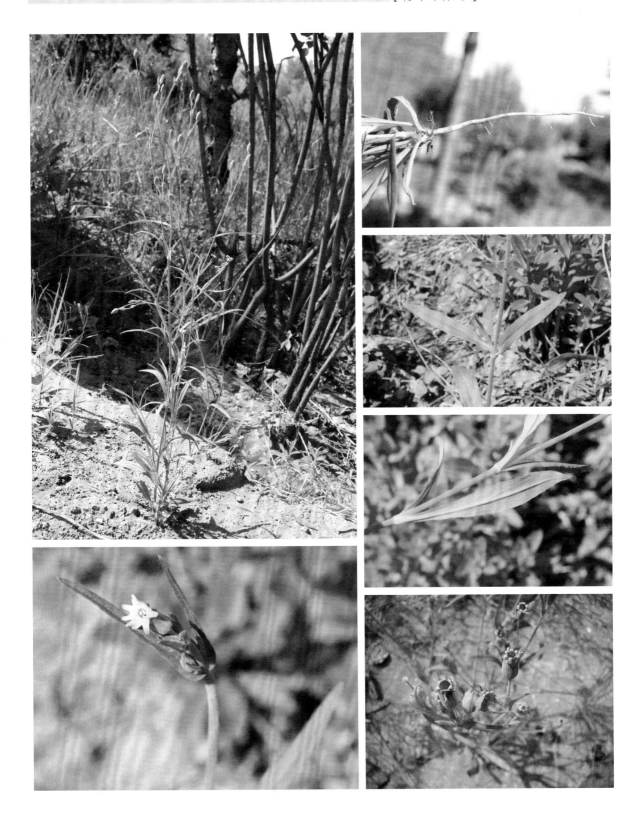

【形态特征】一、二年生草本，高 30~70cm，全株密被灰色短柔毛。主根较粗壮，稍木质。茎直立，分枝或不分枝。基生叶狭匙形；茎生叶倒披针形，比基生叶稍小。圆锥花序较大型；花萼卵状钟形，近草质，密被短柔毛；雌雄蕊柄极短，被短柔毛；花瓣白色或淡红色，倒披针形；副花冠片舌状；雄蕊不外露，花丝基部具缘毛；花柱不外露，基部具短毛。蒴果卵形，与宿存萼近等长。种子圆肾形，灰褐色，肥厚，具小瘤。花期 5~7 月，果期 7~9 月。

【适宜生境】中旱生植物。生于石砾质坡地、固定沙地、疏林及草原中。

【资源状况】除阿拉善盟外，阴山其他地区均有分布。常见。

【入药部位】■中药：全草（女娄菜）。

　　　　　　■蒙药：地上部分（哈日 – 陶黑古日）。

【采收加工】夏、秋二季采收，洗净泥土，晒干。

【功能主治】■中药：女娄菜活血调经，健胃行水，清热凉血；用于月经不调，乳少，小儿疳积，体虚浮肿，痈肿。

　　　　　　■蒙药：哈日 – 陶黑古日清热，凉血；用于血热，肝热，闭经。

【用法用量】■中药：女娄菜 10~15g；外用适量，捣敷，或研末调敷患处。

　　　　　　■蒙药：哈日 – 陶黑古日多配方用。

麦蓝菜　王不留行、王牡牛、阿拉坦 – 谁没给力格 – 其其格
Vaccaria segetalis (Neck.) Garcke

【标本采集号】150923190910006LY

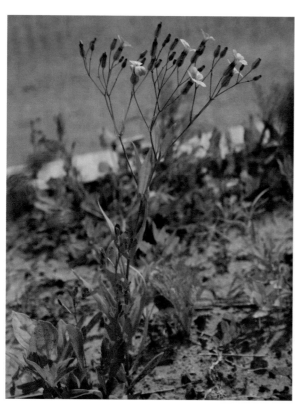
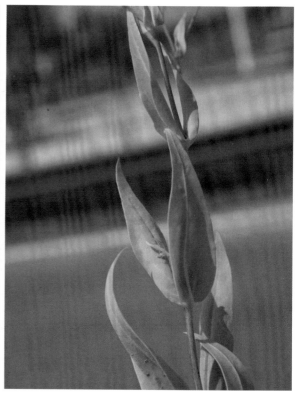

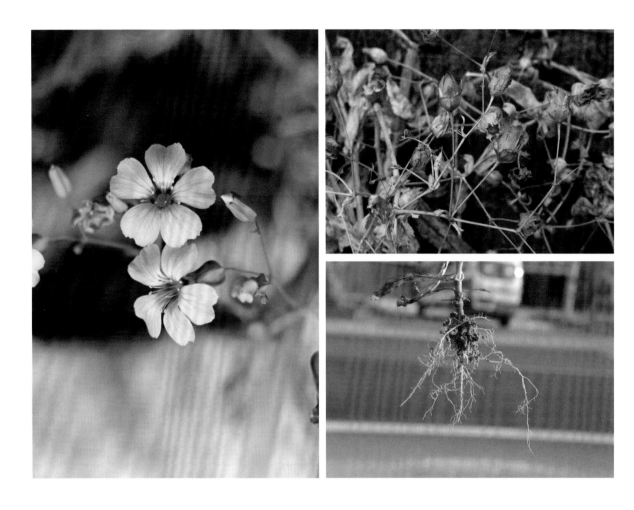

【形态特征】一、二年生草本，高 30~70cm，全株无毛，微被白粉，呈灰绿色。根为主根系。茎单生，直立，上部分枝。叶片卵状披针形，基部圆形或近心形。伞房花序稀疏；花萼卵状圆锥形，后期微膨大成球形，棱绿色，棱间绿白色，近膜质；雌雄蕊柄极短；花瓣淡红色，爪狭楔形，淡绿色，瓣片狭倒卵形，斜展或平展，微凹缺，有时具不明显的缺刻；雄蕊内藏；花柱线形，微外露。蒴果宽卵形。种子近圆球形，红褐色至黑色。花期 6~7 月，果期 7~8 月。

【适宜生境】中生植物。生于草坡、撂荒地或麦田中，为麦田常见杂草。

【资源状况】作为园林绿化植物，阴山地区有少量栽培。

【入药部位】■中药：种子（王不留行）。

【采收加工】夏季果实成熟，果皮尚未开裂时采割植物，晒干，打下种子，除去杂质，再晒干。

【功能主治】■中药：王不留行活血通经，下乳消肿，利尿通淋；用于经闭，痛经，乳汁不下，乳痈肿痛，淋证涩痛。

【用法用量】■中药：王不留行 5~10g。

石 竹

洛阳花、巴希卡 – 其其格

Dianthus chinensis L.

【标本采集号】150921130804003LY

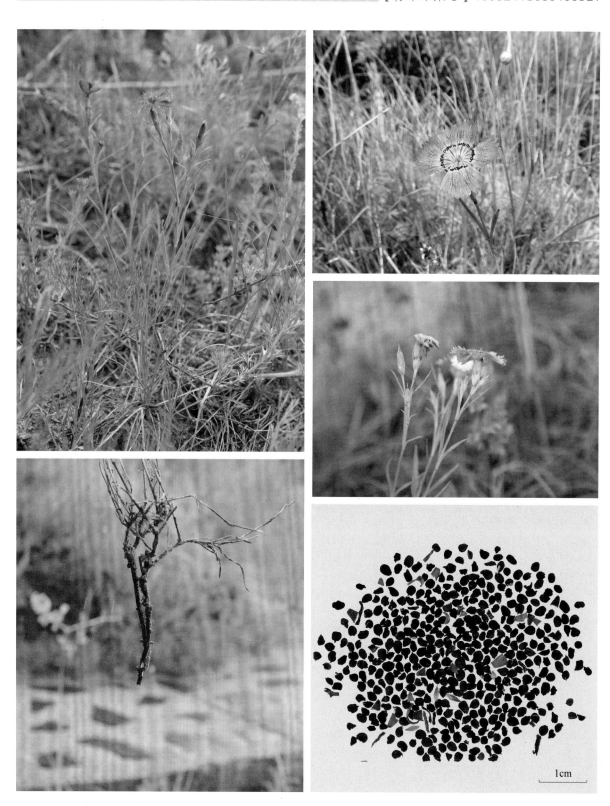

【形态特征】多年生草本，高 30~50cm，全株无毛，带粉绿色。茎由根颈生出，疏丛生，直立，上部分枝。叶片线状披针形，全缘或有细小齿。花单生枝端或数花集成聚伞花序；花萼圆筒形，有纵条纹，萼齿披针形，直伸，顶端尖，有缘毛；花瓣片倒卵状三角形，紫红色、粉红色、鲜红色或白色，顶缘不整齐齿裂，喉部有斑纹，疏生髯毛；雄蕊露出喉部外，花药蓝色；子房长圆形，花柱线形。蒴果包于宿存萼内，顶端 4 裂。种子黑色，扁圆形。花、果期 6~9 月。

【适宜生境】旱中生植物。生于山地草甸、草甸草原。

【资源状况】分布于乌兰察布市（兴和县、卓资县）、呼和浩特市（回民区、土默特左旗、武川县、新城区）、包头市（固阳县、九原区、石拐区、土默特右旗）。常见。作为园林绿化植物，阴山地区亦广泛栽培。

【入药部位】■中药：地上部分（瞿麦）。

　　　　　　■蒙药：地上部分（高要 – 巴沙嘎）。

【采收加工】夏、秋二季花、果期采割地上部分，除去杂质，晒干。

【功能主治】■中药：瞿麦利尿通淋，活血通经；用于热淋，血淋，石淋，小便不通，淋沥涩痛。

　　　　　　■蒙药：高要 – 巴沙嘎凉血，止刺痛，解毒；用于血热，血刺痛，肝热，疹症，产后发热。

【用法用量】■中药：瞿麦 9~15g，或入丸、散服。

　　　　　　■蒙药：高要 – 巴沙嘎多配方用，或单用 3~5g。

兴安石竹　北石竹、蒙古石竹、兴安 – 巴希卡

Dianthus chinensis L. var. *versicolor* (Fisch. ex Link) Y. C. Ma

【标本采集号】150221150716189LY

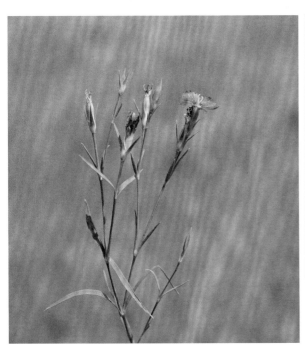
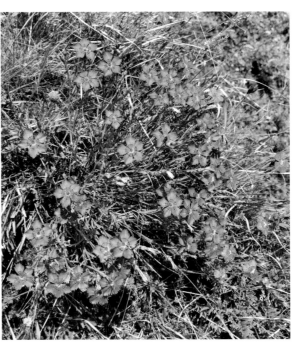

【形态特征】多年生草本，高 30~50cm，植株多少密丛生。茎多少被短糙毛或近无毛而粗糙。叶通常粗糙，斜上，叶片线状披针形至线形，长 3~5cm，宽 2~4mm。花单生枝端或数花集成聚伞花序；花萼圆筒形，有纵条纹，萼齿披针形，直伸，顶端尖，有缘毛；花瓣片倒卵状三角形，紫红色、粉红色、鲜红色或白色，顶缘不整齐齿裂，喉部有斑纹，疏生髯毛；雄蕊露出喉部外，花药蓝色；子房长圆形，花柱线形。蒴果包于宿存萼内，顶端 4 裂。种子黑色，扁圆形。花期 5~6 月，果期 7~9 月。

【适宜生境】旱中生植物。生于草原、草甸草原。为常见的伴生植物。

【资源状况】分布于包头市（土默特右旗）、巴彦淖尔市（乌拉特前旗）。少见。

【入药部位】■中药：地上部分（瞿麦）。

■蒙药：地上部分（高要 – 巴沙嘎）。

【采收加工】夏、秋二季花、果期彩采割地上部分，除去杂质，晒干。

【功能主治】■中药：瞿麦利尿通淋，活血通经；用于热淋，血淋，石淋，小便不通，淋沥涩痛。

■蒙药：高要 – 巴沙嘎凉血，止刺痛，解毒；用于血热，血刺痛，肝热，瘀症，产后发热。

【用法用量】■中药：瞿麦 9~15g。

■蒙药：高要 – 巴沙嘎多配方用，或单用 3~5g。

瞿 麦 洛阳花、高要 – 巴希卡
Dianthus superbus L.

【标本采集号】150921130805004LY

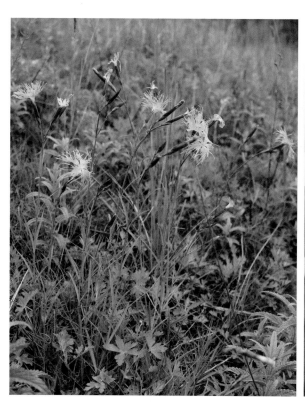
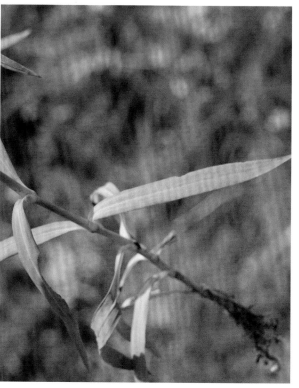

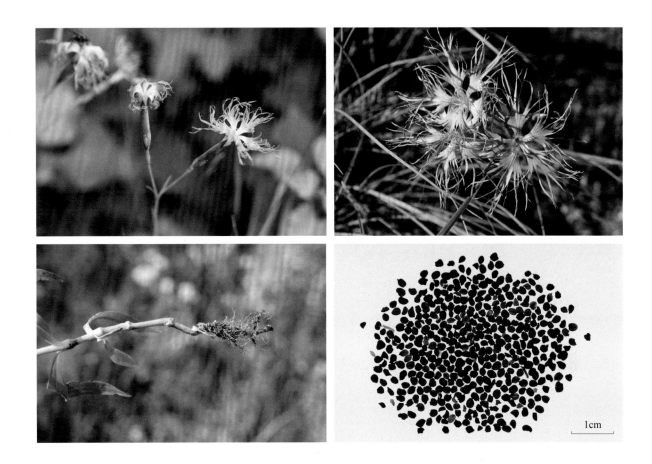

【形态特征】多年生草本，高 50~60cm。茎丛生，直立，绿色，无毛，上部分枝。叶片线状披针形。花 1 或 2 朵生枝端，有时顶下腋生；苞片 2~3 对，倒卵形；花萼圆筒形，常染紫红色晕，萼齿披针形；花瓣包于萼筒内，瓣片宽倒卵形，边缘缝裂至中部，淡红色或带紫色，稀白色，喉部具丝毛状鳞片；雄蕊和花柱微外露。蒴果圆筒形，与宿存萼等长或微长，顶端 4 裂。种子扁卵圆形，黑色，有光泽。花、果期 7~9 月。

【适宜生境】中生植物。生于林缘、疏林下、草甸、沟谷溪边。

【资源状况】分布于乌兰察布市（察哈尔右翼后旗、察哈尔右翼前旗、察哈尔右翼中旗、丰镇市、凉城县、商都县、卓资县）、呼和浩特市（和林格尔县、武川县）、包头市（固阳县、土默特右旗）、巴彦淖尔市（乌拉特前旗）、阿拉善盟（阿拉善左旗行政区）。常见。

【入药部位】■中药：地上部分（瞿麦）。

　　　　　　■蒙药：地上部分（高要 – 巴沙嘎）。

【采收加工】夏、秋二季花、果期采割地上部分，除去杂质，晒干。

【功能主治】■中药：瞿麦利尿通淋，活血通经；用于热淋，血淋，石淋，小便不通，淋沥涩痛。

　　　　　　■蒙药：高要 – 巴沙嘎凉血，止刺痛，解毒；用于血热，血刺痛，肝热，痧症，产后发热。

【用法用量】■中药：瞿麦 9~15g。

　　　　　　■蒙药：高要 – 巴沙嘎多配方用，或单用 3~5g。

细叶石头花

尖叶石头花、石头花、少布格日－台日

Gypsophila licentiana Hand.-Mazz.

【标本采集号】150929180905001LY

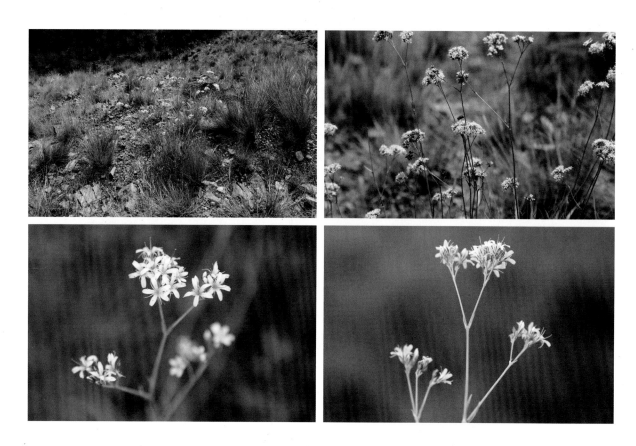

【形态特征】多年生草本，高达 30~50cm。茎细长，无毛，丛生。叶线状，长 1~3cm，宽约 mm，稍肉质，基部短鞘状，边缘粗糙，先端具骨质尖。聚伞花序顶生，花较密集，无刺；花梗长 2~3（~10）mm，带紫色；花萼窄钟形，长 2~3mm，具绿色或带深紫色脉 5 条，脉间白色，干膜质，齿裂达 1/3，萼齿卵形；花瓣白色；雄蕊短于花瓣，不等长；花柱与花瓣近等长。蒴果稍长于宿萼。种子圆肾形，直径约 1mm，具小疣。花期 7~9 月，果期 9 月。

【适宜生境】旱生植物。生于石质山坡。

【资源状况】分布于乌兰察布市（丰镇市、凉城县、四子王旗）、呼和浩特市（土默特左旗）、包头市（达尔罕茂明安联合旗、固阳县）、巴彦淖尔市（乌拉特前旗、乌拉特中旗）。常见。

【入药部位】■中药：全草（细叶石头花）。

【采收加工】秋季采收，洗净，鲜用或晒干。

【功能主治】■中药：细叶石头花止咳化痰。

【用法用量】■中药：细叶石头花 9~15g，鲜品 15~30g。

睡莲科

莲 荷花、莲花
Nelumbo nucifera Gaertn.

【标本采集号】150822190613017LY

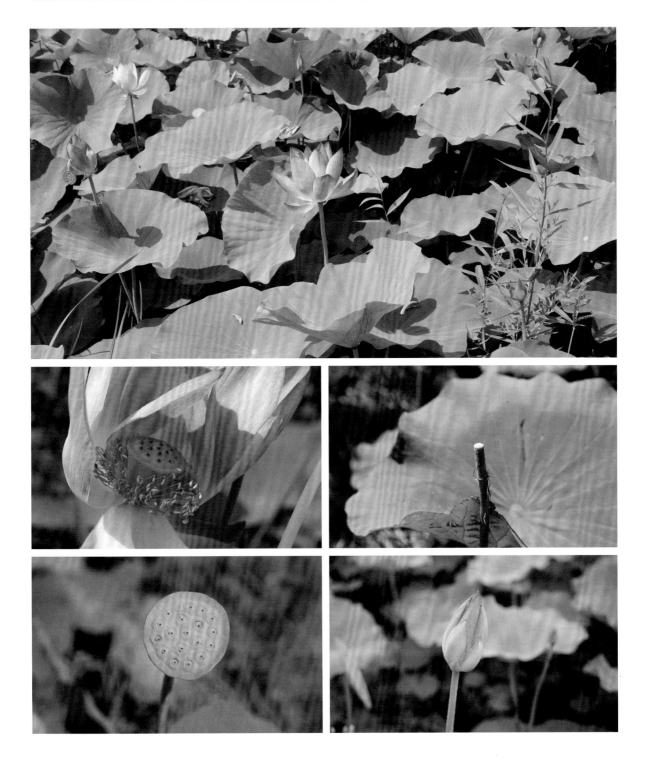

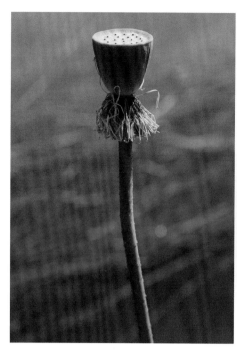
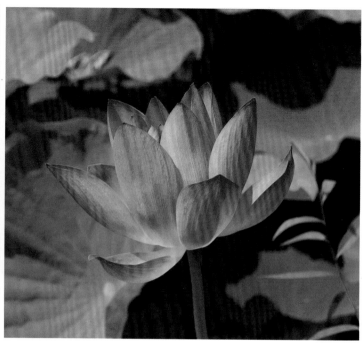

【形态特征】多年生水生草本。根状茎横生，肥厚，节间膨大，内有多数纵行通气孔道，下生须状不定根。叶圆形，盾状，全缘而稍呈波状，上面光滑，具白粉；叶柄粗壮，圆柱形，中空，外面散生小刺。花梗和叶柄等长，也散生小刺；花瓣红色、粉红色或白色；花药条形，花丝着生在花托之下；花柱极短，柱头顶生。坚果椭圆形，果皮革质，坚硬，熟时黑褐色。种子卵形或椭圆形，种皮红色或白色。花期6~8月，果期8~10月。

【适宜生境】水生植物。栽培于池塘或水田内。

【资源状况】作为园林绿化植物，阴山地区有少量栽培。

【入药部位】■中药：叶（荷叶）、花托（莲房）、雄蕊（莲须）、种子（莲子）、幼叶及胚根（莲子心）、根状茎（藕节）。

【采收加工】夏、秋二季采收叶，晒至七八成干时，除去叶柄，折成半圆形或折扇形，干燥；秋季果实成熟时采收花托，除去果实，晒干；夏季花开时选晴天采收雄蕊，盖纸晒干或阴干；秋季果实成熟时采割莲房，取出果实，除去果皮，干燥；取出成熟种子中的幼叶及胚根，晒干；秋、冬二季采控根茎（藕），切取节部，洗净，晒干，除去须根。

【功能主治】■中药：荷叶清暑化湿，升发清阳，凉血止血；用于暑热烦渴，暑湿泄泻，脾虚泄泻，血热吐衄，便血崩漏。莲房化瘀止血；用于崩漏，尿血，痔疮出血，产后瘀阻，恶露不净。莲须固肾涩精；用于遗精滑精，带下，尿频。莲子补脾止泻，止带，益肾涩精，养心安神；用于脾虚泄泻，带下，遗精，心悸失眠。莲子心清心安神，交通心肾，涩精止血。用于热入心包，神昏谵语，心肾不交，失眠遗精，血热吐血。藕节收敛止血，化瘀；用于吐血，咯血，衄血，尿血，崩漏。

【用法用量】■中药：荷叶3~10g。莲房5~10g。莲须3~5g。莲子6~15g。莲子心2~5g。藕节9~15g。

睡 莲 子午莲、水芹花、朱乐格力格 – 其其格
Nymphaea tetragona Georgi

【标本采集号】150207190610043LY

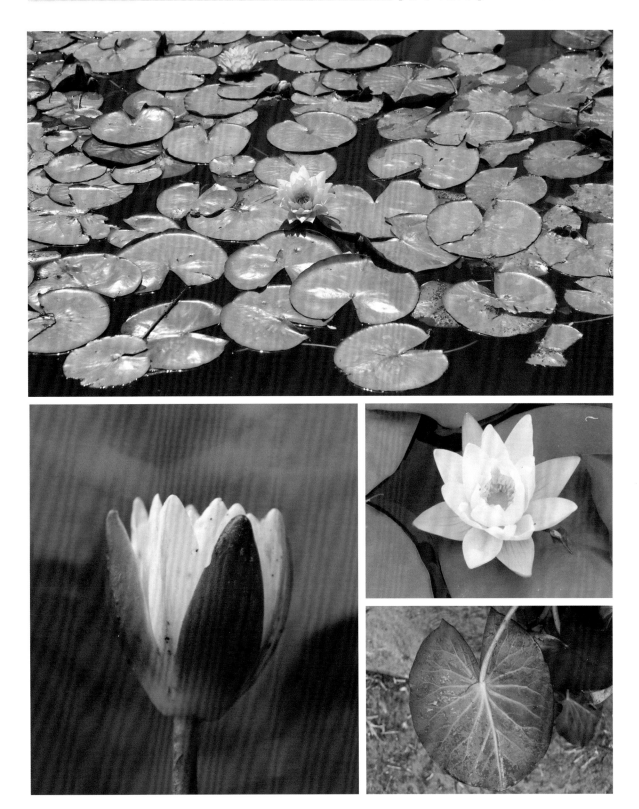

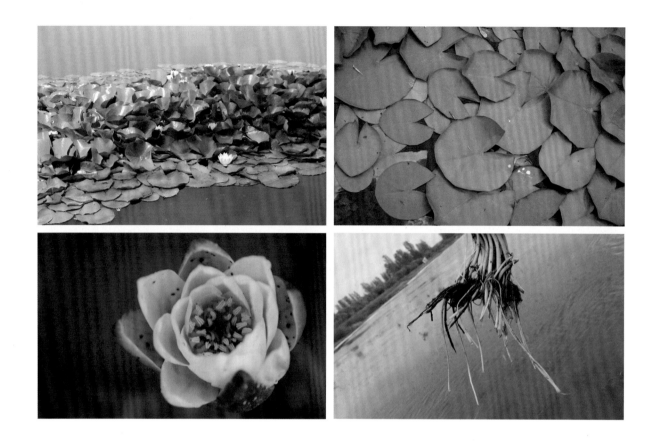

【形态特征】多年生水生草本。根状茎短粗。叶纸质，心状卵形，基部具深弯缺，约占叶片全长的1/3，裂片急尖，稍开展，全缘，上面光亮，下面带红色或紫色，两面皆无毛，具小点。花梗细长，花萼基部四棱形，萼片革质，宿存；花瓣白色，宽披针形，内轮不变成雄蕊；雄蕊比花瓣短，花药条形；柱头具 5~8 条辐射线。浆果球形，为宿存萼片包裹。种子椭圆形，黑色。花期 7~8 月，果期 9 月。

【适宜生境】水生植物。生于池沼及河湾内。

【资源状况】作为园林绿化植物，阴山地区有少量栽培。

【入药部位】■中药：花（睡莲）。

【采收加工】夏季采收，洗净，除去杂质，晒干。

【功能主治】■中药：睡莲消暑，解醒，定惊；用于中暑，酒醉，烦渴，小儿惊风。

【用法用量】■中药：睡莲 6~9g。

毛茛科

牡 丹

鼠姑、木芍药、洛阳花

Paeonia suffruticosa Andr.

【标本采集号】150203190804080LY

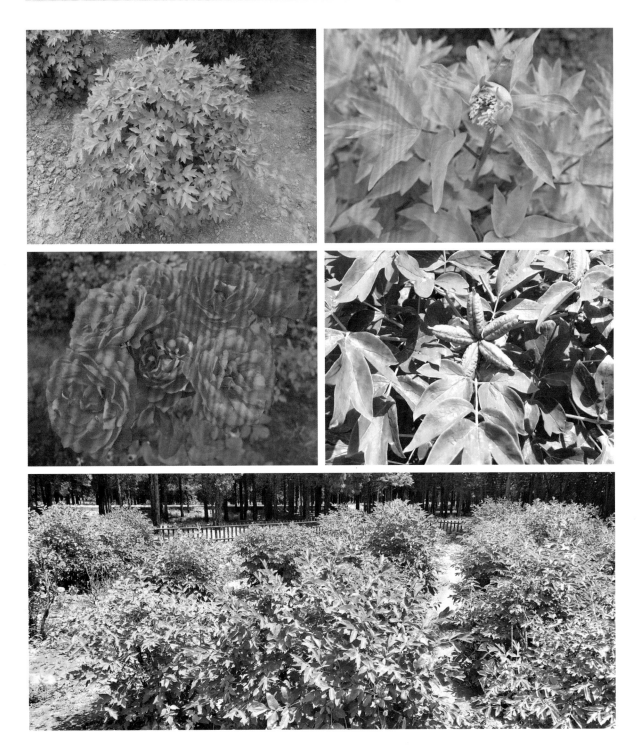

【形态特征】落叶灌木。茎高达2m，分枝短而粗。叶为二回三出复叶；顶生小叶宽卵形，3裂至中部，裂片不裂或2~3浅裂，表面绿色，无毛，背面淡绿色，有时具白粉，沿叶脉疏生短柔毛或近无毛；侧生小叶狭卵形，近无柄。花单生枝顶；苞片5枚；萼片5枚；花瓣5片，或为重瓣，玫瑰色、红紫色、粉红色至白色，变异很大，顶端呈不规则波状；雄蕊花丝紫红色、粉红色，上部白色，花药长圆形；花盘革质，杯状，紫红色。蓇葖果密生黄褐色硬毛。花期4~5月，果期5~6月。

【适宜生境】中生植物。性喜温暖、凉爽、干燥、阳光充足的环境。适宜在疏松、深厚、肥沃、地势高燥、排水良好的中性沙壤土中生长。

【资源状况】作为园林绿化植物，阴山地区有少量栽培。作为药材，呼和浩特市（武川县）有栽培。

【入药部位】■中药：根皮（牡丹皮）。

【采收加工】栽培3~4年后，于秋季叶枯萎时采挖根，除去木心，晒干。

【功能主治】■中药：牡丹皮清热凉血，活血化瘀；用于热入营血，温毒发斑，吐血衄血，夜热早凉，无汗骨蒸，经闭痛经，跌打伤痛，痈肿疮毒。

【用法用量】■中药：牡丹皮6~12g。孕妇慎用。

草芍药 卵叶芍药、查干－查那－其其格
Paeonia obovata Maxim.

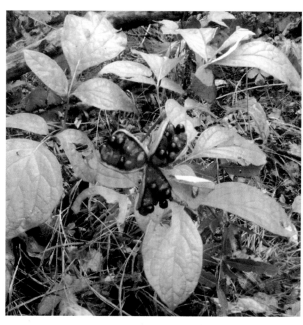
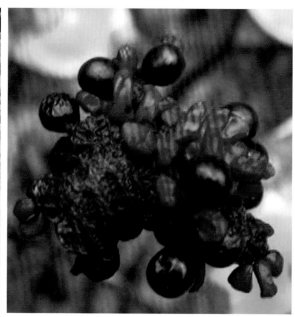

【形态特征】多年生草本，高 40~60cm。根圆柱形，多分枝，下部较细，外皮棕褐色。茎圆柱形，淡绿色或带紫色，无毛，基部生数枚鞘状鳞片。叶 2~3 枚，最下部的为二回三出复叶，具长柄，上部为三出复叶或单叶；顶生小叶倒卵形，全缘，常沿脉疏生柔毛。花单生于茎顶；萼片 3~5 枚，淡绿色，宽卵形；花瓣 6 片，紫红色、白色或淡红色，倒卵形。蓇葖果宽卵形，具宿存花萼，内果皮鲜紫红色。种子倒卵形，蓝紫色，干后变黑色，有红色假种皮。花期 5~6 月，果期 7~9 月。

【适宜生境】中生植物。生于山地林缘草甸及林下。

【资源状况】分布于乌兰察布市（卓资县）。少见。

【入药部位】■中药：根（赤芍）。

　　　　　　■蒙药：根（乌兰－察那）。

【采收加工】夏、秋二季采挖，以秋季为佳，除去茎叶、根茎及须根，洗净泥土，晒干。

【功能主治】■中药：赤芍清热凉血，散瘀止痛；用于热入营血，瘟毒发斑，吐血衄血，目赤肿痛，肝郁胁痛，经闭痛经，癥瘕腹痛，跌打损伤，痈肿疮疡。

　　　　　　■蒙药：乌兰－察那活血，凉血，散瘀；用于经闭，痛经，跌打损伤，痈肿疮疡。

【用法用量】■中药：赤芍 6~12g，或入丸、散服。

　　　　　　■蒙药：乌兰－察那 3~5g，研末冲服，或入丸、散服。

芍 药

将离、查那－其其格

Paeonia lactiflora Pall.

【标本采集号】150921140810007LY

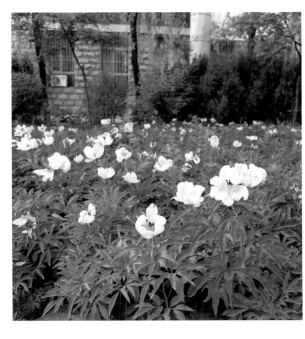
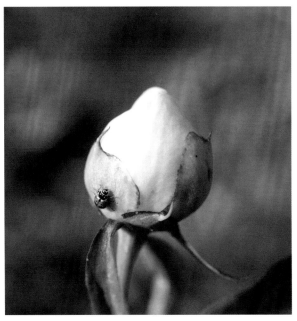

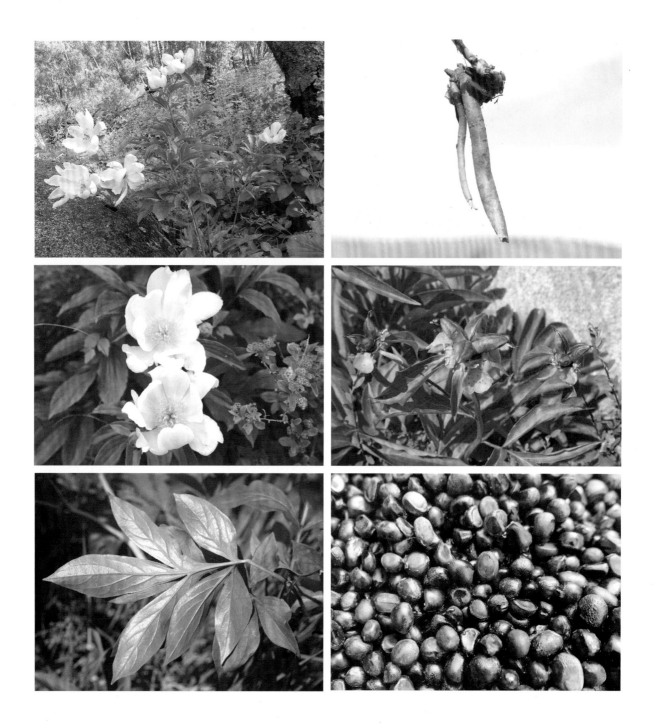

【形态特征】多年生草本。根粗壮，分枝黑褐色。茎高 40~70cm，无毛。下部茎生叶为二回三出复叶，上部茎生叶为三出复叶；小叶狭卵形，椭圆形或披针形。花数朵，生茎顶和叶腋，有时仅顶端 1 朵开放，而近顶端叶腋处有发育不好的花芽，披针形，大小不等；萼片宽卵形；花瓣倒卵形，白色，有时基部具深紫色斑块；花丝黄色；花盘浅杯状，包裹心皮基部，顶端裂片钝圆；心皮无毛。蓇葖果顶端具喙。花期 5~7 月，果期 7~8 月。

【适宜生境】旱中生植物。生于海拔 480~2300m 的山地和石质丘陵的灌丛、林缘、山地草甸及草甸草原群落中。太阳辐射较强，土壤多为黑钙土、棕壤土、栗钙土和高山灰色森林土，非常适合栽培芍药生长。

【资源状况】分布于乌兰察布市（凉城县、卓资县）、呼和浩特市（和林格尔县、武川县）、包头市（固阳县、石拐区、土默特右旗）、巴彦淖尔市（乌拉特前旗）。常见。作为园林绿化植物，阴山地区市区亦有少量栽培。

【入药部位】■中药：根（赤芍）。

■蒙药：根（乌兰 – 察那）。

【采收加工】夏、秋二季采挖，以秋季为佳，除去茎叶、根茎及须根，洗净泥土，晒干。

【功能主治】■中药：赤芍清热凉血，散瘀止痛；用于热入营血，瘟毒发斑，吐血衄血，目赤肿痛，肝郁胁痛，经闭痛经，癥瘕腹痛，跌打损伤，痈肿疮疡。

■蒙药：乌兰 – 察那活血，凉血，散瘀；用于经闭，痛经，跌打损伤，痈肿疮疡。

【用法用量】■中药：赤芍 6~12g，或入丸、散服。

■蒙药：乌兰 – 察那 3~5g，研末冲服，或入丸、散服。

评 述

1. 化学成分：根中含有芍药苷，含量约为 3.1%；苯甲酰芍药苷、氧化芍药苷、芍药内酯苷、牡丹酚、芍药花苷。

2. 资源利用与可持续发展：赤芍为我国传统常用中药材，需求量较大。鉴于赤芍自身的生物学特性，其自然繁殖速度较慢，加之连年无序采挖，造成野生资源日趋枯竭，目前野生赤芍储藏量已不足 20 世纪 80 年代的 1/10（第四次全国中药资源普查结果），供应缺口加大，库存空虚，致使赤芍价格逐年攀升。随着市场的引导和国家、地方政府政策的支持鼓励，内蒙古赤芍人工栽培产业发展迅速，阴山地区亦有少量人工栽培。

驴蹄草 马蹄草、巴拉白

Caltha palustris L.

【标本采集号】150125150716189LY

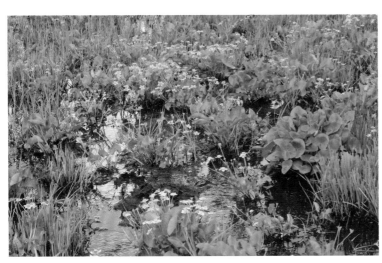
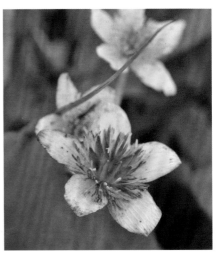

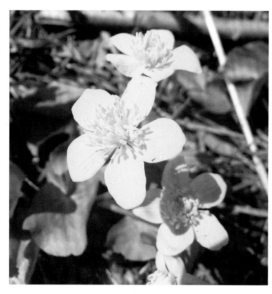
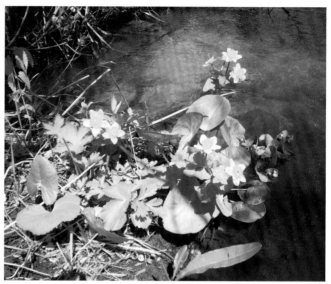

【形态特征】 多年生草本，无毛，有多数肉质须根。茎高（10~）20~48cm，实心，具细纵沟，在中部以上分枝，稀不分枝。基生叶3~7枚，有长柄，叶片圆形，顶端圆形，基部深心形或基部2裂片互相覆压，边缘全部密生小牙齿；茎生叶圆肾形，具较短的叶柄。茎或分枝顶部有由2朵花组成的简单的单歧聚伞花序；苞片三角状心形，边缘生牙齿；萼片5枚，黄色，倒卵形，顶端圆形。蓇葖果具横脉。种子黑色，有光泽，有少数纵皱纹。花期6~7月，果期7月。

【适宜生境】 湿中生植物。生于沼泽草甸、河岸、溪边。

【资源状况】 分布于呼和浩特市（武川县）。少见。

【入药部位】 ■中药：全草（驴蹄草）。

【采收加工】 夏、秋二季采集，洗净，鲜用或晒干。

【功能主治】 ■中药：驴蹄草祛风，散寒；用于头昏目眩，周身疼痛；外用于烧伤，化脓性创伤或皮肤病。

【用法用量】 ■中药：驴蹄草6~12g，或浸酒服；外用适量，捣敷，或煎汤洗患处。

三角叶驴蹄草 马蹄草、西伯利亚驴蹄草、西伯日－巴拉白

Caltha palustris L. var. *sibirica* Regel

【形态特征】 多年生草本，全部无毛，有多数肉质须根。茎高（10~）20~48cm，实心，具细纵沟，中部分枝，稀不分枝。基生叶3~7枚，有长柄；叶多为宽三角状肾形，基部宽心形，边缘只在下部有牙齿，其他部分微波状或近全缘。茎生叶向上逐渐变小，稀与基生叶近等大，圆肾形。茎或分枝顶部有由2朵花组成单歧聚伞花序；苞片三角状心形，边缘生牙齿；萼片5枚，黄色，倒卵形，顶端圆形。蓇葖果具横脉。5~9月开花，6月开始结果。

【适宜生境】轻度耐盐的湿中生植物。生于沼泽草甸、盐化草甸、河岸。

【资源状况】分布于巴彦淖尔市（磴口县）。少见。

【入药部位】■中药：全草（驴蹄草）。

【采收加工】夏、秋二季采集，洗净，鲜用或晒干。

【功能主治】■中药：驴蹄草祛风，散寒；用于头昏目眩，周身疼痛；外用于烧伤，化脓性创伤，皮肤病。

【用法用量】■中药：驴蹄草6~12g，或浸酒服；外用适量，捣敷，或煎汤洗患处。

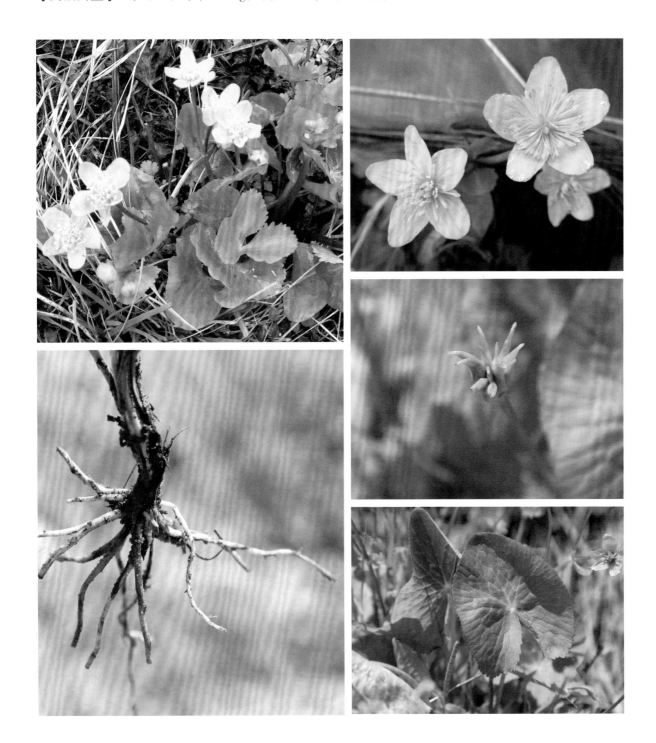

金莲花 金梅草、金芙蓉、阿拉坦花

Trollius chinensis Bunge

【标本采集号】150125150814018LY

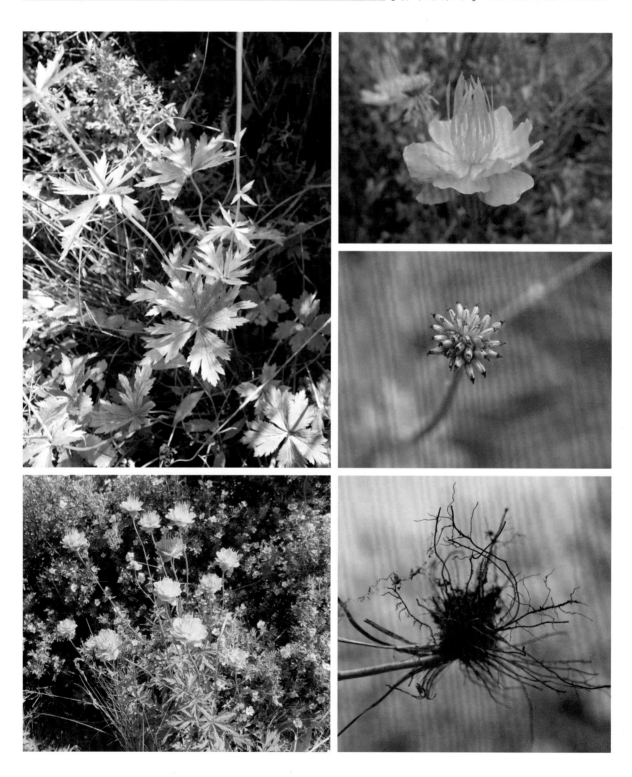

【**形态特征**】多年生草本，全体无毛，有须根。茎高 30~70cm，不分枝。基生叶有长柄；叶片五角形，基部心形，3 全裂，全裂片分开，中央全裂片菱形，顶端急尖，3 裂达中部，边缘密生锯齿，侧全裂片斜扇形，2 深裂近基部；叶柄基部具狭鞘。茎生叶似基生叶，下部的具长柄，上部的较小，具短柄。花单独顶生或 2~3 朵组成稀疏的聚伞花序；苞片 3 裂；萼片金黄色，干时不变绿色，最外层的倒卵形，花瓣 18~21 个，狭线形，顶端渐狭。蓇葖果具稍明显的脉网。种子黑色，光滑，具 4~5 棱角。花期 6~7 月，果期 8~9 月。

【**适宜生境**】湿中生植物。生于山地林下、林缘草甸、沟谷草甸及其他低湿地草甸、沼泽草甸中，为常见的草甸湿中生伴生植物。

【**资源状况**】分布于乌兰察布市（察哈尔右翼前旗、丰镇市）、呼和浩特市（武川县）、包头市（固阳县、土默特右旗）、巴彦淖尔市（乌拉特前旗、乌拉特后旗）。十分常见。

【**入药部位**】■中药：花（金莲花）。
　　　　　　　■蒙药：花（阿拉坦花 – 其其格）。

【**采收加工**】夏季花盛开时采收，晾干。

【**功能主治**】■中药：金莲花清热解毒；用于上呼吸道感染，急、慢性扁桃体炎，肠炎，痢疾，疮疖脓肿，外伤感染，急性中耳炎，急性鼓膜炎，急性结膜炎，急性淋巴管炎。
　　　　　　　■蒙药：阿拉坦花 – 其其格止血消炎，愈创解毒；用于疮疖痈疽，外伤等。

【**用法用量**】■中药：金莲花 3~6g，或泡水代茶饮；外用适量，煎汤含漱。
　　　　　　　■蒙药：阿拉坦花 – 其其格多配方用。

单穗升麻　野菜升麻、草穗升麻、当吐如图 – 扎白
Cimicifuga simplex Wormsk.

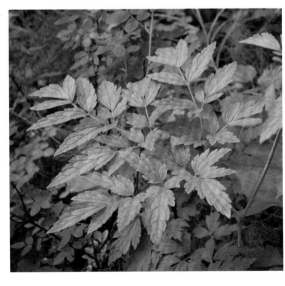
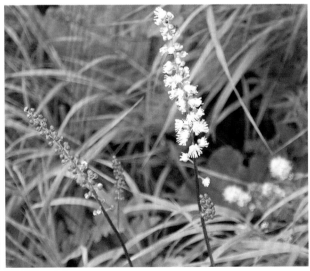

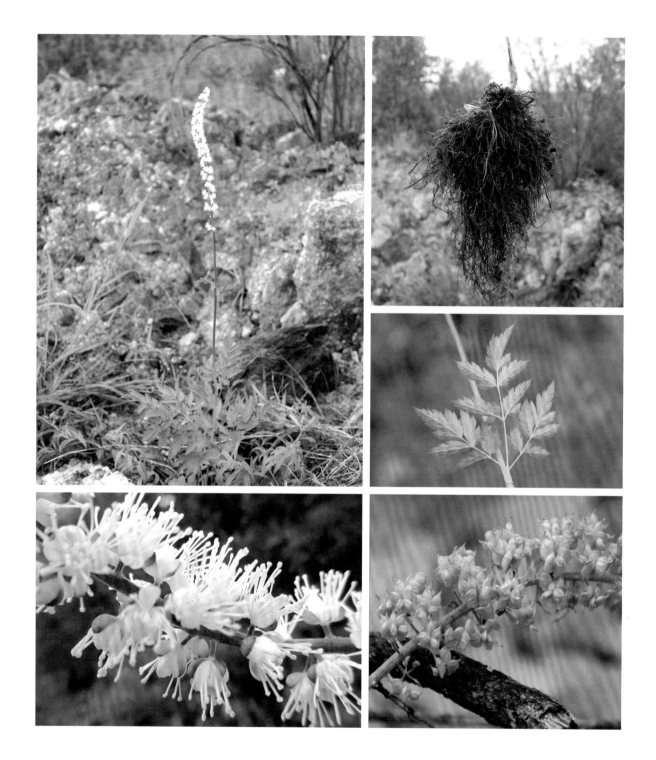

【形态特征】多年生草本，高达 1m 余。根状茎粗大，黑褐色，具多数须根。茎直立，单一，花序
以下无毛。叶大型，二至三回三出羽状复叶，具长柄，小叶狭卵形，边缘有缺刻状牙
齿。总状花序不分枝或仅基部稍分枝；花两性；萼片 4~5 枚，白色，花瓣状，早落；
退化雄蕊 2 枚，基部具短柄，顶端膜质，微波状缘或 2 浅裂；雄蕊多数；心皮 2~7 个。
蓇葖果具长梗，果长椭圆形，果喙弯曲，呈小钩状。种子椭圆形，四周被膜质鳞片。
花期 7~8 月，果期 8~9 月。

【适宜生境】中生植物。生于山地灌丛、林缘草甸及林下。

【资源状况】分布于乌兰察布市（凉城县、兴和县）。罕见。

【入药部位】■中药：根茎（升麻）。

　　　　　　■蒙药：根茎（扎伯 – 额布斯）。

【采收加工】秋季采挖，晒至须根干时，燎去或除去须根，晒干。

【功能主治】■中药：升麻发表透疹，清热解毒，升举阳气；用于风热头痛，齿痛，口疮，咽喉肿痛，麻疹不透，脱肛，子宫脱垂。

　　　　　　■蒙药：扎伯 – 额布斯清热，解毒，透疹；用于风热头痛，咽喉肿痛，麻疹不透。

【用法用量】■中药：升麻 3~10g，或入丸、散服。

　　　　　　■蒙药：扎伯 – 额布斯 1.5~4.5g，或研末冲服。

兴安升麻　升麻、窟窿牙根、布力叶 – 额布斯、兴安乃 – 扎白
Cimicifuga dahurica (Turcz.) Maxim.

【标本采集号】150921140808001LY

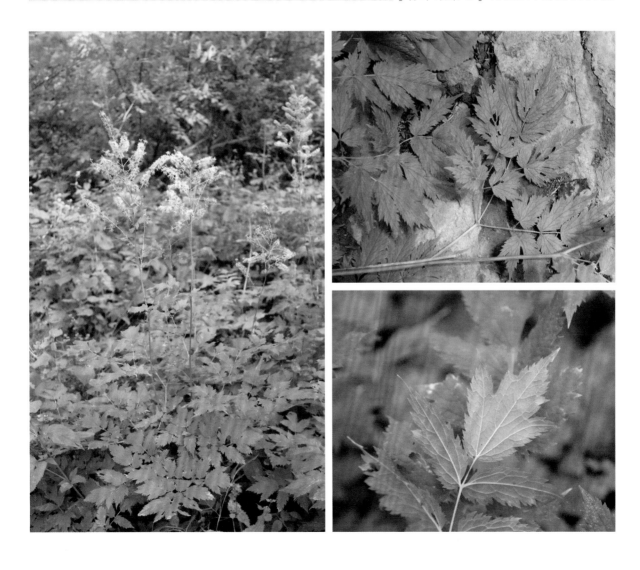

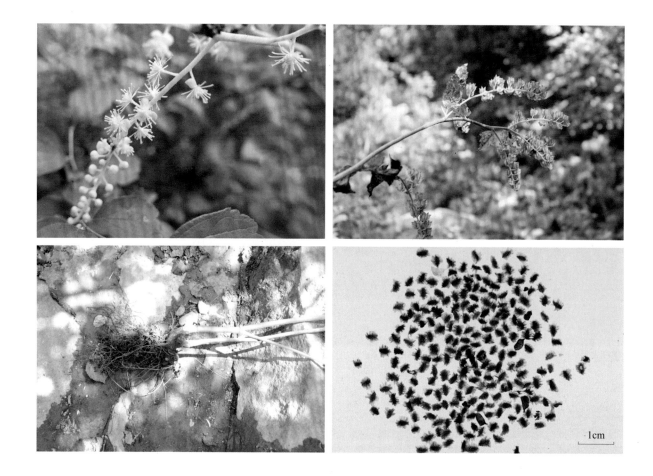

【形态特征】多年生草本，高 1~2m。根状茎粗壮，多弯曲，表面黑色，有下陷老茎残基。茎微有纵槽，无毛或微被毛。下部茎生叶为二回或三回三出复叶，顶生小叶宽菱形，3 深裂，边缘有锯齿，侧生小叶长椭圆状卵形。茎上部叶似下部叶，但较小，具短柄。花序复总状，雄株花序大，分枝多，雌株花序稍小，分枝少；萼片宽椭圆形，退化雄蕊叉状 2 深裂，先端有 2 个乳白色的空花药。蓇葖果顶端被贴伏的白色柔毛。种子褐色，四周生膜质鳞翅，中央生横鳞翅。花期 7~8 月，果期 8~9 月。

【适宜生境】中生植物。生于山地林下、灌丛或草甸中。

【资源状况】分布于乌兰察布市（察哈尔右翼后旗、凉城县、兴和县、卓资县）、呼和浩特市（土默特左旗、武川县）、包头市（土默特右旗）。常见。

【入药部位】■中药：根茎（升麻）。

　　　　　　■蒙药：根茎（扎伯 – 额布斯）。

【采收加工】秋季采挖，晒至须根干时，燎去或除去须根，晒干。

【功能主治】■中药：升麻发表透疹，清热解毒，升举阳气；用于风热头痛，齿痛，口疮，咽喉肿痛，麻疹不透，脱肛，子宫脱垂。

　　　　　　■蒙药：扎伯 – 额布斯清热，解毒，透疹；用于风热头痛，咽喉肿痛，麻疹不透。

【用法用量】■中药：升麻 3~10g，或入丸、散服。

　　　　　　■蒙药：扎伯 – 额布斯 1.5~4.5g，或研末冲服。

西伯利亚乌头
马尾大芄、黑秦芄、西伯日－好日苏
Aconitum barbatum Pers. var. *hispidum* DC.

【标本采集号】150921150827002LY

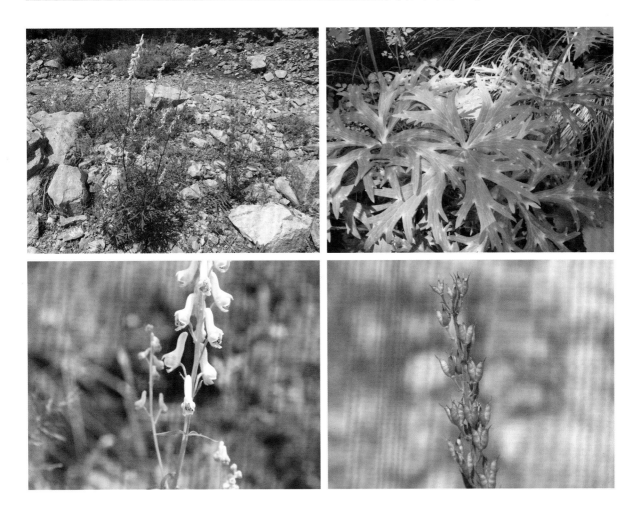

【形态特征】多年生草本。根近直立，圆柱形。茎高 55~90cm。叶 2~4 枚，叶片肾形，3 全裂，中全裂片深裂不近中脉，末回小裂片三角形至狭披针形；茎和叶柄具反曲的短柔毛和开展的较长柔毛。顶生总状花序，具密集的花；下部苞片狭线形，中部的披针状钻形，上部的三角形，小苞片狭三角形；萼片黄色，上萼片圆筒形。蓇葖果疏生短柔毛。种子棕色，倒卵形。花期 7~8 月，果期 8~9 月。

【适宜生境】中生植物。生于山地林下、林缘及中生灌丛。

【资源状况】分布于乌兰察布市（凉城县、卓资县）、呼和浩特市（土默特左旗、武川县）、包头市（土默特右旗）。少见。

【入药部位】■中药：根（黑大芄）。

■蒙药：根（西伯日－泵阿）。

【采收加工】春、秋二季挖根，除去泥土、杂质，晒干。

【功能主治】■中药：黑大艽有毒；祛风湿，镇痛，攻毒杀虫；用于腰腿痛，关节肿痛，瘰疬，疥癣。

■蒙药：西伯日－泵阿杀黏，止痛，燥协日乌素；用于瘟疫，肠刺痛，阵刺痛，丹毒，痧症，结喉，发症，痛风，游痛症，中风，牙痛。

【用法用量】■中药：黑大艽 3~6g；外用适量，煎汤洗。

■蒙药：西伯日－泵阿多配方用。孕妇忌用，年老体弱者慎用。

北乌头

草乌、断肠草、哈日－好日苏
Aconitum kusnezoffii Reichb.

【标本采集号】150925150818030LY

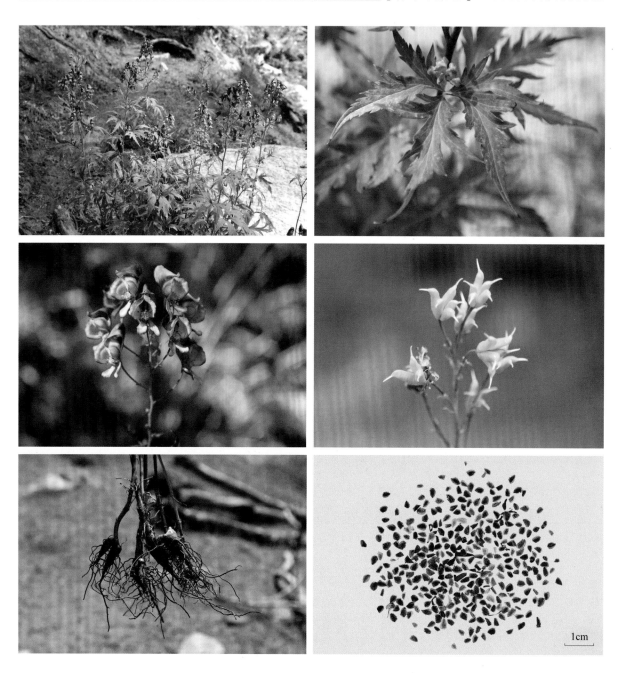

【形态特征】多年生草本。块根圆锥形。茎高80~150cm，无毛，通常分枝。叶片纸质或近革质，五角形，3全裂，中央全裂片菱形，近羽状分裂，小裂片披针形，侧全裂片斜扇形，不等2深裂。顶生总状花序具花9~22朵，与其下的腋生花序形成圆锥花序；下部苞片3裂，其他苞片长圆形，小苞片生花梗中下部，线形；萼片紫蓝色，上萼片盔形或高盔形，下萼片长圆形，花瓣无毛，距向后弯曲或近拳卷；花丝全缘或有小齿2枚。种子沿棱具狭翅，在一面生横膜翅。花期7~9月，果期9月。

【适宜生境】中生植物。生于落叶阔叶林下、林缘草甸及沟谷草甸。

【资源状况】分布于乌兰察布市（察哈尔右翼后旗、察哈尔右翼中旗、凉城县、卓资县）、呼和浩特市（土默特左旗、武川县）、包头市（固阳县）。常见。阴山地区亦有少量栽培。

【入药部位】■中药：块根（草乌）、叶（草乌叶）。

　　　　　■蒙药：叶（泵阿音 – 那布齐）、幼苗（泵阿音 – 苏叶）、块根（泵嘎）。

【采收加工】秋季茎叶枯萎时采挖，除去须根和泥沙，干燥；夏季叶茂盛花未开时采收，除去杂质，及时干燥；春季幼苗长出10cm左右时割取地上部分，除去杂质，晒干。

【功能主治】■中药：草乌有大毒；祛风除湿，温经止痛；用于风寒湿痹，关节疼痛，心腹冷痛，寒疝作痛及麻醉止痛。草乌叶有小毒；清热，解毒，止痛；用于热病发热，泄泻腹痛，头痛，牙痛。

　　　　　■蒙药：泵阿音 – 那布齐、泵阿音 – 苏叶、泵嘎杀黏，消炎，清热，止痛；用于黏性刺痛，肠刺痛，瘟疫，麻疹，亚玛病，白喉，炭疽，泄泻腹痛。

【用法用量】■中药：草乌一般炮制后用，1.5~3g，宜先煎、久煎。草乌叶1~1.2g，多入丸、散服。

　　　　　■蒙药：泵阿音 – 那布齐、泵阿音 – 苏叶、泵嘎多配方用。孕妇忌用，年老体弱者慎用。

阴山乌头　冒尼音 – 好日苏

Aconitum flavum Hand.-Mazz. var. *galeatum* W. T. Wang

【标本采集号】150125150810068LY

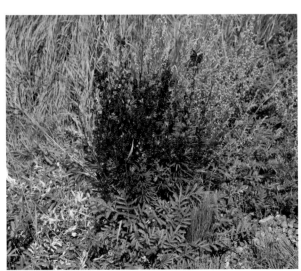
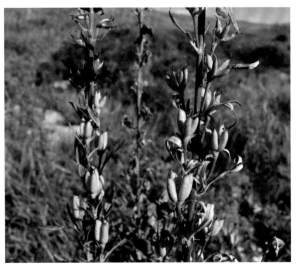

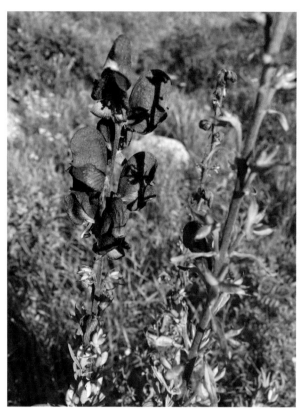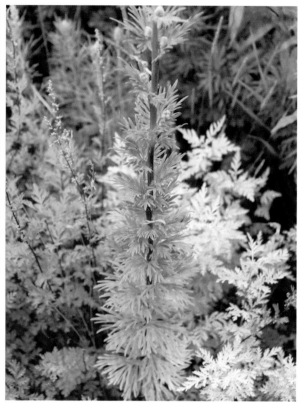

【形态特征】多年生草本。块根胡萝卜形。茎高 35~100cm，中部以下无毛，在中部或上部被反曲而紧贴的短柔毛，密生多数叶，通常不分枝。茎下部叶在开花时枯萎，中部叶有短柄，叶片宽卵形，基部浅心形，3 全裂，全裂片细裂，末回裂片线形，两面无毛，边缘干时稍反卷，疏被短缘毛；叶柄长 3~4mm。花较大，上萼片盔形，高 1.7~2cm，有爪，蓝色。蓇葖无毛。种子倒卵状三棱形，光滑，沿棱具狭翅。花、果期 8~9 月。

【适宜生境】中生植物。生于山地草甸、沟谷边缘。

【资源状况】分布于呼和浩特市（回民区、武川县、新城区）、包头市（固阳县）。少见。

【入药部位】■中药：块根（草乌）。

　　　　　　■蒙药：叶（泵阿音 – 那布齐）、幼苗（泵阿音 – 苏叶）、块根（泵嘎）。

【采收加工】当年晚秋或次年早春采收，将地下部分挖出，剪去根头部洗净，晒干；夏季采收嫩茎叶，阴干；春季幼苗长出 10cm 左右时割取地上部分，除去杂质，晾干；秋季采挖根，除去残茎及须根，洗净泥沙，晒干。

【功能主治】■中药：草乌有大毒；祛风散寒，除湿止痛；用于风湿关节疼痛，半身不遂，手足拘挛，心腹冷痛。

　　　　　　■蒙药：泵阿音 – 那布齐、泵阿音 – 苏叶、泵嘎杀黏，消炎，清热，止痛；用于黏性刺痛，肠刺痛，瘟疫，麻疹，亚玛病，白喉，炭疽，泄泻腹痛。

【用法用量】■中药：草乌一般炮制后用，1.5~3g，宜先煎、久煎。草乌叶 1~1.2g，多入丸、散服。

　　　　　　■蒙药：泵阿音 – 那布齐、泵阿音 – 苏叶、泵嘎多配方用。孕妇忌用，年老体弱者慎用。

细须翠雀花

西湾翠雀花、冀北翠雀花、那林－伯日－其其格

Delphinium siwanense Franch. var. *leptopogon* (Hand.-Mazz.) W. T. Wang

【标本采集号】150921150810002LY

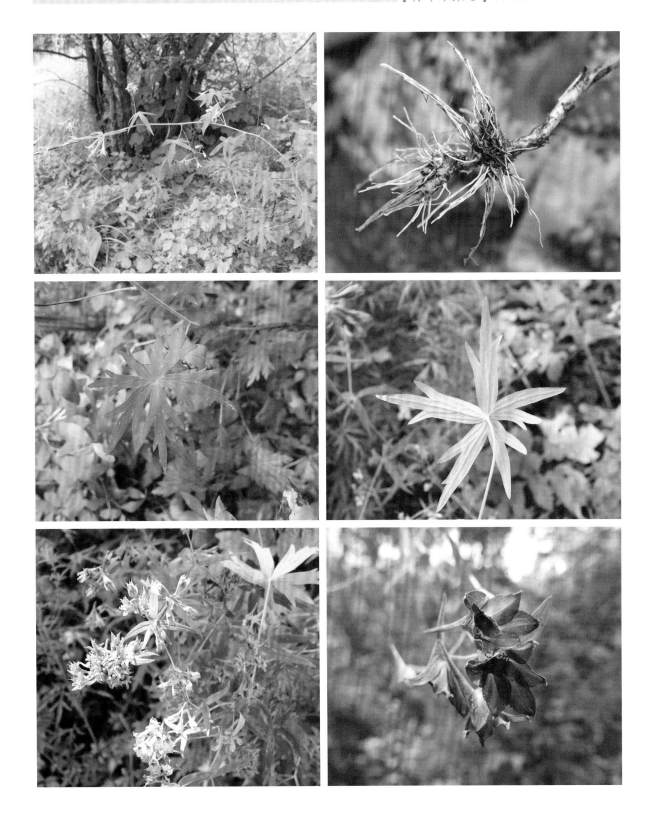

【形态特征】多年生草本。茎无毛，高约 1m，多分枝，等距地生叶。茎下部叶在开花时枯萎，叶片五角形，两面均被白色短伏毛。伞房花序，有花 2~7 朵；苞片 3 裂或不裂而呈线形；花梗密被反曲而贴伏的白色短柔毛及黄色伸展的腺毛；小苞片生花梗中部上下，线形或钻形；萼片宿存，蓝紫色，椭圆状卵形；花瓣上部黑褐色，无毛。种子圆锥形，暗褐色。花期 7~8 月，果期 9 月。

【适宜生境】中生植物。生于落叶阔叶林带的林下、林缘、山地灌丛、草甸及河滩草甸。

【资源状况】分布于乌兰察布市（凉城县、卓资县）、呼和浩特市（武川县）。少见。

【入药部位】■中药：全草（细须翠雀花）。

【采收加工】7~8 月采收全草，切段，晒干。

【功能主治】■中药：细须翠雀花杀虫。

【用法用量】■中药：细须翠雀花外用适量，煎汤含漱，或捣汁浸洗，或研末水调涂擦。

翠 雀　大花飞燕草、鸽子花、伯日－其其格
Delphinium grandiflorum L.

【标本采集号】150921150826017LY

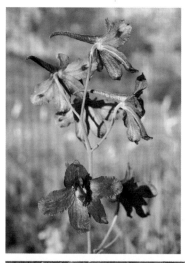
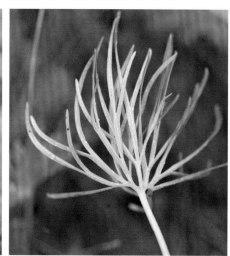
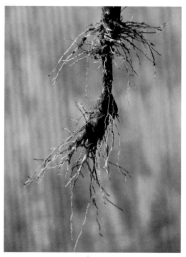
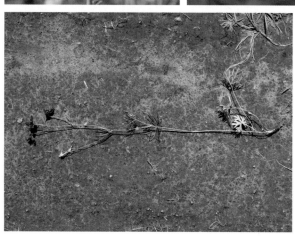
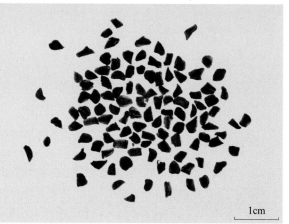

1cm

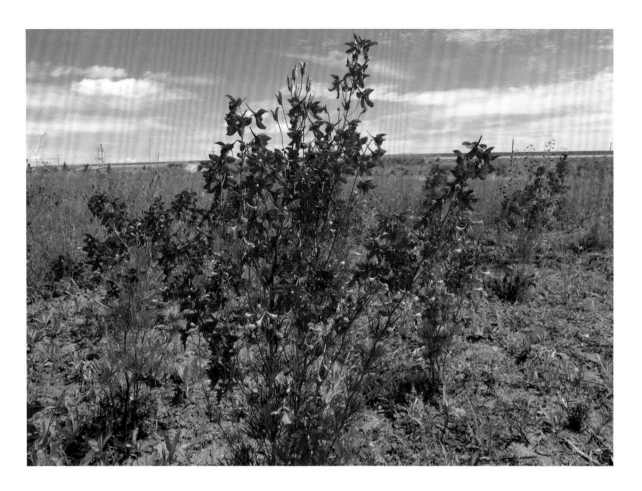

【形态特征】多年生草本，茎高 35~65cm，被反曲而贴伏的短柔毛，上部有时变无毛，等距地生叶，
　　　　　分枝。基生叶和茎下部叶有长柄，叶片圆五角形，3 全裂，中央全裂片一至二回三裂
　　　　　近中脉，小裂片线状披针形，边缘干时稍反卷，侧全裂片扇形，不等 2 深裂至近基部；
　　　　　叶柄基部具短鞘。总状花序有花 3~15 朵；下部苞片叶状，其他苞片线形；萼片紫蓝色，
　　　　　外面有短柔毛；花瓣蓝色，无毛；退化雄蕊蓝色，瓣片顶端全缘或微凹，腹面中央有
　　　　　黄色髯毛。种子倒卵状四面体形，沿棱有翅。花期 7~8 月，果期 8~9 月。

【适宜生境】旱中生植物。生于森林草原、山地草原及典型草原带的草甸草原、沙质草原及灌丛中，
　　　　　也可生于山地草甸及河谷草甸中，是草甸草原的常见杂类草。

【资源状况】分布于阴山地区各地。常见。

【入药部位】■中药：全草（翠雀花）。
　　　　　■蒙药：全草（伯日 – 其其格）。

【采收加工】7~8 月采收全草，切段，晒干。

【功能主治】■中药：翠雀花有毒；泻火止痛，杀虫；外用于牙痛，关节疼痛，疮痈溃疡，灭虱、
　　　　　蝇、蛆。
　　　　　■蒙药：伯日 – 其其格清热，止泻，燥协日乌素，治伤；用于肠炎，腹泻。

【用法用量】■中药：翠雀花外用适量，煎汤含漱，或捣汁浸洗，或研末水调涂擦。
　　　　　■蒙药：伯日 – 其其格多配方使用。

蓝堇草 巴日巴达
Leptopyrum fumarioides (L.) Reichb.

【标本采集号】150921150511002LY

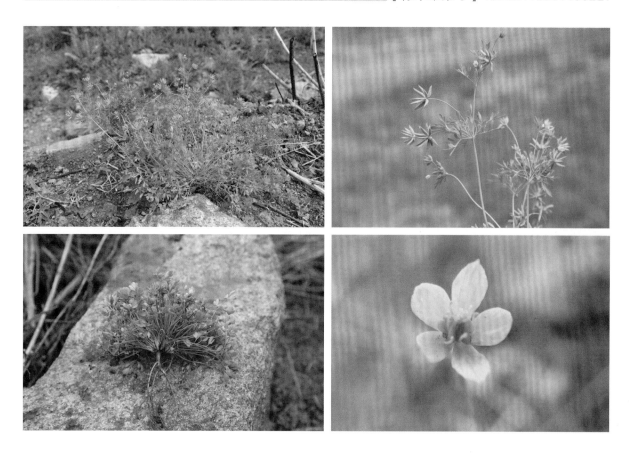

【形态特征】一年生小草本，高5~30cm，全株无毛，呈灰绿色。根直，细长，黄褐色。茎直立或上升，从基部分枝。基生叶丛生，二回三出复叶；茎下部叶互生，具柄，叶柄基部加宽成鞘，叶鞘上侧具2个条形叶耳；茎上部叶对生至轮生，几乎全部加宽成鞘，叶片二至三回三出复叶。单歧聚伞花序具花2至数朵；花瓣4~5片，漏斗状，与萼片互生，比萼片显著短，二唇形，下唇比上唇显著短，微缺，上唇全缘。蓇葖果条状矩圆形，内含种子多数，果喙直伸。花期6月，果期6~7月。

【适宜生境】中生植物。生于田野、路边或向阳山坡。

【资源状况】分布于乌兰察布市（察哈尔右翼中旗、化德县、凉城县、四子王旗、卓资县）、呼和浩特市（土默特左旗、托克托县、武川县）、包头市（东河区、固阳县、九原区、昆都仑区、青山区、石拐区、土默特右旗）、巴彦淖尔市（乌拉特中旗）。常见。

【入药部位】■中药：全草。

【采收加工】全年均可采收，洗净泥土，晒干。

【功能主治】■中药：全草用于心血管疾病，胃肠道疾病，伤寒。

【用法用量】■中药：全草3~6g。

耧斗菜
血见愁、漏斗菜、猫爪花、乌日乐其－额布斯
Aquilegia viridiflora Pall.

【标本采集号】150921150527003LY

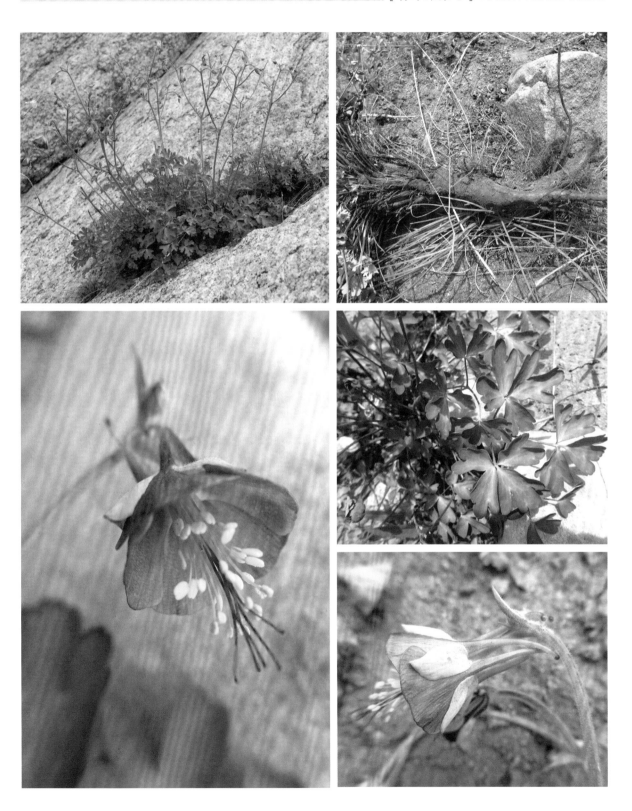

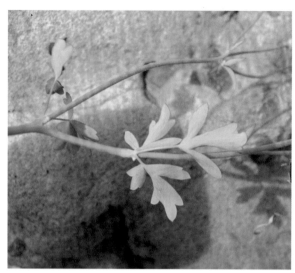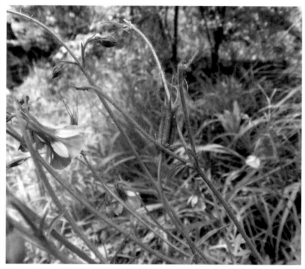

【形态特征】多年生草本，高 20~40cm。直根粗大，圆柱形，黑褐色。茎直立，上部稍分枝，被短柔毛和腺毛。基生叶多数，二回三出复叶；中央小叶楔状倒卵形，具短柄，侧生小叶歪倒卵形，无柄，小叶 3 浅裂至中裂，小裂片具 2~3 个圆齿；茎生叶少数，与基生叶同形而较小，或仅一回三出。单歧聚伞花序，被腺毛和短柔毛；花黄绿色；花瓣片先端圆状截形，距细长；雄蕊多数，伸出花外；退化雄蕊白色膜质，条状披针形。蓇葖果直立，被毛。种子黑色，有光泽，三棱状，种皮密布点状皱纹。花期 5~6 月，果期 7 月。

【适宜生境】旱中生植物。生于石质山坡的灌丛间与基岩露头上及沟谷中。

【资源状况】分布于乌兰察布市（察哈尔右翼中旗、丰镇市、凉城县、四子王旗、卓资县）、呼和浩特市（和林格尔县、土默特左旗、武川县）、包头市（达尔罕茂明安联合旗、固阳县、石拐区、土默特右旗）、巴彦淖尔市（磴口县、乌拉特后旗、乌拉特前旗、乌拉特中旗）。常见。

【入药部位】■中药：全草（楼斗菜）。

■蒙药：全草（乌日乐其 - 额布斯）。

【采收加工】夏季采收，除去杂质，洗净泥土，晒干。

【功能主治】■中药：楼斗菜调经止血，清热解毒；用于月经不调，功能失调性子宫出血，痢疾，腹痛。

■蒙药：乌日乐其 - 额布斯清热，止痛，调经，催产，增强宫缩，止血，愈伤；用于燥协日乌素。

【用法用量】■中药：楼斗菜 3~6g，或熬膏服。

■蒙药：乌日乐其 - 额布斯多配方用。

唐松草 翼果唐松草、土黄连、达拉伯其特－查存－其其格

Thalictrum aquilegifolium L. var. *sibiricum* Regel et Tiling

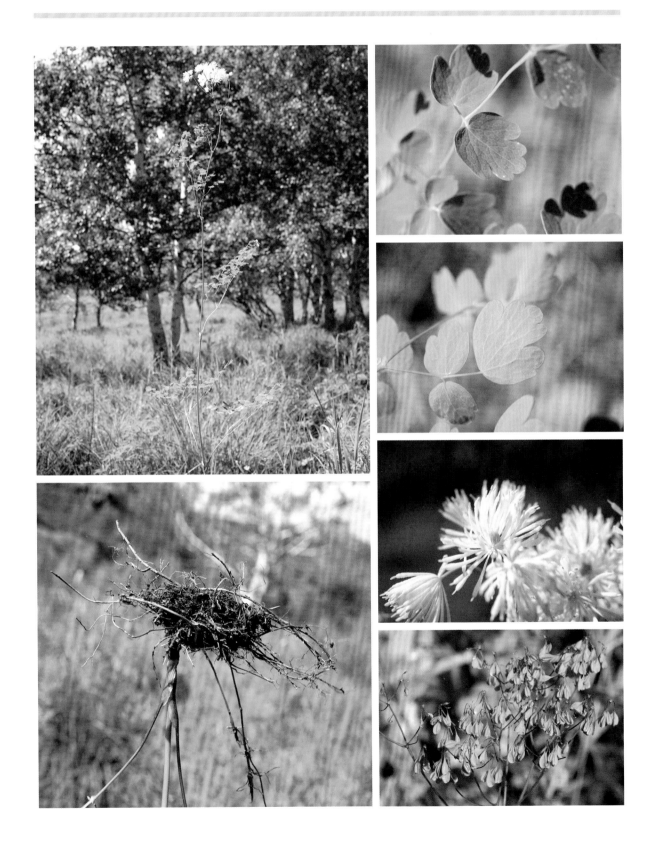

【**形态特征**】多年生草本，高50~100cm。根茎短粗，须根发达。茎圆筒形，光滑，具条纹，稍带紫色。基生叶具长柄，二至三回三出复叶；茎生叶三至四回三出复叶，轮廓三角状宽卵形；托叶近膜质，每3个小叶柄基部具1枚膜质小托叶；小叶倒卵形，上部通常3浅裂，稀全缘，裂片全缘或具圆齿。复聚伞花序，多花；萼片4枚，白色或带紫色，宽椭圆形，无毛，早落；无花瓣。瘦果下垂，倒卵形，具纵棱翼，顶端具斜生的短喙。花期6~7月，果期7~8月。

【**适宜生境**】中生植物。生于山地林缘及林下。

【**资源状况**】分布于乌兰察布市（凉城县、卓资县）、呼和浩特市（回民区、土默特左旗、武川县、新城区）、包头市（固阳县、九原区、石拐区、土默特右旗）。少见。

【**入药部位**】■**中药**：根及根茎（唐松草）。

【**采收加工**】春、秋二季采挖根及根茎，除去茎叶，洗净泥土，晒干。

【**功能主治**】■**中药**：唐松草清热泻火，燥湿解毒；用于热病心烦，湿热泻痢，肺热咳嗽，目赤肿痛，痈肿疮疖。

【**用法用量**】■**中药**：唐松草5~10g，或入丸、散服；外用适量，研末调敷患处。

贝加尔唐松草 球果唐松草、白嘎拉－查存－其其格
Thalictrum baicalense Turcz.

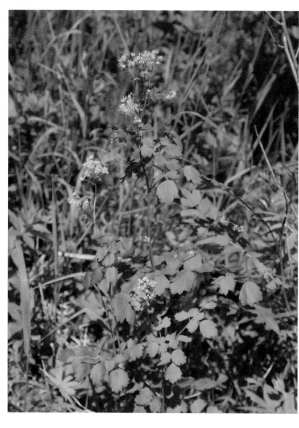
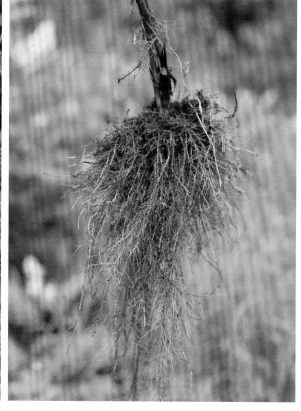

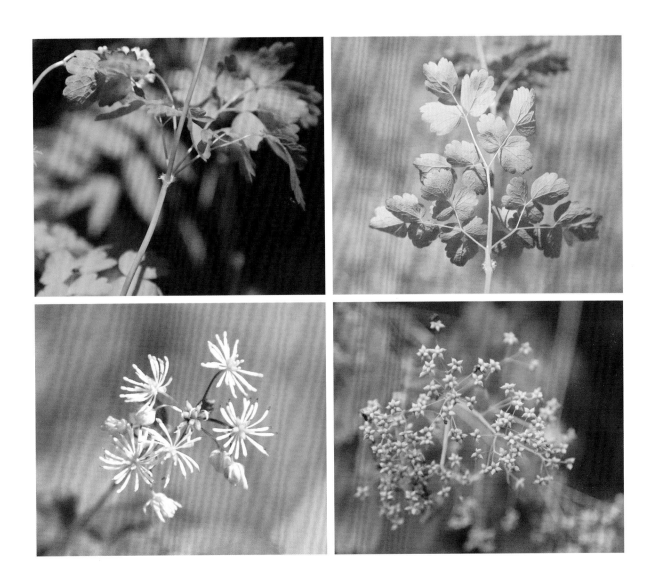

【形态特征】多年生草本，高 45~80cm，全株无毛。茎中部叶有短柄，为三回三出复叶；小叶草质，
顶生小叶宽菱形、扁菱形或菱状宽倒卵形，基部宽楔形或近圆形，3 浅裂，裂片有圆齿，
脉在背面隆起；叶柄基部有狭鞘，膜质。花序圆锥状，萼片 4 枚，绿白色，早落；雄
蕊多数，花药长圆形，花丝上部狭倒披针形，与花药近等宽，下部丝形。瘦果卵球形
或宽椭圆球形，稍扁，有 8 条纵肋。花期 5~6 月，果期 7 月。

【适宜生境】中生植物。生于山地林下、林缘。

【资源状况】分布于呼和浩特市。少见。

【入药部位】■中药：根及根茎（马尾黄连）。

【采收加工】秋季采挖根及根茎，除去茎叶，洗净泥土，晒干。

【功能主治】■中药：马尾黄连清热燥湿，解毒；用于痢疾，黄疸，肺热咳嗽，痈肿疮疖，目赤肿痛。

【用法用量】■中药：马尾黄连 9~15g，或入丸、散服；外用适量，研末撒，或鲜品捣敷。

瓣蕊唐松草

马尾黄连、花唐松草、土黄连、肾叶唐松草、查存－其其格
Thalictrum petaloideum L.

【标本采集号】150921150818001LY

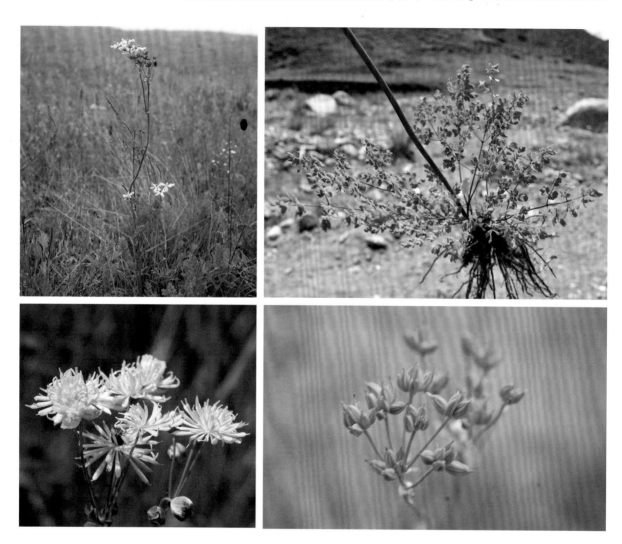

【形态特征】多年生草本，高 20~60cm，全株无毛。根茎细直，下端生多数须根；茎直立，具纵细沟。基生叶 2~4 枚，三至四回三出羽状复叶，小叶基部微心形，先端 2~3 圆齿状浅裂或 3 中裂至深裂，不裂小叶卵形，边缘不反卷；茎生叶 2~4 枚，叶柄两侧具翼状鞘，小叶片形状与基生叶同形，较小。伞房状聚伞花序；萼片 4 枚，白色，卵形，早落；无花瓣；雄蕊多数，花丝中上部呈棍棒状，花药黄色。瘦果先端尖，呈喙状，稍弯曲，具 8 条纵肋。花期 6~7 月，果期 8 月。

【适宜生境】旱中生植物。生于草甸、草甸草原及山地沟谷中。

【资源状况】分布于乌兰察布市（察哈尔右翼后旗、察哈尔右翼前旗、凉城县、卓资县）、呼和浩市（和林格尔县、托克托县、武川县）、包头市（达尔罕茂明安联合旗、固阳县、石拐区、土默特右旗）、巴彦淖尔市（乌拉特后旗、乌拉特前旗）。常见。

【入药部位】■中药：根及根茎（马尾黄连）。
　　　　　　■蒙药：种子（查存 – 其其格）。

【采收加工】秋季采挖根及根茎，除去茎叶，洗净泥土，鲜用或晒干；秋季采收成熟果实，打出种子，除去杂质，晒干。

【功能主治】■中药：马尾黄连清热燥湿，解毒；用于痢疾，黄疸，肺热咳嗽，痈肿疮疖，目赤肿痛。
　　　　　　■蒙药：查存 – 其其格消食，开胃，清肺，镇赫依；用于肺热咳嗽，咯血，失眠，肺脓肿，消化不良，恶心。

【用法用量】■中药：马尾黄连 9~15g，或入丸、散服；外用适量，研末撒，或鲜品捣敷。
　　　　　　■蒙药：查存 – 其其格多配方用。

狭裂瓣蕊唐松草
蒙古唐松草、卷叶唐松草、保日吉给日 – 查存 – 其其格
Thalictrum petaloideum L. var. *supradecompositum* (Nakai) Kitag.

【标本采集号】150923190604007LY

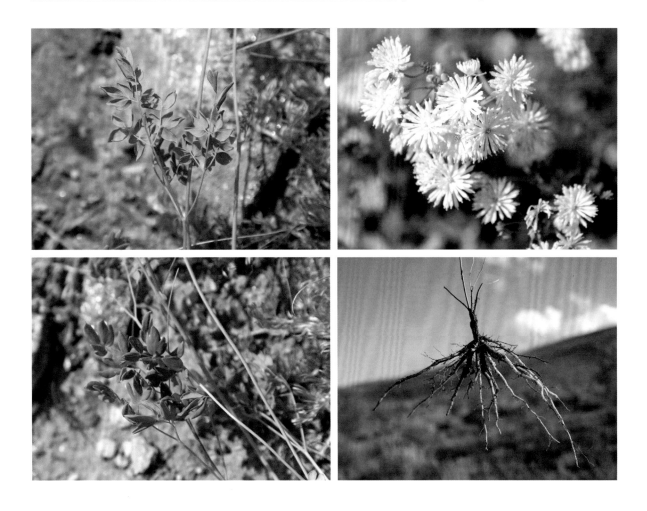

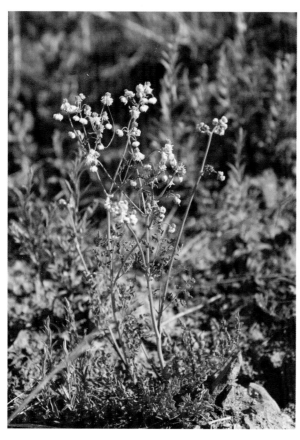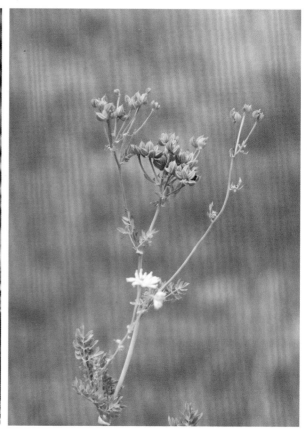

【形态特征】多年生草本，高 20~60cm，全株无毛。根茎细直，下端生多数须根。茎直立，具纵细沟，基生叶 2~4 枚，三至四回三出羽状复叶，小叶或小叶的裂片狭卵形、披针形或狭长圆形，边缘干时反卷。伞房状聚伞花序；萼片 4 枚，白色，卵形，早落；无花瓣；雄蕊多数，花丝中上部呈棍棒状，花药黄色。瘦果先端尖，呈喙状，稍弯曲，具 8 条纵肋，花期 6~7 月，果期 8 月。

【适宜生境】旱中生植物。生于干燥草原和沙丘上。

【资源状况】分布于乌兰察布市（察哈尔右翼后旗、察哈尔右翼中旗、商都县）、包头市（达尔罕茂明安联合旗、固阳县）、巴彦淖尔市（乌拉特前旗）。常见。

【入药部位】■中药：根及根茎（马尾黄连）。
　　　　　　■蒙药：种子（查存 – 其其格）。

【采收加工】秋季采挖根及根茎，除去茎叶，洗净泥土，鲜用或晒干；秋季采收成熟果实，打出种子，除去杂质，晒干。

【功能主治】■中药：马尾黄连清热燥湿，解毒；用于痢疾，黄疸，肺热咳嗽，痈肿疮疖，目赤肿痛。
　　　　　　■蒙药：查存 – 其其格消食，开胃，清肺，镇赫依；用于肺热咳嗽，咯血，失眠，肺脓肿，消化不良，恶心。

【用法用量】■中药：马尾黄连 9~15g，或入丸、散服；外用适量，研末撒，或鲜品捣敷。
　　　　　　■蒙药：查存 – 其其格多配方用。

腺毛唐松草

香唐松草、乌努日特－查存－其其格
Thalictrum foetidum L.

【标本采集号】150223140530273LY

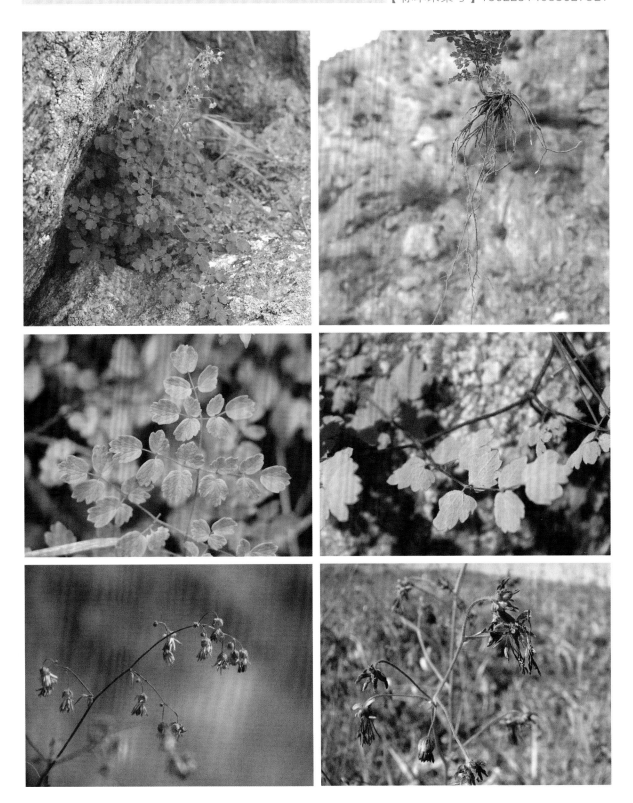

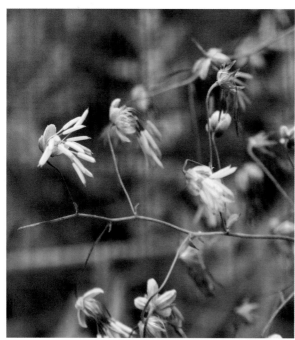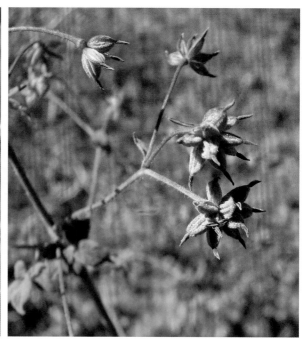

【形态特征】多年生草本，高 20~50cm。根状茎较粗，具多数须根；茎具纵槽。茎生叶三至四回三出羽状复叶，基部叶具较长的柄，上部叶柄较短，密被短腺毛或短柔毛，叶柄基部两侧加宽，呈膜质鞘状；复叶轮廓宽三角形，小叶具短柄；小叶片卵形，先端 3 浅裂，裂片全缘或具 2~3 个钝牙齿。圆锥花序疏松；花小，下垂；萼片 5 枚，淡黄绿色，稍带暗紫色，卵形；无花瓣；雄蕊多数，花药黄色，具短尖；柱头具翅。瘦果扁，倒卵形，具 8 条纵肋，果喙微弯。花期 8 月，果期 9 月。

【适宜生境】中旱生植物。生于山地草原及灌丛中。

【资源状况】分布于阴山地区各地。常见。

【入药部位】■中药：根及根茎（马尾黄连）。

　　　　　　■蒙药：种子（查存 – 其其格）。

【采收加工】秋季采挖根及根茎，除去茎叶，洗净泥土，鲜用或晒干；秋季采收成熟果实，打出种子，除去杂质，晒干。

【功能主治】■中药：马尾黄连清热燥湿，解毒；用于痢疾，黄疸，肺热咳嗽，痈肿疮疖，目赤肿痛。

　　　　　　■蒙药：查存 – 其其格消食，开胃，清肺，镇赫依；用于肺热咳嗽，咯血，失眠，肺脓肿，消化不良，恶心。

【用法用量】■中药：马尾黄连 9~15g，或入丸、散服；外用适量，研末撒，或鲜品捣敷。

　　　　　　■蒙药：查存 – 其其格多配方用。

亚欧唐松草

小唐松草、阿翟音－查存－其其格

Thalictrum minus L.

【标本采集号】150223150826169LY

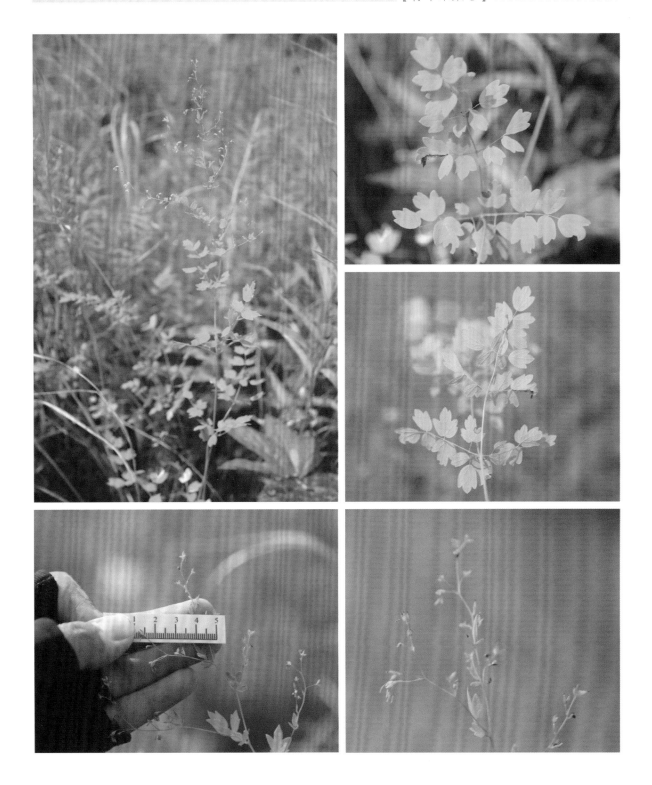

【形态特征】多年生草本，高 60~120cm，全株无毛。茎直立，具纵棱。茎下部叶有稍长柄或短柄，茎中部叶有短柄或近无柄，为四回三出羽状复叶；小叶纸质或薄革质，顶生小叶楔状倒卵形，基部楔形至圆形，3 浅裂或有疏牙齿，叶柄基部有狭鞘。圆锥花序；萼片 4 枚，淡黄绿色，脱落；雄蕊多数，花药狭长圆形，顶端有短尖头，花丝丝形；柱头正三角状箭头形。瘦果狭椭圆球形，稍扁，有 8 条纵肋。花期 7~8 月，果期 8~9 月。

【适宜生境】中生植物。生于山地林缘、林下、灌丛及草甸中。

【资源状况】分布于包头市（达尔罕茂明安联合旗、土默特右旗）。常见。

【入药部位】■中药：根及根茎（亚欧唐松草）。

【采收加工】秋季采挖，除去茎叶，洗净泥土，晒干。

【功能主治】■中药：亚欧唐松草清热燥湿，解毒；用于病毒性肝炎，痢疾，肠炎，感冒，麻疹，痈肿疮疖，目赤肿痛。

【用法用量】■中药：亚欧唐松草 3~10g，或入丸、散服；外用适量，研末调敷患处。

长梗亚欧唐松草 *Thalictrum minus* L. var. *stipellatum* (C. A. Mey.) Tamura

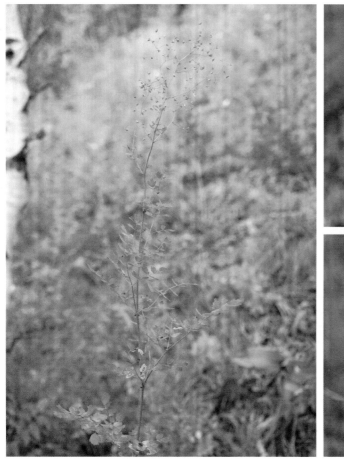
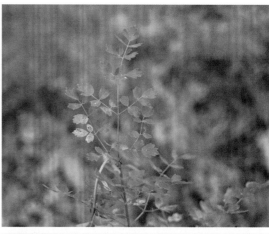
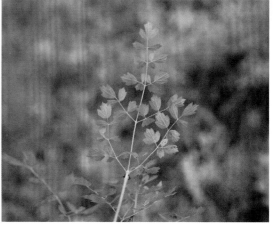

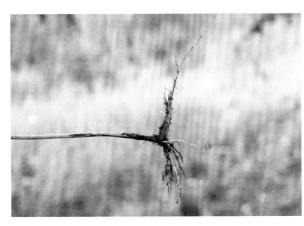
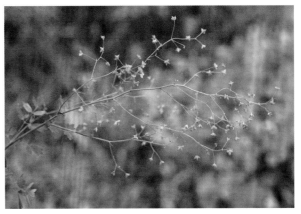

【形态特征】多年生草本，全株无毛。茎下部叶有稍长柄或短柄，茎中部叶有短柄或近无柄，为四回三出羽状复叶；小叶纸质或薄革质，顶生小叶楔状倒卵形，基部楔形至圆形，3浅裂或有疏牙齿，偶尔不裂，背面淡绿色，脉不明显隆起或仅中脉稍隆起，脉网不明显；叶柄基部有狭鞘。圆锥花序，花梗较长，长 15~30mm；萼片 4 枚，淡黄绿色，脱落；雄蕊多数，花药狭长圆形，顶端有短尖头，花丝丝形；心皮 3~5 个，柱头正三角状箭头形。瘦果狭椭圆球形，稍扁，有纵肋 8 条。花期 7~8 月，果期 8~9 月。

【适宜生境】中生植物。生于海拔 2500m 左右的桦树林下、山地草甸、沟谷草甸。

【资源状况】分布于乌兰察布市（四子王旗）、包头市（固阳县）。少见。

【入药部位】■中药：根及根茎（亚欧唐松草）。

【采收加工】秋季采挖，除去茎叶，洗净泥土，晒干。

【功能主治】■中药：亚欧唐松草清热燥湿，解毒；用于病毒性肝炎，痢疾，肠炎，感冒，麻疹，痈肿疮疖，目赤肿痛。

【用法用量】■中药：亚欧唐松草 3~10g，或入丸、散服；外用适量，研末调敷患处。

东亚唐松草
腾唐松草、小金花、淘木－查存－其其格

Thalictrum minus L. var. *hypoleucum* (Sieb. et Zucc.) Miq.

【标本采集号】152921130706131LY

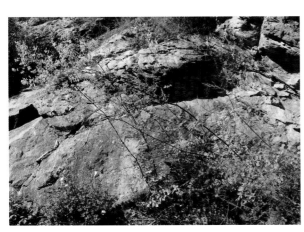
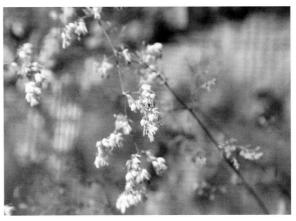

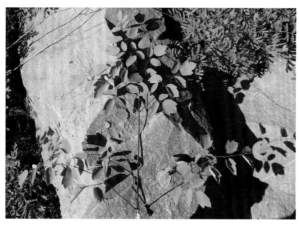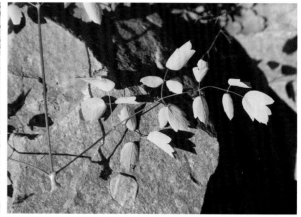

【形态特征】多年生草本，全株无毛。茎下部叶有稍长柄或短柄，茎中部叶有短柄或近无柄，为四回三出羽状复叶；小叶较大，长、宽均为 1.5~4cm，背面有白粉，粉绿色，脉隆起，脉网明显；叶柄基部有狭鞘。圆锥花序；萼片 4 枚，淡黄绿色，脱落，狭椭圆形；雄蕊多数，花药狭长圆形，顶端有短尖头，花丝丝形；心皮 3~5 个，无柄，柱头正三角状箭头形。瘦果狭椭圆球形，稍扁，有纵肋 8 条。花期 7~8 月，果期 8~9 月。

【适宜生境】中生植物。生于山地灌丛、林缘、林下、沟谷草甸。

【资源状况】分布于乌兰察布市（四子王旗、兴和县）、呼和浩特市（土默特左旗）、阿拉善盟（阿拉善左旗行政区）。常见。

【入药部位】■中药：根（烟窝草）。

【采收加工】夏、秋二季采收，洗净，晒干。

【功能主治】■中药：烟窝草清热解毒，燥湿；用于百日咳，疮痈肿毒，牙痛，湿疹。

【用法用量】■中药：烟窝草 6~9g；外用适量，焙干研末撒敷患处，或煎汤洗，或捣烂敷。

箭头唐松草 水黄连、硬水黄连、希日－查存－其其格
Thalictrum simplex L.

【标本采集号】150823150826120LY

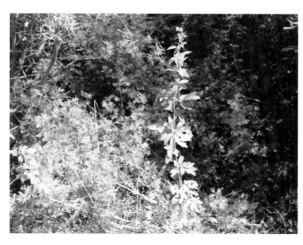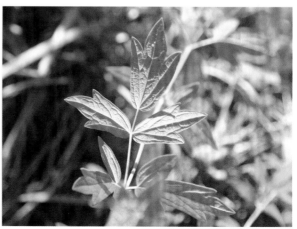

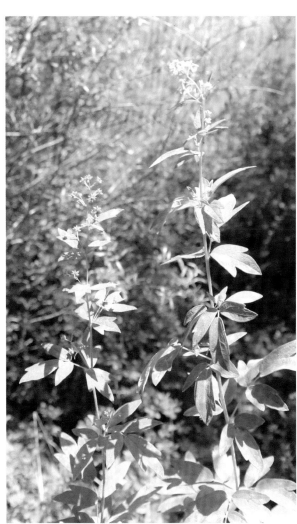
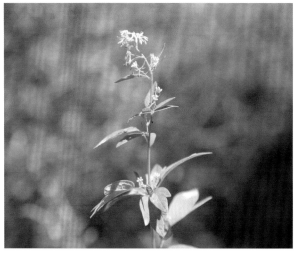
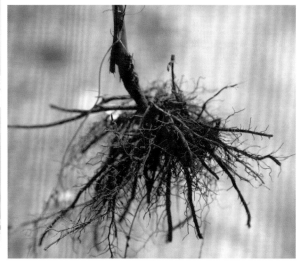

【形态特征】 多年生草本，高 50~100cm，全株无毛。茎直立，不分枝，具纵条棱。基生叶为二至
三回三出羽状复叶，基部半抱茎，小叶宽倒卵状楔形；中下部茎生叶为二回三出羽状
复叶，下部小叶倒卵状楔形，先端 2~3 浅裂；中部叶柄两侧加宽成膜质鞘，小叶椭圆
状楔形，先端具 2~3 个大牙齿；上部茎生叶为一回三出羽状复叶，小叶披针形；小叶
质厚，边缘稍反卷。圆锥花序；花多数；萼片 4 枚，淡黄绿色，边缘膜质；无花瓣。
瘦果具 3~9 条明显的纵棱。花期 7~8 月，果期 8~9 月。

【适宜生境】 中生植物。生于河滩草甸及山地灌丛、林缘草甸。

【资源状况】 分布于巴彦淖尔市（乌拉特前旗）。常见。

【入药部位】 ■中药：全草（水黄连）。

【采收加工】 春、夏二季采收全草，晒干。

【功能主治】 ■中药：水黄连清热解毒，消肿，祛湿；用于黄疸，腹痛，泻痢，目赤红肿，咳嗽，气喘；
外用于结膜炎。

【用法用量】 ■中药：水黄连 3~10g，或入丸、散服；外用适量，煎汤洗眼，或研末调涂患处。

短梗箭头唐松草 水黄连、楚斯

Thalictrum simplex L. var. *brevipes* Hara

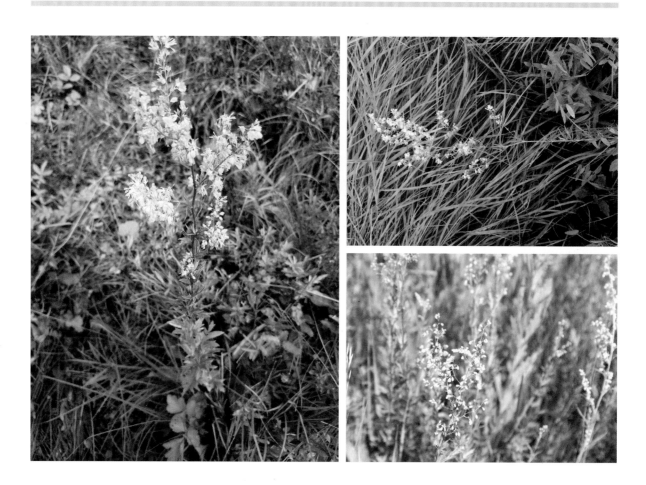

【形态特征】多年生草本，全株无毛。茎高 54~100cm，不分枝或在下部分枝。茎生叶向上近直展，为二回羽状复叶；茎下部的小叶较大，圆菱形，基部圆形，3 裂，裂片顶端钝，有圆齿，叶脉在背面隆起，脉网明显；茎上部叶渐变小，小叶楔形或狭楔形，基部狭楔形，小裂片狭三角形，顶端锐尖。圆锥花序，花梗较短，长 1~4mm；萼片 4 枚，早落，狭椭圆形；雄蕊 15 枚，花药狭长圆形，顶端有短尖头，花丝丝形；心皮 3~6 个，无柄，柱头宽三角形。瘦果狭椭圆球形，有纵肋 8 条。花期 7~8 月，果期 8~9 月。

【适宜生境】中生植物。生于沟谷草甸、丘间草甸、山地林缘及灌丛。

【资源状况】分布于呼和浩特市、包头市。常见。

【入药部位】■中药：全草（水黄连）。

【采收加工】春、夏二季采收全草，晒干。

【功能主治】■中药：水黄连清热解毒，消肿，祛湿；用于黄疸，腹痛，泻痢，目赤红肿，咳嗽，气喘；外用于结膜炎。

【用法用量】■中药：水黄连 3~10g，或入丸散服；外用适量，煎汤洗眼，或研末调涂患处。

展枝唐松草

叉枝唐松草、歧序唐松草、坚唐松草、莎格莎嘎日－查存－其其格、汉腾铁木尔－额布斯

Thalictrum squarrosum Steph. ex Willd.

【标本采集号】150921150827052LY

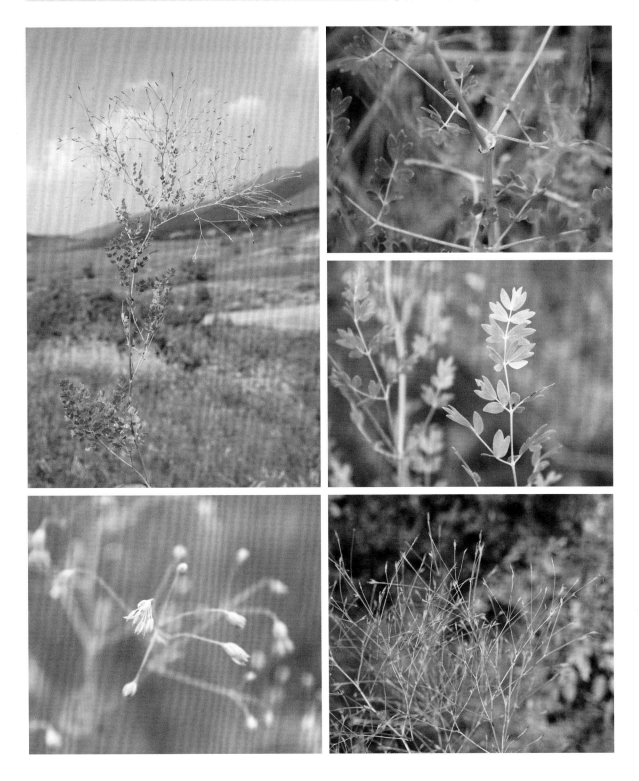

【形态特征】多年生草本，全株无毛。根状茎细长，自节生出长须根。茎高 60~600cm，有细纵槽，自中部近二歧状分枝。基生叶在开花时枯萎；茎下部及中部叶有短柄，为二至三回羽状复叶，小叶坚纸质或薄革质，顶生小叶楔状倒卵形，通常 3 浅裂，裂片全缘或有 2~3 个小齿，叶上面脉常稍下陷，叶背有白粉。花序圆锥状，近二歧状分枝；萼片 4 枚，淡黄绿色，脱落；雄蕊 5~14 枚，花药有短尖头；柱头箭头状。瘦果有粗纵肋 8 条。花期 7~8 月，果期 8~9 月。

【适宜生境】中旱生植物。生于典型草原、沙质草原群落中，为常见的草原中旱生伴生植物。

【资源状况】分布于乌兰察布市（察哈尔右翼后旗、察哈尔右翼前旗、化德县、凉城县、卓资县）、呼和浩特市（托克托县、武川县）、包头市（土默特右旗）。常见。

【入药部位】■中药：全草（水黄连）。

【采收加工】春、夏二季采收全草，晒干。

【功能主治】■中药：水黄连清热解毒，消肿，祛湿；用于黄疸，腹痛，泻痢，目赤红肿，咳嗽，气喘；外用于结膜炎。

【用法用量】■中药：水黄连 3~10g，或入丸、散服；外用适量，煎汤洗眼，或研末调涂患处。

小花草玉梅　虎掌草、白花舌头草、那木格音 – 保根 – 查干 – 其其格

Anemone rivularis Buch.-Ham. ex DC. var. *flore-minore* Maxim.

【标本采集号】150221140715001LY

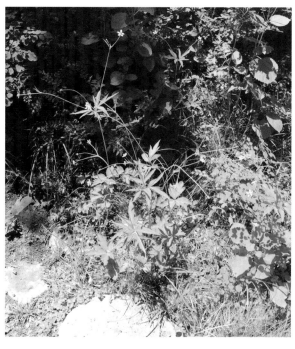 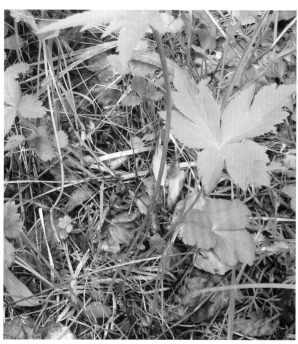

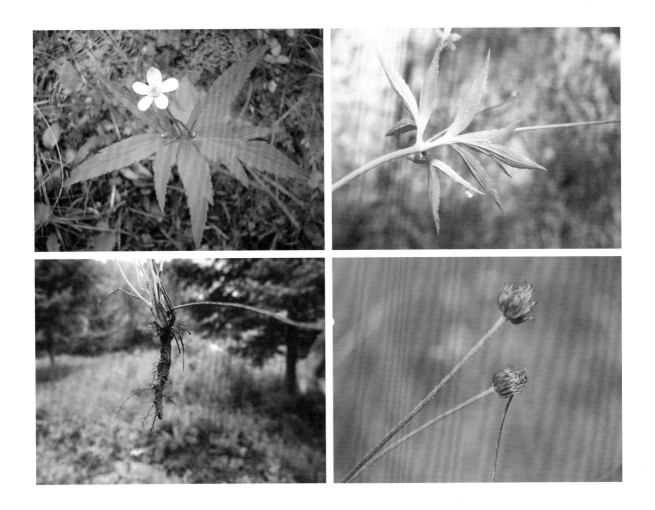

【形态特征】多年生草本，株高 42~125cm。根状茎木质，垂直或稍斜。基生叶 3~5 枚；叶片肾状五角形，3 全裂，中全裂片宽菱形，3 深裂，深裂片上部有少数小裂片和牙齿，侧全裂片不等 2 深裂，两面均被糙伏毛；叶柄基部有短鞘。花葶 1（~3）根，直立；聚伞花序（1~）2~3 回分枝；苞片似基生叶，宽菱形，3 裂至近基部，柄扁平，膜质；萼片 5（~6）枚，白色，狭椭圆形；花较小，直径 11.8cm；雄蕊长约为萼片一半，花药椭圆形，花丝丝形；花柱拳卷。瘦果稍扁，宿存花柱钩状弯曲。花期 6~7 月，果期 7~8 月。

【适宜生境】中生植物。生于山地林缘和沟谷草甸。

【资源状况】分布于乌兰察布市（丰镇市、兴和县）、呼和浩特市（武川县）、包头市（固阳县、土默特右旗）、巴彦淖尔市（乌拉特前旗）。少见。

【入药部位】■中药：根或全草（破牛膝）。

【采收加工】秋季采挖根，除去茎叶，洗净泥土，晒干；夏季采收全草，除去杂质，晒干。

【功能主治】■中药：破牛膝健胃消食，散瘀消结；用于肝炎，阴疽，痈肿作痛。

【用法用量】■中药：破牛膝 1.5~3g，研末冲服；外用适量，捣敷患处。

大花银莲花

林生银莲花、奥依音 – 保根 – 查干 – 其其格

Anemone silvestris L.

【标本采集号】150221150601449LY

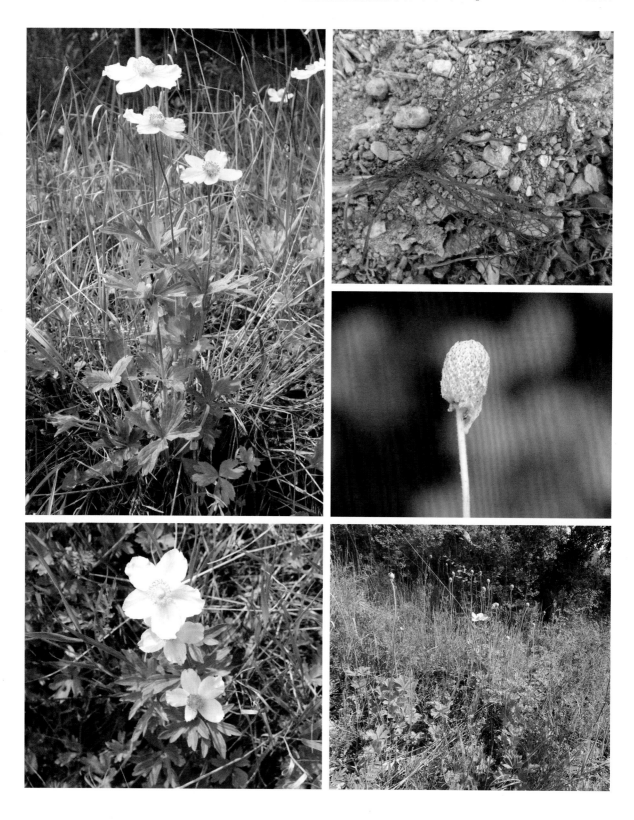

【形态特征】多年生草本，高 18~50cm。根状茎垂直或稍斜。基生叶 3~9 枚，有长柄；叶片心状
五角形，3 全裂，中全裂片近无柄或有极短柄，菱形，3 裂近中部，二回裂片浅裂，
有稀疏牙齿，侧全裂片斜扇形，2 深裂，表面近无毛，背面沿脉疏被短柔毛。花葶 1 条，
直立；苞片 3 枚，似基生叶，但较小，基部截形或圆形；萼片 5（~6）枚，白色，倒
卵形，外面密被绢状短柔毛；花药椭圆形，顶端有小短尖头，花丝丝形；花托近球形。
瘦果有短柄，密被长绵毛。花期 6~7 月，果期 7~8 月。

【适宜生境】中生植物。生于山地林下、林缘、灌丛及沟谷草甸。

【资源状况】分布于包头市（固阳县、土默特右旗）、巴彦淖尔市（乌拉特前旗）。常见。

【入药部位】■蒙药：全草（宝根 – 查干 – 其其格）。

【采收加工】夏季花盛开时采收全草，除去杂质，洗净泥土，晒干。

【功能主治】■蒙药：宝根 – 查干 – 其其格破痞，消食，燥协日乌素，排脓，祛腐，杀虫。

【用法用量】■蒙药：宝根 – 查干 – 其其格多配方用；外用适量，研末调敷患处。

白头翁 毛姑朵花、羊胡子花、老冠花、将军草、额格乐 – 伊日贵
Pulsatilla chinensis (Bunge) Regel

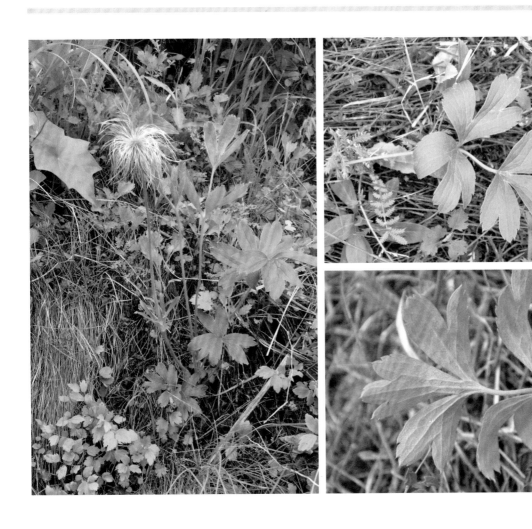

【形态特征】多年生草本，高 15~35cm。根状茎直径 0.8~1.5cm。叶片宽卵形，3 全裂，中全裂片宽卵形，3 深裂，中深裂片楔状倒卵形，少有狭楔形，全缘或有齿，侧深裂片不等 2 浅裂，侧全裂片无柄或近无柄，不等 3 深裂，表面变无毛，背面有长柔毛；叶柄有密长柔毛。花葶 1（~2）条，有柔毛；苞片 3 枚，基部合生成筒，3 深裂，深裂片线形，不分裂或上部 3 浅裂，背面密被长柔毛；花直立；萼片蓝紫色，长圆状卵形，背面有密柔毛。瘦果纺锤形，有长柔毛。花期 5~6 月，果期 6~7 月。

【适宜生境】中生植物。生于山地林缘、草甸。

【资源状况】分布于乌兰察布市（卓资县）。少见。

【入药部位】■中药：根（白头翁）。

　　　　　　■蒙药：全草（额格乐 – 伊日贵）。

【采收加工】春、秋二季采挖根，除去泥沙，干燥；春、夏二季采收全草，洗净泥土，晒干。

【功能主治】■中药：白头翁清热解毒，凉血止痢；用于热毒血痢，阴痒带下。

　　　　　　■蒙药：额格乐 – 伊日贵破痞，燥协日乌素，消食，排脓，祛腐；用于食积，协日乌素病，黄水疮，淋巴结结核。

【用法用量】■中药：白头翁 9~15g，或入丸、散服；外用适量，煎汤洗，或捣敷。

　　　　　　■蒙药：额格乐 – 伊日贵多配方用。

细叶白头翁　毛姑朵花、古拉盖 – 花儿、那林 – 伊日贵
Pulsatilla turczaninovii Kryl. et Serg.

【标本采集号】150921140810020LY

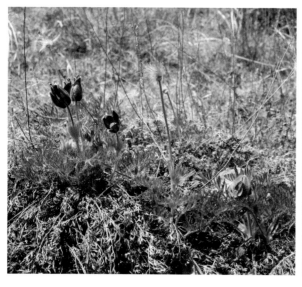
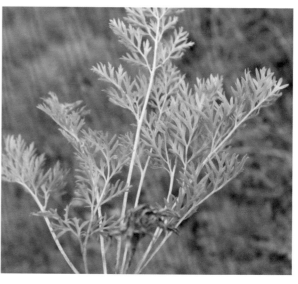

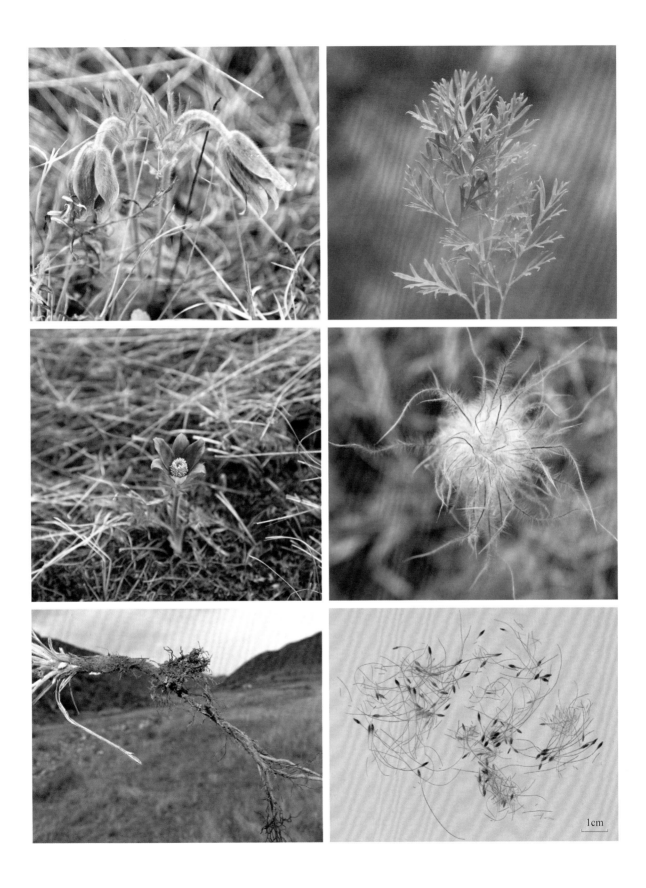

【形态特征】多年生草本，高 15~25cm。基生叶 4~5 枚，有长柄，为三回羽状复叶，开花时开始发育；叶片狭椭圆形，羽片 3~4 对，下部的有柄，上部的无柄，卵形，二回羽状细裂，末回裂片线状披针形，顶端常锐尖，边缘稍反卷，表面变无毛，背面疏被柔毛；叶柄有柔毛。花葶有柔毛；总苞钟形，苞片细裂，末回裂片线形，背面有柔毛；花梗结果时长达 15cm；花直立；萼片蓝紫色，卵状长圆形，顶端微尖或钝，背面有长柔毛。瘦果纺锤形，密被长柔毛。花、果期 5~6 月。

【适宜生境】中旱生植物。生于典型草原及森林草原带的草原与草甸草原群落中，可在群落下层形成早春开花的杂类草层片，也可见于山地灌丛中。

【资源状况】分布于乌兰察布市（察哈尔右翼中旗、丰镇市、集宁区、四子王旗、兴和县、卓资县）、包头市（固阳县）。常见。

【入药部位】■中药：根（细叶白头翁）。

　　　　　　■蒙药：全草（那林－伊日贵）。

【采收加工】春、秋二季采挖根，除去泥沙，干燥；春、夏二季采收全草，洗净泥土，晒干。

【功能主治】■中药：细叶白头翁清热解毒，凉血止痢，消肿；用于热毒血痢，鼻衄，血痔，阴痒带下，淋巴结结核，疮疡。

　　　　　　■蒙药：那林－伊日贵破痞，燥协日乌素，消食，排脓，祛腐；用于食积，寒痞，寒性协日乌素病，黄水疮，淋巴结结核。

【用法用量】■中药：细叶白头翁 9~15g，或入丸、散服；外用适量，煎汤洗，或捣敷。

　　　　　　■蒙药：那林－伊日贵多配方用。

白花细叶白头翁　毛姑朵花、古拉盖－花儿、那林－高乐贵
Pulsatilla turczaninovii Kryl. et Serg. f. *albiflora* Y. Z. Zhao

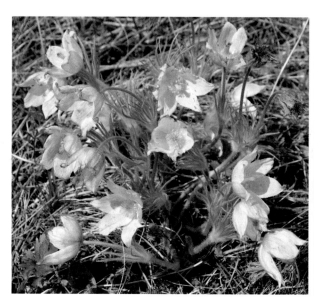
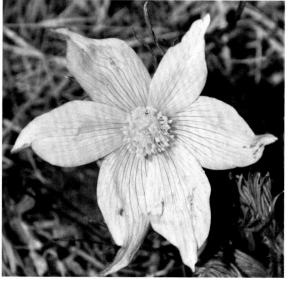

【**形态特征**】多年生草本，植株高 15~25cm。基生叶 4~5 枚，有长柄，为三回羽状复叶；叶片狭椭圆形，有时卵形，长 7~8.5cm，宽 2.5~4cm，羽片 3~4 对，下部的有柄，上部的无柄，表面变无毛，背面疏被柔毛。花葶有柔毛；总苞钟形，长 2.8~3.4cm，筒长 5~6mm；苞片细裂，末回裂片线形或线状披针形，宽 1~1.5mm，背面有柔毛；花梗长约 1.5cm，结果时长达 15cm；花直立，白色；萼片蓝紫色，卵状长圆形或椭圆形，长 2.2~4.2cm，宽 1~1.3cm。聚合果直径约 5cm；瘦果纺锤形，长约 4mm，密被长柔毛，宿存花柱长约 3cm，有向上斜展的长柔毛。花、果期 5~6 月。

【**适宜生境**】中旱生植物。生于草原或山地草坡或林边。

【**资源状况**】分布于呼和浩特市（回民区、土默特左旗、武川县、新城区）。少见。

【**入药部位**】■中药：根（细叶白头翁）。

　　　　　　　■蒙药：全草（那林 – 高乐贵）。

【**采收加工**】春、秋二季采挖根，除去泥沙，干燥；春、夏二季采收全草，洗净泥土，晒干。

【**功能主治**】■中药：细叶白头翁清热解毒，凉血止痢，消肿；用于热毒血痢，鼻衄，血痔，阴痒带下，淋巴结结核，疮疡。

　　　　　　　■蒙药：那林 – 伊日贵破痞，燥协日乌素，消食，排脓，祛腐；用于食积，寒痞，寒性协日乌素病，黄水疮，淋巴结结核。

【**用法用量**】■中药：细叶白头翁 9~15g，或入丸、散服；外用适量，煎汤洗，或捣敷。

　　　　　　　■蒙药：那林 – 高乐贵多配方用。

黄花白头翁 希日 – 高乐贵
Pulsatilla sukaczevii Juz.

【标本采集号】150125180514003LY

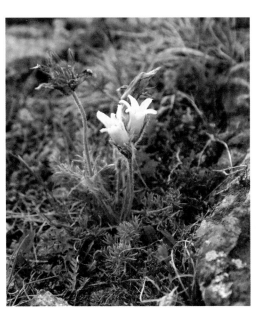
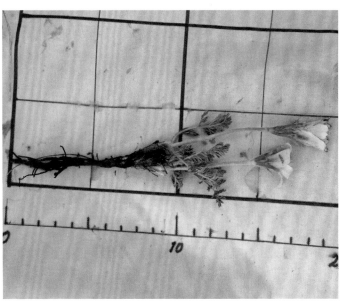

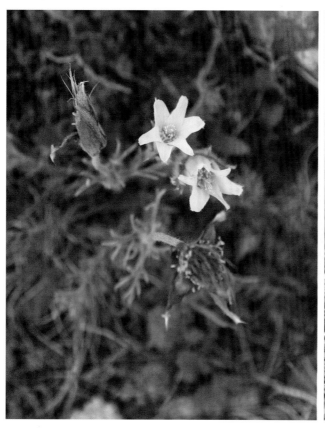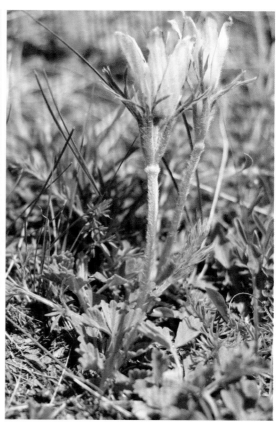

【形态特征】多年生草本，高 5~15cm。基生叶 4~6 枚，有长或短柄，为二至三回羽状复叶，开花时尚未完全发育；叶片狭卵形，羽片 4 对，无柄，卵形，二回羽状细裂，末回裂片披针状线形，顶端尖，两面发皱，近无毛或有疏柔毛；叶柄有密柔毛。花葶 1 条，直立，有柔毛；总苞苞片似基生叶，细裂，有长柔毛；花梗果期长达 14cm；花直立；萼片黄色，有时白色，长圆状卵形，顶端微尖，外面有密柔毛。瘦果长密被长柔毛。花、果期 5~6 月，7 月下旬有时会出现二次开花现象。

【适宜生境】中旱生植物。生于草原区石质山地及丘陵坡地和沟谷中。

【资源状况】分布于乌兰察布市（察哈尔右翼中旗）、呼和浩特市（武川县）。少见。

【入药部位】■中药：根（黄花白头翁）。

　　　　　　■蒙药：全草（希日 – 高乐贵）。

【采收加工】春、秋二季采挖根，除去泥沙，干燥；春、夏二季采收全草，洗净泥土，晒干。

【功能主治】■中药：黄花白头翁清热解毒，凉血止痢，消肿；用于热毒血痢，鼻衄，血痔，阴痒带下，淋巴结结核，疮疡。

　　　　　　■蒙药：希日 – 高乐贵破痞，燥协日乌素，消食，排脓，祛腐；用于食积，寒痞，寒性协日乌素病，黄水疮，淋巴结结核。

【用法用量】■中药：黄花白头翁 9~15g，或入丸、散服；外用适量，煎汤洗，或捣敷。

　　　　　　■蒙药：希日 – 高乐贵多配方用。

芹叶铁线莲

细叶铁线莲、断肠草、那林 – 那布其特 – 臭日牙木格
Clematis aethusifolia Turcz.

【标本采集号】 150922190802023LY

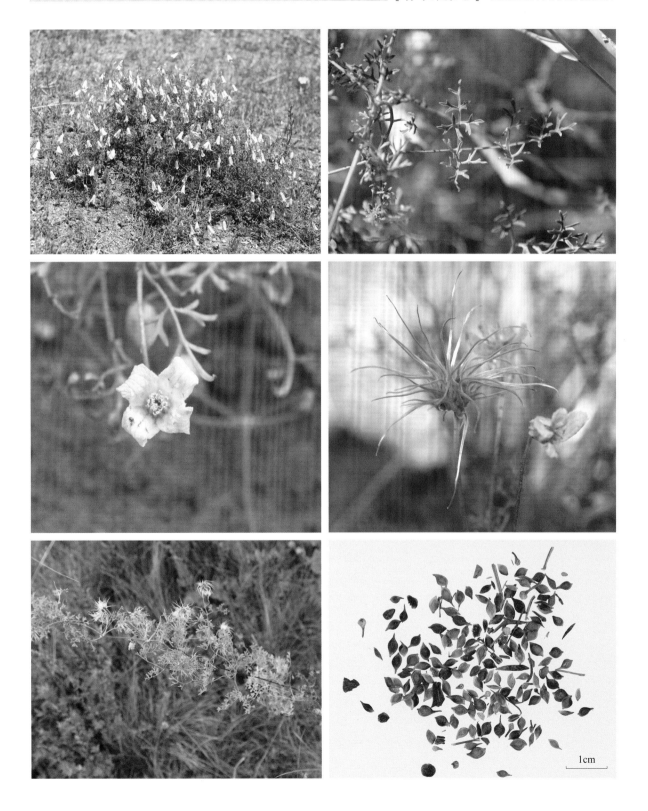

【形态特征】草质藤本。根细长。茎纤细，长达 2m，直径约 2mm，具细纵棱，棕褐色，疏被短柔毛或近无毛。叶对生，三至四回羽状细裂，长 7~14cm，羽片 3~5 对，长 1.5~5cm。聚伞花序腋生，具花 1~3 朵；花梗细长，长达 9cm，疏被柔毛，顶端下弯；花萼钟形，淡黄色，萼片 4 枚，矩圆形或狭卵形，长 1~1.8cm，宽 3~5mm，有 3 条明显的脉纹；无花瓣；雄蕊多数，长约为萼片的一半；心皮多数，被柔毛。瘦果倒卵形，扁，红棕色，长 4~5mm，宽约 3mm，羽毛状宿存花柱长达 3cm。花期 7~8 月，果期 9 月。

【适宜生境】旱中生植物。生于石质山坡及沙地柳灌丛中，也见于河谷草甸。

【资源状况】分布于乌兰察布市（化德县）、包头市（固阳县、土默特右旗）、呼和浩特市（和林格尔县、土默特左旗、武川县）、巴彦淖尔市（乌拉特后旗、乌拉特前旗、乌拉特中旗）。常见。

【入药部位】■中药：全草（驴断肠）。
　　　　　　■蒙药：全草（查干牙芒）。

【采收加工】夏季采收，晒干。

【功能主治】■中药：驴断肠祛风利湿，解毒止痛；用于风湿筋骨疼痛，下肢浮肿，痈疖肿毒。
　　　　　　■蒙药：查干牙芒消食，健胃，散结，外用除疮，排脓；用于消化不良，肠痈，疮疡。

【用法用量】■中药：驴断肠 5~15g；外用适量，煎汤洗，或捣烂敷患处。
　　　　　　■蒙药：查干牙芒多配方用。

宽芹叶铁线莲

芹叶铁线莲、草地铁线莲、朝乐布日－奥日牙木格

Clematis aethusifolia Turcz. var. *latisecta* Maxim.

【标本采集号】150926180709138LY

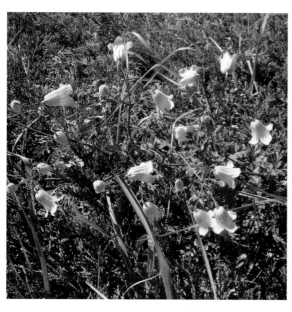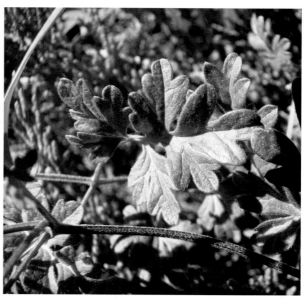

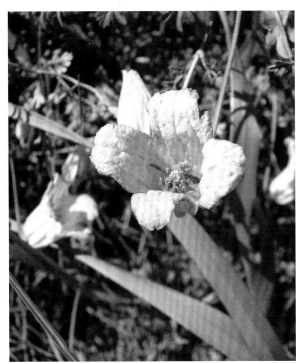
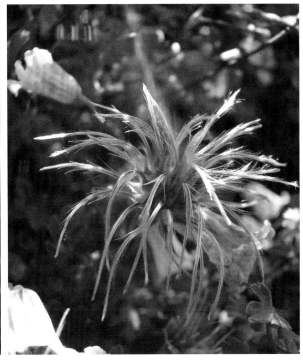

【形态特征】多年生草质藤本，幼时直立，以后匍匐，长 0.5~4m。根细长，棕黑色。茎纤细，有纵沟纹，微被柔毛或无毛。常为一回羽状复叶，有 2~3 对小叶，小叶片长 2~3.5cm，3 深裂，裂片宽倒卵形或近于圆形，边缘有圆锯齿或浅裂。聚伞花序腋生，常具花 1（~3）朵；苞片羽状细裂；花钟状，下垂，直径 1~1.5cm；萼片 4 枚，淡黄色，长方椭圆形或狭卵形，长 1.5~2cm，宽 5~8mm；雄蕊长为萼片之半，花丝扁平；子房扁平，卵形，被短柔毛，花柱被绢状毛。瘦果扁平，宽卵形或圆形，成熟后棕红色，长 3~4mm，被短柔毛，宿存花柱长 2~2.5cm，密被白色柔毛。花期 7 月至 8 月，果期 9 月。

【适宜生境】旱中生植物。生于丘陵坡地、石质山坡。

【资源状况】分布于乌兰察布市（察哈尔右翼前旗、商都县）。常见。

【入药部位】■中药：全草（驴断肠）。

■蒙药：全草（查干牙芒）。

【采收加工】夏季采收；晒干。

【功能主治】■中药：驴断肠祛风利湿，解毒止痛；用于风湿筋骨疼痛，下肢浮肿，痈疖肿毒。

■蒙药：查干牙芒消食，健胃，散结，外用除疮，排脓；用于消化不良，肠痈，疮疡。

【用法用量】■中药：驴断肠 5~15g；外用适量，煎汤洗，或捣烂敷患处。

■蒙药：查干牙芒多配方用。

长瓣铁线莲

大萼铁线莲、大瓣铁线莲、淘木－和乐特斯图－奥日牙木格
Clematis macropetala Ledeb.

【标本采集号】150927180518002LY

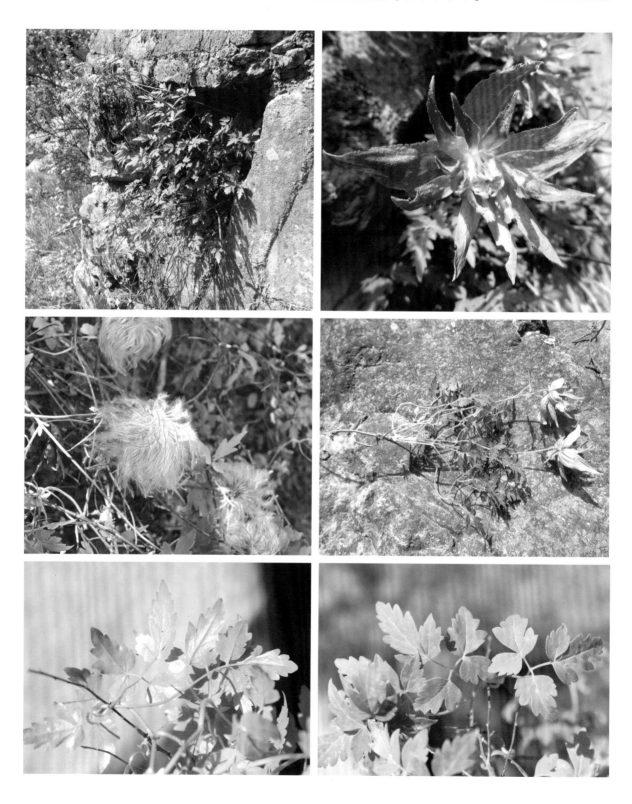

【形态特征】藤本。枝具 6 条细棱，幼枝被伸展长毛或近无毛，老枝无毛。叶对生，为二回三出复叶，小叶片 3 裂或不裂，边缘具少数至多数不整齐的粗牙齿或缺刻状牙齿。花单一，顶生，具长梗，梗长达 15cm，有细棱；花萼钟形，蓝色或蓝紫色，萼片 4 枚，狭卵形，先端渐尖，两面被短柔毛；无花瓣；退化雄蕊多数，花瓣状；雄蕊多数，花丝匙状条形；心皮多数，被柔毛。瘦果卵形，歪斜，稍扁，被灰白色柔毛，羽毛状宿存花柱长达 4.5cm。花期 6~7 月，果期 8~9 月。

【适宜生境】中生植物。生于山地林下、林缘草甸。

【资源状况】分布于乌兰察布市（察哈尔右翼后旗、察哈尔右翼中旗、凉城县）、呼和浩特市（武川县）、包头市（固阳县、石拐区）。常见。

【入药部位】■蒙药：全草（哈日牙芒）。

【采收加工】夏季采收，晒干。

【功能主治】■蒙药：哈日牙芒消食，健胃，散结，外用除疮，排脓；用于消化不良，肠痈，疮疡。

【用法用量】■蒙药：哈日牙芒多配方用。

白花长瓣铁线莲 查干－奥日牙木格
Clematis macropetala Ledeb. var. *albiflora* (Maxim.) Hand.-Mazz.

【标本采集号】150823150826034LY

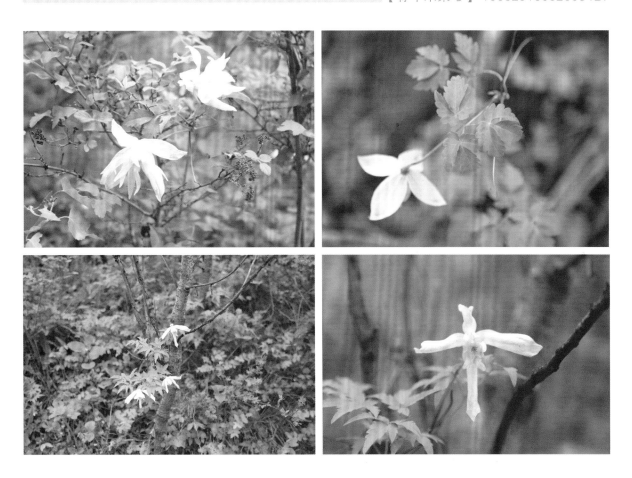

【形态特征】藤本。枝具 6 条细棱，幼枝被伸展长毛或近无毛，老枝无毛。叶对生，为二回三出复叶；小叶片卵状披针形，顶端渐尖，基部圆形而全缘，中部边缘有整齐的锯齿。花单一，顶生，具长梗，白色或淡黄色；萼片 4 枚，狭卵形，先端渐尖，两面被短柔毛；无花瓣；退化雄蕊多数，花瓣状；雄蕊多数，花丝匙状条形；心皮多数，被柔毛。瘦果卵形，歪斜，稍扁，被灰白色柔毛。花期 6~7 月，果期 8~9 月。

【适宜生境】中生植物。生于沟边灌丛及林下。

【资源状况】分布于巴彦淖尔市（乌拉特前旗）。少见。

【入药部位】■蒙药：全草（查干－奥日牙木格）。

【采收加工】夏季采收，晒干。

【功能主治】■蒙药：查干－奥日牙木格祛风利湿，解毒止痛；用于风湿筋骨疼痛，下肢浮肿，痈疖肿毒。

【用法用量】■蒙药：查干－奥日牙木格 5~15g；外用适量，煎汤洗，或捣烂敷患处。

黄花铁线莲

狗豆蔓、萝萝蔓、希日－奥日牙木格
Clematis intricata Bunge

【标本采集号】150121180909002LY

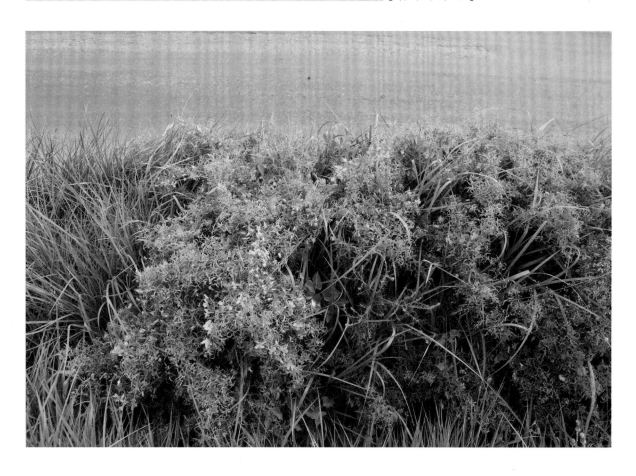

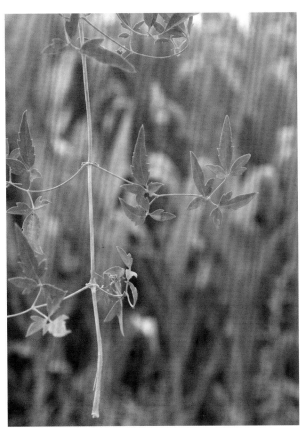
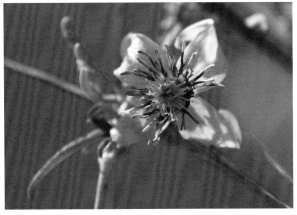
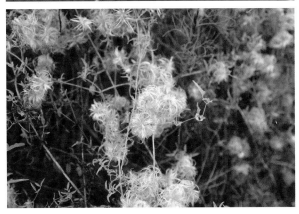

【形态特征】草质藤本。茎攀缘，多分枝，具细棱，近无毛或幼枝疏被柔毛。叶对生，二回三出羽状复叶，长达 15cm，羽片通常 2 对，具细长柄，小叶条形、条状披针形或披针形。花萼钟形，后展开，黄色，萼片 4 枚，狭卵形，长 1.2~2cm，宽 4~9mm，先端尖，两面通常无毛，只在边缘密生短柔毛；雄蕊多数，长为萼片之一半；心皮多数。瘦果多数，卵形，扁平，长约 2.5mm，宽 2mm，沿边缘增厚，被柔毛，羽毛状宿存花柱长达 5cm，花期 7~8 月，果期 8 月。

【适宜生境】旱中生植物。生于山地、丘陵、低湿地、沙地、田边、路旁、房舍附近。

【资源状况】分布于乌兰察布市、呼和浩特市（和林格尔县、土默特左旗、托克托县）、包头市（东河区、九原区、昆都仑区、青山区）、巴彦淖尔市。常见。

【入药部位】■中药：全草（铁线透骨草）。

■蒙药：全草（希日－奥日牙木格）。

【采收加工】夏、秋二季采收，去净杂质，晒干。

【功能主治】■中药：铁线透骨草祛风除湿，通络止痛；用于风湿性关节炎，四肢麻木，拘挛疼痛，牛皮癣，疥癞。

■蒙药：希日－奥日牙木格温中，破痞，助消化，祛巴达干；用于胃痞，石痞，大肠痞，食痞等寒性痞症。

【用法用量】■中药：铁线透骨草 6~9g；外用适量，捣敷，或煎汤洗。

■蒙药：希日－奥日牙木格煮散剂，3~5g，或入丸、散服。

灌木铁线莲

额日乐吉
Clematis fruticosa Turcz.

【标本采集号】150921150805001LY

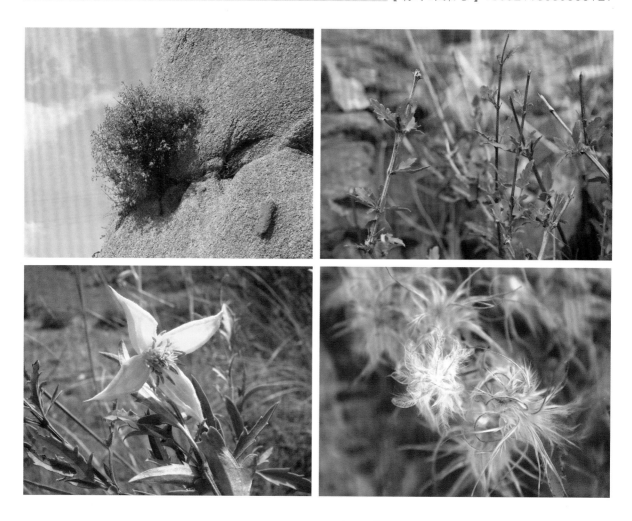

【形态特征】直立小灌木。枝有棱，紫褐色，有短柔毛，后变无毛。单叶对生或数叶簇生，叶片绿色，薄革质，狭三角形，边缘疏生锯齿状牙齿，下半部常呈羽状深裂至全裂，裂片有小牙齿或小裂片，或为全缘，两面近无毛或疏生短柔毛。花单生，或聚伞花序具花3朵，腋生或顶生；萼片4枚，斜上展而呈钟状，黄色，长椭圆状卵形，顶端尖，外面边缘密生绒毛；雄蕊无毛，花丝披针形。瘦果扁，密生长柔毛，宿存花柱有黄色长柔毛。花期7~8月，果期9月。

【适宜生境】旱生植物。生于荒漠草原带及荒漠区的石质山坡、沟谷、干河床中。

【资源状况】分布于乌兰察布市（察哈尔右翼前旗、集宁区、凉城县、四子王旗、卓资县）、呼和浩特市（和林格尔县、土默特左旗、托克托县、武川县）、包头市（达尔罕茂明安联合旗、固阳县、土默特右旗）、巴彦淖尔市（磴口县、乌拉特后旗、乌拉特前旗、乌拉特中旗）。常见。

【入药部位】■中药：根及茎。

【采收加工】夏、秋二季采收，除去须根及叶，洗净泥土，晒干。

【功能主治】■中药：根及茎行气活血，祛风湿，止痛；用于风湿性关节痛。

【用法用量】■中药：根及茎 6~9g。

棉团铁线莲

山蓼、山棉花、伊日给、哈得衣日音－查干－额布斯

Clematis hexapetala Pall.

【标本采集号】150921140808015LY

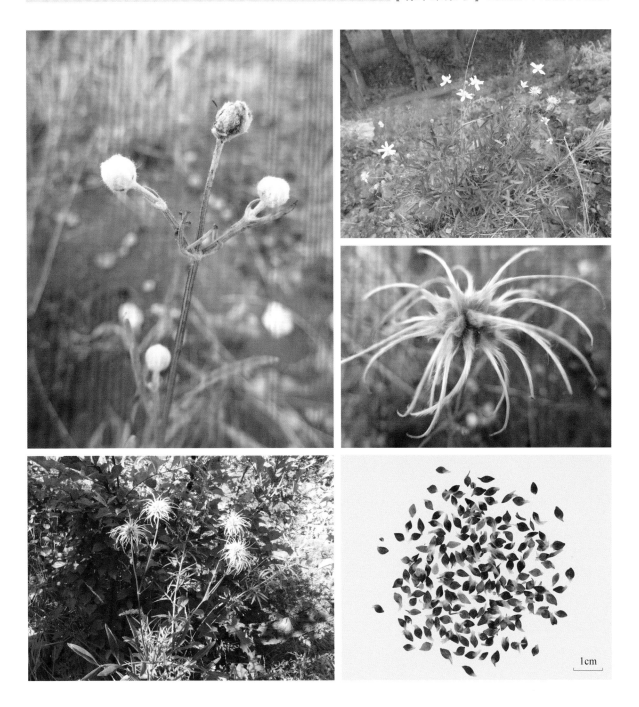

【形态特征】直立草本，高 30~100cm。老枝圆柱形，有纵沟；茎疏生柔毛，后变无毛。叶片近革质，绿色，干后常变黑色，单叶至复叶，一至二回羽状深裂，裂片线状披针形，全缘，两面或沿叶脉疏生长柔毛或近无毛，网脉突出。花序顶生，花单生或聚伞花序、总状、圆锥状聚伞花序；萼片 4~8 枚，通常 6 枚，白色，长椭圆形或狭倒卵形，外面密生棉毛，花蕾时像棉花球，内面无毛。瘦果倒卵形，扁平，密生柔毛，宿存花柱有灰白色长柔毛。花期 6~8 月，果期 7~9 月。

【适宜生境】旱中生植物。生于森林、森林草原、典型草原、山地草原带的草原及灌丛群落中。

【资源状况】分布于乌兰察布市（集宁区、兴和县、卓资县）、呼和浩特市（回民区、赛罕区、武川县、新城区、玉泉区）。常见。

【入药部位】■中药：根及根茎（威灵仙）。

　　　　　　■蒙药：全草（伊日给）。

【采收加工】秋季采挖根及根茎，除去叶及杂质，洗净泥土，晒干；夏季花盛开时采收全草，除去杂质，晒干。

【功能主治】■中药：威灵仙祛风湿，通经络；用于风湿痹痛，肢体麻木，筋脉拘挛，关节屈伸不利，诸骨鲠喉。

　　　　　　■蒙药：伊日给破痞，助温，燥协日乌素，消肿，止泻，祛腐，排脓；用于寒痞，积食，协日乌素病，水肿，寒泻，疮疡，肠痈。

【用法用量】■中药：威灵仙 6~10g，治诸骨鲠喉可用至 30g，或入丸、散服，或浸酒服；外用适量，捣敷，或煎汤熏洗。

　　　　　　■蒙药：伊日给多配方用。

短尾铁线莲　林地铁线莲、绍得给日－奥日牙木格
Clematis brevicaudata DC.

【标本采集号】150121180908004LY

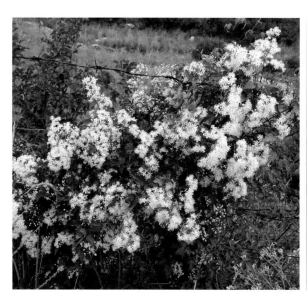
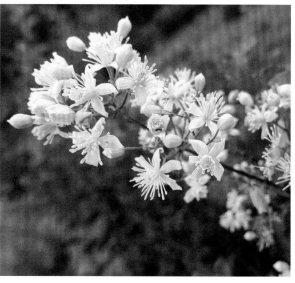

【形态特征】藤本。枝条暗褐色，疏生短毛，具明显的细棱。叶对生，为一至二回三出或羽状复叶，长达18cm；叶柄长3~6cm，被柔毛；小叶卵形至披针形，长1.5~6cm，边缘具缺刻状牙齿。复聚伞花序腋生或顶生，腋生花序长4~11cm，较叶短；总花梗长1.5~4.5cm，被短毛；花直径1~1.5cm；萼片4枚，展开，白色或带淡黄色，狭倒卵形；雄蕊多数，比萼片短，无毛，花丝扁平，花药黄色；心皮多数，花柱被长绢毛。瘦果宽卵形，长约2mm，宽约1.5mm，压扁。花期8~9月，果期9~10月。

【适宜生境】中生植物。生于山地林下、林缘及灌丛中。

【资源状况】分布于乌兰察布市（丰镇市）、呼和浩特市（土默特左旗）、包头市（固阳县、土默特右旗）、巴彦淖尔市（乌拉特后旗）。常见。

【入药部位】■中药：藤茎（石通）。
　　　　　　■蒙药：藤茎（绍得给日 - 奥日牙木格）。

【采收加工】四季均可采收，鲜用或晒干。

【功能主治】■中药：石通清热利尿，通乳，消食，通便；用于尿道感染，尿频，尿道痛，心烦尿赤，口舌生疮，腹中胀满，大便秘结，乳汁不通。
　　　　　　■蒙药：绍得给日 - 奥日牙木格清热，止泻，止痛；用于肝热，肺热，肠刺痛，热泻。

【用法用量】■中药：石通3~9g；外用适量，鲜品捣烂敷患处。
　　　　　　■蒙药：绍得给日 - 奥日牙木格多配方用。

石龙芮

乌热乐和格 - 其其格
Ranunculus sceleratus L.

【标本采集号】150125150814149LY

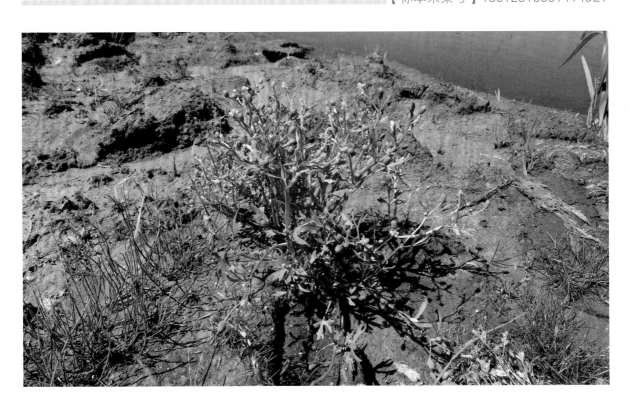

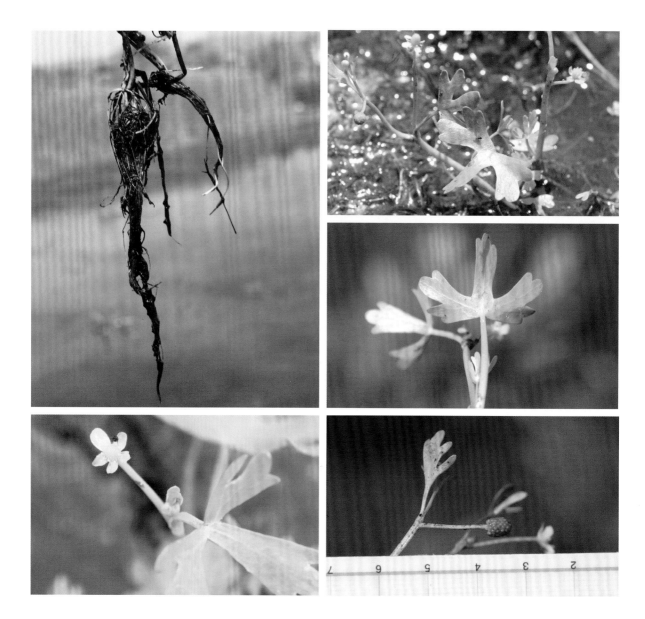

【形态特征】一年生草本。须根簇生。茎直立，上部多分枝，具多数节。基生叶多数，叶片肾状圆形，3深裂不达基部，裂片倒卵状楔形，不等地2~3裂；茎生叶多数，下部叶与基生叶相似，上部叶较小，3全裂，裂片披针形至线形，全缘，无毛，顶端钝圆，基部扩大成膜质宽鞘抱茎。聚伞花序；萼片外面有短柔毛，花瓣5片，基部有短爪，蜜槽呈棱状袋穴。聚合果长圆形；瘦果极多数，近百枚，紧密排列，倒卵球形，稍扁，无毛，喙短至近无。花、果期7~9月。

【适宜生境】湿生植物。生于沼泽草甸及草甸。

【资源状况】分布于呼和浩特市（武川县）。常见。

【入药部位】■中药：全草（石龙芮）。

【采收加工】5月左右，在开花末期采收全草，洗净，鲜用或阴干。

【功能主治】■中药：石龙芮消肿，拔毒，散结，截疟；外用于淋巴结结核，疟疾，蛇咬伤，慢性下肢溃疡。

【用法用量】■中药：石龙芮不能内服，有毒。外用适量，捣敷，或煎膏涂患处及穴位。

毛 茛

毛建草、鹤膝草、老虎脚迹、五虎草、好乐得存－其其格

Ranunculus japonicus Thunb.

【标本采集号】150925150817016LY

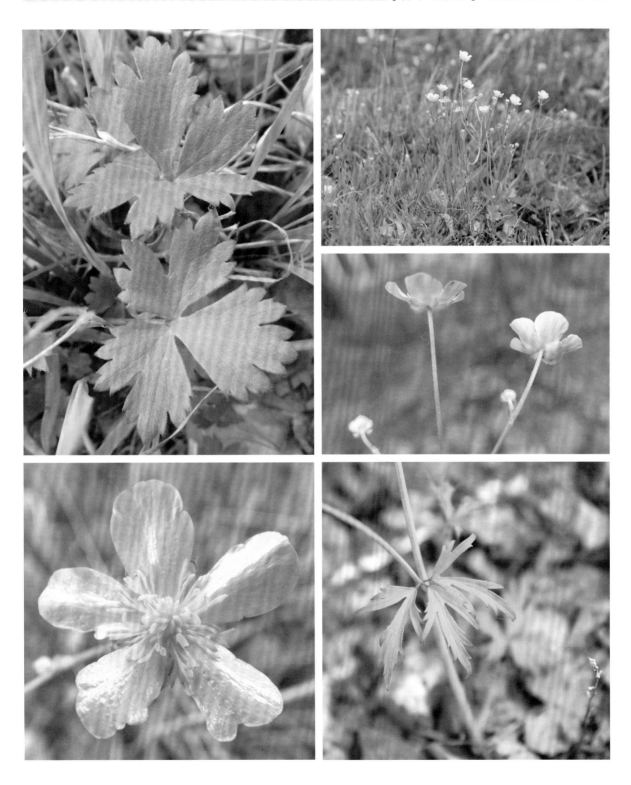

【形态特征】多年生草本。须根多数簇生。茎直立，高 30~70cm，中空，有槽，具分枝，生开展或贴伏的柔毛。基生叶多数，叶片圆心形或五角形，基部心形或截形，通常 3 深裂不达基部；下部叶与基生叶相似，3 深裂，裂片披针形，有尖齿牙或再分裂；最上部叶线形，全缘。聚伞花序有多数花，疏散；花梗贴生柔毛；萼片生白柔毛；花瓣 5 片，基部有爪；花托短小，无毛。聚合果近球形，瘦果扁平，上部最宽处与长近相等，边缘有棱，无毛，喙短直或外弯。花、果期 4~9 月。

【适宜生境】湿中生植物。生于山地林缘草甸、沟谷草甸、沼泽草甸中。

【资源状况】分布于阴山地区各地。常见。

【入药部位】■中药：全草（毛茛）。

　　　　　　■蒙药：全草（哲萨）。

【采收加工】一般栽培 10 个月左右，即在夏末秋初（7~8 月）采收全草，洗净，阴干，鲜用可随采随用。

【功能主治】■中药：毛茛利湿，消肿，止痛，退翳，截疟；外用于胃痛，黄疸，疟疾，淋巴结结核，角膜云翳。

　　　　　　■蒙药：哲萨破痞，助温，祛腐，消肿，燥协日乌素；用于心口痞，肝痞，虫痞，食积，结喉，乳痈，疮疡，寒性协日乌素病，水肿，偏头痛。

【用法用量】■中药：毛茛外用适量，捣敷患处或穴位，待局部发赤起泡时除去，或煎汤洗。

　　　　　　■蒙药：哲萨多配方用；外用鲜品适量，捣烂敷患处。

茴茴蒜

野桑葚、茴茴蒜毛茛、鹅巴掌、乌斯图 – 好得乐存 – 其其格
Ranunculus chinensis Bunge

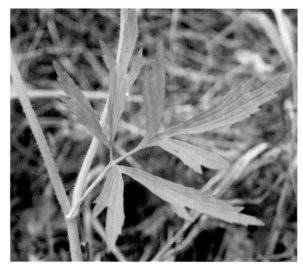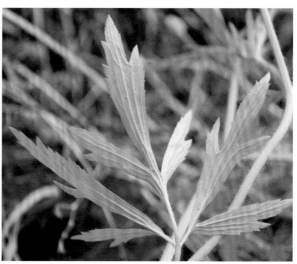

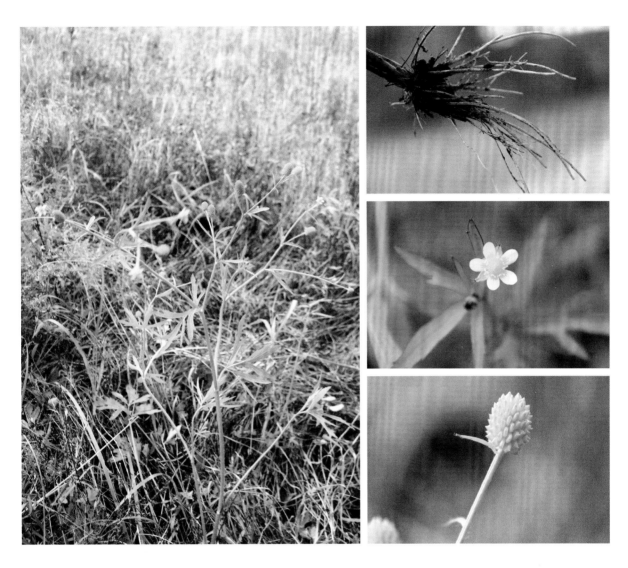

【形态特征】一年生草本。须根多数簇生。茎直立粗壮，高 20~70cm，中空，有纵条纹，分枝多，与叶柄均密生开展的淡黄色糙毛。基生叶与下部叶有叶柄，为 3 出复叶，叶片宽卵形，小叶 2~3 深裂，裂片倒披针状楔形，两面伏生糙毛。花序有较多疏生的花；花梗贴生糙毛；花瓣 5 片，黄色或上面白色，基部有短爪，蜜槽有卵形小鳞片。聚合果长圆形；瘦果扁平，无毛，边缘有棱，喙极短，呈点状。花期 5~8 月，果期 6~9 月。

【适宜生境】湿中生植物。生于河滩草甸、沼泽草甸。

【资源状况】分布于乌兰察布市（卓资县）、呼和浩特市（回民区、土默特左旗、武川县、新城区）、包头市（固阳县、九原区、石拐区、土默特右旗）、巴彦淖尔市（乌拉特前旗）、阿拉善盟（阿拉善左旗行政区）。常见。

【入药部位】■中药：全草（茴茴蒜）。

【采收加工】夏、秋二季采收，洗净，晒干或鲜用。

【功能主治】■中药：茴茴蒜消肿，消炎，截疟，杀虫；外用于肝炎，疟疾，角膜云翳，疮癞，牛皮癣。

【用法用量】■中药：茴茴蒜外用适量，外敷患处或穴位，待皮肤发赤起泡时除去，或鲜品捣汁涂搽，或煎汤洗。

水葫芦苗

圆叶碱毛茛、那木格音 – 格乐 – 其其格

Halerpestes cymbalaria (Pursh) Green

【标本采集号】150921150827023LY

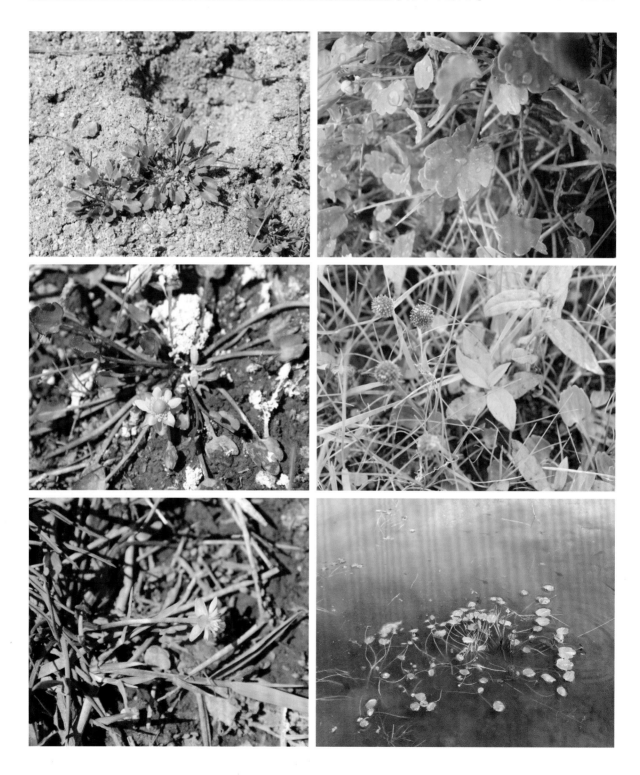

【形态特征】多年生草本。匍匐茎细长，横走。叶多数；叶片纸质，多近圆形，宽稍大于长，基部圆心形、截形或宽楔形，边缘有 3~7 个圆齿，有时 3~5 裂，无毛；叶柄稍有毛。花葶 1~4 条，无毛；苞片线形；花小；萼片绿色，卵形，无毛，反折；花瓣 5 片，狭椭圆形，与萼片近等长，顶端圆形，基部有爪，爪上端有点状蜜槽；花托圆柱形，有短柔毛。聚合果椭圆球形；瘦果小而极多，斜倒卵形，两面稍鼓起，有纵肋 3~5 条，无毛，喙极短，呈点状。花期 5~7 月，果期 6~8 月。

【适宜生境】湿中生植物。生于低湿地草甸及轻度盐化草甸，为轻度耐盐的中生植物，可成为草甸优势种。

【资源状况】分布于乌兰察布市（察哈尔右翼前旗、察哈尔右翼中旗、化德县、集宁区、凉城县、商都县、四子王旗、卓资县）、呼和浩特市（土默特左旗、托克托县、武川县）、包头市（白云鄂博矿区、达尔罕茂明安联合旗、固阳县）、巴彦淖尔市（磴口县、乌拉特后旗、乌拉特中旗）。常见。

【入药部位】■中药：全草（水葫芦苗）。

■蒙药：全草（那木格音 – 格乐 – 其其格）。

【采收加工】夏、秋二季花开时采收，除去杂质，晒干。

【功能主治】■中药：水葫芦苗利水消肿，祛风除湿；用于关节炎，水肿。

■蒙药：那木格音 – 格乐 – 其其格利水消肿，祛风除湿；用于关节炎，各种水肿。

【用法用量】■中药：水葫芦苗 2~5g。

■蒙药：那木格音 – 格乐 – 其其格多配方用。

长叶碱毛茛 金戴戴、黄戴戴、格乐 – 其其格
Halerpestes ruthenica (Jacq.) Ovcz.

【标本采集号】150222180610014LY

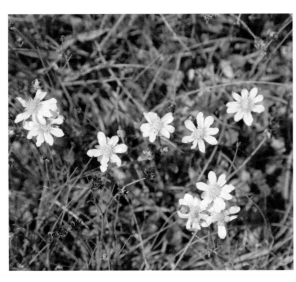
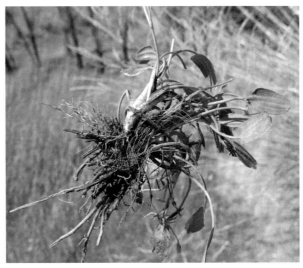

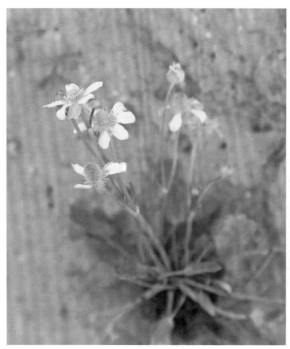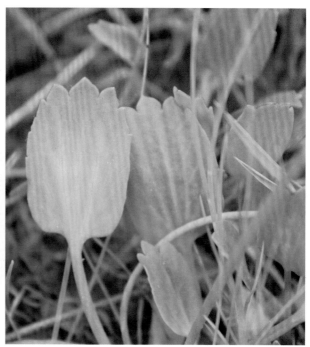

【形态特征】多年生草本。匍匐茎长达 30cm 以上。叶簇生；叶片卵状，基部宽楔形、截形至圆形，不分裂，顶端有 3~5 个圆齿，常有基出脉 3 条，无毛；叶柄近无毛，基部有鞘。花葶单一或上部分枝，有花 1~3 朵，生疏短柔毛；苞片线形，萼片绿色，5 枚，卵形，多无毛；花瓣黄色，6~12 片，倒卵形，基部狭窄，具短爪，有蜜槽；花托有柔毛。聚合果卵球形；瘦果极多，紧密排列，斜倒卵形，无毛，边缘有狭棱，两面有分歧的纵肋 3~5 条，喙短而直。花期 5~6 月，果期 7 月。

【适宜生境】湿中生植物。生于各种低湿地草甸及轻度盐化草甸，可成为草甸优势种，并常与水葫芦苗在同一群落中混生。

【资源状况】分布于乌兰察布市（察哈尔右翼后旗、四子王旗、兴和县）、包头市（固阳县、土默特右旗）、巴彦淖尔市（乌拉特后旗、乌拉特前旗）、阿拉善盟（阿拉善左旗行政区）。常见。

【入药部位】■中药：全草（黄戴戴）。

　　　　　　■蒙药：全草（楚茹格）。

【采收加工】夏、秋二季花开时采收，除去杂质，晒干。

【功能主治】■中药：黄戴戴利水消肿，祛风除湿；用于水肿，风湿痹痛。

　　　　　　■蒙药：楚茹格用于咽喉病。

【用法用量】■中药：黄戴戴 2~5g。

　　　　　　■蒙药：楚茹格多配方用。

水毛茛 希木白

Batrachium bungei (Steud.) L. Liou

【标本采集号】150922190623023LY

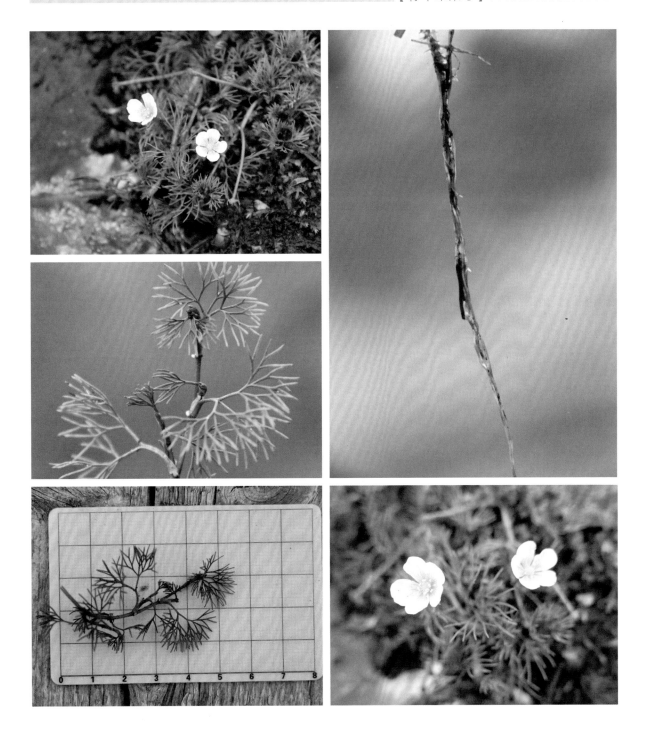

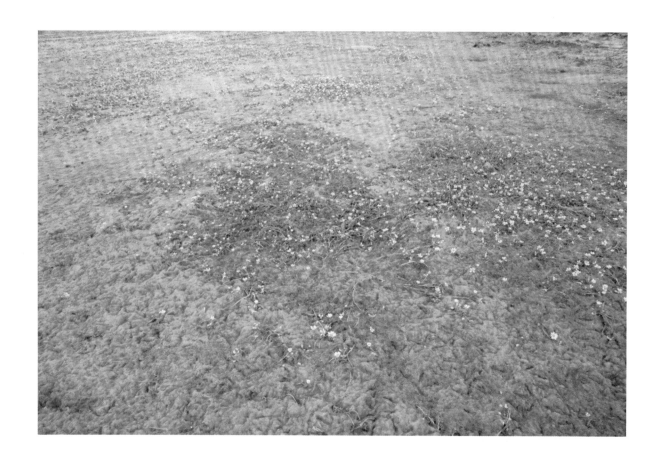

【形态特征】多年生沉水草本。茎长 30cm 以上，无毛或在节上被疏毛。叶有短或长柄，基部加宽成鞘状，近无毛或疏被毛；叶片轮廓半圆形或扇状半圆形，小裂片近丝形，在水外常收拢，无毛。花梗无毛；萼片卵状椭圆形，边缘膜质，无毛；花瓣白色，基部黄色，倒卵形，长 6~9mm；雄蕊多数；花托有毛。聚合果卵球形；瘦果狭倒卵形，有横皱纹，花、果期 5~8 月。

【适宜生境】水生植物。多生于山谷溪流、河滩积水地、平原湖中或水塘中。

【资源状况】分布于乌兰察布市（化德县）、呼和浩特（回民区、赛罕区、新城区、玉泉区）。少见。

【入药部位】■中药：全草（水毛茛）。

【采收加工】夏季采集，鲜用或切段晒干。

【功能主治】■中药：水毛茛拔毒，散结，截疟；用于痈疖肿毒，毒蛇咬伤，瘰疬，下肢溃疡，风湿性关节炎，疟疾。

【用法用量】■中药：水毛茛外用适量，捣汁涂，或熬膏涂敷。

小檗科

西伯利亚小檗

刺叶小檗、西伯日 – 希日 – 毛都

Berberis sibirica Pall.

【标本采集号】150223140718151LY

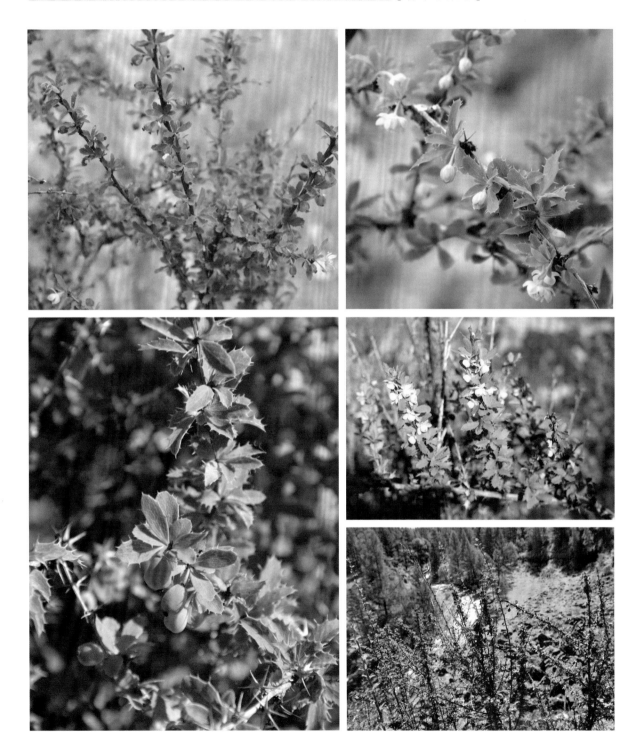

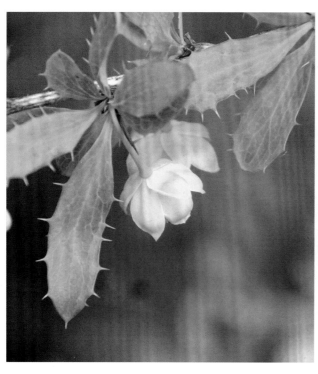
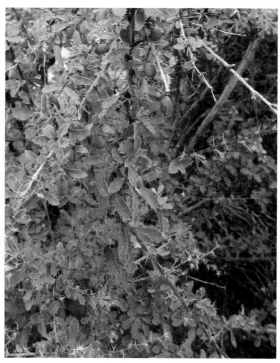

【形态特征】落叶灌木，高 0.5~1m。老枝暗灰色，无毛，幼枝被微柔毛，具条棱，带红褐色；茎刺有时基部增宽而略呈叶状。叶纸质，倒卵形、倒披针形或倒卵状长圆形，上面深绿色，背面淡黄绿色，不被白粉，叶缘有时略呈波状，每边具 4~7 枚硬直刺状牙齿。花单生；花梗无毛；萼片 2 轮，外萼片长圆状卵形，内萼片倒卵形；花瓣倒卵形，先端浅缺裂，基部具 2 枚分离的腺体；胚珠 5~8 枚。浆果倒卵形，红色，顶端无宿存花柱，不被白粉。花期 5~6 月，果期 9 月。

【适宜生境】中生植物。在森林区及高山带的碎石坡地和陡峭的山坡上成丛生长，或进入草原带以至荒漠区的山地。

【资源状况】分布于包头市（达尔罕茂明安联合旗）、阿拉善盟（阿拉善左旗行政区）。少见。

【入药部位】■中药：根（三颗针）。

■蒙药：根及茎枝（陶木－希日－毛都）。

【采收加工】春、秋二季采收，除去叶、须根，洗净，切片，晒干。

【功能主治】■中药：三颗针清热燥湿，泻火解毒；用于湿热泻痢，黄疸，湿疹，咽痛目赤，聤耳流脓，痈肿疮毒。

■蒙药：陶木－希日－毛都除协日乌素，明目，止血，止泻，清热，解毒；用于热性协日乌素病，秃疮，疖，皮肤瘙痒，疥，癣，风火眼，鼻衄，吐血，崩漏，便血，毒热，肾热，遗精，小便不利，尿道肿痛，肠热腹泻。

【用法用量】■中药：三颗针 9~15g。

■蒙药：陶木－希日－毛都多配方用；外用适量，研末调敷患处，或煎汤滴眼。

紫叶小檗

红叶小檗

Berberis thunbergii DC. var. *atropurpurea* Chenault

【标本采集号】150203190427029LY

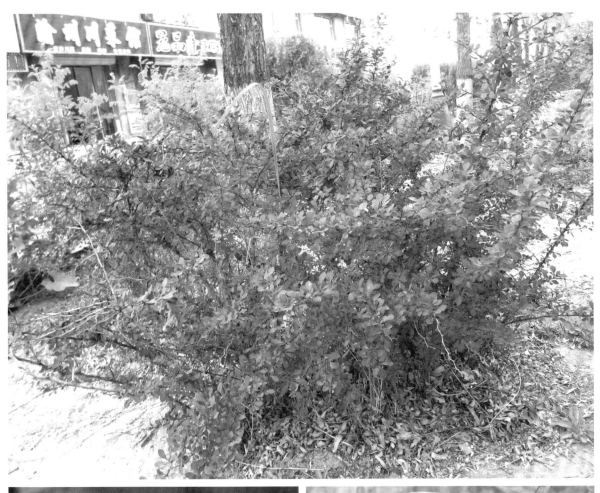

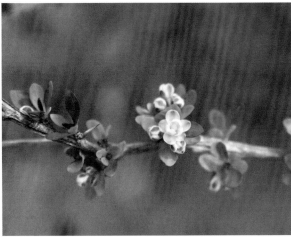

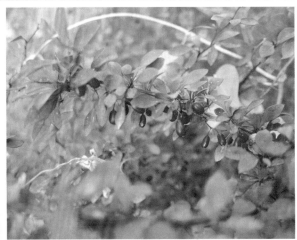

【形态特征】落叶灌木。幼枝淡红带绿色，无毛，老枝暗红色具条棱。叶菱状卵形，紫红色，先端钝，基部下延成短柄，全缘，表面黄绿色，背面带灰白色，具细乳突，两面均无毛。花 2~5 朵排成具短总梗并近簇生的伞形花序，或无总梗而呈簇生状，花被黄色；小苞片带红色，花瓣长圆状倒卵形，先端微缺，基部以上腺体靠近。浆果红色，椭圆体形，稍具光泽，含种子 1~2 枚。花期 5 月，果期 9 月。

【适宜生境】中生植物。对各种土壤均能适应，在肥沃深厚排水良好的土壤中生长更佳。

【资源状况】作为园林绿化植物，阴山地区有少量栽培。

【入药部位】■中药：根（红叶小檗）。

【采收加工】春、秋二季采挖，除去叶及须根，洗净，晒干。

【功能主治】■中药：红叶小檗清热燥湿，泻火解毒；用于急性肠炎，黄疸，肺炎，结膜炎，痈肿疮疖，血崩等。

【用法用量】■中药：红叶小檗 3~9g。

鄂尔多斯小檗　匙叶小檗、鄂尔多斯音－希日－毛都
Berberis caroli C. K. Schneid.

【标本采集号】150221140715058LY

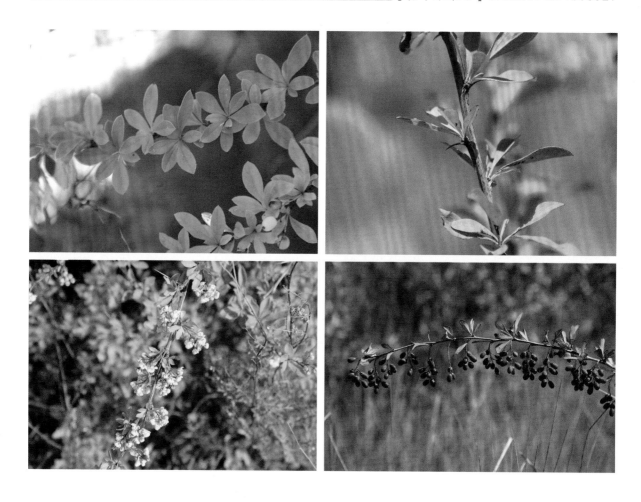

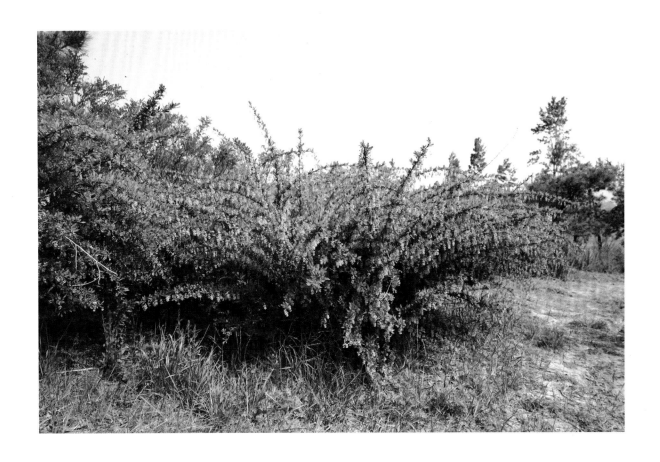

【形态特征】落叶灌木，高 0.5~1.5m。老枝暗灰色，具条棱，无毛，散生黑色疣点，幼枝常带紫红色；茎刺粗壮，单生，淡黄色。叶纸质，倒披针形，上面亮暗绿色，背面淡绿色，两面网脉显著，无毛，不被白粉，也无乳突，叶缘平展，常全缘，稀具少数细锯齿。穗状总状花序具花 15~35 朵；苞片披针形，短于花梗；花黄色；小苞片披针形，常红色；萼片 2 轮；花瓣倒卵状椭圆形，全缘，与内轮萼片近等长，先端稍锐尖，具 2 枚分离腺体。浆果长圆形，淡红色，顶端不具宿存花柱，不被白粉。花期 5~6 月，果期 8~9 月。

【适宜生境】旱中生植物。散生于草原带的河滩沙质地或山坡灌丛中。

【资源状况】分布于包头市（固阳县、土默特右旗）、巴彦淖尔市（乌拉特前旗、乌拉特中旗）。常见。

【入药部位】■中药：根（三颗针）。

■蒙药：根及茎枝（陶木 - 希日 - 毛都）。

【采收加工】春、秋二季采收，除去叶、须根，洗净，切片，晒干。

【功能主治】■中药：三颗针清热燥湿，泻火解毒；用于湿热泻痢，黄疸，湿疹，咽痛目赤，聤耳流脓，痈肿疮毒。

■蒙药：陶木 - 希日 - 毛都除协日乌素，明目，止血，止泻，清热，解毒；用于热性协日乌素病，秃疮，疖，皮肤瘙痒，疥，癣，风火眼，鼻衄，吐血，崩漏，便血，毒热，肾热，遗精，小便不利，尿道肿痛，肠热腹泻。

【用法用量】■中药：三颗针 9~15g。

■蒙药：陶木 - 希日 - 毛都多配方用；外用适量，研末调敷患处，或煎汤滴眼。

置疑小檗 *Berberis dubia* Schneid.

【标本采集号】150221140715058LY

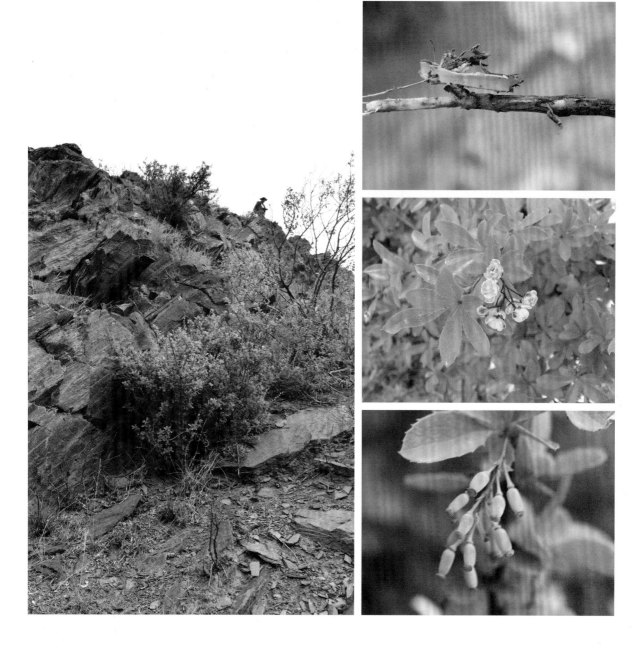

【形态特征】落叶灌木，高 1~3m。老枝灰黑色，稍具棱槽和黑色疣点，幼枝紫红色，有光泽，具棱槽；茎刺单生或 3 分叉。叶纸质，狭倒卵形，无毛，无白粉，叶缘平展，每边具 6~14 枚细刺齿。总状花序由 5~10 朵花组成；花梗细弱，无毛；花黄色；小苞片披针形；萼片 2 轮，外萼片卵形，内萼片阔倒卵形；花瓣椭圆形，短于内萼片，先端浅缺裂，基部楔形，具 2 枚腺体。浆果倒卵状椭圆形，红色，顶端不具宿存花柱，不被白粉。花期 5~6 月，果期 8~9 月。

【适宜生境】旱中生植物。生于山地林缘、山坡。

【资源状况】分布于包头市（固阳县、土默特右旗）、巴彦淖尔市（乌拉特前旗、乌拉特中旗）。常见。

【入药部位】■中药：根及茎枝（小檗）。

　　　　　　■蒙药：根及茎枝（陶木 – 希日 – 毛都）。

【采收加工】春、秋二季采挖，除去叶、须根，洗净，晒干，切片。

【功能主治】■中药：小檗清热燥湿，泻火解毒；用于急性肠炎，痢疾，黄疸，肝硬化腹水，热淋，白带异常，肺炎，咽喉肿痛，目赤，口疮，痈疮疖肿，乳痛，丹毒，瘰疬，湿疹，热痹，烫火伤。

　　　　　　■蒙药：陶木 – 希日 – 毛都除协日乌素，明目，止血，止泻，清热，解毒；用于热性协日乌素病，秃疮，疖，皮肤瘙痒，疥，癣，风火眼，鼻衄，吐血，崩漏，便血，毒热，肾热，遗精，小便不利，尿道肿痛，肠热腹泻。

【用法用量】■中药：小檗 3~9g；外用适量，研末敷，或煎汤洗患处。

　　　　　　■蒙药：陶木 – 希日 – 毛都多配方用；外用适量，研末调敷患处，或煎汤滴眼。

细叶小檗　泡小檗、波氏小檗、针雀、希日 – 毛都、古音 – 苏

Berberis poiretii Schneid.

【标本采集号】150124190914007LY

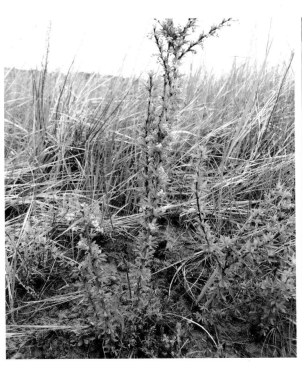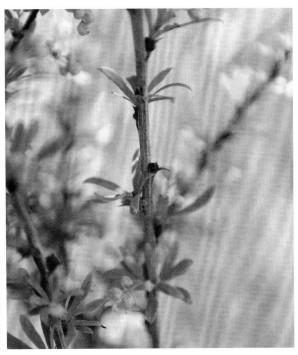

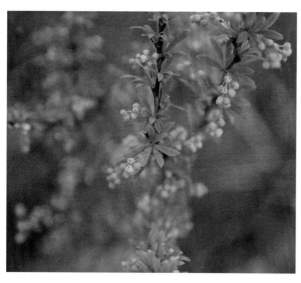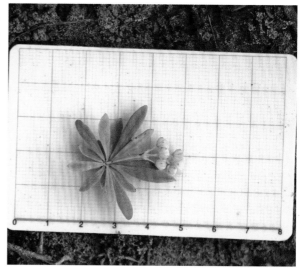

【形态特征】落叶灌木。老枝灰黄色，表面密生黑色细小疣点；幼枝紫褐色，有黑色疣点；枝条
具条棱。茎刺小，通常单一，有时具3~5叉；叶片纸质，倒披针形，全缘或中上部边
缘有齿。总状花序下垂，具花8~15朵；花鲜黄色；苞片条形；小苞片2枚，披针形；
萼片6枚；花瓣6片，倒卵形，较萼片稍短，顶端具极浅缺刻，近基部具1对矩圆形
的腺体；雄蕊6枚。浆果矩圆形，鲜红色，柱头宿存，内含种子1~2枚。花期5~6月，
果期8~9月。

【适宜生境】旱中生植物。生于森林草原带的山地灌丛和山麓砾质地上，进入荒漠草原带的固定沙
地或覆沙梁地只能稀疏生长，零星分布于草原化荒漠的剥蚀残丘及山地。

【资源状况】分布于呼和浩特市（清水河县）。少见。作为园林绿化植物，阴山地区亦有少量栽培。

【入药部位】■中药：根（三颗针）。

　　　　　　■蒙药：根及茎枝（陶木－希日－毛都）。

【采收加工】春、秋二季采挖，除去泥沙和须根，晒干或切片晒干。

【功能主治】■中药：三颗针清热燥湿，泻火解毒；用于湿热泻痢，黄疸，湿疹，咽痛目赤，聤耳流脓，
痈肿疮毒。

　　　　　　■蒙药：陶木－希日－毛都除协日乌素，明目，止血，止泻，清热，解毒；用于热性
协日乌素病，秃疮，疖，皮肤瘙痒，疥，癣，风火眼，鼻衄，吐血，崩漏，便血，毒
热，肾热，遗精，小便不利，尿道肿痛，肠热腹泻。

【用法用量】■中药：三颗针9~15g。

　　　　　　■蒙药：陶木－希日－毛都多配方用；外用适量，研末调敷患处，或煎汤滴眼。

黄芦木

三颗针、山黄柏、陶木－希日－毛都
Berberis amurensis Rupr.

【标本采集号】150921150827040LY

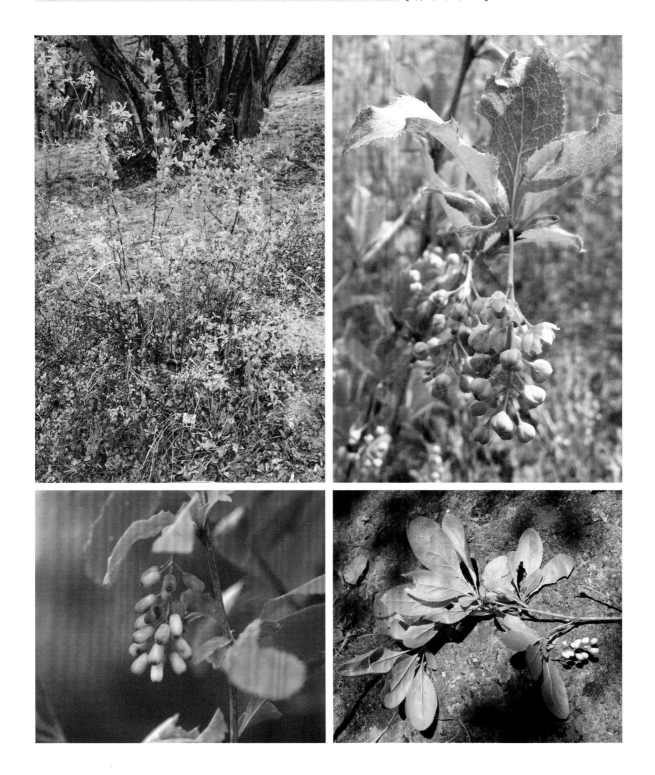

【形态特征】落叶灌木，高 2~3.5m。老枝淡黄色或灰色，稍具棱槽，无疣点；茎刺 3 分叉，稀单一。叶纸质，倒卵状椭圆形、椭圆形或卵形，叶缘平展，每边具 40~60 枚细刺齿。总状花序具花 10~25 朵，无毛；花黄色；萼片 2 轮，外萼片倒卵形，内萼片与外萼片同形；花瓣椭圆形，先端浅缺裂，基部稍呈爪，具 2 枚分离腺体。浆果长圆形，红色，顶端不具宿存花柱，不被白粉或仅基部微被霜粉。花期 5~6 月，果期 8~9 月。

【适宜生境】中生植物。在落叶阔叶林区及森林草原的山地灌丛中为较常见的伴生种，有时稀疏生于林缘或山地沟谷。

【资源状况】分布于乌兰察布市（四子王旗、卓资县）、呼和浩特市（土默特左旗）。常见。

【入药部位】■中药：根和茎枝（黄芦木）。

　　　　　　■蒙药：根和茎枝（陶木－希日－毛都）。

【采收加工】春、秋二季采收根及茎枝，除去叶及须根，洗净，晒干；剥取根皮，晒干。

【功能主治】■中药：黄芦木清热燥湿，解毒；用于肠炎，痢疾，慢性胆囊炎，急、慢性肝炎，无名肿毒，丹毒湿疹，烫伤，目赤，口疮。

　　　　　　■蒙药：陶木－希日－毛都除协日乌素，明目，止血，止泻，清热，解毒；用于热性协日乌素病，秃疮，疖，皮肤瘙痒，疥，癣，风火眼，鼻衄，吐血，崩漏，便血，毒热，肾热，遗精，小便不利，尿道肿痛，肠热腹泻。

【用法用量】■中药：黄芦木 5~20g；外用适量，研末撒布或调敷，煎汤洗或点眼。

　　　　　　■蒙药：陶木－希日－毛都多配方用；外用适量，研末调敷患处，或煎汤滴眼。

防己科

蝙蝠葛

山豆根、苦豆根、山豆秧根、哈日－敖日阳古

Menispermum dauricum DC.

【标本采集号】150921150827048LY

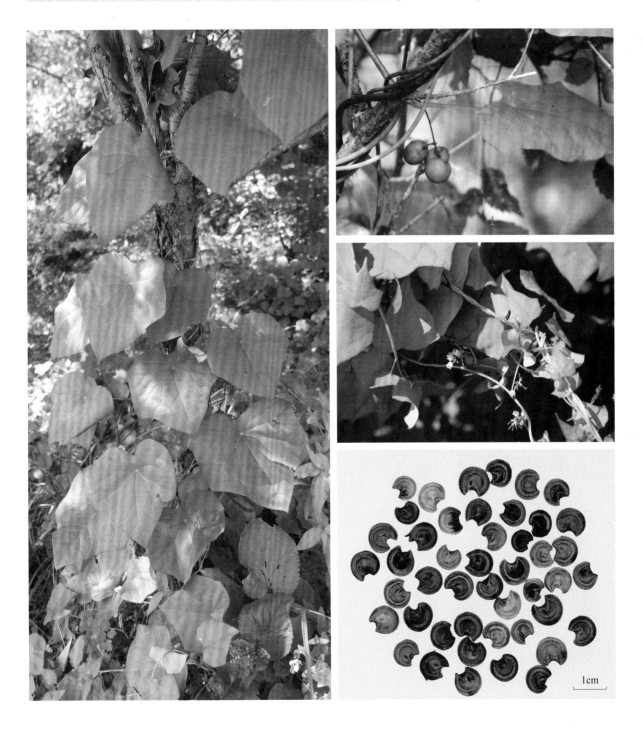

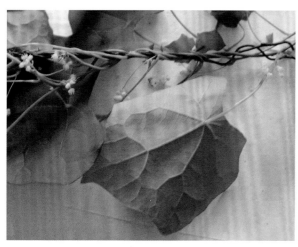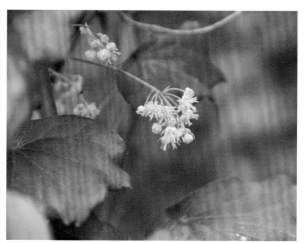

【形态特征】草质藤本。根茎直生，茎自近顶部侧芽生出；一年生茎纤细，无毛。叶心状扁圆形，边缘具 3~9 角或 3~9 裂，稀近全缘，基部心形或近平截，下面被白粉，掌状脉（7）9~12 条。圆锥花序单生或双生，花序梗细长，具花数朵至 20 余朵；雄花：萼片 4~8 枚，膜质，绿黄色，倒披针形或倒卵状椭圆形，外轮至内轮渐大，花瓣 6~8（9~12）片，肉质，兜状，具短爪，雄蕊常 12 枚；雌花：退化雄蕊 6~12 枚，雌蕊群具柄。核果紫黑色。花期 6 月，果期 8~9 月。

【适宜生境】中生植物。生于山地林缘、灌丛、沟谷。

【资源状况】分布于乌兰察布市（卓资县）、呼和浩特市（武川县）。少见。

【入药部位】■中药：根茎（北豆根）。

【采收加工】春、秋二季采挖，除去须根及泥沙，晒干。

【功能主治】■中药：北豆根清热解毒，祛风止痛；用于咽喉肿痛，热毒泻痢，风湿痹痛。

【用法用量】■中药：北豆根 3~9g。

木兰科

五味子　北五味子、辽五味子、山花椒秧、乌拉勒吉嘎纳
Schisandra chinensis (Turcz.) Baill.

【标本采集号】150921150827047LY

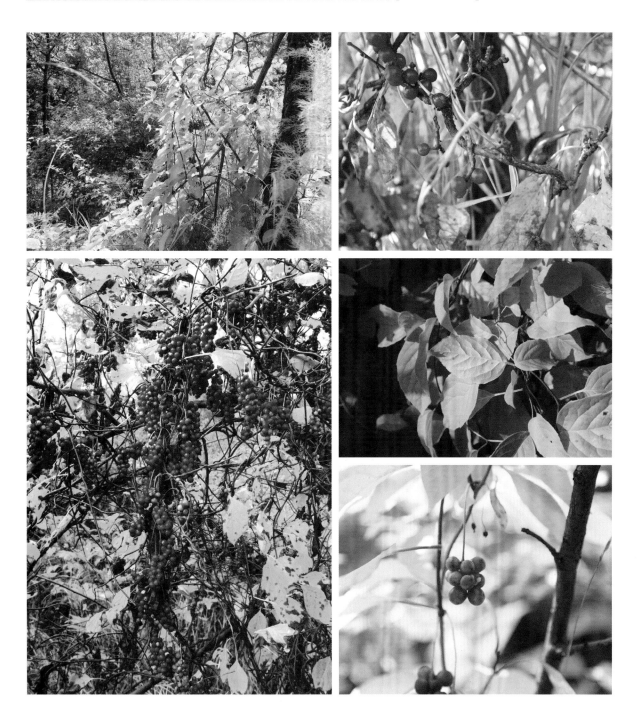

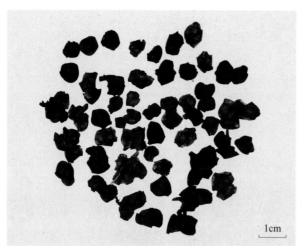 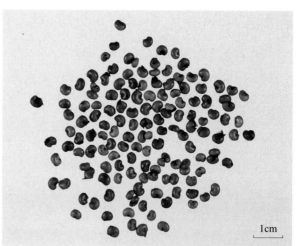

【形态特征】落叶木质藤本，除幼叶下面被柔毛及芽鳞具缘毛外余无毛。叶膜质，宽椭圆形、卵形、倒卵形、宽倒卵形或近圆形，先端骤尖，基部楔形，上部疏生胼胝质浅齿，近基部全缘，基部下延成极窄翅。花被片粉白色或粉红色，6~9片，长圆形或椭圆状长圆形；雄蕊5枚，离生，直立排列，无花丝或外3枚花丝极短；雌蕊群近卵圆形，心皮17~40个。聚合果，小浆果红色，近球形，果皮具不明显腺点。种子1~2枚，肾形，种皮光滑。花期6~7月，果期8~9月。

【适宜生境】耐阴中生植物。生于阴湿的山沟、灌丛或林下。

【资源状况】分布于乌兰察布市（卓资县）。少见。

【入药部位】■中药：果实（五味子）。

【采收加工】秋季果实成熟时采摘，晒干或蒸后晒干，除去果梗和杂质。

【功能主治】■中药：五味子收敛固涩，益气生津，补肾宁心；用于久嗽虚喘，津伤口渴，自汗盗汗，梦遗滑精，遗尿尿频，久泻不止，内热消渴，心悸失眠。

【用法用量】■中药：五味子2~6g。

罂粟科

虞美人 丽春花、赛牡丹、锦被花
Papaver rhoeas L.

【标本采集号】150221150813450LY

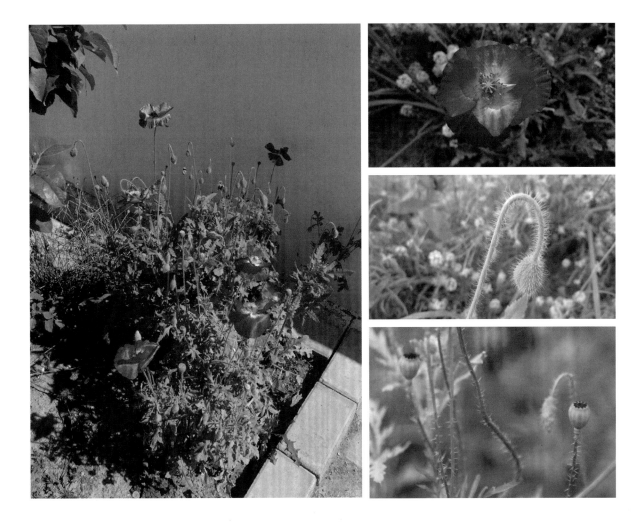

【形态特征】一年生草本，全体被伸展的刚毛，稀无毛。茎直立，高 25~90cm，具分枝，被淡黄色刚毛。叶互生；叶片轮廓披针形或狭卵形，羽状分裂，下部全裂，上部深裂或浅裂，裂片披针形；下部叶具柄，上部叶无柄。花单生于茎和分枝顶端；花蕾下垂；萼片 2 枚；花瓣 4 片，全缘，稀圆齿状或顶端缺刻状，紫红色，基部通常具深紫色斑点；雄蕊多数；柱头 5~18 个，辐射状，联合成边缘圆齿状的盘状体。蒴果宽倒卵形，无毛，具不明显的肋。种子多数，肾状长圆形。花、果期 3~8 月。

【适宜生境】中生植物。栽培种，喜排水良好、肥沃的沙壤土。

【资源状况】作为园林绿化植物，阴山地区有少量栽培。

【入药部位】■中药：花和全株。

【采收加工】4~6 月，花开时采收，晒干。

【功能主治】■中药：花和全株镇咳，止泻，镇痛，镇静。

【用法用量】■中药：花 1.5~3g；全株 3~6g。

野罂粟
野大烟、山大烟、哲日利格－阿木－其其格
Papaver nudicaule L.

【标本采集号】150921150826034LY

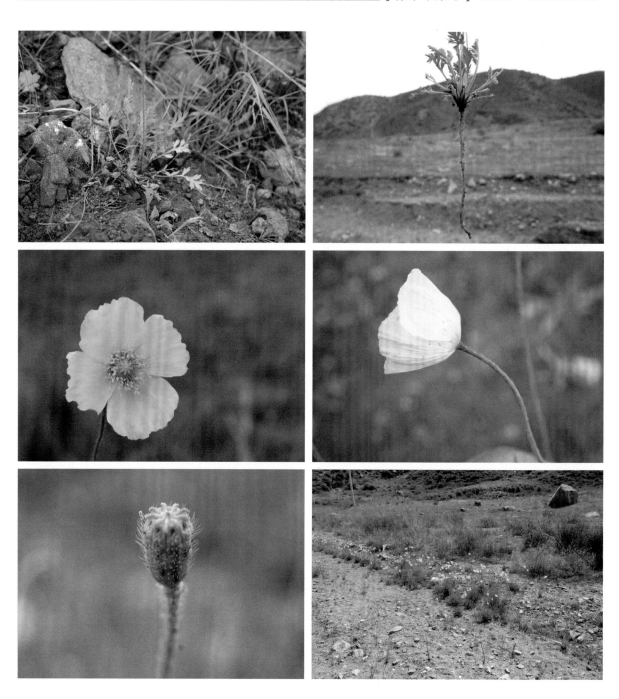

【形态特征】多年生草本。主根圆柱形，木质化，黑褐色。叶全部基生，叶片轮廓矩圆形，羽状深裂或近二回羽状深裂，一回深裂片卵形或披针形，再羽状深裂，两面被刚毛或长硬毛，多少被白粉；叶柄两侧具狭翅，被刚毛或长硬毛。花黄色、橙黄色、淡黄色，稀白色；萼片2枚，卵形，被铡毛状硬毛；花瓣外2片较大，内2片较小，倒卵形，边缘具细圆齿。蒴果矩圆形或倒卵状球形，被刚毛，稀无毛，宿存盘状柱头常具6枚辐射状裂片。种子多数肾形，褐色。花期5~7月，果期7~8月。

【适宜生境】旱中生植物。生于山地林缘、草甸、草原、固定沙丘。

【资源状况】除阿拉善盟外，阴山其他地区均有分布。常见。

【入药部位】■中药：果实、全草（野罂粟）。

　　　　　　■蒙药：花（哲日利格-阿木-其其格）。

【采收加工】秋季采收成熟果实，晒干；夏、秋二季采收带花全草，除去杂质，晒干；夏季花盛开时采摘花，除去杂质，阴干。

【功能主治】■中药：野罂粟镇痛，敛肺止咳，涩肠止泻；用于久咳，久泻，脱肛，胃痛，神经性头痛。

　　　　　　■蒙药：哲日利格-阿木-其其格镇痛，凉血；用于胸刺痛，血热，搏热。

【用法用量】■中药：野罂粟3~6g。

　　　　　　■蒙药：哲日利格-阿木-其其格多配方用。

白屈菜
山黄连、希古得日-格纳、希日-好日
Chelidonium majus L.

【标本采集号】150921150827039LY

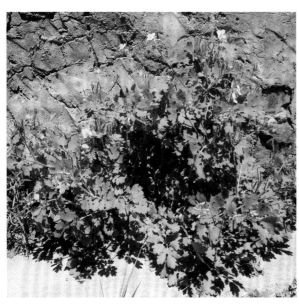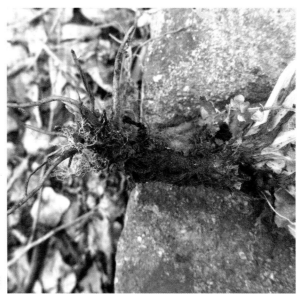

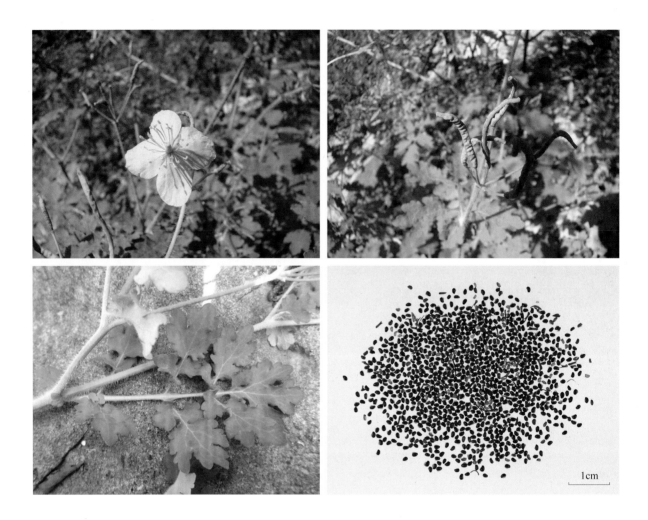

【形态特征】多年生草本，高 30~50cm。主根粗壮，长圆锥形，暗褐色，具多数侧根。茎直立，多分枝，具纵沟棱，被细短柔毛。叶轮廓椭圆形或卵形，单数羽状全裂，侧裂片 1~6 对，裂片卵形，边缘具羽状浅裂和钝圆齿，上面无毛，下面粉白色，被短柔毛。伞形花序；萼片 2 枚，早落；花瓣 4 片，黄色，倒卵形，先端圆形或微凹；雄蕊多数；子房圆柱形，柱头头状，先端 2 浅裂。蒴果条状圆柱形，种子多数，宽卵形，黑褐色，表面有光泽和网纹。花期 6~7 月，果期 8 月。

【适宜生境】中生植物。生于山地林缘、林下、河谷溪边。

【资源状况】分布于乌兰察布市（凉城县、卓资县）、呼和浩特市（土默特左旗、武川县）、包头市（东河区、固阳县、九原区、昆都仑区、青山区、石拐区、土默特右旗）。少见。

【入药部位】■中药：全草（白屈菜）。
　　　　　　■蒙药：全草（希古得日－格纳）。

【采收加工】夏、秋二季采挖，除去泥沙，阴干或晒干。

【功能主治】■中药：白屈菜有毒；解痉止痛，止咳平喘；用于胃脘挛痛，咳嗽气喘，百日咳。
　　　　　　■蒙药：希古得日－格纳杀黏，清热，解毒；用于黏热，发症，毒热，浊热，未成熟热。

【用法用量】■中药：白屈菜 9~18g。
　　　　　　■蒙药：希古得日－格纳多配方用。

角茴香

咽喉草、黄花草、雪里青、细叶角茴香、嘎伦－塔巴格

Hypecoum erectum L.

【标本采集号】150925150527016LY

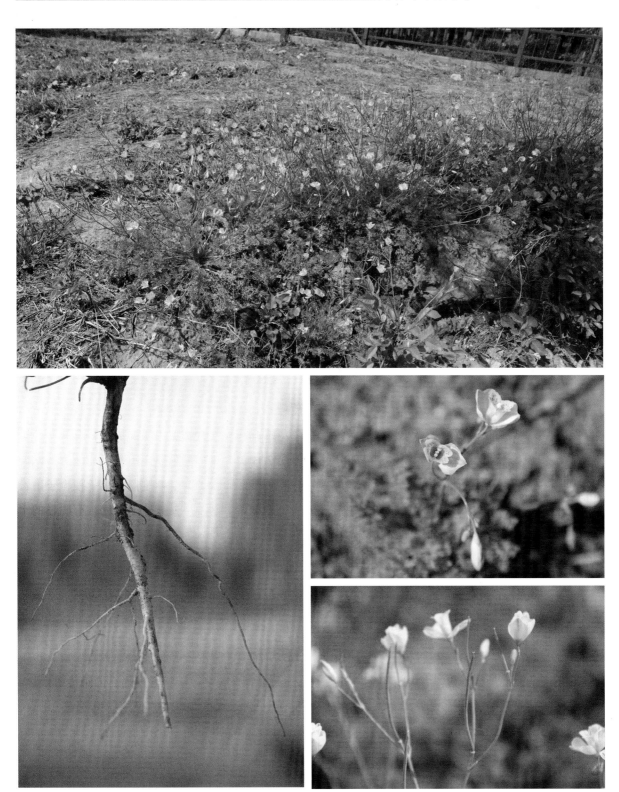

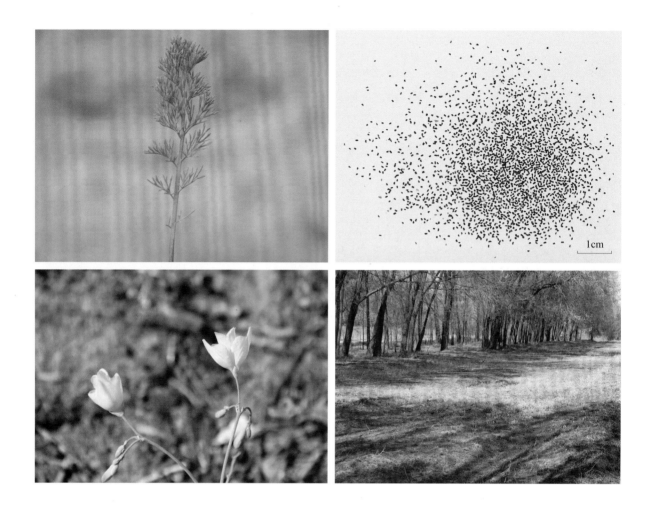

【形态特征】一年生低矮草本，高 10~30cm，全株被白粉。基生叶呈莲座状，轮廓椭圆形，二至三回羽状全裂，最终小裂片细条形。聚伞花序；苞片叶状细裂；花淡黄色；萼片 2 枚，卵状披针形，边缘膜质；花瓣 4 片，外面 2 片较大，倒三角形，顶端有圆裂片，内面 2 片较小，倒卵状楔形，上部 3 裂，中裂片长矩圆形；雄蕊 4 枚；雌蕊 1 枚，子房长圆柱形，柱头 2 深裂。蒴果条形，种子间有横隔，2 瓣开裂。种子黑色，有明显的十字形突起。花、果期 5~8 月。

【适宜生境】中生植物。生于砾石质坡地、沙质地、盐化草甸等处。

【资源状况】分布于阴山地区各地。十分常见。

【入药部位】■中药：全草（角茴香）。

　　　　　　■蒙药：全草（嘎伦 – 塔巴格）。

【采收加工】春季开花前采挖带根全草，除去杂质，洗净泥土，晒干。

【功能主治】■中药：角茴香泻火，解毒，镇咳；用于支气管炎，咳嗽，感冒发热，细菌性痢疾。

　　　　　　■蒙药：嘎伦 – 塔巴格杀黏，清热，解毒；用于流行性感冒，瘟疫，黄疸，阵刺痛，结喉，发症，转筋痛，麻疹，炽热，劳热，搏热，毒热。

【用法用量】■中药：角茴香 6~9g，或研末，1~1.5g。

　　　　　　■蒙药：嘎伦 – 塔巴格多配方用。

细果角茴香

节裂角茴香、塔苏日海 – 嘎伦 – 塔巴格

Hypecoum leptocarpum Hook. f. et Thoms.

【标本采集号】150125150804079LY

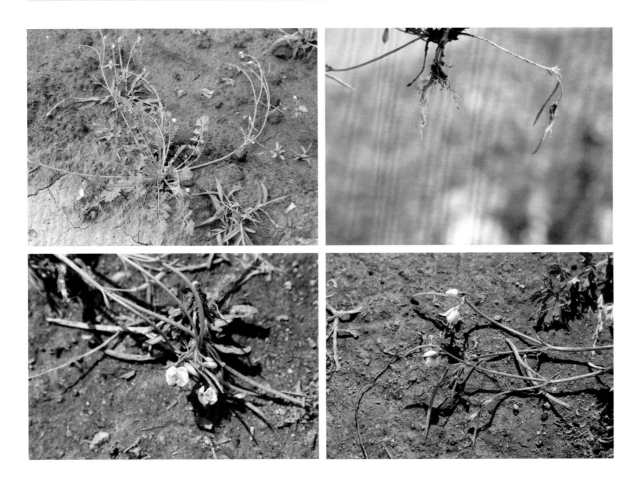

【形态特征】一年生铺散草本，全株无毛，稍有白粉，高5~40cm。基生叶多数，莲座状，轮廓狭倒披针形，二回单数羽状全裂，最终裂片卵状披针形或披针形；叶柄基部有宽膜质叶鞘。花葶常二歧状分枝，着生花1~5朵；萼片极小，卵状披针形，绿色；花瓣4片，外面2片，稍大，宽卵形，内面2片，稍小，3裂达中部，中央裂片长矩圆形，两侧裂片斜椭圆形；雄蕊4枚，花丝具狭翅。蒴果直立，两侧压扁，成熟时在关节处分离成数小节，每节具种子1枚。花期5~7月，果期6~7月。

【适宜生境】中生植物。生于山地沟谷、田边。

【资源状况】分布于呼和浩特市（和林格尔县、武川县）。常见。

【入药部位】■蒙药：全草（塔苏日海 – 嘎伦 – 塔巴格）。

【采收加工】夏、秋二季采收全草，除去杂质，洗净泥土，晒干。

【功能主治】■蒙药：塔苏日海 – 嘎伦 – 塔巴格杀黏，清热，解毒；用于流行性感冒，瘟疫，黄疸，阵刺痛，结喉，发症，转筋痛，麻疹，炽热，劳热，搏热，毒热。

【用法用量】■蒙药：塔苏日海 – 嘎伦 – 塔巴格6~9g，或研末服。

小黄紫堇 黄花地丁、希日－萨巴乐干纳
Corydalis raddeana Regel

【标本采集号】150125150810034LY

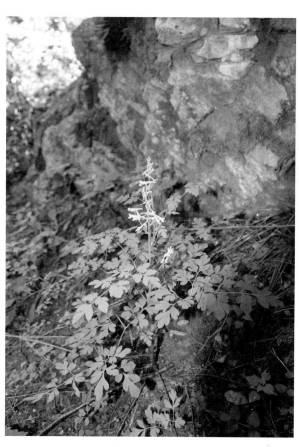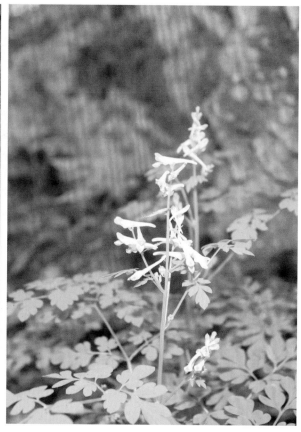

【形态特征】一、二年生草本，高 60~90cm，全株无毛。主根粗壮，向下渐狭，具侧根和纤维状细根。茎直立，基部直径达 1cm，具棱，通常自下部分枝。叶二至三回羽状分裂。总状花序顶生和腋生，长 5~9cm，果时达 15cm，有花（5~）13~20 朵，排列稀疏；花瓣黄色，上花瓣长 1.8~2cm，花瓣片舟状卵形。蒴果圆柱形，长 1.5~2（~2.5）cm，直径约 2mm，具种子 4~12 枚，排成 1 列。种子近圆形，直径 1.5~2mm，黑色，具光泽。花、果期 7~8 月。

【适宜生境】中生植物。生于山地林缘、石崖下。

【资源状况】分布于呼和浩特市（武川县）。少见。

【入药部位】■蒙药：茎、叶（希日－萨巴乐干纳）

【采收加工】夏季采收，除去杂质，阴干。

【功能主治】■蒙药：希日－萨巴乐干纳清热，平协日，愈伤，消肿；用于隐伏热，协日热，血热，瘟症，烧伤。

【用法用量】■蒙药：希日－萨巴乐干纳多入丸、散服。

北紫堇 西伯日－萨巴乐干纳
Corydalis sibirica (L. f.) Pers.

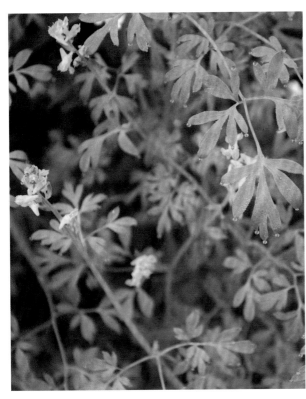
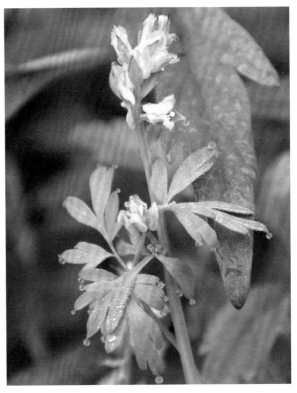

【形态特征】一、二年生草本，高达50cm。主根具少数分枝。根茎短，具少数叶残基。茎具棱，多分枝。基生叶少，基部具鞘，叶二至三回三出分裂，小裂片倒披针形，下面被白粉；茎生叶多数，具柄，基部具鞘。总状花序顶生，多花；下部苞片披针形，最上部苞片钻形，均全缘；萼片近圆形，边缘撕裂状；花冠黄色，上花瓣瓣片具缺刻状圆齿，背部鸡冠状突起，下花瓣鸡冠同上花瓣，下部稍囊状，基部具短爪；内花瓣瓣片具1个侧生囊；蜜腺贯穿距的1/2；柱头顶端2裂，具4个长乳突。蒴果倒卵形，反折。花、果期6~8月。

【适宜生境】中生植物。生于山地林下、沟谷溪边。

【资源状况】分布于乌兰察布市（卓资县）、呼和浩特市（回民区、土默特左旗、武川县、新城区）、包头市（固阳县、九原区、石拐区、土默特右旗）。少见。

【入药部位】■蒙药：全草（西伯日－好如海－其其格）。

【采收加工】夏、秋二季花、果期采收全草，除去杂质，阴干。

【功能主治】■蒙药：西伯日－好如海－其其格清热，治伤，消肿；用于黏热，流行性感冒，伤热，隐热，烫伤。

【用法用量】■蒙药：西伯日－好如海－其其格多配方用。

地丁草

布氏紫堇、紫堇、好如海－其其格
Corydalis bungeana Turcz.

【标本采集号】150221130622224LY

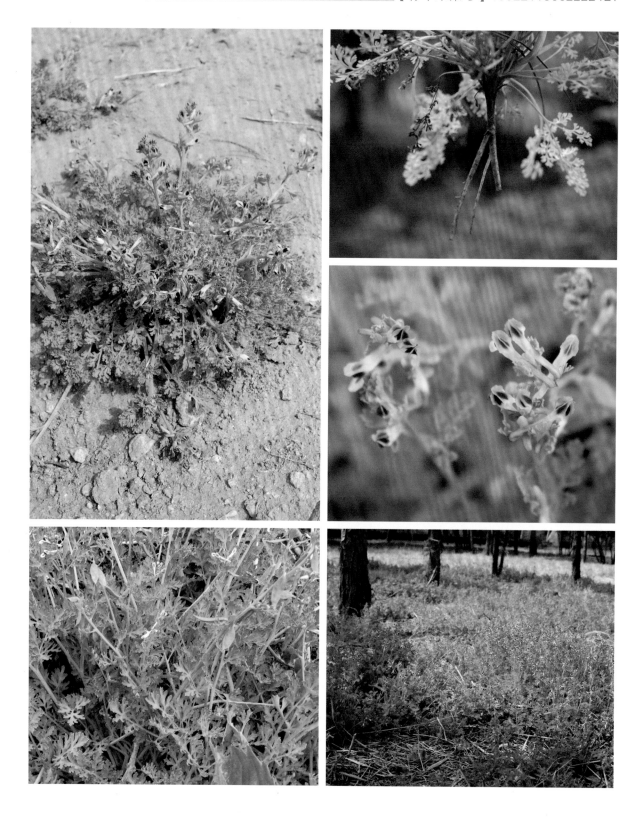

【形态特征】一、二年生草本，全株被白粉，呈灰绿色，无毛。直根细长，褐黄色。茎直立或斜升，有分枝。叶片轮廓卵形，三回羽状全裂，小裂片狭卵形或披针状条形。总状花序生枝顶，果时延长；苞片叶状，二回羽状深裂，具较短的柄；萼片小，三角状卵形；花瓣淡紫红色，外轮上面 1 片背部有龙骨状突起，距圆筒形，末端圆形，稍向下弯曲，下面 1 片矩圆形，背部有龙骨状突起，具长爪，内轮 2 片先端深紫色，顶端合生。蒴果狭椭圆形。花、果期 5~7 月。

【适宜生境】中生植物。生于农田、渠道边、沟谷草甸、山地疏林下。

【资源状况】分布于呼和浩特市（土默特左旗）、包头市（东河区、九原区、昆都仑区、青山区、石拐区、土默特右旗）。常见。

【入药部位】■中药：全草（苦地丁）。

　　　　　　■蒙药：全草（萨巴乐－干纳）。

【采收加工】夏季花、果期采收，除去杂质，晒干。

【功能主治】■中药：苦地丁清热解毒，散结消肿；用于时疫感冒，咽喉肿痛，痈疽发背，疔腮，丹毒。

　　　　　　■蒙药：萨巴乐－干纳清热，治伤，消肿；用于黏热，流行性感冒，伤热，隐热，烫伤。

【用法用量】■中药：苦地丁 9~15g；外用适量，捣敷，或研末调敷，或煎汤外洗。

　　　　　　■蒙药：萨巴乐－干纳多配方用。

灰绿黄堇　黄草花、旱生黄堇、柴布日－萨巴乐干纳
Corydalis adunca Maxim.

【标本采集号】150921150827007LY

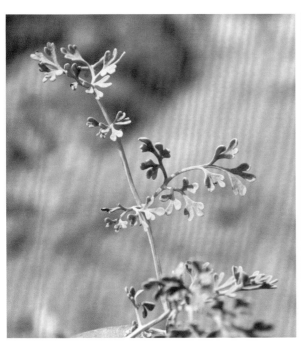
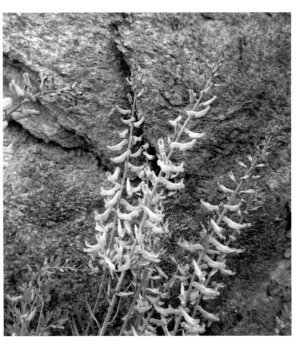

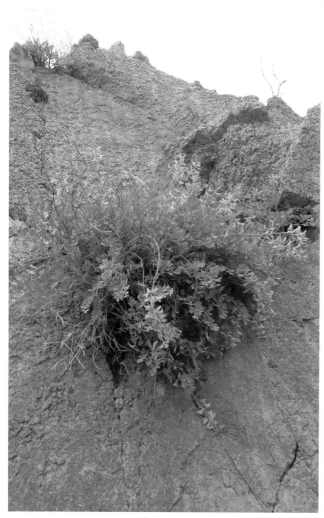
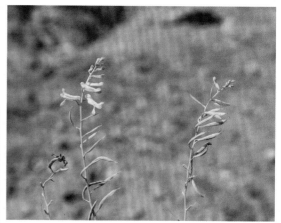
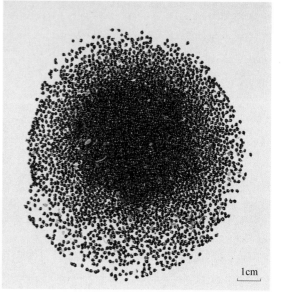

1cm

【形态特征】多年生草本，全株被白粉，呈灰绿色。直根粗壮，暗褐色。茎直立，高 20~40cm，自基部多分枝，具纵条棱。叶片轮廓披针形或卵状披针形，二回单数羽状全裂。花黄色，顶生总状花序；苞片条形；萼片三角状卵形；上面花瓣先端上举，具小突尖，距短，稍内弯，下面花瓣较细，先端具小突尖，内面 2 片花瓣矩圆形，具细长爪，顶端靠合，包围雄蕊和雌蕊；子房条形，花柱上部弯曲，柱头膨大，有几个鸡冠状突起。蒴果条形，直立，先端具喙。种子平滑，亮黑色。花、果期 5~8 月。

【适宜生境】中旱生植物。生于山地石质山坡、岩石露头处。

【资源状况】分布于乌兰察布市（卓资县）、包头市（土默特右旗）、巴彦淖尔市（磴口县、乌拉特后旗、乌拉特中旗）。常见。

【入药部位】■中药：全草（黄花草）。

【采收加工】夏季花期采收，切段，阴干。

【功能主治】■中药：黄花草清肺止咳，清肝利胆，止痛；用于肺热咳嗽，发热胸痛，肝胆湿热，胁痛，黄疸，湿热泄泻。

【用法用量】■中药：黄花草 3~9g。

齿瓣延胡索

蓝雀花、蓝花菜、希都日呼 — 萨巴乐干纳

Corydalis turtschaninovii Bess.

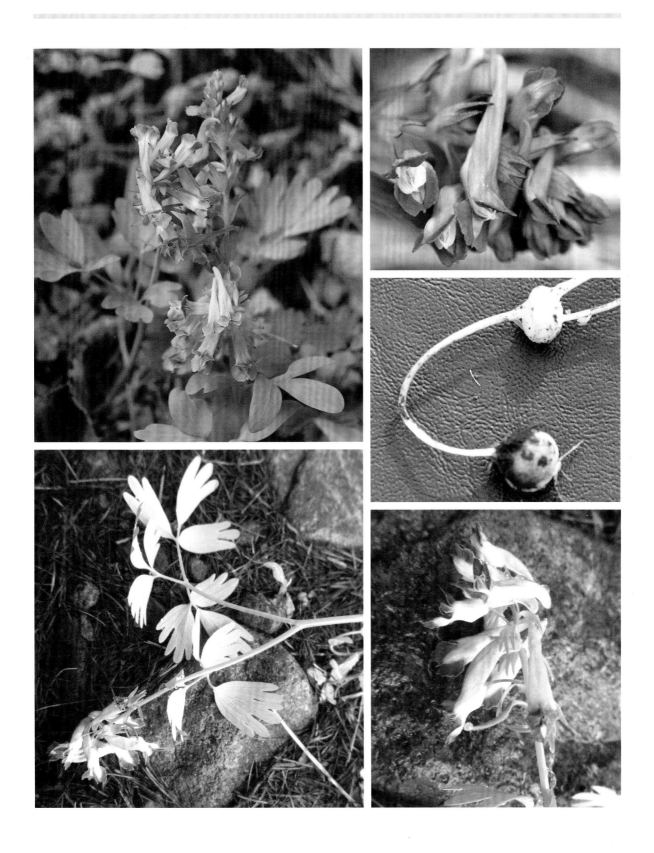

【形态特征】多年生草本，高达 30cm。块茎球形，有时瓣裂；茎直立或斜伸，不分枝，基部以上具 1 枚反卷大鳞片。茎生叶 2 枚，二回或近三回三出，小叶宽椭圆形、倒披针形或线形，全缘，或具粗齿和深裂，或篦齿状。总状花序；苞片楔形，篦齿状多裂，稀分裂较少。花冠蓝色、白色或紫蓝色，外花瓣宽，具波状浅齿，先端凹缺，具短尖，上花瓣距圆筒状，蜜腺稍伸出；柱头扁四方形，顶端具 4 个乳突，基部下延成 2 个尾状突起。蒴果线形。花期 4~5 月，果期 5~6 月。

【适宜生境】中生植物。生于山地林缘、沟谷草甸、河滩及溪沟边。

【资源状况】分布于乌兰察布市（卓资县）、呼和浩特市（回民区、土默特左旗、武川县、新城区）、包头市（固阳县、九原区、石拐区、土默特右旗）。少见。

【入药部位】■中药：块茎（齿瓣延胡索）。

【采收加工】5 月上旬茎叶枯萎时采挖，搓去浮皮，洗净，按大、中、小分成三档，分别放入 80~90℃的水中煮 3~4min，小块茎 2min，随时翻动，至内无白心，呈黄色时捞出，晒干。

【功能主治】■中药：齿瓣延胡索活血化瘀，行气止痛；用于心腹作痛，胃脘痛，疝痛，经闭，痛经，月经不调，产后瘀血腹痛，癥瘕，腰膝疼痛，跌打肿痛。

【用法用量】■中药：齿瓣延胡索 3~10g；研末，1.5~3g；或入丸剂服。

荷包牡丹
滴血的心、鱼儿牡丹
Dicentra spectabilis (L.) Lem.

【标本采集号】150105200607023LY

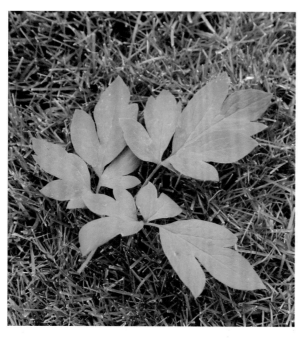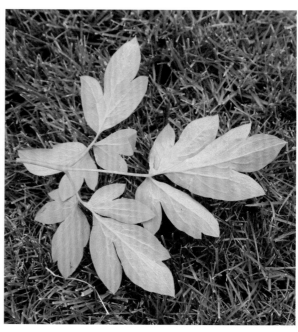

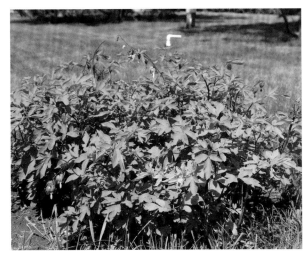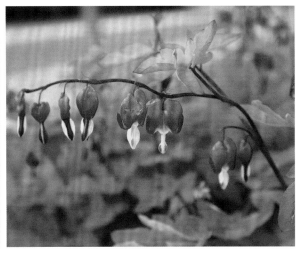

【形态特征】直立草本，高达 60cm。茎带紫红色。叶三角形，二回三出全裂，一回裂片具长柄，中裂片的柄较侧裂片的长，二回裂片近无柄，2 或 3 裂，小裂片常全缘，下面被白粉，两面叶脉明显。总状花序，具（5~）8~11（~15）花，于花序轴一侧下垂；苞片钻形，基部心形；萼片披针形，玫瑰色，早落；外花瓣紫红色或粉红色，稀白色，下部囊状，具脉纹，上部窄向下反曲，内花瓣先端紫色，鸡冠状突起，爪长圆形，白色。花期 5 月，果期 5~6 月。

【适宜生境】生于海拔 780~2800m 的湿润草地和山坡。

【资源状况】作为园林绿化植物，阴山地区有少量栽培。

【入药部位】■中药：根茎（荷包牡丹根）。

【采收加工】夏季采挖，洗净，晒干或鲜用。

【功能主治】■中药：荷包牡丹根祛风，活血，镇痛；用于金疮，疮毒，胃痛。

【用法用量】■中药：荷包牡丹根酒煎服；或捣汁，酒冲服。

山柑科

醉蝶花 西洋白花菜、紫龙须
Cleome spinosa Jacq.

【标本采集号】150204190420029LY

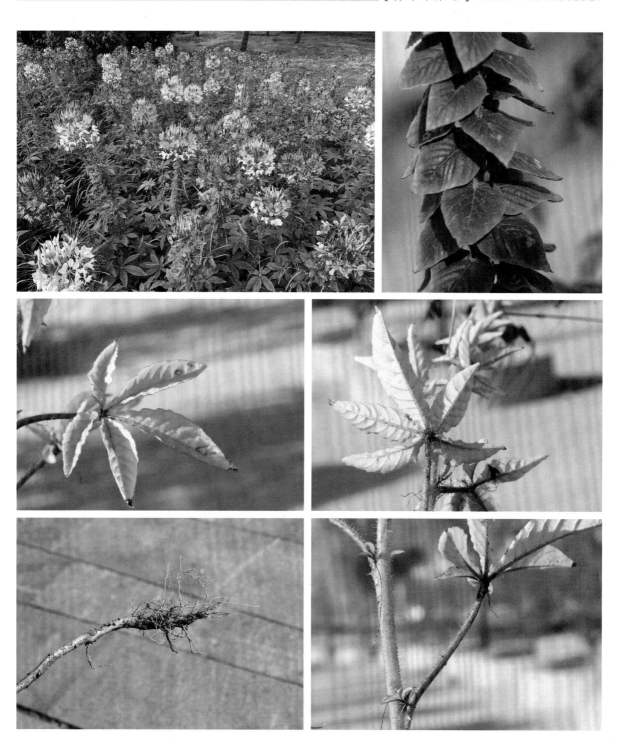

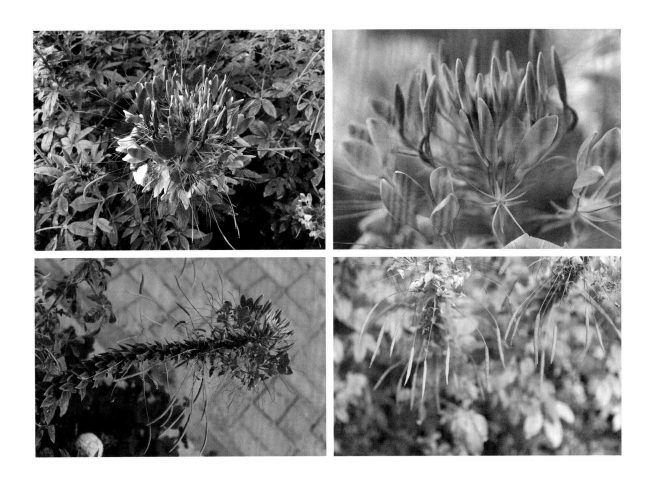

【形态特征】一年生强壮草本，有特殊臭味，有托叶刺。掌状复叶，具小叶 5~7 枚；小叶草质，椭圆状披针形或倒披针形，中央小叶较大；叶柄长 2~8cm，常有淡黄色皮刺。总状花序密被黏质腺毛；苞片单一，叶状，卵状长圆形；花蕾圆筒形；花梗被短腺毛；萼片 4 枚；花瓣粉红色，少见白色，在芽中时覆瓦状排列，无毛，瓣片倒卵状匙形；雄蕊 6 枚，花药线形；雌蕊柄果时略有增长，子房线柱形，几无花柱，柱头头状。果实圆柱形，两端稍钝。种子表面近平滑或有小疣状突起。花期初夏，果期夏末秋初。

【适宜生境】中生植物。原产于热带美洲，性喜高温，较耐暑热，忌寒冷。喜湿润土壤，在沙壤土、带黏质的土壤、碱性土中生长不良。

【资源状况】作为园林绿化植物，阴山地区有少量栽培。

【入药部位】■中药：全草（醉蝶花）。

【采收加工】夏、秋二季采收，除去泥沙，晒干。

【功能主治】■中药：醉蝶花祛风散寒，杀虫止痒。

【用法用量】■中药：醉蝶花 15~30g。

十字花科

甘 蓝
卷心菜、圆白菜、疙瘩白、椰菜、布格仍黑－额希图－诺高

Brassica oleracea L. var. *capitata* L.

【标本采集号】150221140715922LY

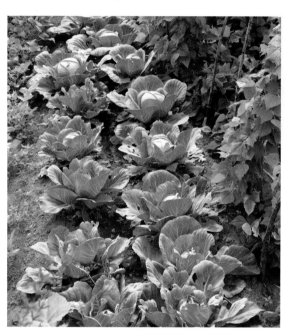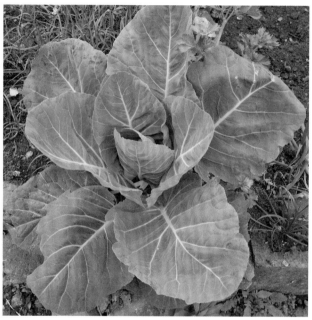

【形态特征】二年生草本，被粉霜。矮且粗壮一年生茎肉质，不分枝，绿色或灰绿色。基生叶多数，质厚，裹成球状体，乳白色或淡绿色；二年生茎有分枝，具茎生叶。基生叶及下部茎生叶长圆状倒卵形，边缘有波状不明显锯齿；上部茎生叶卵形，基部抱茎；最上部叶长圆形，抱茎。总状花序顶生及腋生；花淡黄色；萼片直立，线状长圆形；花瓣宽椭圆状倒卵形，脉纹显明，顶端微缺，基部骤变窄成爪。长角果圆柱形，两侧稍压扁，中脉突出，喙圆锥形。花期5~6月，果期7~8月。

【适宜生境】中生植物。对土壤的选择不是很严格，但适宜在腐殖质丰富的黏壤土或沙壤土中种植。

【资源状况】作为蔬菜，阴山地区较为广泛栽培。

【入药部位】■中药：叶（甘蓝）。

【采收加工】多于夏、秋二季采收，鲜用。

【功能主治】■中药：甘蓝用于胃及十二指肠溃疡。

【用法用量】■中药：甘蓝绞汁饮，200~300ml，或适量拌食、煮食。

花椰菜

花菜、诺高 – 音 – 其其格

Brassica oleracea L. var. *botrytis* L.

【标本采集号】150822190717045LY

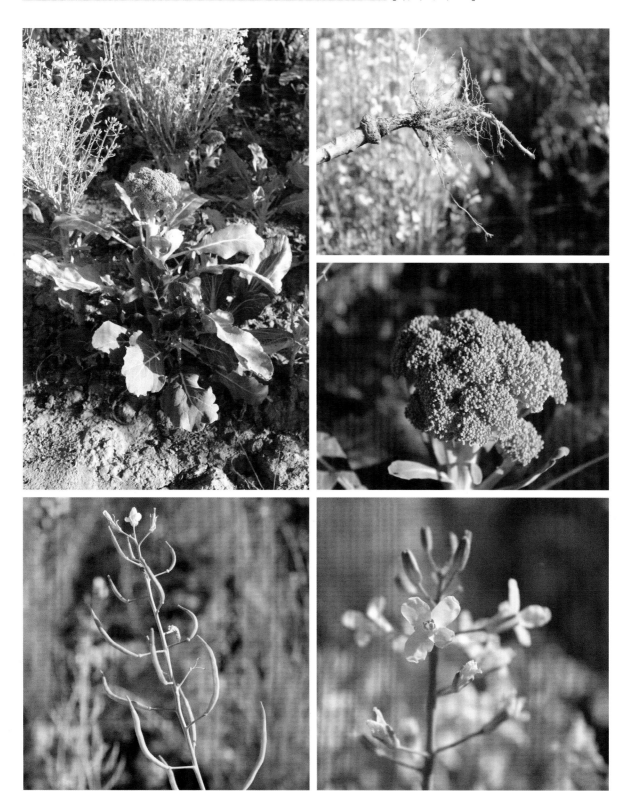

【形态特征】二年生草本，高 60~90cm，被粉霜。茎直立，粗壮，有分枝。基生叶及下部叶长圆形，灰绿色，顶端圆形，开展，不卷心，全缘或具细牙齿，有时叶片下延，具数个小裂片，并呈翅状；茎中上部叶较小且无柄，长圆形至披针形，抱茎。茎顶端有 1 个由总花梗、花梗和未发育的花芽密集成的乳白色肉质头状体；总状花序顶生及腋生；花淡黄色，后变成白色。长角果圆柱形，有 1 条中脉，喙下部粗上部细。种子宽椭圆形，棕色。花期 4 月，果期 5 月。

【适宜生境】中生植物。对土壤的适应性强，以有机质高、土层深厚的沙壤土为最好。

【资源状况】作为蔬菜，阴山地区有少量栽培。

【入药部位】■中药：花序。

【采收加工】秋季采收，鲜用或晒干。

【功能主治】■中药：花序增强肝脏解毒能力，并能提高机体的免疫力，可预防感冒和维生素 C 缺乏症的发生。

【用法用量】■中药：花序 10~15g，或鲜品捣汁。

擘　蓝　茎蓝、玉头、球茎甘蓝、布格仍黑－额希图－诺高
Brassica caulorapa Pasq.

【标本采集号】150928180712367LY

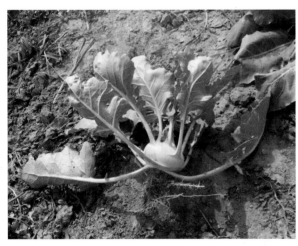 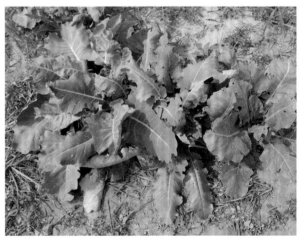

【形态特征】二年生草本，被蜡粉。近地面（在地上 2~4cm 处）部分的茎膨大成球状茎，在球状茎上部着生多数具长柄的叶，在下部留有横条形的叶痕。第二年生出分枝的茎与茎生叶，茎生叶向上渐小，茎上部叶无柄，基部近抱茎，边缘波状。总状花序顶生或腋生；萼片直立；花瓣黄色，具长爪。长角果圆柱形，开裂，顶端有短喙。种子球形，褐色或灰褐色。花期 5~6 月，果期 7~8 月。

【适宜生境】中生植物。适宜在腐殖质丰富的黏壤土或沙壤土中种植。

【资源状况】作为蔬菜，阴山地区有较广泛栽培。

【入药部位】■中药：球茎（苤蓝）。

【采收加工】4~7 月播种者，夏、秋二季采收，9 月播种者，冬、春二季采收。

【功能主治】■中药：苤蓝用于小便淋浊，大便下血，肿毒，脑漏。

【用法用量】■中药：苤蓝 1~2g，生食或烧存性研末服；外用捣敷，研末吹鼻。

芜青

地蔓菁、蔓-金

Brassica rapa L.

【标本采集号】150221150614129LY

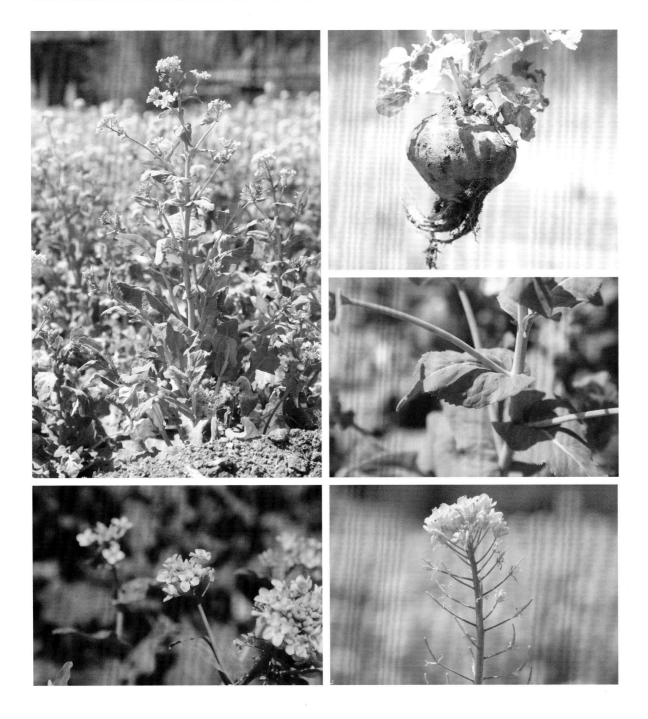

【形态特征】二年生草本，高达 90cm。块根肉质，短圆锥形或扁球形，表面光滑，肉质，柔软致密，白色，在顶端无颈部，根只生在下面直根上。茎单一，直立，上部分枝，圆柱形，淡绿色。基生叶大型，簇生，大头羽状分裂或不分裂，被疏刺毛；茎生叶披针形或倒披针形，比基生叶小，基部耳状抱茎。伞房状总状花序顶生，开花时花常超过花蕾；萼片长椭圆形，稍开展；花瓣浅黄色，倒卵形，下部具爪。长角果长达 6cm。种子近球形，褐色或红褐色。花期 5~6 月，果期 7~8 月。

【适宜生境】中生植物。适宜栽培于偏酸性沙壤土，要求湿润环境。

【资源状况】作为蔬菜，在阴山地区有栽培。

【入药部位】■中药：根或叶（芜菁）。

　　　　　　■蒙药：根（蔓–金）。

【采收加工】冬季及翌年 3 月间采收，鲜用或晒干。

【功能主治】■中药：芜菁消食下气，解毒消肿；用于宿食不化，心腹冷痛，咳嗽，疔疮痈肿。

　　　　　　■蒙药：蔓–金用于赫依症，肉类中毒证。

【用法用量】■中药：芜菁煮食或捣汁饮；外用适量，捣敷。

　　　　　　■蒙药：蔓–金多配方用。

芸　苔　油菜、芸薹
Brassica campestris L.

【标本采集号】150207200714011LY

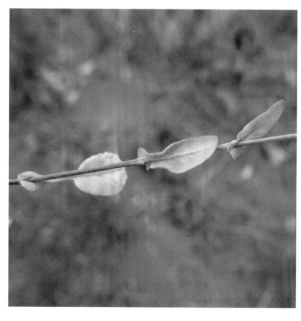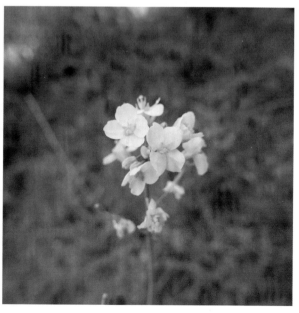

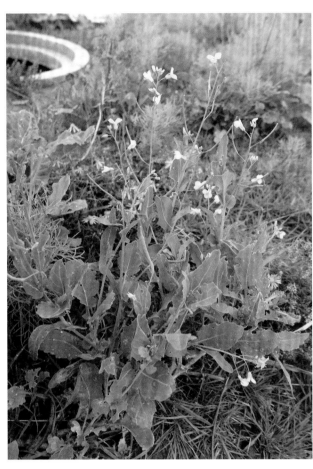
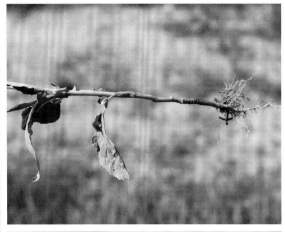
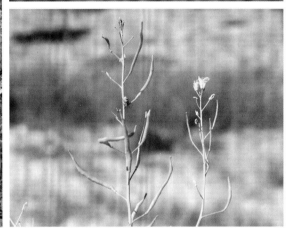

【形态特征】二年生草本，高 30~90cm。植株被粉霜，无块根。茎粗壮，直立。基生叶大头羽裂；
叶柄宽，基部抱茎；下部茎生叶羽状半裂，基部扩展且抱茎；上部茎生叶长圆状倒卵
形，基部心形，抱茎，两侧有垂耳，全缘或有波状细齿。总状花序花期成伞房状，以
后伸长；花鲜黄色；花瓣倒卵形，顶端近微缺，基部有爪。长角果线形。种子球形，
紫褐色。花期 5~6 月，果期 7 月。

【适宜生境】中生植物。喜冷凉，抗寒力较强，需水较多，要求土层深厚、结构良好、有机质丰富、
既保肥保水、又疏松通气的土壤，在弱酸或中性土壤中，更有利于增加产量、提高种
子含油率。

【资源状况】作为油料作物，阴山地区有少量栽培。

【入药部位】■中药：种子（芸苔子）。

【采收加工】秋季种子成熟时，将地上部分割下，晒干，打落种子，除去杂质，再晒干。

【功能主治】■中药：芸苔子活血化瘀，消肿散结，润肠通便；用于产后恶露不净，瘀血腹痛，痛经，
肠风下血，血痢，风湿关节肿痛，痈肿丹毒，乳痈，便秘，粘连性肠梗阻。

【用法用量】■中药：芸苔子 5~10g，或入丸、散服；外用适量，研末调敷。

白　菜

大白菜、京白菜、薄京－查干－诺高
Brassica pekinensis (Lour.) Rupr.

【标本采集号】150222180831046LY

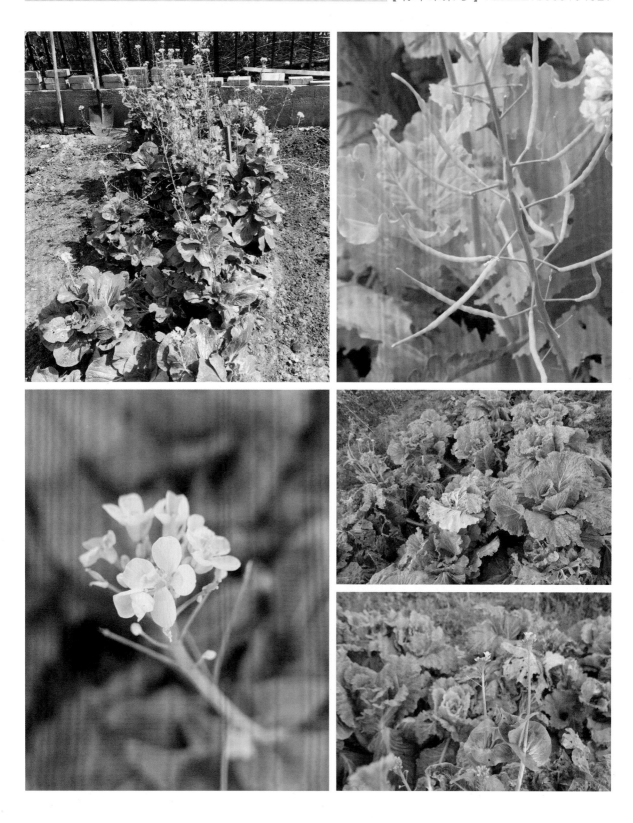

【形态特征】二年生草本，高 40~60cm，常全株无毛。基生叶多数，大型，倒卵状长圆形至宽倒卵形，顶端圆钝，边缘皱缩，波状，有时具不明显牙齿，中脉白色，很宽，有多数粗壮侧脉，叶柄白色，扁平，边缘有具缺刻的宽薄翅；上部茎生叶长圆状卵形、长圆披针形至长披针形，全缘或有裂齿，有柄或抱茎，有粉霜。花鲜黄色；萼片长圆形或卵状披针形，直立，淡绿色至黄色；花瓣倒卵形，基部渐窄成爪。长角果较粗短，两侧压扁，直立，顶端圆。花期 5~6 月，果期 6~7 月。

【适宜生境】中生植物。比较耐寒，喜冷凉气候，适宜于栽植在保肥、保水并富含有机质的土壤与沙壤土及黑黄土。

【资源状况】作为蔬菜，阴山地区广泛栽培。

【入药部位】■中药：叶、根。

【采收加工】夏、秋二季采挖根，洗净泥土，晒干；夏、秋二季采收叶，鲜用。

【功能主治】■中药：叶通利肠胃，除胸中烦热，消食下气，利尿；用于胃病，脘腹胀满，胸中烦热，小便不利；外用于两腮红肿。根疗疮毒；用于漆疮。

【用法用量】■中药：叶适量，捣汁服，或煮食；外用适量，捣敷患处。根 10~15g；外用适量，煎汤洗患处。

青　菜　小白菜、油菜、小油菜、淘木－查干－诺高
Brassica chinensis L.

【标本采集号】150822190717006LY

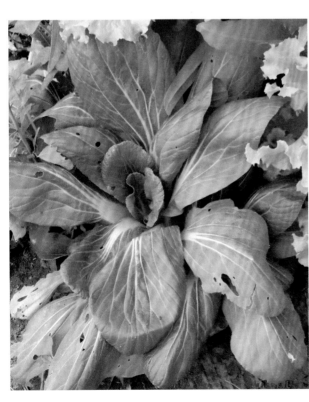
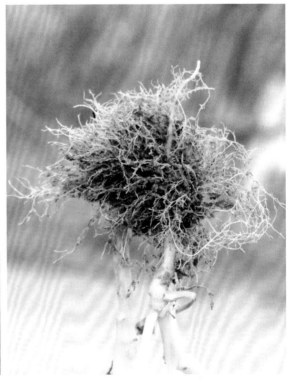

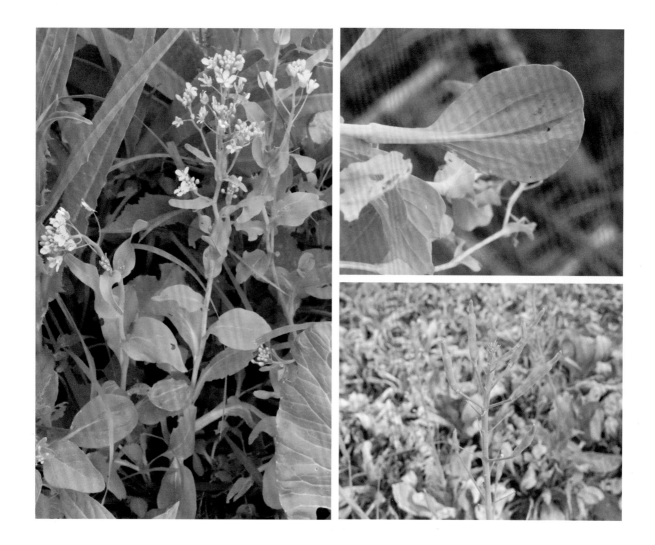

【形态特征】一、二年生草本，无毛。茎直立，高 30~60cm，上部有分枝。基生叶深绿色，有光泽，直立或近开展，倒卵形、宽匙形或矩圆状倒卵形，长 15~30cm，全缘或有不明显的锯齿或波状齿，叶柄长，肥厚，浅绿色或白色；茎生叶卵形或披针形，长 3~7cm，宽 1~3cm，基部两侧有垂耳，抱茎，全缘。花淡黄色，长约 1cm。长角果细圆柱形，长 3~6cm，宽 3~4mm，喙细瘦，长约 1cm。种子球形，直径 1~1.5mm，紫褐色。花期 5 月，果期 6~7 月。

【适宜生境】中生植物。生于肥沃、土质松软且无病害的土壤上，需水量较大。

【资源状况】作为蔬菜，阴山地区有少量栽培。

【入药部位】■中药：嫩茎叶（油菜）。

【采收加工】春季采收嫩茎叶，洗净。

【功能主治】■中药：油菜行瘀散血，消肿解毒。

【用法用量】■中药：鲜叶适量，捣汁服，或煮食用。

根用芥

芥菜疙瘩、辣疙瘩、萨日莫格

Brassica juncea (L.) Czern. et Coss. var. *megarrhiza* Tsen et Lee

【标本采集号】150221130719221LY

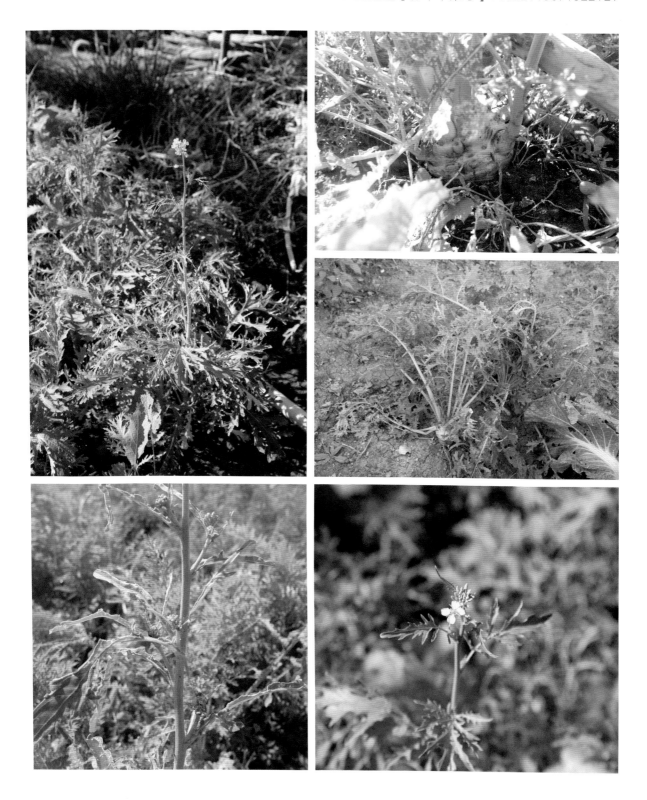

【形态特征】二年生草本。块根肉质，粗大，坚实，长圆球形，顶部不缩小，外皮及根肉均为黄棕色，下面生多数须根。基生叶及下部茎生叶长圆状卵形，长 20~30cm，有粗齿，稍具粉霜。总状花序顶生；萼片长圆形；花瓣鲜黄色，倒披针形，有短爪。长角果线形，果瓣具 1 条明显中脉。种子球形，浅黄棕色，近种脐处黑色，有细网状窠穴。花期 4~5 月，果期 5~6 月。

【适宜生境】中生植物。

【资源状况】作为蔬菜，阴山地区有少量栽培。

【入药部位】■中药：块根（芥菜）、种子（芥子）。

【采收加工】秋季采收块根，鲜用或晒干；夏末秋初果实成熟时，采收全株，晒干，打下种子，筛去杂质。

【功能主治】■中药：芥菜利肺豁痰，消肿散结；用于寒饮咳嗽，痰滞气逆，胸膈满闷，砂淋，石淋，牙龈肿烂，乳痈，痔肿，冻疮，漆疮。芥子温肺豁痰利气，散结通络止痛；用于寒痰，咳痰，胸胁胀痛，痰滞经络，关节麻木、疼痛，痰湿流注，阴疽肿痛。

【用法用量】■中药：芥菜 10~15g，或鲜品捣汁饮；外用适量，煎汤熏洗，或烧存性研末服。芥子 3~9g，或入丸、散服；外用适量，研末调敷。

油芥菜
芥菜型油菜、钙母
Brassica juncea (L.) Czern. et Coss. var. *gracilis* Tsen et Lée

【标本采集号】150928180712057LY

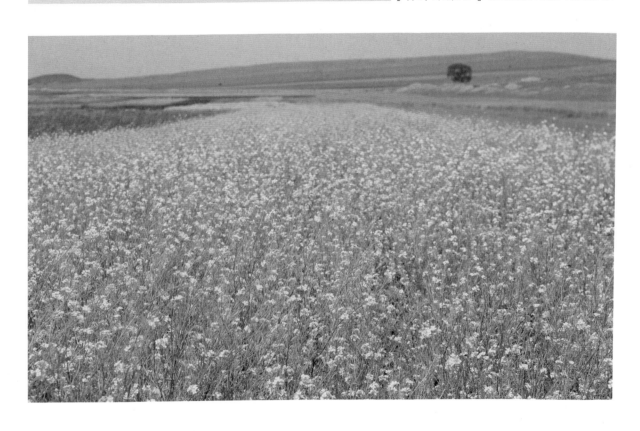

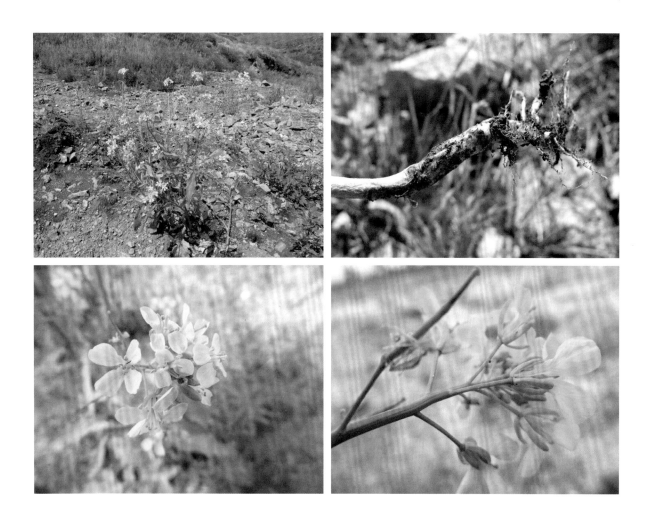

【形态特征】一、二年生草本，高 30~120cm，幼茎及叶具刺毛，带粉霜，有辣味。茎直立，上部
分枝。基生叶长圆形或倒卵形，边缘有重锯齿或缺刻，大头羽裂，常有 1~3 枚小裂
片，边缘有重锯齿或缺刻；茎下部叶较小，具叶柄；茎上部叶最小，有短柄，披针
形，全缘。花黄色；萼片开展，淡黄绿色。长角果细圆柱形，顶端有细柱形的喙，喙
长 6~12mm。种子近球形。花期 5~6 月，果期 7~8 月。

【适宜生境】中生植物。对土壤要求不严格。

【资源状况】作为油料作物，阴山地区广泛栽培。

【入药部位】■中药：种子（芥子）。

　　　　　　■蒙药：种子（哲日力格 – 钙母）。

【采收加工】夏末秋初果实成熟时，采收全株，晒干，打下种子，筛去杂质。

【功能主治】■中药：芥子温肺豁痰利气，散结通络止痛；用于寒痰，咳痰，胸胁胀痛，痰滞经络，
关节麻木、疼痛，痰湿流注，阴疽肿痛。

　　　　　　■蒙药：哲日力格 – 钙母利尿，强壮，止呕，解毒，祛协日乌素；用于小便不利，便秘，
阳痿，身体虚弱，协日乌素病，中毒呕吐，黏病。

【用法用量】■中药：芥子 10~15g，或鲜品捣汁饮；外用适量，煎汤熏洗，或烧存性研末敷。

　　　　　　■蒙药：哲日力格 – 钙母多配方用。

芝麻菜

香油罐、臭菜、臭芥、麻叶－诺高
Eruca sativa Mill.

【标本采集号】150221130630342LY

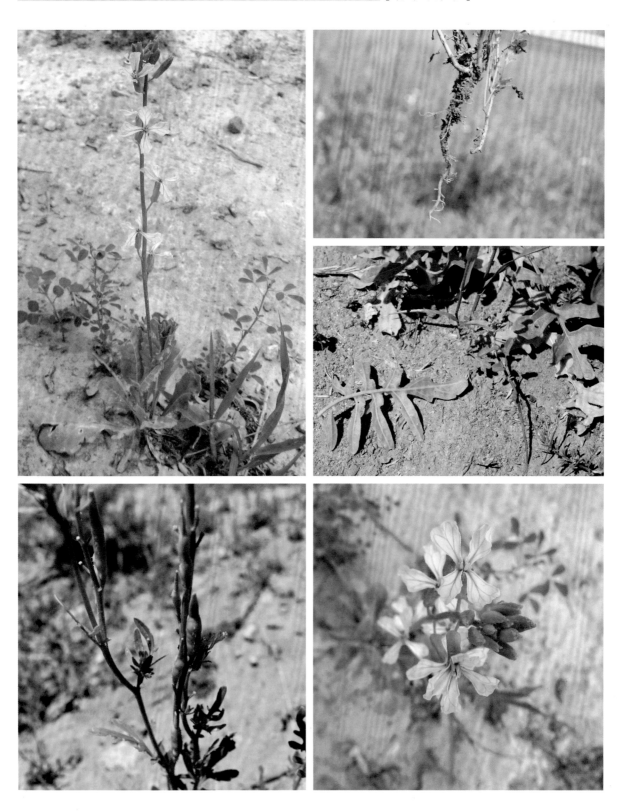

【形态特征】一年生草本，高 10~40cm。茎直立，通常上部分枝，被疏硬单毛。基生叶和茎下部叶稍肉质，轮廓为矩圆形，大头羽状分裂，顶生裂片近卵形，全缘、浅波状或有细齿；茎上部叶较小，羽状深裂或大头羽状深裂，裂片披针形、倒披针形或条形，有时边缘有浅裂。萼片直立，倒披针形；花瓣黄色或白色，带紫褐色脉纹，瓣片倒卵形，开展，爪细长。长角果圆柱形，直立，紧贴果轴，无毛，顶端有扁平剑形的长喙；果梗短粗，上举，种子近球形淡黄褐色。花、果期 6~8 月。

【适宜生境】中生植物。常混生于亚麻地中，也有少量逸生。

【资源状况】分布于乌兰察布市（察哈尔右翼前旗、集宁区、商都县、兴和县）、包头市（东河区、固阳县、九原区、昆都仑区、青山区、土默特右旗）。少见。

【入药部位】■中药：种子（芝麻菜）。

【采收加工】4~6 月种子成熟时，割起全株，晒干，打出种子，扬净果壳、灰渣。

【功能主治】■中药：芝麻菜利水，化痰，定喘；用于肺痈，咳喘气逆，胸中痰饮，面目浮肿。

【用法用量】■中药：芝麻菜 6~12g。若入丸、散服时酌减。

萝 卜

莱菔、萝帮

Raphanus sativus L.

【标本采集号】150222180831044LY

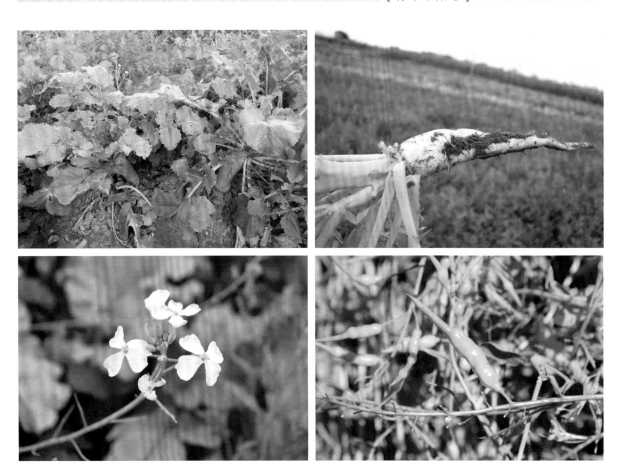

【形态特征】二年生草本。根肉质，长圆形、球形或圆锥形，外皮白色、红色或绿色。茎分枝，被粉霜。基生叶和下部叶大头羽状分裂，顶裂片卵形，侧裂片 2~6 对，向基部渐小，长圆形，有锯齿，疏被单毛或无毛；上部叶长圆形或披针形，有锯齿或近全缘。总状花序顶生或腋生；萼片长圆形；花瓣白色、粉红色或淡红紫色，有紫色纹，倒卵形。长角果圆柱形，在种子间稍缢缩，横隔海绵质。种子 1~6 枚，卵圆形，红棕色。花、果期 5~7 月。

【适宜生境】中生植物。适宜生于土层深厚、土质疏松、保肥性能良好的沙壤土。

【资源状况】作为蔬菜，阴山地区广泛栽培。

【入药部位】■中药：种子（莱菔子）。

　　　　　　■蒙药：种子（萝帮）、根（老泵）。

【采收加工】夏季果实成熟时采割植株，晒干，搓出种子，除去杂质，再晒干；秋季采挖根，除去茎叶，洗净，捣汁鲜用或切片晒干。

【功能主治】■中药：莱菔子消食除胀，降气化痰；用于饮食停滞，脘腹胀痛，大便秘结，积滞泻痢，痰壅喘咳。

　　　　　　■蒙药：萝帮祛寒，平喘，祛痰，消食；用于肾寒，喘咳，水肿，消化不良。老泵祛巴达干、赫依，温胃，平喘，祛痰，破痞，燥协日乌素，治伤；用于喘咳，便秘，痞症，伤风感冒，失音，脘腹胀痛，金伤。

【用法用量】■中药：莱菔子 5~12g。

　　　　　　■蒙药：萝帮多配方用。老泵煮散剂，3~5g，或入丸、散服；外用适量，研末，取适量煎汤，滴耳。

诸葛菜　二月兰

Orychophragmus violaceus (L.) O. E. Schulz

【标本采集号】15020219042 1023LY

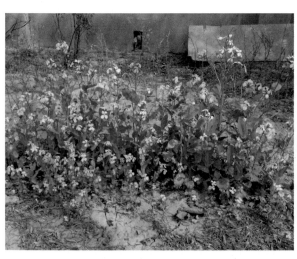
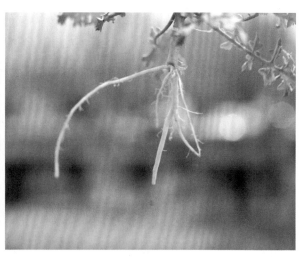

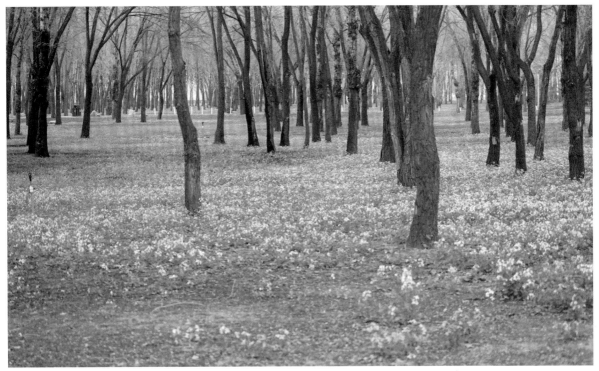

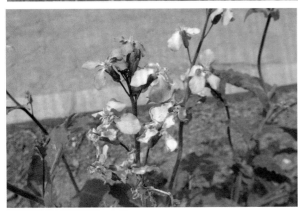
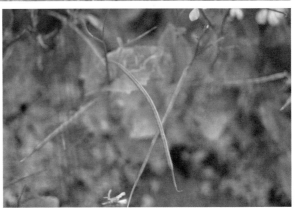

【形态特征】一、二年生草本，高达 50cm。茎直立，单一或上部分枝。基生叶心形，锯齿不整齐，柄长 7~9cm；下部茎生叶大头羽状深裂或全裂，顶裂片卵形或三角状卵形，长 3~7cm，全缘，或有牙齿、钝齿或缺刻；上部叶长圆形或窄卵形，长 4~9cm，基部耳状抱茎，锯齿不整齐。花紫色或白色；萼片长达 1.6cm，紫色；花瓣宽倒卵形，长 1~1.5cm，基部爪长达 1.5cm。长角果线形，长 7~10cm，具 4 棱。种子卵圆形或长圆形，黑棕色，有纵条纹。花、果期 5~7 月。

【适宜生境】中生植物。适应性强，耐寒，萌发早，喜光，对土壤要求不严，酸性土和碱性土均可生长。

【资源状况】作为园林绿化植物，阴山地区有少量栽培。

【入药部位】■中药：全草（诸葛菜）。

【采收加工】夏季采收全草，除去杂质，置于阴凉干燥、通风处保存。

【功能主治】■中药：诸葛菜温脾开胃，消食下气，利小便。

【用法用量】■中药：诸葛菜 6~15g。

宽叶独行菜
羊辣辣、止痢草、乌日根－昌古
Lepidium latifolium L.

【标本采集号】150121180529009LY

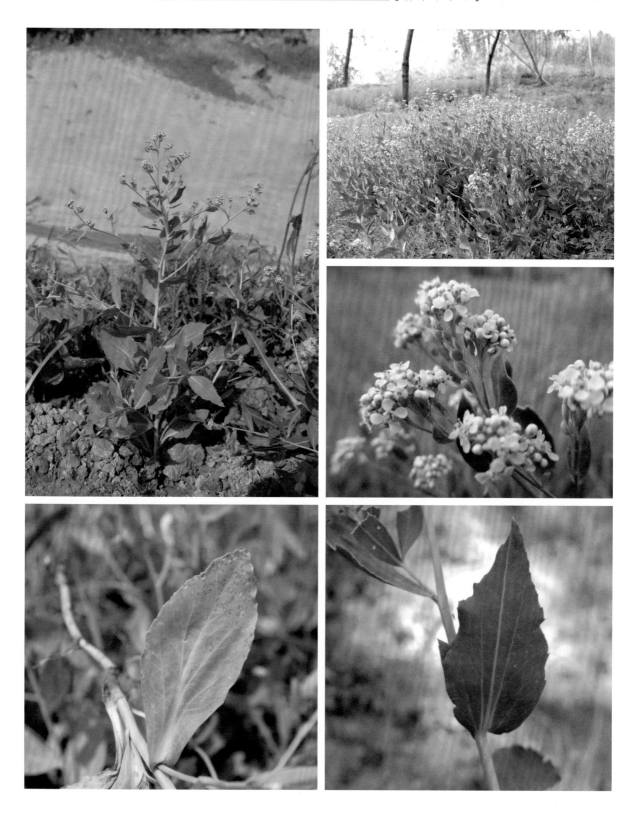

【形态特征】多年生草本，高达 1.5m。茎直立，上部多分枝，基部稍木质化，无毛或疏生单毛。基
　　　　　　生叶及茎下部叶长圆状披针形或卵形，先端钝，基部渐窄，全缘或有齿，疏被柔毛或
　　　　　　几无毛；茎上部叶披针形或长椭圆形，无柄。总状花序圆锥状；花梗无毛；萼片早落，
　　　　　　长圆状卵形或近圆形，有柔毛；花柱短。短角果宽卵形或近圆形，平滑或稍呈网状，
　　　　　　顶端全缘，基部圆钝，无翅。种子宽椭圆形，浅棕色，无翅。花期 6~7 月，果期 8~9 月。

【适宜生境】耐盐中生植物。生于村舍旁、田边、路旁、渠道边及盐化草甸等。

【资源状况】分布于阴山地区各地。常见。

【入药部位】■中药：全草（宽叶独行菜）、种子。

【采收加工】夏季采收全草，洗净泥土，鲜用或晒干；秋季采收成熟果实，打下种子，晒干。

【功能主治】■中药：宽叶独行菜清热燥湿；用于细菌性痢疾，肠炎。种子止咳平喘，利尿消肿；
　　　　　　用于咳嗽气喘，胸胁胀满，水肿，小便不利。

【用法用量】■中药：宽叶独行菜 15~30g。种子 3~10g，或入丸、散服。

独行菜 腺茎独行菜、辣辣根、北葶苈子、昌古
Lepidium apetalum Willd.

【标本采集号】150121180505006LY

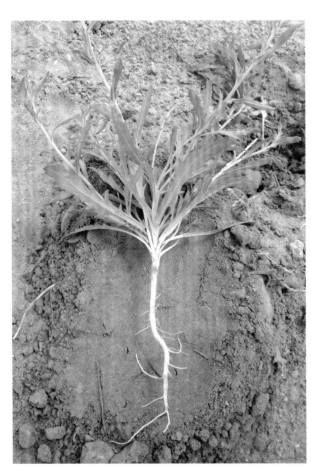
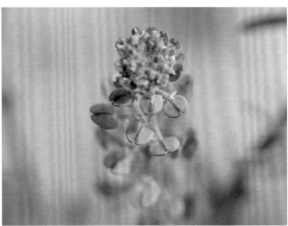
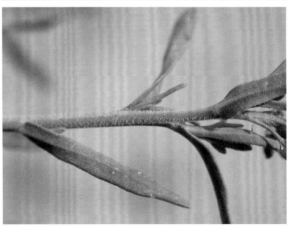

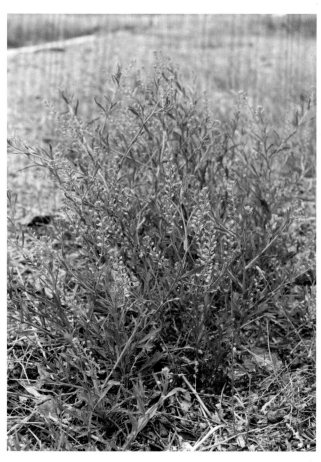
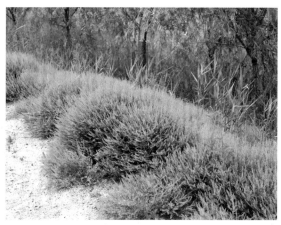
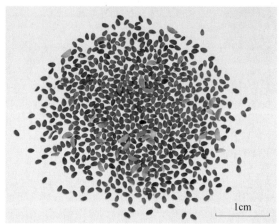

1cm

【形态特征】一、二年生草本，高达 30cm。茎直立，有分枝，被头状腺毛。基生叶窄匙形，一回
　　　　　　羽状浅裂或深裂；茎生叶窄披针形至线形，有疏齿或全缘，疏被头状腺毛，无柄。总
　　　　　　状花序；萼片卵形，早落；花瓣无或退化成丝状，短于萼片；雄蕊 2 或 4 枚。短角果
　　　　　　近圆形或宽椭圆形，顶端微凹，有窄翅；果柄弧形，被头状腺毛。种子椭圆形，红棕
　　　　　　色。花、果期 5~7 月。

【适宜生境】旱中生植物。生于村边、路旁、田间撂荒地，也生于山地、沟谷。

【资源状况】分布于阴山地区各地。十分常见。

【入药部位】■中药：种子（葶苈子）。

　　　　　　■蒙药：种子（章古）。

【采收加工】夏季果实成熟时采割植株，晒干，搓出种子，除去杂质。

【功能主治】■中药：葶苈子泻肺平喘，行水消肿；用于痰涎壅肺，喘咳痰多，胸胁胀满，不得平卧，
　　　　　　胸腹水肿，小便不利。

　　　　　　■蒙药：章古清讧热，解毒，止咳，化痰，平喘；用于毒热，气血相讧，咳嗽气喘，血热。

【用法用量】■中药：葶苈子 3~10g，包煎。

　　　　　　■蒙药：章古多配方用。

欧洲菘蓝
大青、呼呼日格纳
Isatis tinctoria L.

【标本采集号】150822190612065LY

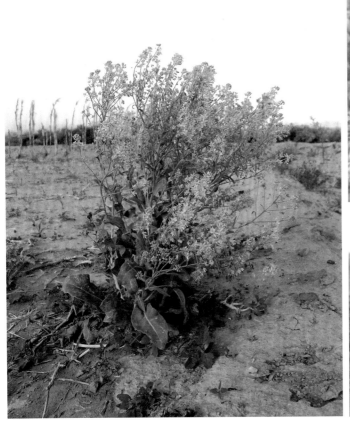
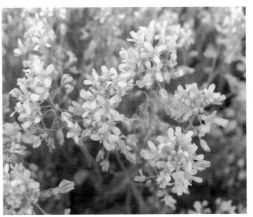
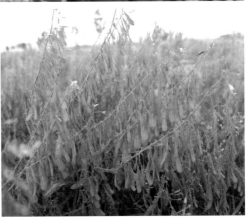

【形态特征】二年生草本，高 30~120cm。茎直立，茎及基生叶背面带紫红色，上部多分枝，植株被白色柔毛（尤以幼苗为多），稍带白粉霜。基生叶莲座状，长椭圆形至长圆状倒披针形，灰绿色，顶端钝圆，边缘有浅齿，具柄；茎生叶基部耳状多变化，锐尖或钝，半抱茎，全缘或有不明显锯齿，叶缘及背面中脉具柔毛。萼片近长圆形；花瓣黄色，宽楔形至宽倒披针形，具爪。短角果宽楔形，无毛，果梗细长。种子长圆形，淡褐色。花、果期 5~7 月。

【适宜生境】中生植物。对土壤的物理性状和酸碱度要求不严格，喜微碱性土壤，耐肥性强，适宜生于肥沃和深厚的土层，地势低洼易积水处不宜生长。

【资源状况】作为园林绿化植物，巴彦淖尔市（磴口县）有少量栽培。

【入药部位】■中药：根。

【采收加工】秋季采挖根，除去茎枝，洗净泥土，晒干。

【功能主治】■中药：根清热解毒，凉血消斑，利咽止痛。

【用法用量】■中药：根 15~30g，或入丸、散服。

菘 蓝 大青、靛青、呼和 – 呼呼日格纳
Isatis indigotica Fort.

【标本采集号】150824180601042LY

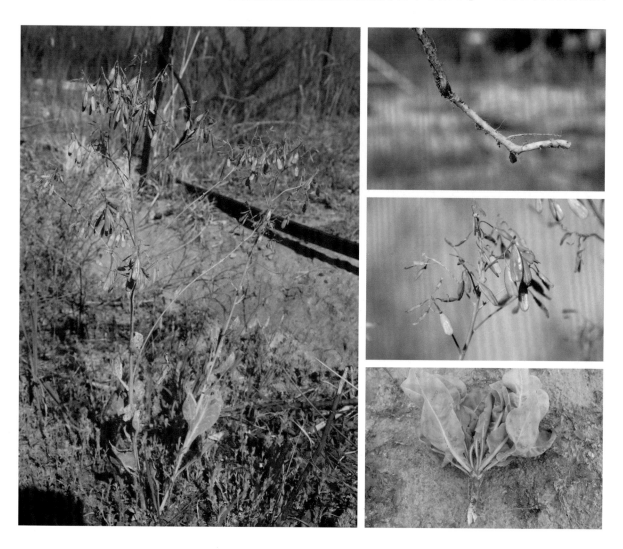

【形态特征】二年生草本，高 30~100cm，全株无毛。茎直立，有分枝。基生叶具叶柄，早枯萎；茎生叶长椭圆形或披针形，先端钝或尖，基部叶耳圆或尖，半抱茎，全缘或具浅波状齿。总状花序顶生或腋生，组成圆锥状花序；花黄色，萼片矩圆形，开展；花瓣倒披针形。短角果矩圆形，边缘具海绵质的宽翅，中肋细，在子房室稍隆起，顶端圆形、截形、微凹或具短尖头。花、果期 5~7 月。

【适宜生境】中生植物。适应性较强，耐寒，喜温暖，怕水涝。

【资源状况】作为药材板蓝根和大青叶的基原植物，阴山地区有一定的种植规模。

【入药部位】■中药：根（板蓝根）、叶（大青叶、青黛）。

　　　　　　■蒙药：叶（呼呼日 – 根纳）。

【采收加工】秋季采挖根，除去茎枝，洗净泥土，晒干；夏、秋二季采收叶，除去杂质，晒干。取叶或茎叶进行加工制成的干燥粉末、团块或颗粒，即为青黛。

【功能主治】■中药：板蓝根清热解毒，凉血利咽；用于温疫时毒，发热咽痛，温毒发斑，痄腮，烂喉丹痧，大头瘟疫，丹毒，痈肿。大青叶清热解毒，凉血消斑；用于温病高热，神昏，发斑发疹，痄腮，喉痹，丹毒，痈肿。青黛清热解毒，凉血消斑，泻火定惊；用于温毒发斑，血热吐衄，胸痛咳血，口疮，痄腮，喉痹，小儿惊痫。

■蒙药：呼呼日 – 根纳杀黏，清热，解毒；用于流行性感冒，瘟热。

【用法用量】■中药：板蓝根 9~15g，或入丸、散服。大青叶 9~15g，鲜品加倍；外用适量，捣敷患处。青黛 1.5~6g，或入丸、散服；外用适量，涂敷患处。

■蒙药：呼呼日 – 根纳多配方用。

沙 芥　沙白菜、山羊沙芥、额乐孙萝帮

Pugionium cornutum (L.) Gaertn.

【标本采集号】150823150607149LY

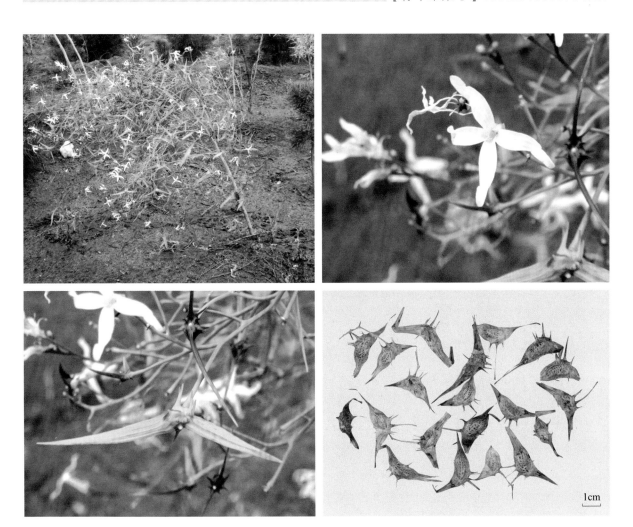

1cm

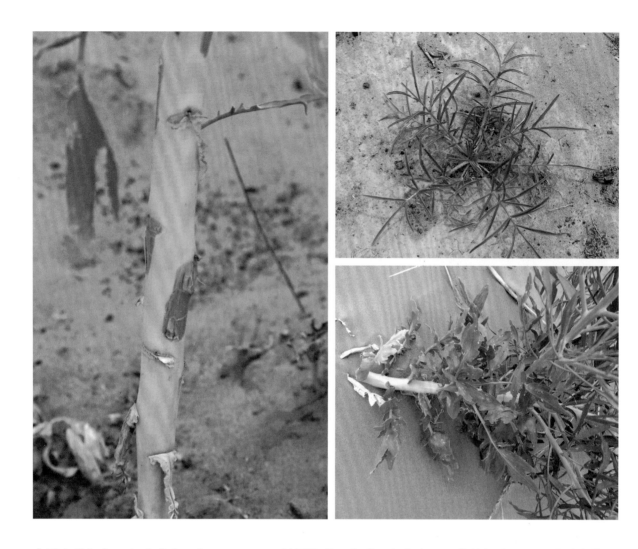

【形态特征】二年生草本，高 70~150cm。根圆柱形，肉质。主茎直立，分枝极多。基生叶莲座状，肉质，羽状全裂；茎生叶羽状全裂，较小；茎上部叶条状披针形。圆锥状花序；外萼片倒披针形，内萼片狭矩圆形，顶端常具微齿；花瓣白色或淡玫瑰色，条形；侧蜜腺环状，黄色。短角果带翅，翅短剑状，上举；果核扁椭圆形，表面有刺状突起。花期 6~7 月，果期 8~9 月。

【适宜生境】沙生中生植物。生于草原区的半固定与流动沙地上。

【资源状况】分布于巴彦淖尔市（乌拉特前旗）。常见。阴山地区亦有少量栽培。

【入药部位】■中药：根（沙芥）。

　　　　　　■蒙药：根（额勒森 – 捞泵）。

【采收加工】夏、秋二季采收，切段，阴干，或放入开水内微烫后，晒干。

【功能主治】■中药：沙芥行气，止痛，消食，解毒；用于消化不良，胸胁胀满，食物中毒。

　　　　　　■蒙药：额勒森 – 捞泵解毒，消食；用于头痛，关节痛，上吐下泻，胃脘胀痛，心烦意乱，视力不清，肉食中毒。

【用法用量】■中药：沙芥 30g，鲜品 60g；研末，3~5g。

　　　　　　■蒙药：额勒森 – 捞泵多配方用。

宽翅沙芥

绵羊沙芥、斧翅沙芥、乌日格－额乐孙萝帮

Pugionium dolabratum Maxim. var. *latipterum* S. L. Yang

【标本采集号】150822190718001LY

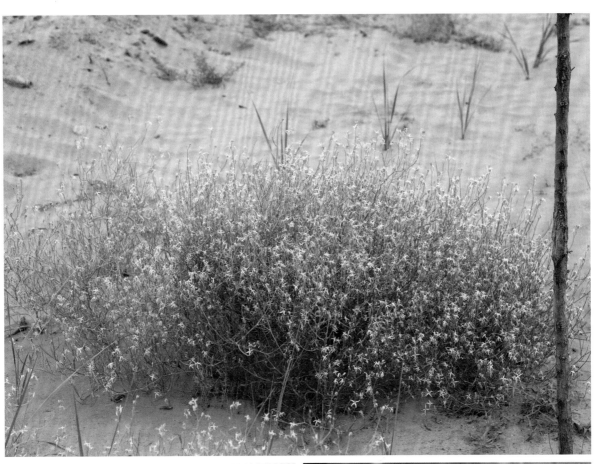

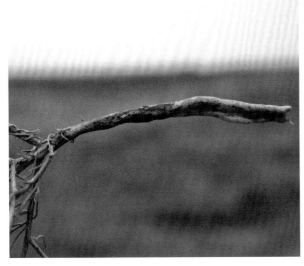

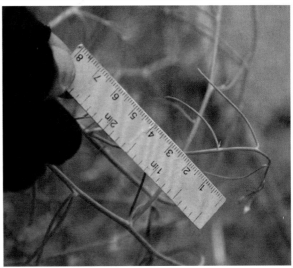

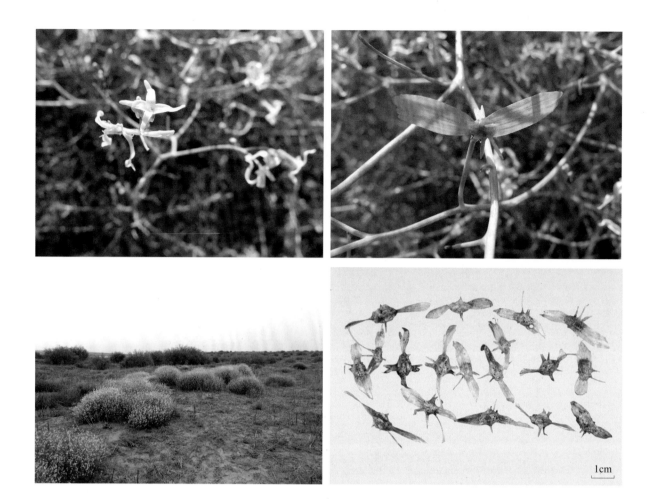

1cm

【形态特征】一年生草本，植株具强烈的芥菜辣味，全株呈球形，高60~100cm，植丛的直径50~100cm。直根圆柱状，深入地下，直径1~1.5cm，淡灰黄色或淡褐黄色。茎直立，圆柱形；分枝极多，开展。叶肉质。总状花序生小枝顶端；花瓣淡紫色；短雄蕊2枚，基部具哑铃形侧蜜腺2枚，长雄蕊4枚；雌蕊极短，子房扁，无花柱，柱头具多数乳头状突起。短角果两侧的宽翅多数矩圆形；果核扁椭圆形，长6~8mm，宽8~10mm，其表面有齿状、刺状或扁长三角形突起，长短不一。花、果期6~8月。

【适宜生境】沙生旱中生植物。生于草原、荒漠草原及草原化荒漠地带的半固定沙地。

【资源状况】分布于乌兰察布市（凉城县）、呼和浩特市（土默特左旗、武川县）、巴彦淖尔市（磴口县）。常见。

【入药部位】■中药：全草（沙芥）。

　　　　　　■蒙药：全草（额勒森-老邦）。

【采收加工】夏、秋二季采收，切段，阴干，或放入开水内微烫后，晒干。

【功能主治】■中药：沙芥行气，止痛，消食，解毒；用于胸胁胀满，消化不良，食物中毒。

　　　　　　■蒙药：额勒森-老邦解毒，消食；用于头痛，吐泻，胃胀腹痛。

【用法用量】■中药：沙芥30g，鲜品60g；研末，3~5g。

　　　　　　■蒙药：额勒森-老邦多配方用，入汤、散剂服。

菥 蓂
过蓝菜、败酱草、淘力都 – 额布斯
Thlaspi arvense L.

【标本采集号】150925150812001LY

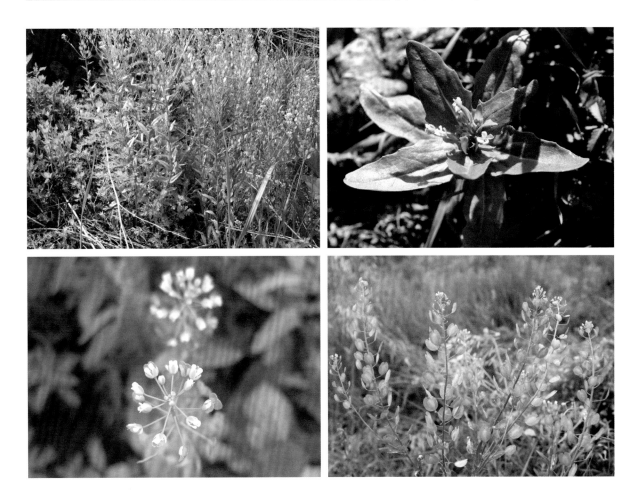

【形态特征】一年生草本，高 9~60cm，无毛。茎直立，不分枝或分枝，具棱。基生叶倒卵状长圆形，顶端圆钝或急尖，基部抱茎，两侧箭形，边缘具疏齿。总状花序顶生；花白色；花梗细；萼片直立，顶端圆钝；花瓣长圆状倒卵形，顶端圆钝或微凹。短角果倒卵形或近圆形，扁平，顶端凹入，边缘有翅宽约 3mm。种子每室 2~8 个，倒卵形，稍扁平，黄褐色，有同心环状条纹。花、果期 5~7 月。

【适宜生境】中生植物。生于山地草甸、沟边、村庄附近。

【资源状况】分布于乌兰察布市（丰镇市、凉城县、卓资县）、呼和浩特市（武川县）、巴彦淖尔市（乌拉特前旗）。常见。

【入药部位】■中药：地上部分（菥蓂）、种子（菥蓂子）。
　　　　　　■蒙药：种子（恒格日格 – 额布苏）。

【采收加工】夏季果实成熟时采割地上部分，除去杂质，晒干；果实成熟时采收全株，打下种子，除去杂质，晒干。

【功能主治】■中药：菥蓂清肝明目，和中利湿，解毒消肿；用于目赤肿痛，脘腹胀痛，胁痛，肠痈，水肿，带下病，疮疖痈肿。菥蓂子清肝明目，强筋骨；用于风湿关节痛，目赤肿痛。

■蒙药：恒格日格 – 额布苏清热，解毒，强壮，开胃，利水，消肿；用于肺热，肾热，肝炎，腰腿痛，恶心，睾丸肿痛，遗精，阳痿。

【用法用量】■中药：菥蓂 9~15g。

■蒙药：恒格日格 – 额布苏多配方用。

山菥蓂 山遏蓝菜、乌拉音 – 淘力都 – 额布斯
Thlaspi thlaspidioides (Pall.) Kitag.

【标本采集号】150222180509028LY

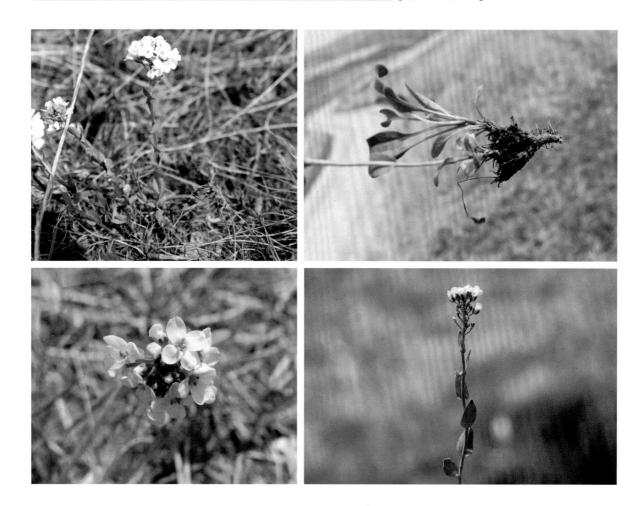

【形态特征】多年生草本，高 7~30cm，无毛。根状茎有残存叶基；茎多数，直立。基生叶莲座状，匙形或长圆状倒卵形，顶端圆形，基部渐狭，全缘或疏生数枚浅锯齿；茎生叶卵状心形，抱茎，顶端急尖，全缘或有不明显锯齿。花白色；萼片卵形；花瓣倒卵形，顶端稍凹缺。短角果长圆状倒卵形，顶端稍凹缺，略有翅，具 1 条明显中脉，果梗水平开展或斜上。种子每室 3~4 个，卵形，棕色。花、果期 5~7 月。

【适宜生境】砾石生旱生植物。生于山地石质山坡或石缝间。

【资源状况】分布于包头市（固阳县）、呼和浩特市（武川县）。少见。

【入药部位】■中药：地上部分（菥蓂）、种子（菥蓂子）。

　　　　　　■蒙药：种子（乌拉音 – 恒日格 – 乌布斯）。

【采收加工】夏季果实成熟时采割地上部分，除去杂质，晒干；果实成熟时采收全株，打下种子，除去杂质，晒干。

【功能主治】■中药：菥蓂清肝明目，和中利湿，解毒消肿；用于目赤肿痛，脘腹胀痛，胁痛，肠痛，水肿，带下病，疮疖痈肿。菥蓂子清肝明目，强筋骨；用于风湿性关节痛，目赤肿痛。

　　　　　　■蒙药：乌拉音 – 恒日格 – 乌布斯清热，解毒，强壮，开胃，利水，消肿；用于肺热，肾热，肝炎，腰腿痛，恶心，睾丸肿痛，遗精，阳痿。

【用法用量】■中药：菥蓂 15~30g，鲜品加倍。菥蓂子 6~12g；外用适量，研末点眼。

　　　　　　■蒙药：乌拉音 – 恒日格 – 乌布斯多配方用。

荠

荠菜、阿布嘎

Capsella bursa-pastoris (L.) Medic.

【标本采集号】150822190506016LY

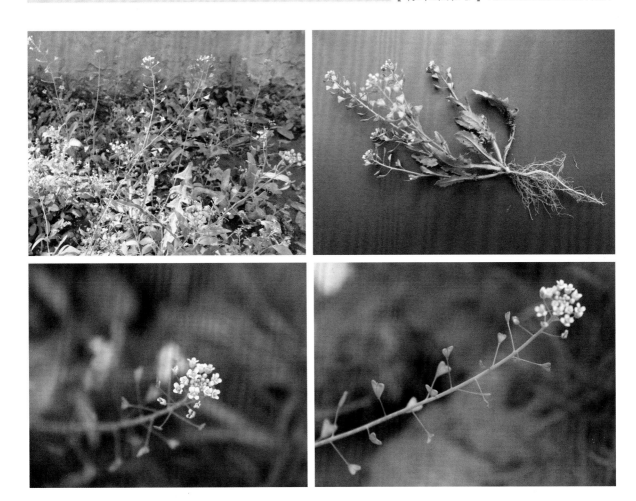

【形态特征】一、二年生草本。基生叶丛生，呈莲座状，大头羽状分裂，顶裂片卵形至长圆形，侧裂片长圆形至卵形；茎生叶窄披针形或披针形，基部箭形，抱茎，边缘有缺刻或锯齿。总状花序顶生及腋生；萼片长圆形；花瓣白色，卵形，有短爪。短角果倒三角形或倒心状三角形，扁平，顶端微凹。种子2行，长椭圆形，浅褐色。花、果期6~8月。

【适宜生境】中生植物。生于田边、村舍附近或路旁。

【资源状况】分布于包头市（东河区、九原区、昆都仑区、青山区）、巴彦淖尔市（磴口县）。常见。

【入药部位】■中药：全草（荠菜）。

■蒙药：果实（阿布嘎－闹高）。

【采收加工】夏、秋二季采收全草，晒干；果实成熟时采收，晒干。

【功能主治】■中药：荠菜凉血止血，清热利尿，明目，消积；用于咯血，肠出血，子宫出血，月经过多，肾炎水肿，乳糜尿，肠炎，高血压，头痛，目赤肿痛，视网膜出血。

■蒙药：阿布嘎－闹高止呕，降压，利尿；用于呕吐，水肿，小便不利，脉热。

【用法用量】■中药：荠菜9~15g，鲜品30~60g。

■蒙药：阿布嘎－闹高多配方用。

葶 苈

光果葶苈、猫耳菜、哈木比乐

Draba nemorosa L.

【标本采集号】150823140515013LY

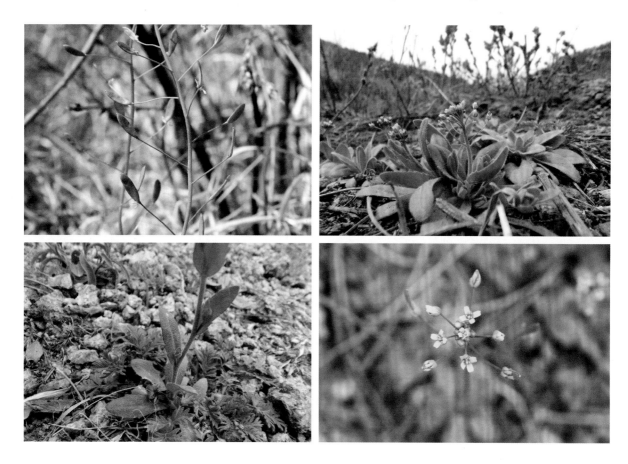

【形态特征】一、二年生草本，高达 45cm。茎直立，单一或分枝，被单毛、叉状毛和分枝毛，上部毛渐稀疏或无毛。莲座状基生叶长倒卵形，边缘疏生细齿或近全缘；茎生叶长卵形或卵形，边缘有细齿，被单毛、叉状毛和星状毛。总状花序有花 25~90 朵，呈伞房状；萼片椭圆形；花瓣黄色，花后白色，倒楔形，先端凹；花药短心形；子房密生单毛，花柱几不发育，柱头小。短角果长圆形或长椭圆形，被短单毛或无毛。种子椭圆形，褐色，种皮有小疣。花、果期 6~8 月。

【适宜生境】中生植物。生于山坡草甸、林缘、沟谷溪边。

【资源状况】分布于阴山地区各地。常见。

【入药部位】■中药：种子（葶苈子）。

【采收加工】6 月，种子成熟、植株枯黄时采集，晒干，打下种子，筛净。

【功能主治】■中药：葶苈子泻肺平喘，行水消肿；用于痰涎壅肺，喘咳痰多，胸胁胀痛，不得平卧，胸腹水肿，小便不利。

【用法用量】■中药：葶苈子 3~10g，包煎。

垂果南芥
野白菜、垂果南芥菜、文吉格日 – 少布都海
Arabis pendula L.

【标本采集号】150125150810050LY

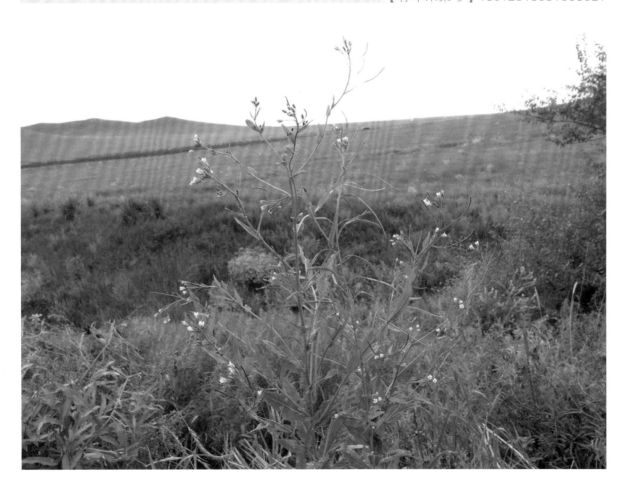

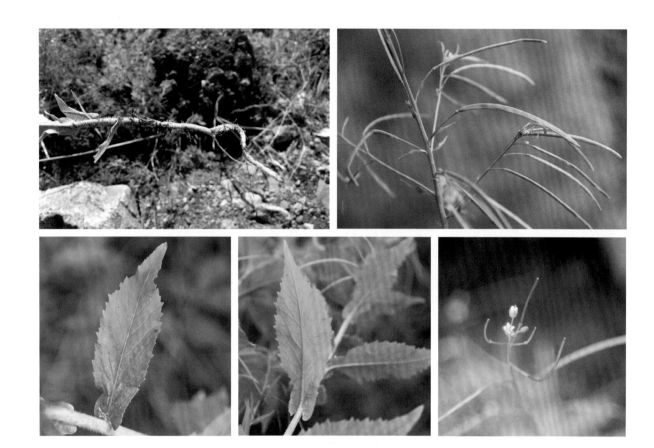

【形态特征】二年生草本，高 30~150cm，全株被硬单毛，杂有 2~3 叉毛。主根圆锥状，黄白色。茎直立，上部有分枝。茎下部叶长椭圆形至倒卵形，边缘有浅锯齿；茎上部叶狭长椭圆形至披针形，较下部的叶略小，基部抱茎，上面黄绿色至绿色。总状花序顶生或腋生，有花 10 余朵；萼片椭圆形，背面被有单毛、2~3 叉毛及星状毛，花蕾期更密；花瓣白色，匙形。长角果线形，弧曲，下垂。种子每室 1 行。种子椭圆形，褐色，边缘有环状的翅。花、果期 6~9 月。

【适宜生境】中生植物。生于山地林缘、灌丛、沟谷、河边。

【资源状况】分布于乌兰察布市（察哈尔右翼后旗、察哈尔右翼中旗、丰镇市、兴和县）、呼和浩特市（武川县）、包头市（固阳县、土默特右旗）、巴彦淖尔市（乌拉特前旗）。常见。

【入药部位】■中药：果实（垂果南芥）。

　　　　　　■蒙药：种子（文吉格日 – 少布都海）。

【采收加工】秋季采收果实，洗净，鲜用或晒干；果实晒干，搓出种子，除去杂质。

【功能主治】■中药：垂果南芥清热解毒，消肿；用于疮痈肿毒，阴道炎，滴虫阴道炎。

　　　　　　■蒙药：文吉格日 – 少布都海清热，解毒，祛痰，止咳，平喘；用于搏热，毒热，血热，咳嗽，肺热，气喘。

【用法用量】■中药：垂果南芥 3~9g；外用适量，煎汤熏洗患处。

　　　　　　■蒙药：文吉格日 – 少布都海多配方用。

蔊 菜

辣米菜、野油菜、干油菜

Rorippa indica (L.) Hiern

【标本采集号】150202190606003LY

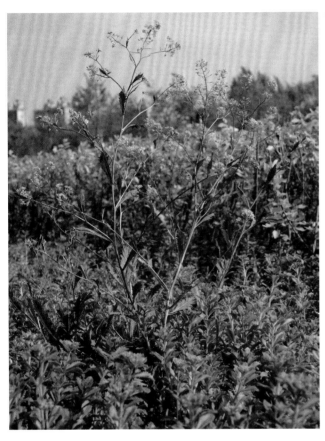
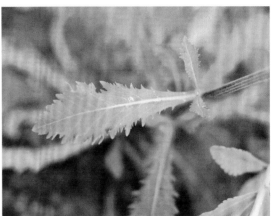
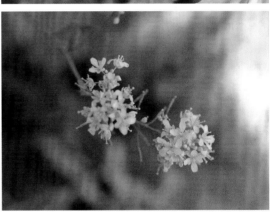

【形态特征】一、二年生直立草本，高 20~50cm，无毛或具疏毛。茎单一或分枝，直立，斜升。叶片通常大头羽状分裂，长 4~10cm，宽 1.5~2cm。总状花序顶生或侧生，花小，多数；萼片 4 枚，直立，浅黄色而微带黄绿色；花瓣 4 片，鲜黄色，宽匙形或长倒卵形；雄蕊 6 枚，4 长 2 短；雌蕊 1 枚，子房圆柱形，花柱短粗，柱头顶部扁平。长角果线状圆柱形，较短而粗壮，长 1~2cm，成熟时果瓣隆起。种子每室 2 行，多数，淡褐色，宽椭圆形，表面有凹陷的大网纹。花期 4~5 月（8~9 月偶有开花），花后果实渐次成熟。

【适宜生境】中生植物。生于路旁、田边、园圃、河边、屋边墙脚及山坡路旁等较潮湿处。

【资源状况】分布于包头市（东河区）。少见。

【入药部位】■中药：全草（蔊菜）。

【采收加工】5~7 月采收全草，鲜用或晒干。

【功能主治】■中药：蔊菜祛痰止咳，解表散寒，活血解毒，利湿退黄；用于咳嗽痰喘，感冒发热，麻疹透发不畅，风湿痹痛，咽喉肿痛，疔疮痈肿，漆疮，经闭，跌打损伤，黄疸，水肿。

【用法用量】■中药：蔊菜 10~30g，鲜品加倍，或捣绞汁服；外用适量，捣敷。

风花菜

沼生蔊菜、那木根 – 萨日布

Rorippa globosa (Turcz.) Hayek

【标本采集号】150221130622175LY

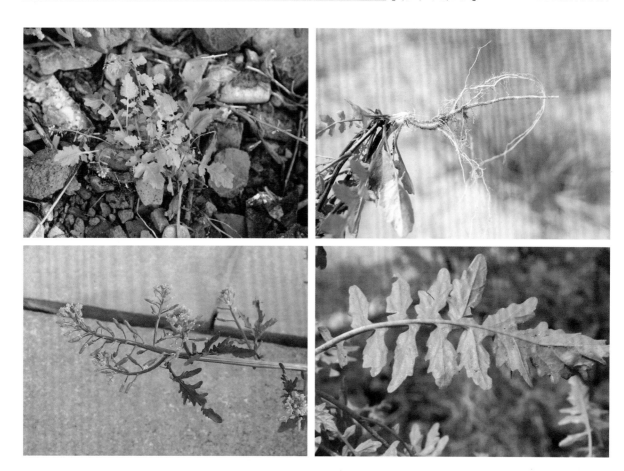

【形态特征】一、二年生草本，高达 80cm，被白色硬毛或近无毛。茎单一，下部被白色长毛。茎下部叶具柄，上部叶无柄，长圆形或倒卵状披针形，两面被疏毛，基部短耳状半抱茎，具不整齐粗齿。总状花序多数，顶生或腋生，圆锥状排列，无叶状苞片；花具长梗；萼片长卵形，开展，边缘膜质；花瓣黄色，倒卵形，基部具短爪；雄蕊 6 枚，4 强或近等长。短角果近球形，果瓣隆起，有不明显网纹；果柄纤细，平展或稍下弯。种子淡褐色，多数，扁卵形。花、果期 6~8 月。

【适宜生境】湿中生植物。生于水边、沟谷，为沼泽草甸或草甸种。

【资源状况】分布于阴山地区各地。常见。

【入药部位】■中药：全草（风花菜）。

【采收加工】夏、秋二季采收，切段，晒干。

【功能主治】■中药：风花菜清热解毒，利尿消肿；用于咽痛，黄疸，淋证，水肿，关节炎，疮疡痈肿，痘疹；外用于烫火伤。

【用法用量】■中药：风花菜 6~15g；外用适量，捣敷。

糖 芥 乌兰－高恩淘格

Erysimum bungei (Kitag.) Kitag.

【标本采集号】150921150829003LY

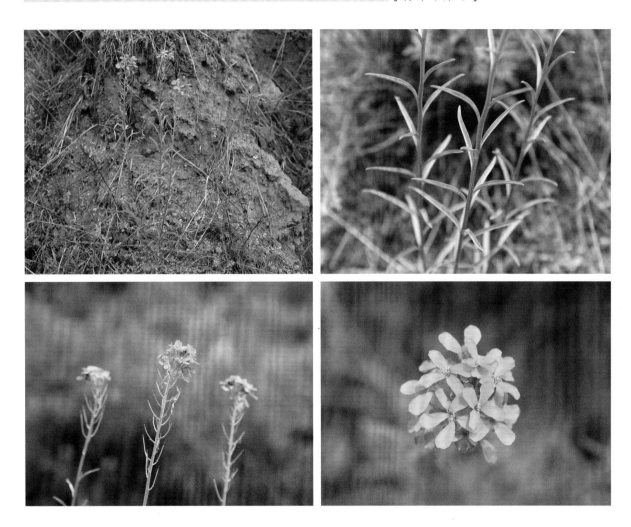

【形态特征】一、二年生草本，高 30~60cm，密生伏贴 2 叉毛；茎直立，不分枝或上部分枝，具棱角。叶披针形或长圆状线形，基生叶顶端急尖，基部渐狭，全缘，两面有 2 叉毛；上部叶基部近抱茎，边缘有波状齿或近全缘。总状花序顶生；萼片长圆形，密生 2 叉毛，边缘白色膜质；花瓣橘黄色，倒披针形，有细脉纹，顶端圆形，基部具长爪；雄蕊 6 枚，近等长。长角果线形，稍呈四棱形，柱头 2 裂，裂瓣具隆起中肋。种子每室 1 行，长圆形，侧扁，深红褐色。花、果期 6~9 月。

【适宜生境】中生植物。生于山地林缘、草甸、沟谷。

【资源状况】分布于乌兰察布市（察哈尔右翼前旗、察哈尔右翼中旗、凉城县、兴和县、卓资县）、呼和浩特市（和林格尔县、武川县）、包头市（土默特右旗）、巴彦淖尔市（乌拉特前旗）。常见。

【入药部位】■中药：全草或种子（糖芥）。

■蒙药：全草或种子（贡图格）。

【采收加工】春、夏二季采挖全草，除去杂质，晒干；7~9 月果熟时，割取全株，晒干，打下种子，除去杂质。

【功能主治】■中药：糖芥强心利尿，健脾和胃，消食；用于心悸，浮肿，消化不良。

■蒙药：贡图格清热，解毒，止咳，化痰，平喘；用于毒热，咳嗽气喘，血热。

【用法用量】■中药：糖芥 6~9g，或研末服，0.3~1g。

■蒙药：贡图格多配方用。

小花糖芥 桂竹香糖芥、高恩淘格
Erysimum cheiranthoides L.

【标本采集号】150981180728044LY

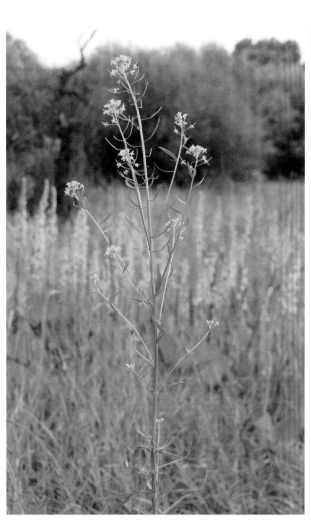
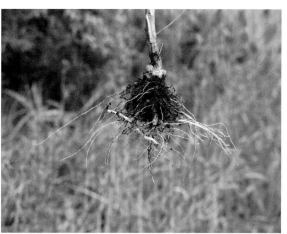
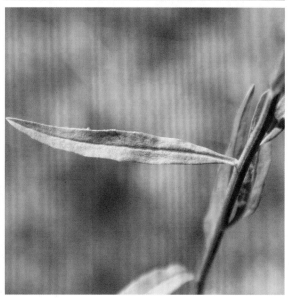

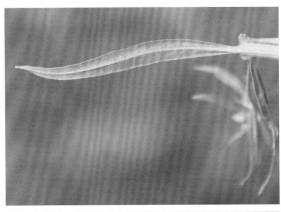
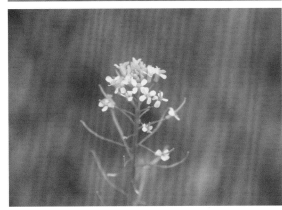
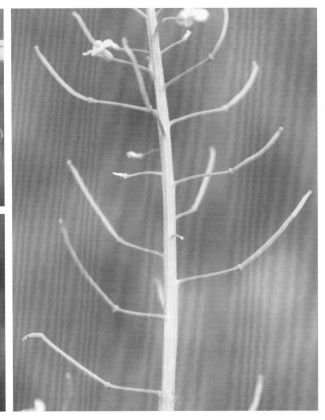

【形态特征】一、二年生草本，高 30~50cm。茎直立，有时上部分枝，密被伏生丁字毛。叶狭披针
　　　　　　形至条形，长 2~5cm，宽 4~8mm，两面伏生二、三或四叉状分枝毛，其中三叉状毛最多。
　　　　　　总状花序顶生；萼片披针形或条形，长 2~3mm，宽约 1mm，背面伏生三叉状分枝毛；
　　　　　　花瓣黄色或淡黄色，近匙形，长 3~5mm。长角果条形，长 2~3cm，宽 1~1.5mm，通
　　　　　　常向上斜伸，果瓣伏生三或四叉状分枝毛，中央具突起主脉 1 条。种子宽卵形，长约
　　　　　　1mm，棕褐色，子叶背倚。花、果期 7~8 月。

【适宜生境】中生植物。生于山地林缘、草原、草甸、沟谷。

【资源状况】分布于乌兰察布市（察哈尔右翼中旗、丰镇市）。少见。

【入药部位】■中药：全草（小花糖芥）。
　　　　　　■蒙药：种子（乌兰－高恩淘格）。

【采收加工】春、夏二季采挖全草，除去杂质，晒干；7~9 月果熟时，割取全株，晒干，打下种子，
　　　　　　除去杂质。

【功能主治】■中药：小花糖芥强心利尿，健脾和胃，消食；用于心悸，浮肿，消化不良。
　　　　　　■蒙药：乌兰－高恩淘格清热，解毒，止咳，化痰，平喘；用于毒热，咳嗽气喘，血热。

【用法用量】■中药：小花糖芥 6~9g，或研末服，0.3~1g。
　　　　　　■蒙药：乌兰－高恩淘格多配方用。

垂果大蒜芥

垂果蒜芥、文吉格日 – 哈木白

Sisymbrium heteromallum C. A. Mey.

【标本采集号】150221140717030LY

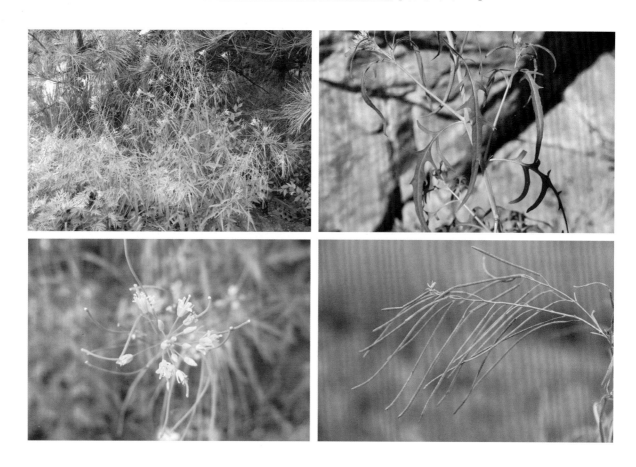

【形态特征】一、二年生草本,高达90cm。茎直立,单一或分枝,被疏毛。茎下部叶长椭圆形或披针形,篦齿状羽状深裂,顶端裂片披针形,全缘或有齿,侧裂片2~6对,卵状披针形或线形,常有齿;茎上部叶无柄,羽裂,裂片线形,常有齿。花有苞片;萼片淡黄色;花瓣黄色,先端钝,基部有爪。长角果线形,开展或外弯,果瓣稍隆起;果柄纤细,常外弯。种子长圆形,黄棕色。花、果期6~9月。

【适宜生境】中生植物。生于森林草原及草原带的山地林缘、草甸及沟谷溪边。

【资源状况】分布于乌兰察布市(察哈尔右翼后旗、化德县、商都县)、呼和浩特市(和林格尔县)、包头市(固阳县、土默特右旗)、巴彦淖尔市(磴口县、乌拉特后旗、乌拉特前旗)、阿拉善盟(阿拉善左旗行政区)。常见。

【入药部位】■中药:全草、种子(垂果大蒜芥)。

【采收加工】夏、秋二季采收全草,除去杂质,晒干;秋季采收成熟果实,打下种子,除去杂质,晒干。

【功能主治】■中药:垂果大蒜芥止咳化痰,清热,解毒;用于急、慢性支气管炎,百日咳;全草亦可用于淋巴结结核,外敷可治肉瘤。

【用法用量】■中药:垂果大蒜芥10~15g。全草外用适量,捣敷。

蚓果芥

串珠芥、念珠芥、苏布得力格－格其

Neotorularia humilis (C. A. Mey.) O. E. Schulz

【标本采集号】150205190724019LY

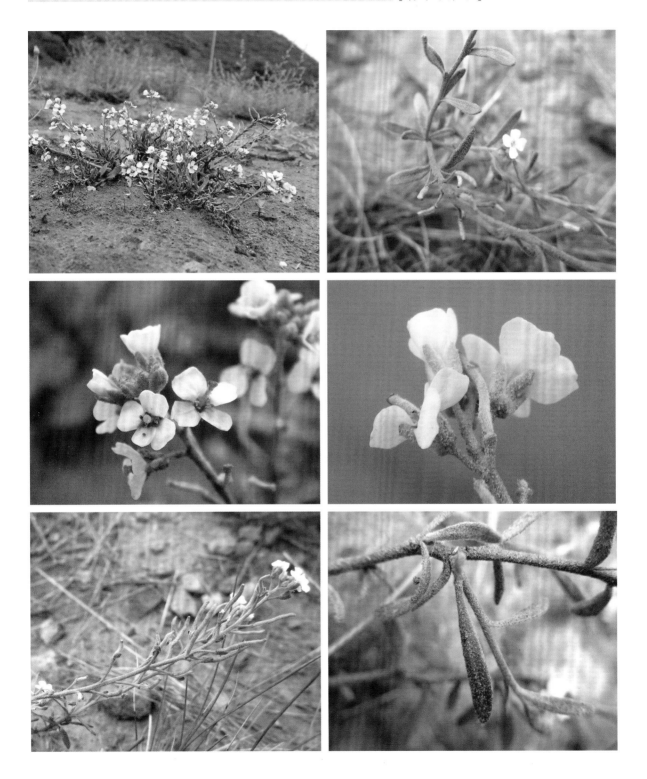

【**形态特征**】多年生草本，高达30cm，全株被2叉毛和3叉毛，稀叶疏被单毛，或角果无毛或近无毛。茎基部分枝。基生叶倒卵形；茎下部叶宽匙形，先端钝圆，基部渐窄成柄，全缘或具2~3对钝齿；茎中上部叶线形。花序最下部的花有苞片；萼片长圆形，外轮较内轮窄，边缘膜质；花瓣长椭圆形，白色，基部渐窄成爪。长角果筒状，上下等粗，两端渐细，直或弯曲；宿存花柱短，柱头2浅裂；果瓣被2叉毛。种子每室1行，长圆形，橘红色。花、果期5~9月。

【**适宜生境**】旱中生植物。生于向阳石质山坡、石缝中、山地沟谷。

【**资源状况**】分布于乌兰察布市（丰镇市、集宁区、商都县）、包头市（固阳县、石拐区）。常见。

【**入药部位**】■中药：全草（蚓果芥）。

【**采收加工**】夏季采收，晒干。

【**功能主治**】■中药：消食，解毒；用于消化不良，食物中毒。

【**用法用量**】■中药：多配方用，6~9g。

播娘蒿 野芥菜、希热乐金 – 哈木白

Descurainia sophia (L.) Webb. ex Prantl

【标本采集号】150921140809002LY

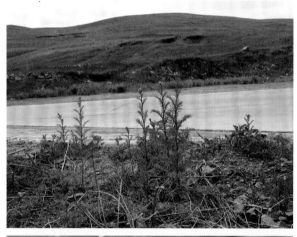
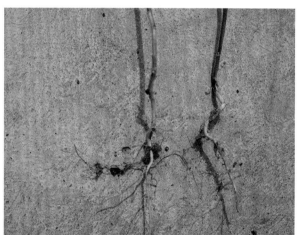
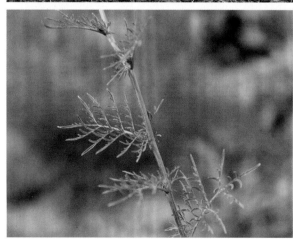
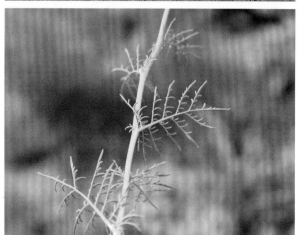

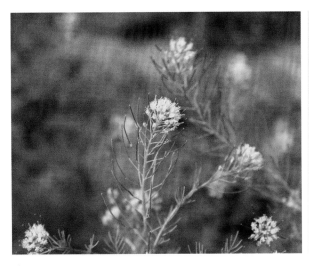
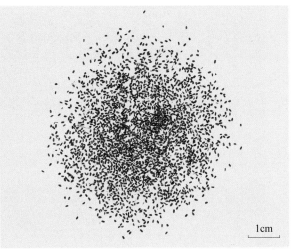

1cm

【形态特征】一年生草本，高达 80cm；有毛或无毛，毛为叉状毛，以下部茎生叶为多，向上渐少。叶三回羽状深裂，小裂片线形或长圆形。萼片窄长圆形，背面具分叉柔毛；花瓣黄色，长圆状倒卵形，基部具爪；雄蕊比花瓣长 1/3。长角果圆筒状，无毛，种子间缢缩，开裂，果瓣中脉明显。种子每室 1 行，小而多，长圆形，长约 1mm，稍扁，淡红褐色，有细网纹。花、果期 6~9 月。

【适宜生境】中生植物。生于山地草甸、沟谷、村旁、田边。

【资源状况】分布于乌兰察布市（察哈尔右翼后旗、察哈尔右翼前旗、丰镇市、凉城县、四子王旗、兴和县、卓资县）、呼和浩特市（和林格尔县、土默特左旗、武川县）、包头市（固阳县）。常见。

【入药部位】■中药：种子（葶苈子）。
　　　　　　■蒙药：种子（希热乐金 – 哈木白）。

【采收加工】夏季果实成熟时采割植株，晒干，搓出种子，除去杂质。

【功能主治】■中药：葶苈子泻肺平喘，行水消肿。用于痰涎壅肺，喘咳痰多，胸胁胀满，不得平卧，胸腹水肿，小便不利。
　　　　　　■蒙药：希热乐金 – 哈木白清热，解毒，止咳，祛痰，平喘；用于搏热，脏热，毒热，血热，协日热，肺热，咳嗽，气喘，肺心病。

【用法用量】■中药：葶苈子 3~10g，包煎；外用适量，煎汤熏洗。
　　　　　　■蒙药：希热乐金 – 哈木白多入丸、散服。

景天科

钝叶瓦松

石莲华、艾利格斯、矛回日 – 斯琴 – 额布斯
Orostachys malacophylla (Pall.) Fisch.

【标本采集号】150921150827031LY

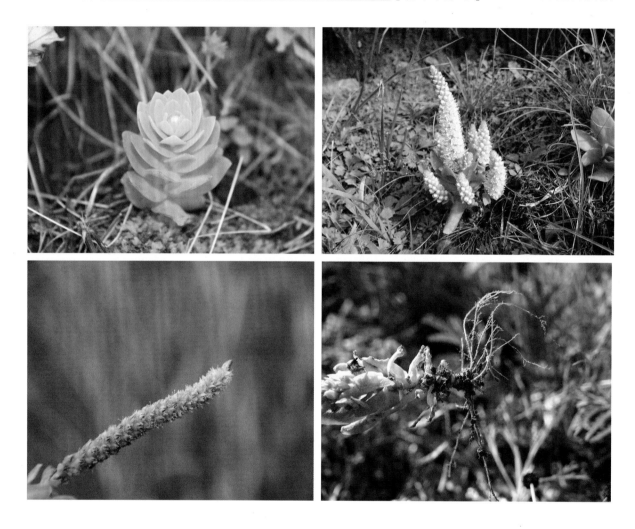

【形态特征】二年生草本，高 10~30cm。第一年仅有莲座状叶，叶矩圆形，先端钝；第二年抽出花茎。茎生叶互生，无柄，匙状倒卵形，较莲座状叶大，先端有短尖或钝，绿色，两面有紫红色斑点。花序圆柱状总状；苞片宽卵形，边缘膜质，有齿；萼片 5 枚；花瓣 5 片，白色或淡绿色，干后呈淡黄色，矩圆状卵形，上部边缘常有齿缺，基部合生。蓇葖果卵形。种子细小，多数。花期 8~9 月，果期 10 月。

【适宜生境】肉质旱生植物。多生于山地、丘陵的砾石质坡地及平原的沙质地。常为草原及草甸草原植被的伴生植物。

【资源状况】分布于乌兰察布市（察哈尔右翼中旗、凉城县、卓资县）、呼和浩特市（武川县）。常见。

【入药部位】■中药：全草。

　　　　　　■蒙药：全草（斯琴－额布斯）。

【采收加工】夏、秋二季采收，用开水泡后晒干，或鲜用。

【功能主治】■中药：全草活血，止血，敛疮；用于痢疾，便血，子宫出血，疮口久不愈合，齿龈肿痛。

　　　　　　■蒙药：斯琴－额布斯清热，解毒，止泻；用于血热，毒热，热性泻下，便血。

【用法用量】■中药：全草 3~6g，或研末冲服；外用适量，煎汤含漱，或鲜品捣敷，或烧存性研末调敷患处。

　　　　　　■蒙药：斯琴－额布斯多配方用。

瓦　松 酸溜溜、石莲花、斯琴－额布斯
Orostachys fimbriatus (Turcz.) Berger

【标本采集号】150921140811003LY

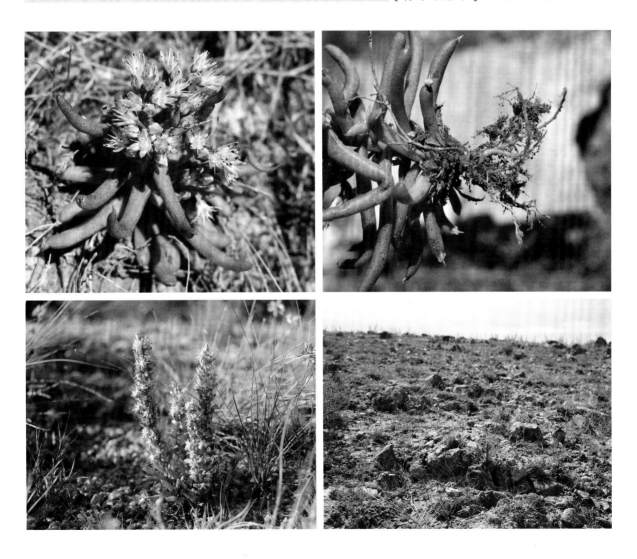

【形态特征】二年生草本。一年生莲座丛的叶短；莲座叶线形，先端增大，为白色软骨质，半圆形，有齿；二年生花茎一般高 10~20cm，小的只长 5cm，高的有时达 40cm；叶互生，疏生，有刺，线形至披针形。花序总状，紧密，或下部分枝，可呈金字塔形；苞片线状渐尖；萼片 5 枚，长圆形；花瓣 5 片，红色，披针状椭圆形，先端渐尖，基部合生；雄蕊 10 枚，与花瓣同长或稍短，花药紫色；鳞片 5 枚，近四方形，先端稍凹。蓇葖 5，长圆形，喙细。种子多数，卵形，细小。花期 8~9 月，果期 10 月。

【适宜生境】肉质砾石生旱生植物。生于石质山坡、石质丘陵及沙质地。常在草原植被中零星生长，在一些石质丘顶可形成小群落片段。

【资源状况】分布于乌兰察布市（察哈尔右翼后旗、察哈尔右翼前旗、凉城县、四子王旗、卓资县）、呼和浩特市（土默特左旗）、包头市（土默特右旗、固阳县）、巴彦淖尔市（乌拉特中旗）。常见。

【入药部位】■中药：全草（瓦松）。

■蒙药：全草（斯琴－额布斯）。

【采收加工】夏、秋二季采收，用开水泡后晒干，或鲜用。

【功能主治】■中药：瓦松活血，止血，敛疮；用于痢疾，便血，子宫出血，疮口久不愈合，齿龈肿痛。

■蒙药：斯琴－额布斯清热，解毒，止泻；用于血热，毒热，热性泻下，便血。

【用法用量】■中药：瓦松 5~15g，捣汁或入丸剂服；外用适量，捣敷，或煎汤熏洗，或研末调敷，或鲜品捣烂敷。

■蒙药：斯琴－额布斯多配方用。

长药八宝

长药景天、石头菜、蝎子掌、乌日图－黑鲁特日根纳

Hylotelephium spectabile (Bor.) H. Ohba

【标本采集号】150204190830006LY

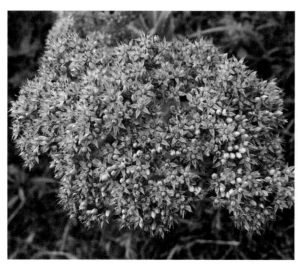 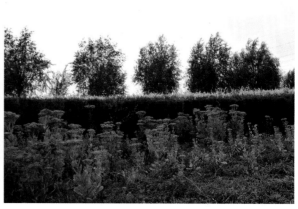

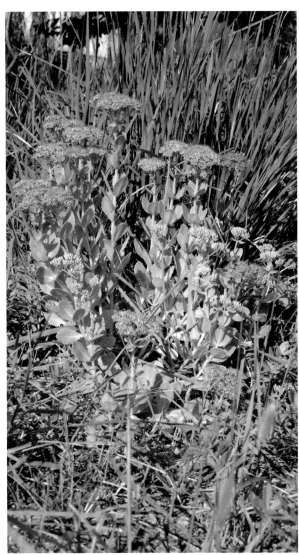
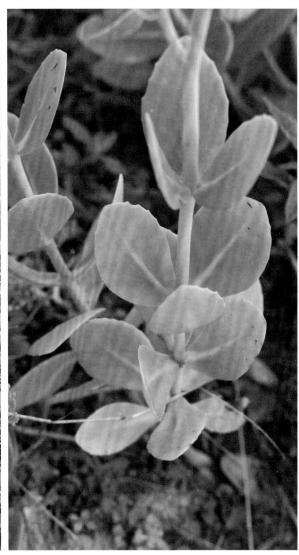

【形态特征】多年生草本。茎直立，高 30~70cm。叶对生或 3 叶轮生，卵形至宽卵形或长圆状卵形，先端急尖，钝，基部渐狭，全缘或多少有波状牙齿。花序大型，伞房状，顶生；花密生；萼片 5 枚，线状披针形至宽披针形，渐尖；花瓣 5 片，淡紫红色至紫红色，披针形至宽披针形；雄蕊 10 枚，花药紫色；鳞片 5 枚，心皮 5 个。蓇葖直立。花期 8~9 月，果期 9~10 月。

【适宜生境】中生植物。生于山地山坡及路边。

【资源状况】作为园林绿化植物，阴山地区有大量栽培。

【入药部位】■中药：叶（石头菜）。

【采收加工】春、夏二季采收，鲜用或晒干。

【功能主治】■中药：石头菜清热解毒，消肿止痛；用于疔疮，痈肿，烫火伤，蜂蜇。

【用法用量】■中药：石头菜 3~9g；外用适量，鲜嫩叶捣汁敷。

白八宝 白景天、长茎景天、查干 – 黑鲁特日根纳
Hylotelephium pallescens (Freyn) H. Ohba

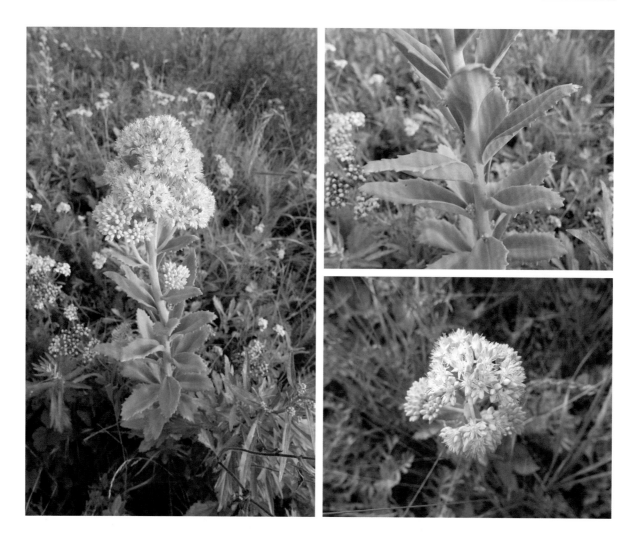

【形态特征】多年生草本。根束生。根状茎短，直立；茎直立，高 30~60cm。叶互生，有时对生，矩圆状卵形至椭圆状披针形，长 3~6（10）cm，宽 0.7~2.5（4）cm。聚伞花序顶生，长达 10cm，宽达 13cm，分枝密；花梗长 2~4mm；萼片 5 枚，披针状三角形，长 1~2mm，先端锐尖；花瓣 5 片，白色至淡红色，直立，披针状椭圆形，长 4~8mm，先端锐尖；雄蕊 10 枚，对瓣的稍短；鳞片 5 枚，长方状楔形，长约 1mm，先端有微缺。蓇葖直立，披针状椭圆形，长约 5mm，基部渐狭，分离，喙短，条形。花期 7~9 月，果期 8~9 月。

【适宜生境】湿中生植物。生于山地林缘草甸、河谷湿草甸、沟谷、河边砾石滩。

【资源状况】分布于乌兰察布市（卓资县）、呼和浩特市（回民区、土默特左旗、武川县、新城区）、包头市（固阳县、九原区、石拐区、土默特石旗）。少见。

【入药部位】■中药：全草（白景天）。

【采收加工】春、秋二季采收，洗净，晒干或鲜用。

【功能主治】■中药：白景天清热解毒，镇静止痛，活血化瘀，生津止渴。

【用法用量】■中药：白景天 10~25g；外用适量，捣敷，或煎汤洗，或研末撒患处。

费 菜

土三七、景天三七、矛钙－伊得

Sedum aizoon L.

【标本采集号】1509211150829042LY

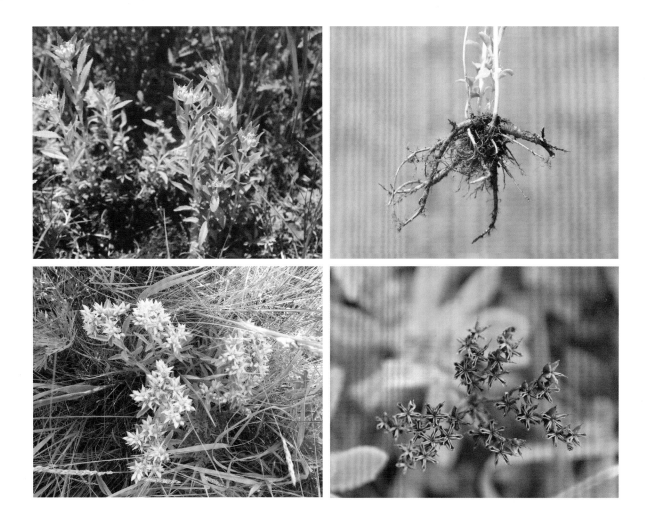

【形态特征】多年生草本。根状茎短，有 1~3 条茎，直立，无毛，不分枝。叶互生，狭披针形、椭圆状披针形至卵状倒披针形，先端渐尖，基部楔形，边缘有不整齐的锯齿；叶坚实，近革质。聚伞花序有多花，水平分枝，平展，下托以苞叶；萼片 5 枚，线形，肉质，不等长，先端钝；花瓣 5 片，黄色，长圆形至椭圆状披针形，有短尖；雄蕊 10 枚，较花瓣短；鳞片 5 片，近正方形；心皮 5 个，卵状长圆形，基部合生，腹面凸出，花柱长钻形。蓇葖星芒状排列。种子椭圆形。花期 6~8 月，果期 8~10 月。

【适宜生境】中生植物。生于山地林下、林缘草甸、沟谷草甸、山坡灌丛。

【资源状况】分布于乌兰察布市（察哈尔右翼后旗、察哈尔右翼前旗、凉城县、四子王旗、兴和县、卓资县）、呼和浩特市（土默特左旗、托克托县、武川县）、包头市（东河区、固阳县、九原区、昆都仑区、青山区、土默特右旗）、巴彦淖尔市（乌拉特后旗、乌拉特前旗、乌拉特中旗）。常见。作为园林绿化植物，阴山地区亦广泛栽培。

【入药部位】■中药：全草或根（景天三七）。

【采收加工】夏、秋二季开花时采收全草，除去杂质，鲜用或晒干；春、秋二季采挖根，洗净泥土，晒干。

【功能主治】■中药：景天三七散瘀止血，安神镇痛；用于血小板减少性紫癜，衄血，吐血，咯血，便血，齿龈出血，子宫出血，心悸，烦躁，失眠；外用于跌打损伤，外伤出血，烧烫伤，疮疖痈肿等。

【用法用量】■中药：景天三七 9~15g，或研末冲服；外用适量，鲜品捣敷患处。

乳毛费菜 呼混其日 - 矛钙 - 伊得
Sedum aizoon L. var. *scabrum* Maxim.

【标本采集号】150221150821519LY

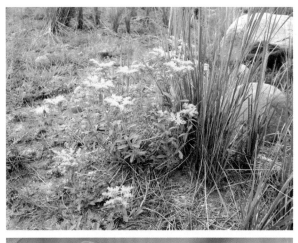
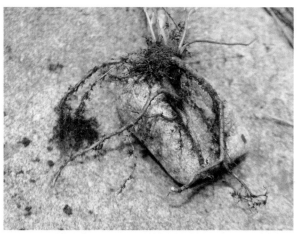
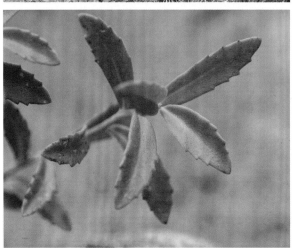
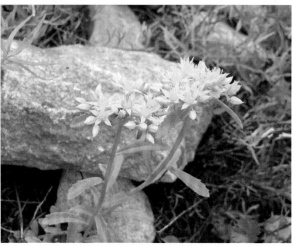

【形态特征】多年生草本，植株被乳头状微毛。根状茎短，有 1~3 条茎，直立，无毛，不分枝。叶互生，叶狭，先端钝，基部楔形，边缘有不整齐的锯齿；叶坚实，近革质。聚伞花序有多花，水平分枝，平展，下托以苞叶；萼片 5 枚，线形，肉质，不等长，先端钝；花瓣 5 片，黄色，长圆形至椭圆状披针形，有短尖；雄蕊 10 枚，较花瓣短；鳞片 5 枚，近正方形；心皮 5 个，卵状长圆形，基部合生，腹面凸出，花柱长钻形。蓇葖星芒状排列。种子椭圆形。花期 6~7 月，果期 8 月。

【适宜生境】中生植物。生于山地林下、林缘、石质山坡、山坡草地、山顶砾石地、沟谷草甸。

【资源状况】分布于包头市（固阳县、土默特右旗）、巴彦淖尔市（乌拉特中旗）。常见。

【入药部位】■中药：全草或根。

【采收加工】夏、秋二季开花时采收全草，除去杂质，鲜用或晒干；春、秋二季采挖根，洗净泥土，晒干。

【功能主治】■中药：全草或根散瘀止血，安神镇痛；用于血小板减少性紫癜，衄血，吐血，咯血，便血，齿龈出血，子宫出血，心悸，烦躁，失眠；外用于跌打损伤，外伤出血，烧烫伤，疮疖痈肿等。

【用法用量】■中药：全草或根 9~15g，或研末冲服；外用适量，鲜品捣敷患处。

小丛红景天

香景天、凤凰草、宝他－刚那古日－额布苏

Rhodiola dumulosa (Franch.) S. H. Fu

【标本采集号】150221140715246LY

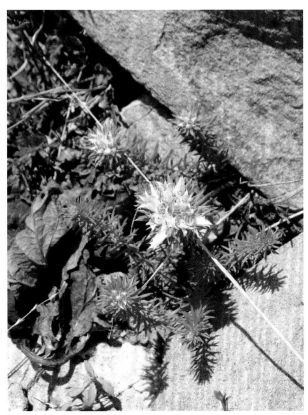
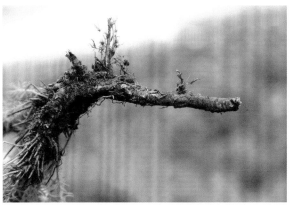
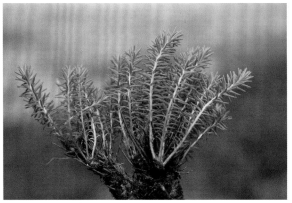

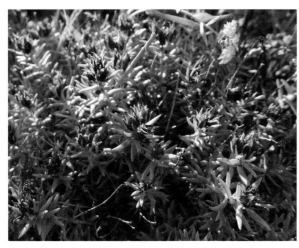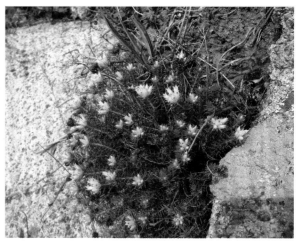

【形态特征】多年生草本。根颈粗壮，分枝，地上部分常被残留老枝。花茎聚生主轴顶端，不分枝。叶互生，线形或宽线形，全缘，无柄。花序聚伞状，有 4~7 花；萼片 5 枚，线状披针形；花瓣 5 片，直立，白色或红色，披针状长圆形，直立，边缘平直，或多少流苏状；雄蕊 10 枚，较花瓣短，对萼片的长 7mm，对花瓣的长 3mm，着生花瓣基部以上 3mm 处；鳞片 5 枚，横长方形，先端微缺；心皮 5 个，卵状长圆形，直立，基部合生。种子长圆形，有微乳头状突起，有窄翅。花期 7~8 月，果期 9~10 月。

【适宜生境】旱中生植物。生于山地阳坡及山脊的岩石裂缝中。

【资源状况】分布于呼和浩特市（武川县）、包头市（土默特右旗）、巴彦淖尔市（乌拉特前旗）、阿拉善盟（阿拉善左旗行政区）。少见。

【入药部位】■中药：全草（凤尾七）。

　　　　　　■蒙药：根（乌兰 – 苏日劳）。

【采收加工】夏、秋二季采挖根，除去残茎及须根，洗净泥土，晒干；春、夏二季采收全草，洗净泥土，晒干。

【功能主治】■中药：凤尾七养心安神，滋阴补肾，清热明目；用于虚损，劳伤，干血痨，月经不调等。

　　　　　　■蒙药：乌兰 – 苏日劳清热，滋补，润肺；用于肺热，咳嗽，气喘，感冒发热。

【用法用量】■中药：凤尾七 9~12g。

　　　　　　■蒙药：乌兰 – 苏日劳多配方用。

虎耳草科

零余虎耳草 点头虎耳草、珠芽虎耳草
Saxifraga cernua L.

【标本采集号】150924180724022LY

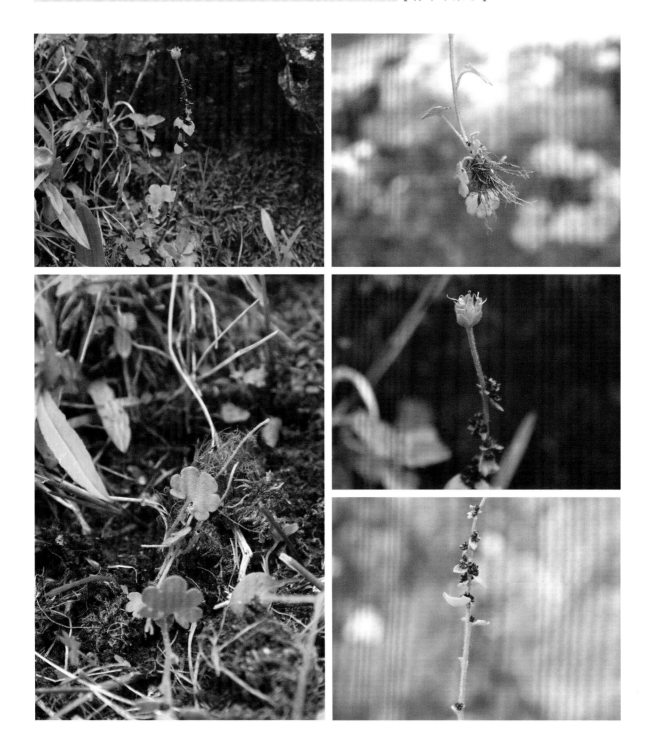

【形态特征】多年生草本。茎被腺柔毛，分枝或不分枝，基部具芽，叶腋部具珠芽，有时还发出鞭匐枝；鞭匐枝疏生腺柔毛。基生叶具长柄，叶片肾形，裂片近阔卵形，两面和边缘均具腺毛，叶柄被腺毛，基部扩大，具卷曲长腺毛；茎生叶亦具柄，中下部者肾形，两面和边缘均具腺毛，叶柄变短。单花生于茎顶或枝端，或聚伞花序具花 2~5 朵；花梗被腺柔毛；花瓣白色或淡黄色，倒卵形至狭倒卵形，先端微凹或钝，基部渐狭，无痂体；雄蕊花丝钻形；子房近上位，卵球形。花、果期 6~9 月。

【适宜生境】中生植物。生于山地岩石缝间。

【资源状况】分布于乌兰察布市（兴和县）。少见。

【入药部位】■中药：全草（零余虎耳草）。

【采收加工】春、秋二季采挖，除去杂质，洗净泥土，晒干。

【功能主治】■中药：零余虎耳草清热解毒，排脓。

【用法用量】■中药：零余虎耳草 10~15g；外用适量，捣汁滴，或煎汤熏洗。

五台金腰
互叶金腰、金蝶草
Chrysosplenium serreanum Hand.-Mazz.

【标本采集号】150924180510017LY

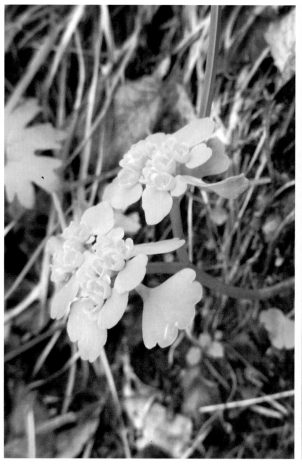
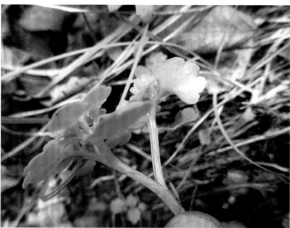
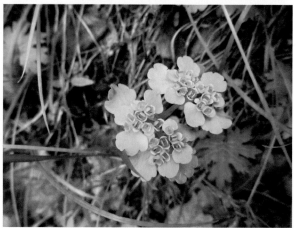

【形态特征】多年生草本，高 6.5~19.5cm。基生叶具长柄，叶片肾形至圆状肾形，长 0.8~2.5cm，宽 1~3cm，边缘具 8~11 个圆齿。聚伞花序长 1.5~3cm；苞叶卵形、近阔卵形至扁圆形，长 0.4~1.5cm，宽 0.3~2cm，具 2~7 个圆齿，稀全缘，基部楔形至宽楔形，无毛；花黄色，直径 3~4mm；雄蕊 8 枚，长约 1mm；子房半下位，花柱长 0.7mm，直立或叉开；花盘不存在。蒴果长 2.6~3mm，先端微凹，2 枚果瓣近等大，喙长 0.5~0.7mm。种子黑棕色，卵球形，长 0.9~1mm，光滑无毛，有光泽。花、果期 5~7 月。

【适宜生境】湿生植物。生于山地林下阴湿地、石崖阴处、山谷溪边。

【资源状况】分布于乌兰察布市（兴和县）、包头市（土默特右旗）。少见。

【入药部位】■中药：全草（金腰子）。

【采收加工】5~6 月采收，除去杂质，晒干。

【功能主治】■中药：金腰子清热，利尿，退黄，排石；用于黄疸性肝炎，膀胱炎，胆道结石。

细叉梅花草 四川苍耳七、那林－孟根－地格达
Parnassia oreophila Hance

【标本采集号】150925140724020LY

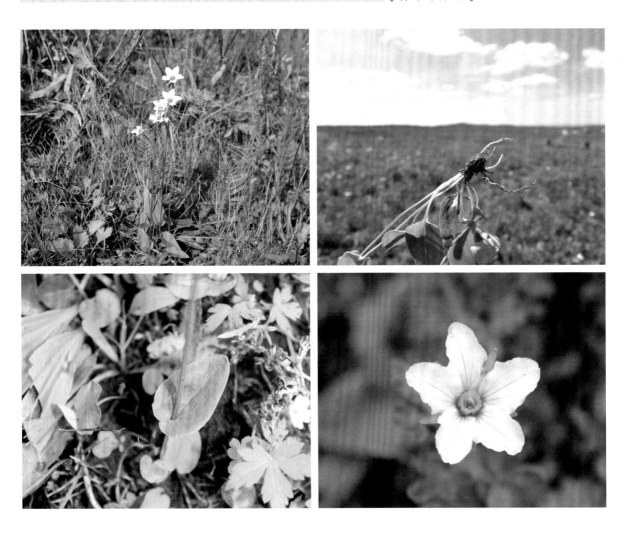

【形态特征】多年生小草本。基生叶卵状长圆形或三角状卵形，先端圆，有时带短尖头，基部平截或微心形，有时下延至叶柄，全缘，上面深绿色，下面色淡，有 3~5 条突起之脉；托叶膜质，边缘疏生褐色流苏状毛，早落；茎生叶卵状长圆形，早落，无柄，半抱茎。花单生茎顶；萼片披针形，具 3 条脉；花瓣白色，宽匙形或倒卵状长圆形；雄蕊 5 枚，退化雄蕊扁平，稀稍超过中裂，裂片棒状，先端平；子房半下位，花柱短，柱头 3 裂，裂片长圆形，花后反折。蒴果长卵圆形。花期 7~8 月，果期 9~10 月。

【适宜生境】中生植物。生于林下、林缘、山地草甸及沟谷。

【资源状况】分布于乌兰察布市（凉城县）、呼和浩特市（武川县）、包头市（固阳县）。少见。

【入药部位】■蒙药：全草（那林 – 孟根 – 地格达）。

【采收加工】春、夏二季采收全草，洗净泥土，晒干。

【功能主治】■蒙药：那林 – 孟根 – 地格达破痞，清热；用于间热痞，内热痞，脉痞，脏腑协日病。

【用法用量】■蒙药：那林 – 孟根 – 地格达 6~9g。

梅花草 苍耳七、孟根 – 地格达、乌勒 – 地格
Parnassia palustris L.

【标本采集号】150921150817004LY

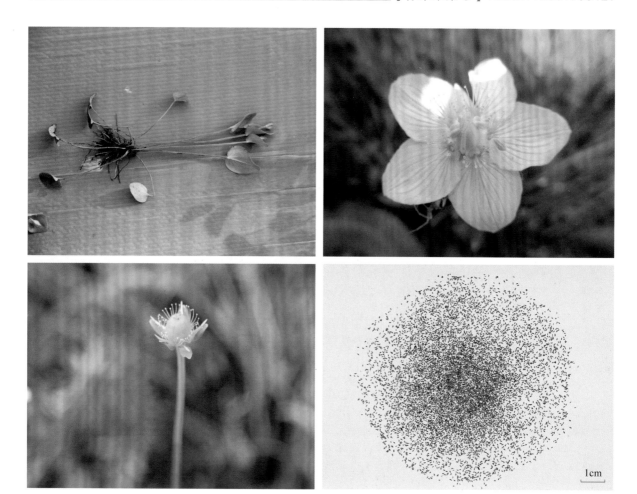

1cm

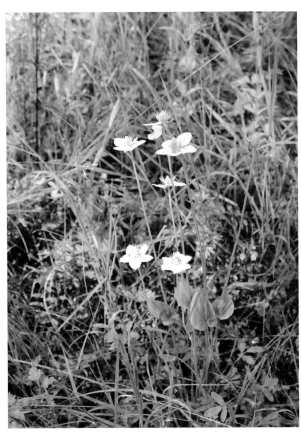
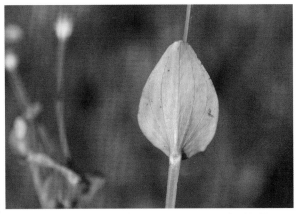
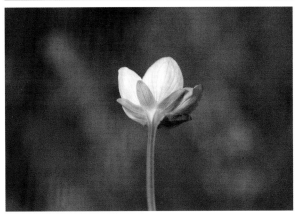

【形态特征】多年生草本。基生叶 3 枚至多数枚，卵形或长卵形，稀三角状卵形，先端圆钝或渐尖，基部近心形，全缘，薄而微外卷，常被紫色长圆形斑点；叶柄托叶膜质。茎 2~4 条，近中部具 1 叶（苞叶），茎生叶与基生叶同形，基部常有铁锈色附属物，半抱茎。花单生茎顶；花瓣白色，宽卵形或倒卵形，全缘；雄蕊 5 枚，花丝扁平，长短不等；退化雄蕊 5 枚，呈分枝状，分枝长短不等，中间长，两侧短；子房上位，花柱极短，柱头 4 裂。蒴果卵圆形，干后有紫褐色斑点。花期 7~8 月，果期 9~10 月。

【适宜生境】湿中生植物。多在林区及草原带山地的沼泽化草甸中零星生长。

【资源状况】分布于乌兰察布市（卓资县）、呼和浩特市（武川县）。少见。

【入药部位】■中药：全草（梅花草）。

　　　　　　■蒙药：全草（孟根 – 地格达）。

【采收加工】夏季开花时采收，除去杂质，洗净，阴干。

【功能主治】■中药：梅花草清热解毒，止咳化痰；用于细菌性痢疾，咽喉肿痛，百日咳，痰多等。

　　　　　　■蒙药：孟根 – 地格达破痞，清热；用于间热痞，内热痞，脉痞，脏腑协日病。

【用法用量】■中药：梅花草 3~9g，或研末服，每次 1~3g。

　　　　　　■蒙药：孟根 – 地格达多配方用。

薄叶山梅花

堇叶山梅花、太平花、折日力格－恩和力格－其其格
Philadelphus tenuifolius Rupr. ex Maxim.

【标本采集号】1509221906230 45LY

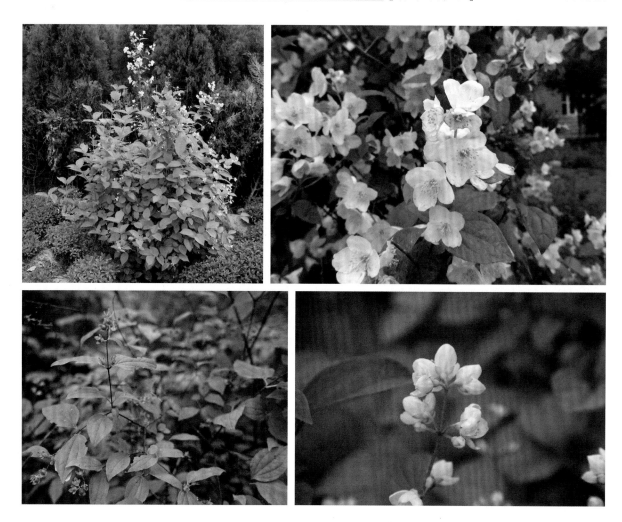

【形态特征】灌木，高 1~3m。二年生小枝灰棕色，当年生小枝浅褐色，被毛。叶卵形，先端急尖，基部近圆形或阔楔形，边缘具疏锯齿，花枝上叶卵形或卵状椭圆形，上面疏被长柔毛，下面沿叶脉疏被长柔毛，常紫堇色，叶脉离基出 3~5 条；叶柄被毛。总状花序有花 3~7 朵；花序轴黄绿色，果期较长，疏被短毛；花萼黄绿色，外面疏被微柔毛；花冠盘状，花瓣白色，卵状长圆形，顶端圆，稍 2 裂，无毛；雄蕊 25~30 枚；花盘无毛；花柱纤细，先端稍分裂，无毛，柱头槌形，较花药小。蒴果倒圆锥形。种子具短尾。花、果期 6~8 月。

【适宜生境】中生植物。生于山坡林缘、灌丛。

【资源状况】分布于乌兰察布市（化德县）。常见。作为园林绿化植物，阴山地区亦广泛栽培。

【入药部位】■中药：根（堇叶山梅花）。

【采收加工】夏、秋二季采挖，洗净，切片，晒干。

【功能主治】■中药：堇叶山梅花清热凉血，利尿；用于痔疮，小便不利。

【用法用量】■中药：堇叶山梅花 6~15g。

欧洲醋栗 须具利、鹅莓、圆醋栗
Ribes reclinatum L.

【标本采集号】150223140903086LY

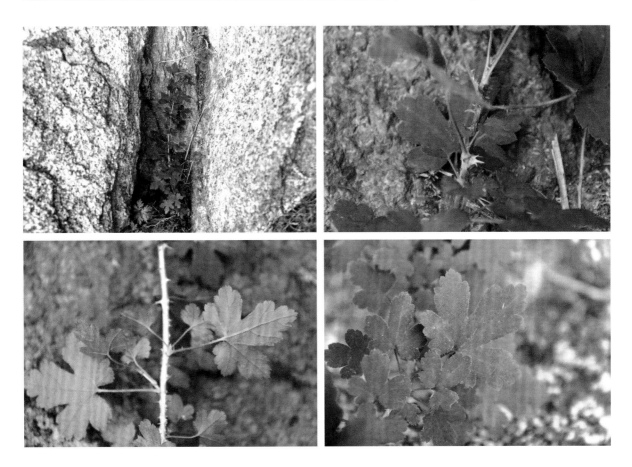

【形态特征】落叶灌木，高 1~1.5m。枝灰褐色，皮条状或片状剥落，在叶下部的节上具 1~3 枚粗刺，节间常有稀疏针状小刺。叶圆形或近肾形，稍厚，近革质，不育枝上的叶较大，两面被短柔毛，掌状 3~5 裂，叶柄具柔毛，近基部常有羽毛状毛。花两性，2~3 朵组成短总状花序或单生于叶腋；花序轴长短不一，具柔毛或疏生短腺毛；花梗具柔毛或混生短腺毛；苞片被柔毛，具 3 脉；花萼绿白色并染有红色，外面被柔毛；花瓣近扇形，浅绿白色，稀红色，外面具柔毛。果实球形，黄绿色或红色，被柔毛或混生腺毛。花期 5 月。

【适宜生境】中生植物。生于林下或灌丛中。

【资源状况】分布于包头市（达尔罕茂明安联合旗）。偶见。

【入药部位】■中药：茎枝及果实（糖茶藨）。

【采收加工】夏季采收茎枝，刮去外层皮，剥取内层皮，晒干；秋季采收成熟果实，晒干。

【功能主治】■中药：糖茶藨解毒；用于肝炎。

【用法用量】■中药：糖茶藨 3~10g。

糖茶藨子　埃牟茶藨子、瘤糖茶藨、哈达
Ribes himalense Royle ex Decne.

【标本采集号】152921140709008LY

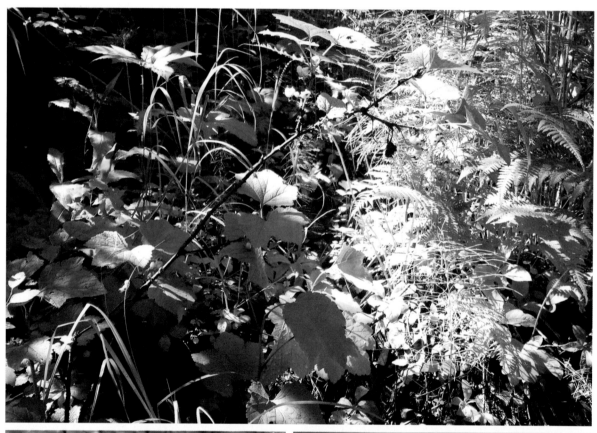

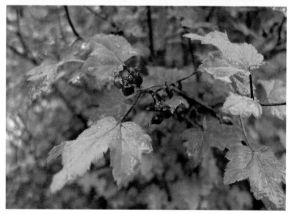
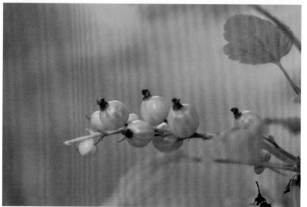

【形态特征】灌木。当年生枝淡黄褐色，近无毛；二至三年生枝灰褐色，稍剥裂。芽卵形，有几片密被柔毛的鳞片；叶宽卵形，裂片卵状三角形，先端锐尖，边缘有不整齐的重锯齿，基部心形，上面绿色，有腺毛，嫩叶极明显，有时混生疏柔毛，下面灰绿色，疏生或密生柔毛，沿叶脉有腺毛，掌状三至五出脉；叶柄有腺毛和疏或密的柔毛。总花梗密生长柔毛；苞片三角状卵形，花梗与苞片近相长；花两性，淡紫红色；萼筒钟状管形。浆果红色，球形。花期 5~6 月，果期 8~9 月。

【适宜生境】中生植物。生于山地林缘、沟谷。

【资源状况】分布于包头市（达尔罕茂明安联合旗、土默特右旗）、阿拉善盟（阿拉善左旗行政区）。常见。

【入药部位】■中药：茎枝的内层皮或果实。

【采收加工】夏季割取茎枝，刮去外层皮，剥取内层皮，晒干；秋季采收成熟果实，晒干。

【功能主治】■中药：茎枝的内层皮或果实解毒；用于肝炎。

【用法用量】■中药：茎枝的内层皮或果实 3~9g。

东北茶藨子 山麻子、满洲茶藨子、东北醋李、阿古林 – 乌混 – 少布特日
Ribes mandshuricum (Maxim.) Kom.

【标本采集号】150221190814129LY

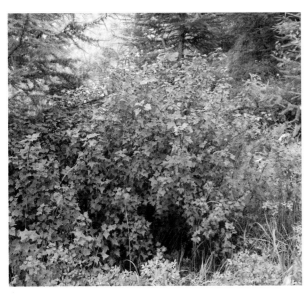
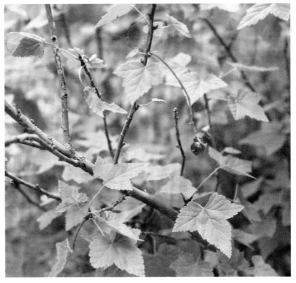

【形态特征】落叶灌木。小枝灰色或褐灰色，树皮纵向或长条状剥落，嫩枝褐色，具短柔毛或近无毛，无刺。叶宽大，宽几与长相似，基部心形。花两性；总状花序初直立后下垂；花瓣近匙形，宽稍短于长，先端圆钝或截形，浅黄绿色，下面有 5 个分离的突出体；雄蕊稍长于萼片，花药近圆形，红色；子房无毛，花柱稍短或几与雄蕊等长。果实球形，红色，无毛，味酸可食。种子多数，较大，圆形。花、果期 6~8 月。

【适宜生境】中生植物。生于山地林下、河岸。

【资源状况】包头市（土默特右旗）、巴彦淖尔市（磴口县）有少量栽培。

【入药部位】■中药：茎枝的内层皮或果实。

【采收加工】夏季割取茎枝，刮去外层皮，剥取内层皮，晒干；秋季采收成熟果实，晒干。

【功能主治】■中药：茎枝的内层皮或果实解毒；用于肝炎。

【用法用量】■中药：茎枝的内层皮或果实 3~9g。

双刺茶藨子
楔叶茶藨、二刺茶藨、乌混－少布特日
Ribes diacanthum Pall.

【标本采集号】150822190903014LY

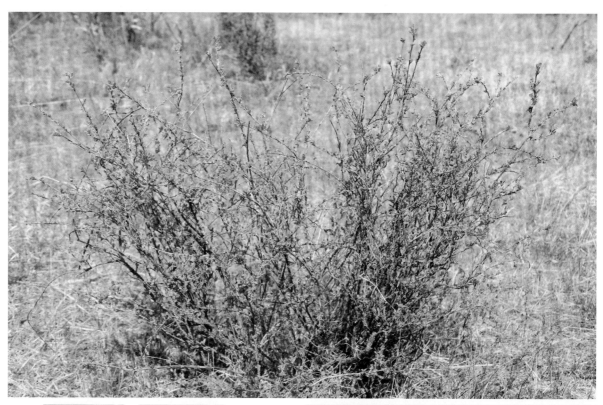

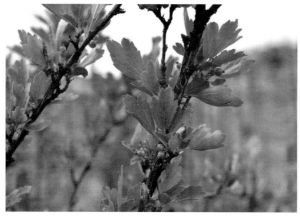
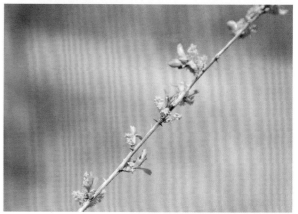

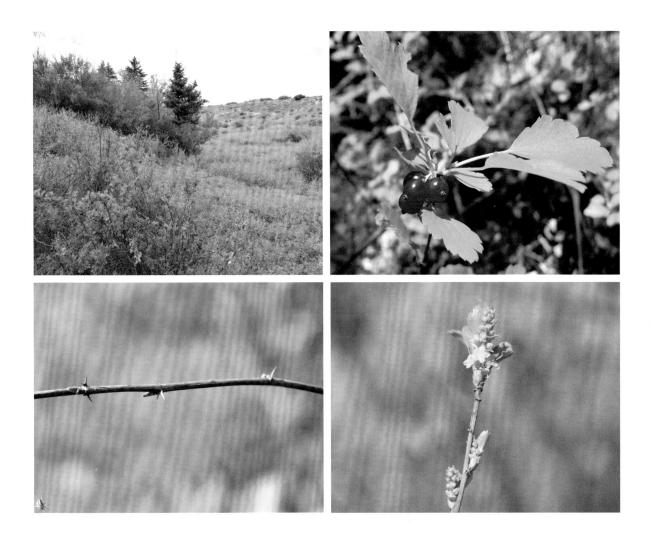

【形态特征】落叶灌木。小枝较平滑，灰褐色。芽小，卵圆形；叶倒卵圆形或菱状倒卵圆形。花单性，雌雄异株，组成总状花序；雄花序下垂，具花 10~20 朵；雌花序较短，具花 10~15 朵；花序轴和花梗无柔毛，稀疏生短腺毛；苞片披针形或舌形；花萼黄绿色，无毛；萼筒辐状或碟形；萼片卵圆形，稀椭圆形；花瓣甚小，楔状圆形；雄蕊短，约与花瓣等长；雌花的雄蕊败育，花药常无花粉；子房近球形，无毛，雄花几无子房；花柱先端 2 裂。果实球形或卵球形，红色或红黑色，无毛。花期 5~6 月，果期 8~9 月。

【适宜生境】中生植物。生于沙丘、沙地及石质山地。

【资源状况】巴彦淖尔市（磴口县）有少量栽培。

【入药部位】■中药：果实（楔叶茶藨）。

【采收加工】秋季采收成熟果实，晒干。

【功能主治】■中药：楔叶茶藨清热解毒，祛风消肿；用于风热感冒，头身恶痛，无名肿毒，肝炎。

【用法用量】■中药：楔叶茶藨 9~15g。

美丽茶藨子

小叶茶藨、酸麻子、美丽茶藨、碟花茶藨子、高雅－乌混－少布特日
Ribes pulchellum Turcz.

【标本采集号】150223140903086LY

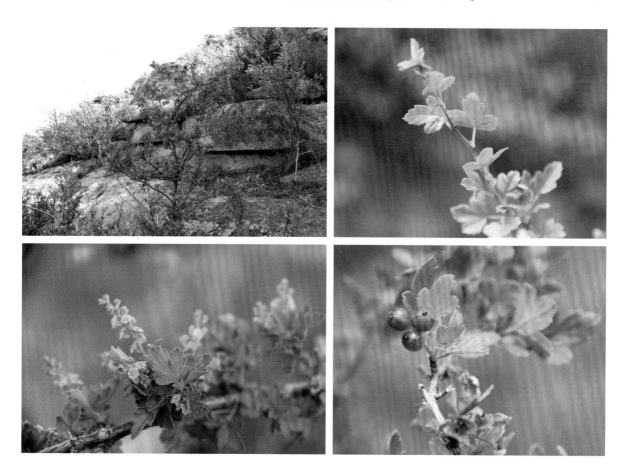

【形态特征】灌木，高 1~2m。当年生小枝红褐色，密生短柔毛；老枝灰褐色，稍纵向剥裂，节上常有皮刺 1 对。叶宽卵形，掌状 3 深裂，少 5 深裂，先端尖，边缘有粗锯齿，基部近截形，两面有短柔毛，掌状三至五出脉；叶柄有短柔毛。花单性，雌雄异株；总状花序生于短枝上；总花梗、花梗和苞片有短柔毛与腺毛；花淡绿黄色或淡红色；萼筒浅碟形，萼片 5 枚，宽卵形；花瓣 5 片，鳞片状；雄蕊 5 枚，与萼片对生；子房下位，近球形，柱头 2 裂。浆果，红色，近球形。花期 5~6 月，果期 8~9 月。

【适宜生境】中生植物。山地灌丛的伴生植物，生于石质山坡与沟谷。

【资源状况】分布于包头市（达尔罕茂明安联合旗、土默特右旗）。常见。

【入药部位】■中药：茎枝的内层皮或果实。

【采收加工】夏季采收茎枝，刮去外层皮，剥取内层皮，晒干。秋季采收成熟果实，晒干。

【功能主治】■中药：茎枝解毒；用于肝炎。

【用法用量】■中药：茎枝 3~9g。

蔷薇科

三裂绣线菊
三桠绣线球、团叶绣球、哈日－塔比勒干纳、哈日干－柴
Spiraea trilobata L.

【标本采集号】150221130531225LY

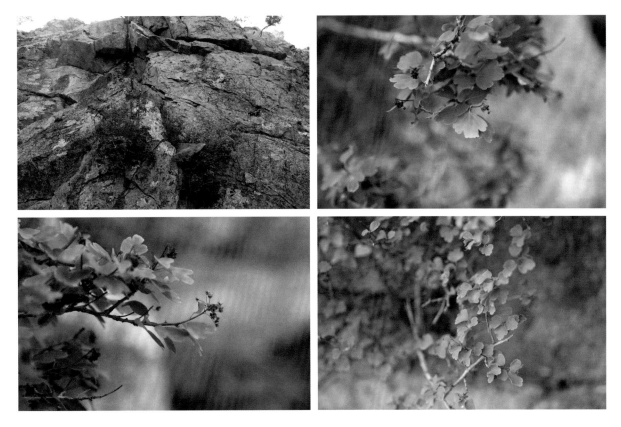

【形态特征】灌木。小枝无毛。冬芽无毛，外被数枚鳞片；叶近圆形，先端钝，常 3 裂，基部圆形或近心形，稀楔形，中部以上具少数钝圆齿，两面无毛，基脉 3~5 条。伞形花序具花序梗，无毛；花梗无毛；苞片线形或倒披针形，上部深裂成细裂片：花萼无毛，萼片三角形：花瓣宽倒卵形，先端常微凹；雄蕊 18~20 枚，比花瓣短；花盘约有 10 个大小不等的裂片，裂片先端微凹；子房被柔毛，花柱比雄蕊短。蓇葖果开张，沿腹缝微被短柔毛或无毛，宿存花柱顶生，宿存萼片。花期 5~7 月，果期 7~9 月。

【适宜生境】中生植物。多生于石质山坡、山沟，为山地灌丛的建群种。

【资源状况】分布于包头市（土默特右旗）、巴彦淖尔市（乌拉特中旗）。少见。

【入药部位】■蒙药：叶（塔比勒干纳）。

【采收加工】夏、秋二季采收，阴干。

【功能主治】■蒙药：塔比勒干纳活血祛瘀，消肿止痛。

【用法用量】■蒙药：塔比勒干纳多入丸、散服。

土庄绣线菊

土庄花、蚂蚱腿、柔毛绣线菊、乌斯图－塔比勒干纳
Spiraea pubescens Turcz.

【标本采集号】150921150827054LY

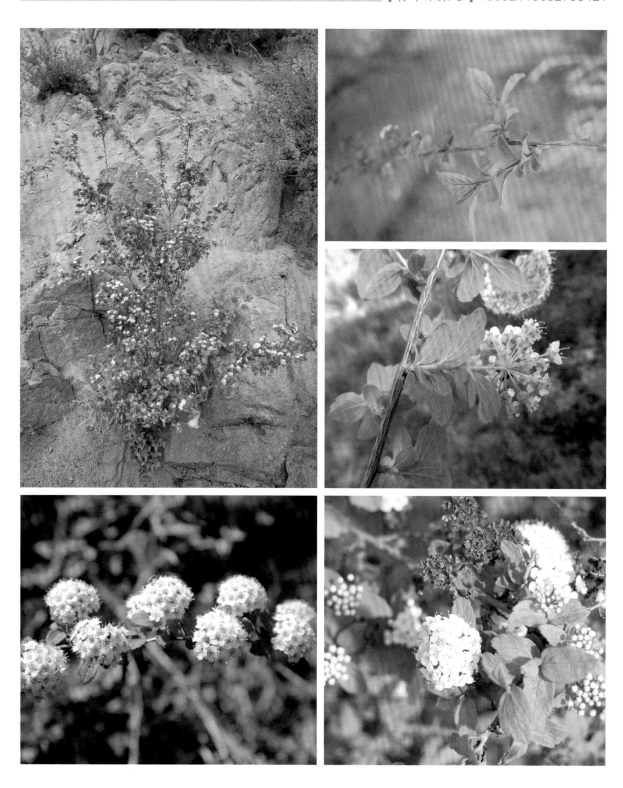

【形态特征】灌木。小枝稍弯曲，嫩时被短柔毛，老时无毛。叶菱状卵形或椭圆形，先端急尖，基部宽楔形，中部以上有粗齿或缺刻状锯齿，两面被短柔毛；叶柄被短柔毛。伞形花序具花序梗；花梗无毛；苞片线形，被柔毛；花萼外面无毛，萼片卵状三角形；花瓣卵形、宽倒卵形或近圆形，白色；雄蕊 25~30 枚，约与花瓣等长，裂片先端稍凹陷；子房无毛或腹部及基部有短柔毛，花柱短于雄蕊。蓇葖果开张，腹缝微被短柔毛，宿存花柱顶生，宿存萼片直立。花期 5~6 月，果期 7~8 月。

【适宜生境】中生植物。多生于山地灌丛、林缘、杂木林中。

【资源状况】分布于乌兰察布市（卓资县）、呼和浩特市（和林格尔县、土默特左旗、武川县）、包头市（固阳县、石拐区、土默特右旗）、巴彦淖尔市（乌拉特前旗）。常见。

【入药部位】■中药：茎髓。

【采收加工】秋季采收，取地上茎，截段，趁鲜取茎髓，理直，晒干。

【功能主治】■中药：茎髓利尿，消肿；用于小便不利，水肿。

【用法用量】■中药：茎髓 6~9g。

蒙古绣线菊 蒙古勒 – 塔比勒干纳、玛格沙得
Spiraea mongolica Maxim.

【标本采集号】150221140715224LY

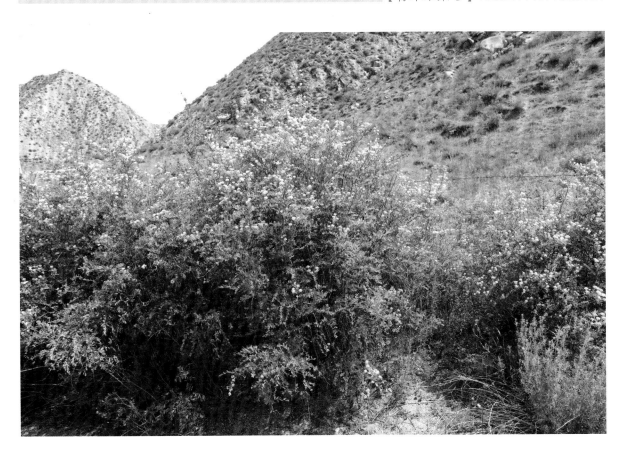

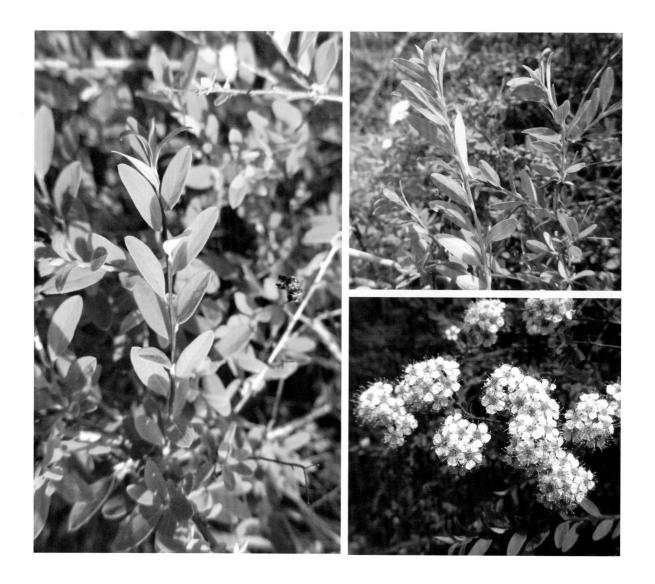

【形态特征】灌木。小枝幼时无毛。冬芽被 2 枚棕褐色鳞片，无毛；叶长圆形或椭圆形，全缘，稀
先端有少数锯齿，两面无毛，羽状脉，叶柄无毛。伞形总状花序具花序梗，有花 8~15 朵，
无毛；苞片线形，无毛；花萼外面无毛，萼片三角形；花瓣近圆形，先端钝，白色；
雄蕊 18~25 枚，几与花瓣等长；花盘具 10 个圆形裂片；子房被短柔毛，花柱短于雄蕊。
蓇葖果直立开张，沿腹缝稍有短柔毛或无毛，宿存花柱位于背部先端，宿存萼片直立
或反折。花期 6~7 月，果期 8~9 月。

【适宜生境】旱中生植物。生于山地石质山坡灌丛、草地、疏林下及山谷。

【资源状况】分布于乌兰察布市（察哈尔右翼后旗、察哈尔右翼中旗）、包头市（固阳县、土默特
右旗）、巴彦淖尔市（乌拉特前旗）。常见。

【入药部位】■蒙药：花（蒙古勒－塔比勒干纳）。

【采收加工】夏、秋二季开花时采收，阴干。

【功能主治】■蒙药：蒙古勒－塔比勒干纳治伤，生津；用于金伤，协日乌素病。

【用法用量】■蒙药：蒙古勒－塔比勒干纳多入丸、散服。

珍珠绣线菊

珍珠花、喷雪花、雪柳
Spiraea thunbergii Sieb. ex Blume

【标本采集号】150207190424026LY

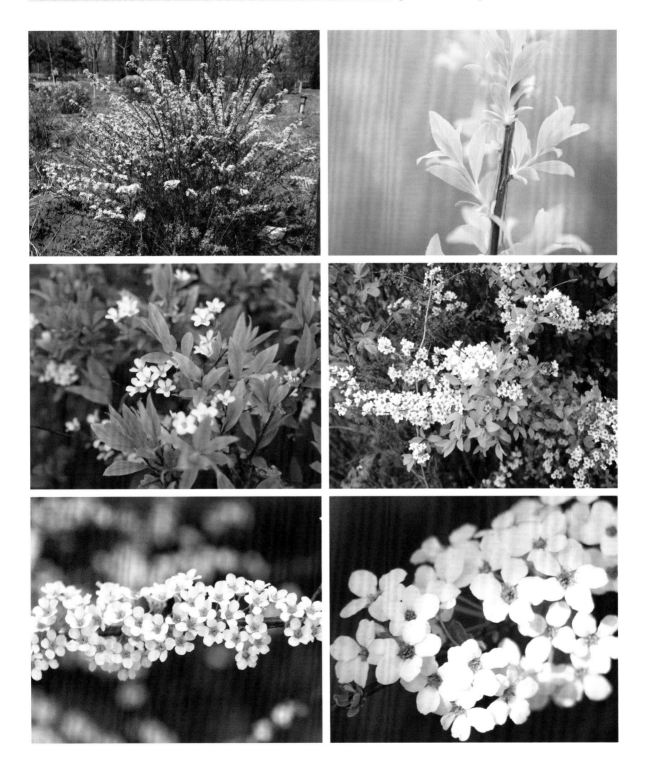

【形态特征】灌木。枝条细长，开展，幼时被短柔毛，褐色。叶片线状披针形，边缘自中部以上有尖锐锯齿；叶柄极短或近无柄，有短柔毛。伞形花序无总梗，具花 3~7 朵；花梗细，无毛；萼筒钟状，外面无毛，内面微被短柔毛；萼片卵状三角形；花瓣倒卵形，先端微凹至圆钝，白色；雄蕊 18~20 枚；花盘圆环形；子房无毛或微被短柔毛。蓇葖果开张，无毛，花柱近顶生，稍斜展，具直立或反折萼片。花期 4~5 月，果期 7 月。

【适宜生境】中生植物。生于湿润、排水良好的土壤。

【资源状况】作为园林绿化植物，阴山地区有少量栽培。

【入药部位】■中药：根。

【采收加工】夏、秋二季采挖，洗净泥土，晒干。

【功能主治】■中药：根用于咽喉肿痛。

【用法用量】■中药：根 9~15g。

珍珠梅 东北珍珠梅、华楸珍珠梅、山高粱、苏布得力格－其其格
Sorbaria sorbifolia (L.) A. Br.

【标本采集号】150825150804238LY

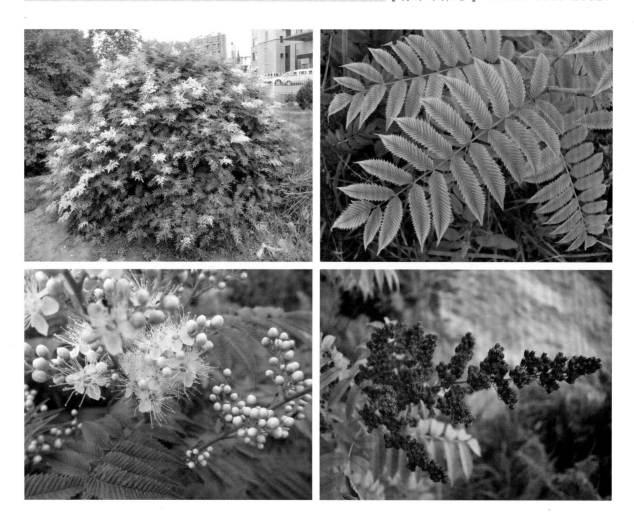

【形态特征】灌木，高达 2m。小枝无毛或微被短柔毛。羽状复叶，叶轴微被短柔毛；小叶披针形，两面近无毛；小叶近无柄；托叶卵状披针形，有不规则锯齿或全缘，外面微被短柔毛。顶生密集圆锥花序，分枝近直立；花序梗和花梗被星状毛或短柔毛，果期近无毛；苞片卵状披针形，全缘或有浅齿，上下两面微被柔毛，果期渐脱落，外面基部微被短柔毛；萼片三角卵形；花瓣长圆形，白色；雄蕊 40~50 枚。蓇葖果长圆形，果柄直立；萼片宿存，反折，稀开展。花期 7~8 月，果期 8~9 月。

【适宜生境】中生植物。散生于山地林缘，有时也可形成群落片段，也少量见于林下、路旁、沟边及林缘草甸。

【资源状况】作为园林绿化植物，阴山地区有少量栽培。

【入药部位】■中药：茎皮或果穗（珍珠梅）。

■蒙药：茎（苏布得力格 – 其其格）。

【采收加工】春、秋二季采收茎枝后，剥取外皮，晒干；9~10 月果穗成熟时采收，晒干。

【功能主治】■中药：珍珠梅活血祛瘀，消肿止痛；用于跌打损伤，骨折，风湿痹痛。

■蒙药：苏布得力格 – 其其格止咳，清热，调元；用于感冒，搏热，咳嗽，赫依热。

【用法用量】■中药：珍珠梅研末服，0.6~1.2g；外用适量，研末调敷。

■蒙药：苏布得力格 – 其其格多入汤、散剂。

华北珍珠梅　珍珠梅、奥木日图音 – 苏布得力格 – 其其格
Sorbaria kirilowii (Regel) Maxim.

【标本采集号】150824180718025LY

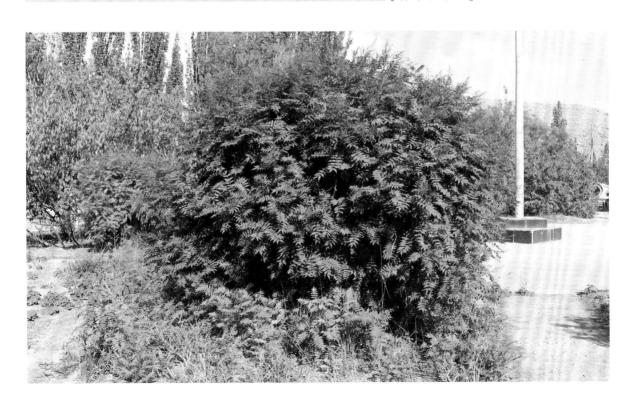

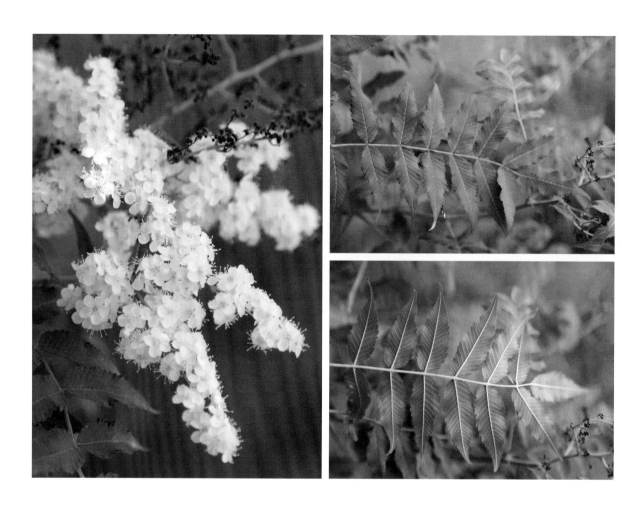

【形态特征】灌木，高达 3m。小枝无毛。冬芽近无毛。羽状复叶具小叶 13~21 枚，小叶披针形至长圆状披针形，有尖锐重锯齿，两面无毛或下面脉腋具短柔毛；小叶柄短或近无柄；托叶线状披针形。圆锥花序密集，微被白粉。苞片线状披针形，全缘；被丝托钟状，无毛，萼片长圆形；花瓣白色，倒卵形或宽卵形；雄蕊与花瓣等长或稍短；花盘圆盘状；花柱稍短于雄蕊。蓇葖果长圆柱形，无毛，花柱稍侧生，宿存萼片反折，稀开展；果柄直立。花期 5~9 月，果期 8~9 月。

【适宜生境】中生植物。生于山坡、杂木林中。

【资源状况】作为园林绿化植物，阴山地区广泛栽培。

【入药部位】■中药：茎皮或果穗。

　　　　　　■蒙药：茎（苏布得力格 – 其其格）。

【采收加工】春、秋二季采收茎枝后，剥取外皮，晒干；9~10 月果穗成熟时采收，晒干。

【功能主治】■中药：茎皮或果穗活血散瘀，消肿止痛；用于骨折，跌打损伤，风湿性关节炎。

　　　　　　■蒙药：苏布得力格 – 其其格止咳，清热，调元；用于感冒，搏热，咳嗽，赫依热。

【用法用量】■中药：茎皮或果穗研末服，0.6~1.2g；外用适量，研末调敷。

　　　　　　■蒙药：苏布得力格 – 其其格多入汤、散剂服。

风箱果 阿穆尔风箱果、托盘幌
Physocarpus amurensis (Maxim.) Maxim.

【标本采集号】150202190525020LY

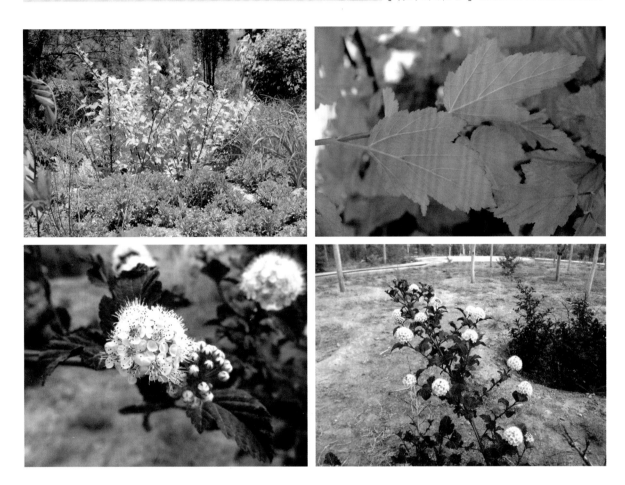

【形态特征】灌木。小枝稍弯曲，近无毛，幼时紫红色，老时灰褐色；树皮呈纵向剥裂。叶片三角
卵形，边缘有重锯齿，下面微被星状毛与短柔毛；叶柄微被柔毛或无毛。花序伞形总
状；苞片披针形，两面微被星状毛；萼筒杯状，外面被星状绒毛，萼片三角形，内外
两面均被星状绒毛；花瓣倒卵形，白色；雄蕊着生在萼筒边缘，花药紫色；心皮外被
星状柔毛，花柱顶生。蓇葖果膨大，卵形，熟时沿背腹两缝开裂，外面微被星状柔毛，
内含光亮黄色种子2~5枚。花期6月，果期7~8月。

【适宜生境】中生植物。生于山沟中，在阔叶林边常丛生。

【资源状况】作为园林绿化植物，阴山地区有少量栽培。

【入药部位】■中药：树皮。

【采收加工】春、秋二季采收茎枝后，剥取外皮，晒干。

【功能主治】■中药：树皮用于卵巢癌，中枢神经肿瘤，结肠肿瘤。

【用法用量】■中药：树皮研末服，0.5~1.5g。

水枸子

枸子木、多花枸子、乌兰－牙日钙
Cotoneaster multiflorus Bge.

【标本采集号】150221150601112LY

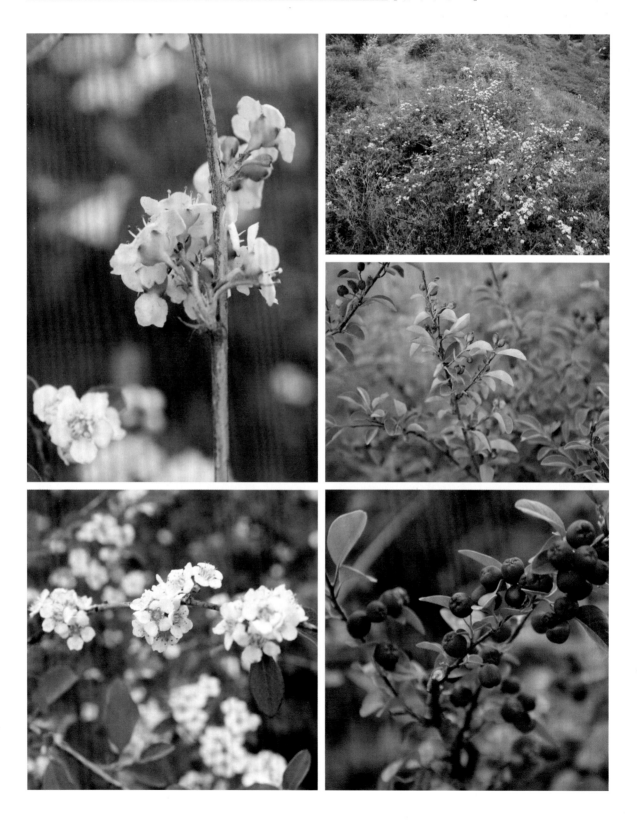

【形态特征】灌木，高达 2m。枝开展，褐色或暗灰色，无毛；嫩枝紫色或紫褐色，被毛。叶片卵形、菱状卵形或椭圆形。聚伞花序，疏松，生于叶腋，有花 3~10 朵；花梗无毛；苞片披针形，稍被毛，早落；萼片近三角形，仅先端边缘稍被毛；花瓣近圆形，白色，开展，长宽近相等，基部有 1 簇柔毛；雄蕊 20 枚，稍短于花瓣；花柱 2 个，比雄蕊短，子房顶端有柔毛。果实近球形或宽卵形，鲜红色，有小核 1 个。花期 6 月，果熟期 9 月。

【适宜生境】中生植物。生于山地灌丛、林缘及沟谷中。

【资源状况】分布于包头市（土默特右旗）。常见。

【入药部位】■中药：枝叶（水枸子）。

【采收加工】春季至初夏采摘，洗净，多鲜用。

【功能主治】■中药：水枸子用于烫伤，烧伤。

【用法用量】■中药：水枸子外用适量，捣敷患处。

灰栒子 尖叶栒子、牙日钙、萨尔布如木
Cotoneaster acutifolius Turcz.

【标本采集号】150222180712091LY

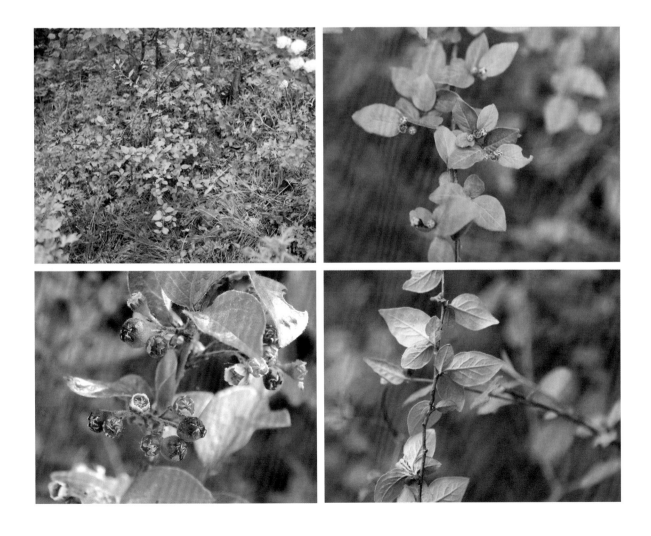

【形态特征】落叶灌木。叶片椭圆卵形，全缘，幼时两面均被长柔毛，下面较密，老时逐渐脱落，最后常近无毛；叶柄具短柔毛；托叶线状披针形，脱落。花2~5朵排成聚伞花序；总花梗和花梗被长柔毛；苞片线状披针形，微具柔毛；萼筒钟状或短筒状，外面被短柔毛，内面无毛；萼片三角形；花瓣直立，宽倒卵形或长圆形，先端圆钝，白色外带红晕；雄蕊10~15枚，比花瓣短；花柱通常2个，离生，短于雄蕊，子房先端密被短柔毛。果实椭圆形，稀倒卵形，黑色。花期6~7月，果期8~9月。

【适宜生境】旱中生植物。生于山地石质坡地及沟谷，常见于林缘及一些杂木林中。

【资源状况】分布于呼和浩特市（和林格尔县）、包头市（东河区、固阳县、九原区、土默特右旗）、巴彦淖尔市（乌拉特前旗）。常见。

【入药部位】■中药：枝或叶。
　　　　　　■蒙药：果实（牙日钙）。

【采收加工】6~8月采收枝叶，切段，晒干；秋季采收成熟果实，除去杂质，晒干。

【功能主治】■中药：枝或叶凉血，止血；用于鼻衄，牙龈出血，月经过多。
　　　　　　■蒙药：牙日钙止血，收敛扩散毒，燥协日乌素；用于鼻衄，吐血，月经过多，关节散毒症，关节协日乌素病。

【用法用量】■中药：枝或叶3~9g；外用适量，火烤取油涂。
　　　　　　■蒙药：牙日钙多入丸、散服。

全缘枸子　全缘枸子木、奥衣音－牙日钙
Cotoneaster integerrimus Medic.

【标本采集号】150925150821023LY

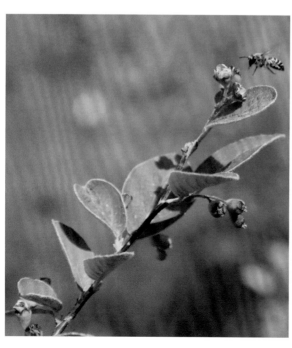 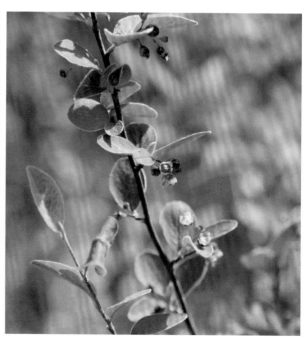

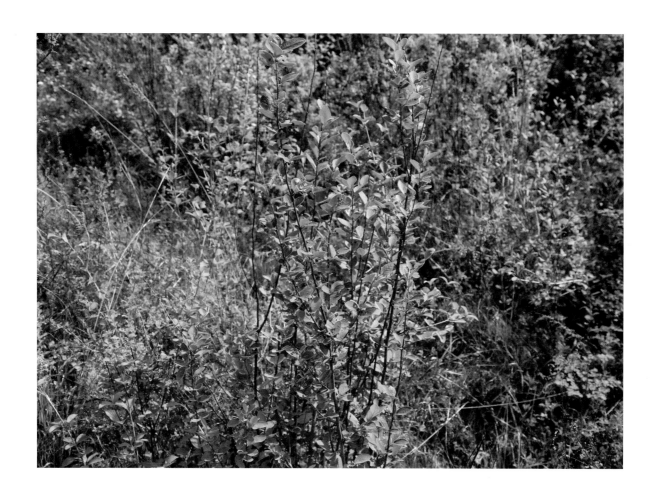

【形态特征】落叶灌木。多分枝；小枝棕褐色，嫩枝密被灰白色绒毛，逐渐脱落。叶片宽椭圆形，全缘，上面无毛或有稀疏柔毛，下面密被灰白色绒毛；叶柄有绒毛；托叶披针形，微具毛，果期多数宿存。聚伞花序下垂，总花梗和花梗无毛或微具柔毛；苞片具稀疏柔毛；萼筒钟状，外面无毛或下部微具疏柔毛，内面无毛；萼片内外两面无毛；花瓣直立，粉红色；雄蕊与花瓣近等长；花柱离生，短于雄蕊，子房顶部具柔毛。果实近球形，红色，无毛。花期6~7月，果期7~9月。

【适宜生境】中生植物。生于山地桦木林下、灌丛及石质山坡。

【资源状况】分布于乌兰察布市（化德县、凉城县）。常见。

【入药部位】■中药：枝或叶。
　　　　　　■蒙药：果实（奥衣音-牙日钙）。

【采收加工】夏、秋二季采收枝、叶，晒干；秋季采收成熟果实，除去杂质，晒干。

【功能主治】■中药：枝或叶凉血，止血；用于鼻衄，牙龈出血，月经过多。
　　　　　　■蒙药：奥衣音-牙日钙止血，收敛扩散毒，燥协日乌素；用于鼻衄，吐血，月经过多，关节散毒症，关节协日乌素病。

【用法用量】■中药：枝或叶3~9g。
　　　　　　■蒙药：奥衣音-牙日钙多入丸、散服。

黑果栒子

黑果栒子木、黑果灰栒子、哈日－牙日钙

Cotoneaster melanocarpus Lodd.

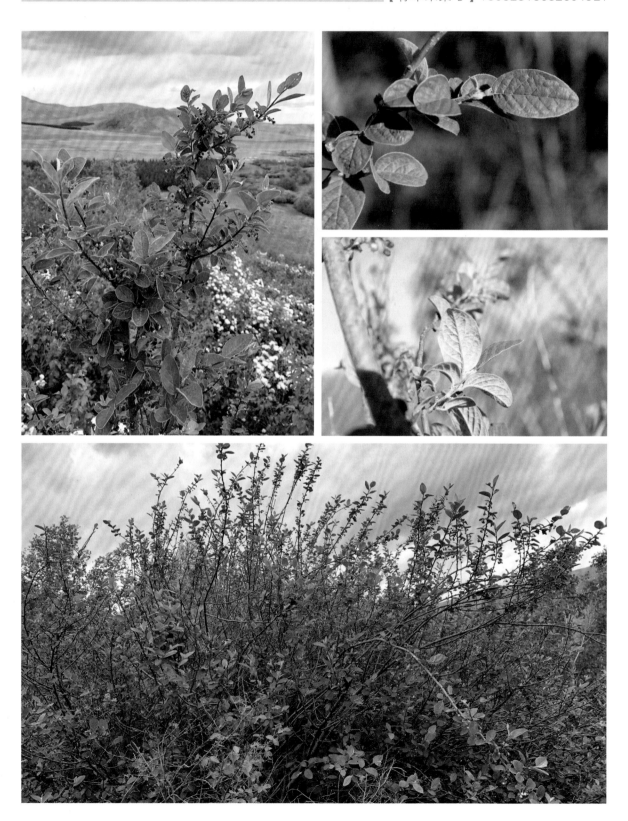

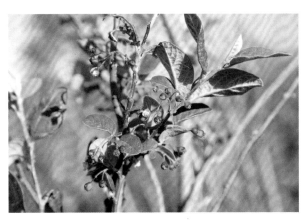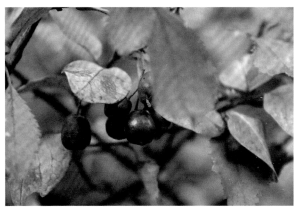

【形态特征】灌木，高达 2m。枝紫褐色、褐色或棕褐色；嫩枝密被柔毛，逐渐脱落至无毛。叶片卵形、宽卵形或椭圆形，下面密被灰白色绒毛。聚伞花序，有花（2）4~6 朵；总花梗和花梗有毛，下垂；苞片条状披针形，被毛；萼片卵状三角形，无毛或先端边缘稍被毛；花瓣近圆形，直立，粉红色，长与宽近相等；雄蕊与花瓣近等长或稍短；花柱 2~3 个，比雄蕊短，子房顶端被柔毛。果实近球形，蓝黑色或黑色，被蜡粉，有 2~3 个小核。花期 6~7 月，果期 8~9 月。

【适宜生境】中生植物。散生于山地和丘陵坡地上，也常散生于灌丛和林缘，并可进入疏林中。

【资源状况】分布于包头市（土默特右旗）、巴彦淖尔市（乌拉特前旗）。常见。

【入药部位】■中药：果实（黑果枸子）。

【采收加工】秋季采收成熟果实，除去杂质，晒干。

【功能主治】■中药：黑果枸子祛风湿，止血，消炎；用于风湿痹痛，刀伤出血。

【用法用量】■中药：黑果枸子外用适量，捣敷，或煎汤洗。

山 楂 裂叶山楂、山里红、道老纳
Crataegus pinnatifida Bge.

【标本采集号】150207190511004LY

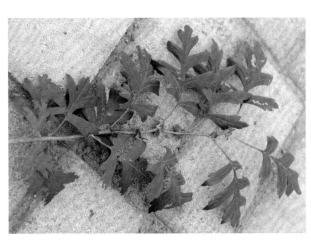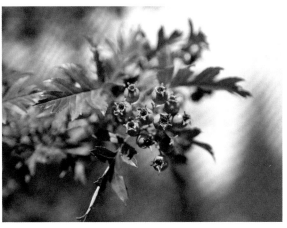

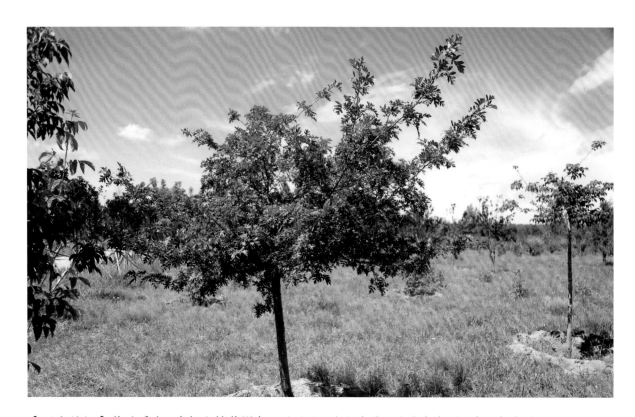

【形态特征】落叶乔木。当年生枝紫褐色，近无毛，疏生皮孔。叶片宽卵形，常两侧各有羽状深裂片，裂片卵状披针形，边缘有尖锐稀疏不规则重锯齿，上面暗绿色而有光泽，下面沿叶脉疏生短柔毛或在脉腋有髯毛，侧脉6~10对。伞房花序具多花；总花梗和花梗均被柔毛；萼筒钟状，外面密被灰白色柔毛，萼片三角卵形，全缘；花瓣倒卵形，白色；雄蕊短于花瓣，花药粉红色。果实深红色，有浅色斑点；萼片脱落很迟，先端留一圆形深洼。花期6月，果熟期9~10月。

【适宜生境】中生植物。生于森林带或森林草原带的山地沟谷。

【资源状况】作为园林绿化植物，阴山地区有少量栽培。

【入药部位】■中药：果实（山楂）、叶（山楂叶）、根（山楂根）。

　　　　　　■蒙药：果实（道老纳）。

【采收加工】秋季果实成熟后采收果实，切片，晒干；夏、秋二季采收叶，晾干；春、秋二季采收根，晒干。

【功能主治】■中药：山楂消食健胃，行气，散瘀，化浊降脂；用于肉食积滞，脘腹胀满，小儿疳积，产后瘀阻，心腹刺痛，胸痹心痛，疝气痛，高脂血症，高血压。山楂叶活血化瘀，理气通脉，化浊降脂；用于气滞血瘀，胸痹心痛，胸闷憋气，心悸健忘，眩晕耳鸣，高脂血症。山楂根消积，祛风，止血；用于食积，痢疾，关节痛，咯血。

　　　　　　■蒙药：道老纳凉血，清巴达干、协日，滋补强壮；用于血热，黄疸，腑协日症，发热烦渴，瘟疫，尿涩，新、陈热。

【用法用量】■中药：山楂9~12g，或入丸、散服。山楂叶3~10g，或代茶饮。根10~15g；外用适量，煎汤熏洗。

　　　　　　■蒙药：道老纳单用3~6g，或入丸、散服。

山里红
大山楂、红果、各仁 – 道老纳
Crataegus pinnatifida Bge. var. *major* N. H. Br.

【标本采集号】150221140517007LY

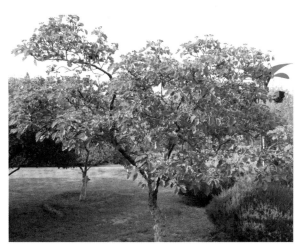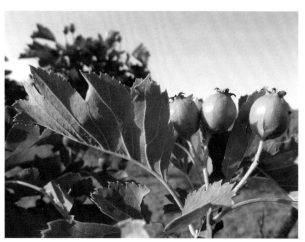

【形态特征】落叶乔木，高达 6m。枝紫褐色，有枝刺，稀无刺。叶片大，宽卵形、三角状卵形，先端锐尖或渐尖，基部宽楔形或楔形，两边有羽状裂片，分裂较浅；托叶镰状，边缘有锯齿。伞房花序有多花；花梗与总花梗均被毛；萼筒钟状，外面密被柔毛；萼片 5 枚，三角形，无毛；花瓣 5 片，倒卵形或近圆形，白色；雄蕊短于花瓣，花药粉红色；花柱 3~5 个，基部被柔毛。果实近球形，较大，直径可达 2.5cm，深亮红色。花期 6 月，果熟期 9~10 月。

【适宜生境】中生植物。生于森林带或森林草原带的山地沟谷。

【资源状况】分布于巴彦淖尔市（乌拉特前旗）。常见。作为园林绿化植物，阴山地区有较广泛栽培。

【入药部位】■中药：果实（山楂）、叶（山楂叶）、根（山楂根）。
　　　　　　■蒙药：果实（道老纳）。

【采收加工】秋季果实成熟后采收果实，切片，晒干；夏、秋二季采收叶，晾干；春、秋二季采收根，晒干。

【功能主治】■中药：山楂消食健胃，行气，散瘀，化浊降脂；用于肉食积滞，脘腹胀满，小儿疳积，产后瘀阻，心腹刺痛，胸痹心痛，疝气痛，高脂血症，高血压。山楂叶活血化瘀，理气通脉，化浊降脂；用于气滞血瘀，胸痹心痛，胸闷憋气，心悸健忘，眩晕耳鸣，高脂血症。山楂根消积，祛风，止血；用于食积，痢疾，关节痛，咯血。
　　　　　　■蒙药：道老纳凉血，清巴达干、协日，滋补强壮；用于血热，黄疸，腑协日症，发热烦渴，瘟疫，尿涩，新、陈热。

【用法用量】■中药：山楂 9~12g，或入丸、散服。山楂叶 3~10g，泡水代茶饮。山楂根 10~15g；外用适量，煎汤熏洗。
　　　　　　■蒙药：道老纳单用 3~6g，或入丸、散服。

辽宁山楂

红果山楂、面果果、白楂子、花－道老纳
Crataegus sanguinea Pall.

【标本采集号】150921150825060LY

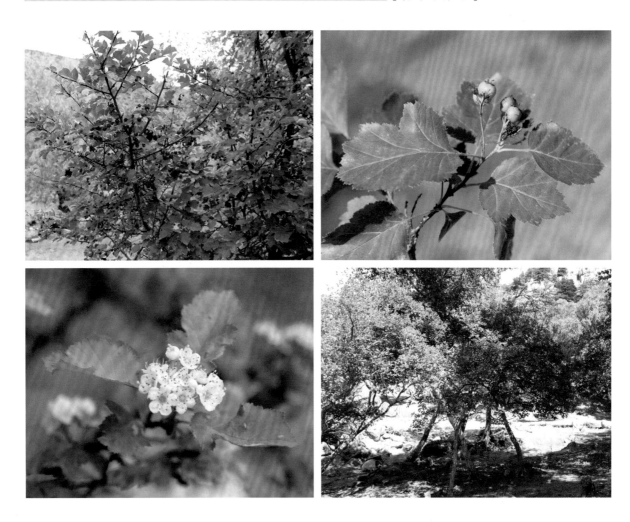

【形态特征】落叶灌木，稀小乔木。刺短粗，亦常无刺；幼枝散生柔毛。叶宽卵形，常有 3~5 对浅裂片和重锯齿，裂片宽卵形，两面疏被柔毛；叶柄近无毛；托叶草质，镰刀形或不规则心形，边有粗齿，无毛。伞房花序有多花，密集；被丝托钟状，外面无毛，萼片三角形，全缘，稀有 1~2 对锯齿，无毛或内面先端微具柔毛；花瓣白色，长圆形；雄蕊 20 枚；花柱 3 个，柱头半球形，子房顶端被柔毛。果近球形，血红色，宿存萼片反折；小核两侧有凹痕。花期 5~6 月，果期 7~9 月，果熟期 9~10 月。

【适宜生境】中生植物。生于森林带和草原带的山地阴坡、半阴坡或河谷。

【资源状况】分布于乌兰察布市（察哈尔右翼后旗、凉城县、兴和县、卓资县）、呼和浩特市（和林格尔县、土默特左旗、武川县）、巴彦淖尔市（乌拉特前旗）。常见。作为园林绿化植物，阴山地区亦有少量栽培。

【入药部位】■中药：果实（山楂）。

　　　　　　■蒙药：果实（花－道老纳）。

【采收加工】秋季果实成熟后采收，切片，晒干。

【功能主治】■中药：山楂消食健胃，行气，散瘀，化浊降脂；用于肉食积滞，胃脘胀满，泻痢腹痛，瘀血经闭，产后瘀阻，心腹刺痛，胸痹心痛，疝气疼痛，高脂血症。

　　　　　　■蒙药：花－道老纳凉血，清巴达干、协日，滋补强壮；用于血热，黄疸，腑协日症，发热烦渴，瘟疫，尿涩，新、陈热。

【用法用量】■中药：山楂果实 9~12g，或入丸、散服。

　　　　　　■蒙药：花－道老纳单用 3~6g，或入丸、散服。

花楸树 臭山槐、绒花树、山槐子、好日图－保日－特斯

Sorbus pohuashanensis (Hance) Hedl.

【标本采集号】150921140825057LY

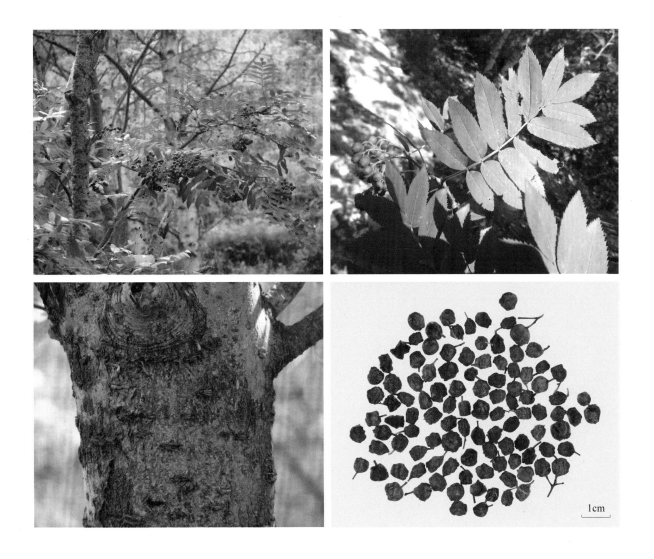

1cm

【形态特征】乔木。嫩枝具绒毛，老时无毛。冬芽密被灰白色绒毛；奇数羽状复叶，小叶 5~7 对，卵状披针形，有细锐锯齿，上面具疏绒毛或近无毛，下面有绒毛，或无毛，侧脉 9~16 对；叶轴幼时有白色绒毛；托叶草质，宿存，宽卵形，有粗锐锯齿。复伞房花序具多花，密被白色绒毛；花萼具绒毛，萼筒钟状，萼片三角形；花瓣宽卵形，白色，内面微具柔毛；雄蕊 20 枚；花柱 3 个，基部具柔毛，较雄蕊短。果近球形，成熟时红色或橘红色，萼片宿存。花期 6 月，果熟期 9~10 月。

【适宜生境】中生植物。生于山地阴坡、溪涧或疏林中。

【资源状况】分布于乌兰察布市（兴和县、卓资县）、包头市（土默特右旗）。常见。

【入药部位】■中药：果实、茎或茎皮。

【采收加工】秋季果实成熟时采摘，鲜用或晒干；春季采收茎及茎皮，晒干。

【功能主治】■中药：果实清热止咳，补脾生津，利尿；用于哮喘，咳嗽，慢性支气管炎，肺结核，小便不利，维生素 A 缺乏症，维生素 C 缺乏症。茎或茎皮镇咳祛痰，健脾利水；用于胃痛，胃炎，慢性支气管炎，肺结核，水肿。

【用法用量】■中药：果实 30~60g。茎或茎皮 9~15g。

秋子梨

花盖梨、山梨、野梨、阿格力格－阿力玛
Pyrus ussuriensis Maxim.

【标本采集号】150207190424029LY

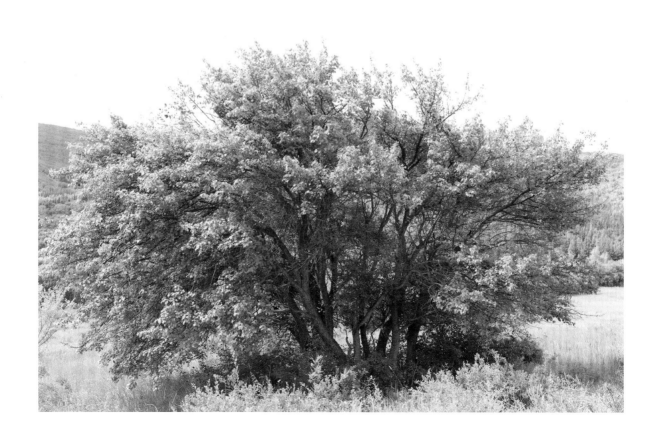

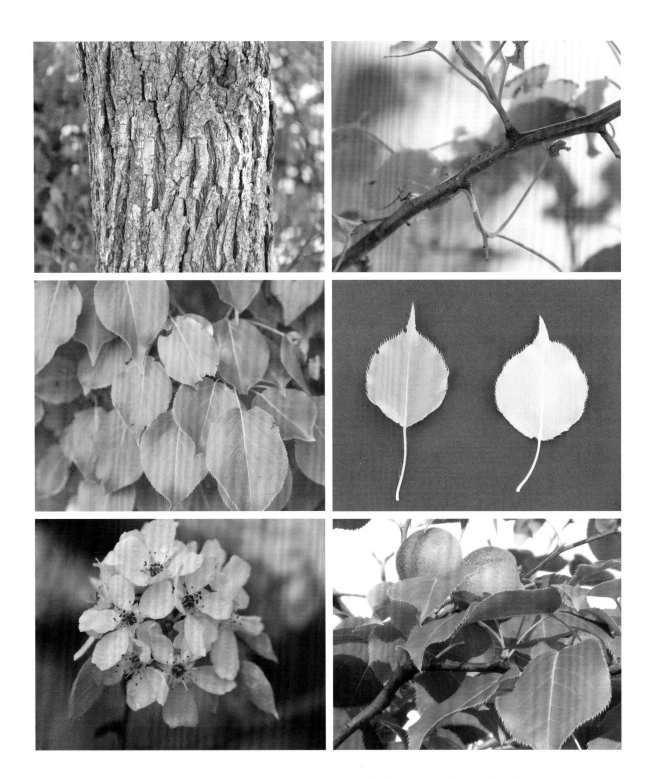

【形态特征】乔木，树冠宽广。嫩枝微具毛，二年生枝条黄灰色，老枝转为黄褐色，具稀疏皮孔。
叶片卵形，边缘具有带刺芒状尖锐锯齿，上下两面无毛或在幼嫩时被绒毛。花序密集；
总花梗和花梗在幼嫩时被绒毛，不久脱落；苞片膜质，全缘；萼筒外面微具绒毛，萼
片边缘有腺齿，外面无毛，内面密被绒毛；花瓣基部具短爪，无毛，白色；雄蕊短于
花瓣，花药紫色；花柱离生，近基部有稀疏柔毛。果实黄色，萼片宿存，基部微下陷，
具短果梗。花期 5 月，果熟期 9~10 月。

【适宜生境】中生植物。生于山地及溪沟杂木林中。

【资源状况】作为园林绿化植物，阴山地区有少量栽培。

【入药部位】■中药：果实（秋子梨）、果皮（梨皮）、根（梨树根）、叶（梨叶）。

　　　　　　■蒙药：果实（阿格力格－阿力玛）。

【采收加工】9~10月果实成熟时采摘，鲜用或切片晒干，或削取果皮，鲜用或晒干；全年均可采挖根，洗净，切段，晒干；夏、秋二季采收叶，鲜用或晒干。

【功能主治】■中药：秋子梨清肺化痰，生津止渴；用于肺燥咳嗽，热病烦躁，津少口干，消渴，目赤，疮疡，烫火伤。梨皮清心润肺，降火生津，解疮毒；用于暑热烦渴，肺燥咳嗽，吐血，痢疾，疥癣，发背，疔疮。梨树根清肺止咳，理气止痛；用于肺虚咳嗽，疝气腹痛。梨叶疏肝和胃，利水解毒；用于霍乱吐泻腹痛，水肿，小便不利，小儿疝气，菌菇中毒。

　　　　　　■蒙药：阿格力格－阿力玛清巴达干热，止泻；用于巴达干宝日病，巴达干热，胸腹灼痛，吐酸水，厌食，口渴。

【用法用量】■中药：秋子梨 15~30g，或生食，1~2 枚，或捣汁服，或蒸服，或熬膏；外用适量，捣敷或捣汁点眼。梨皮 9~15g，鲜品 30~60g；外用适量，捣汁涂。梨树根 10~30g。梨叶 9~15g，或鲜品捣汁服；外用适量，捣敷，或捣汁涂。

　　　　　　■蒙药：阿格力格－阿力玛多入丸、散服。

杜　梨　棠梨、土梨、哈达、哲日力格－阿力梨
Pyrus betulaefolia Bge.

【标本采集号】1529212015090546LY

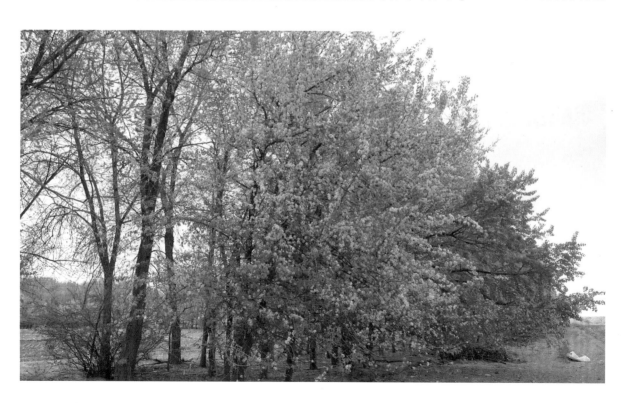

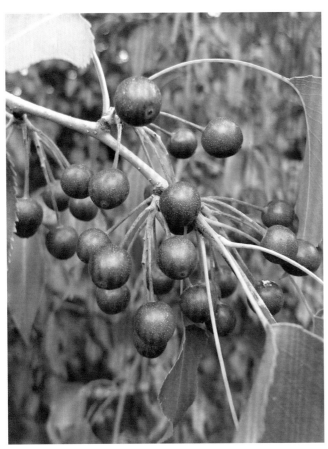
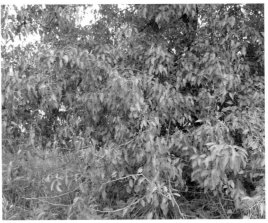
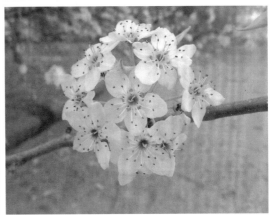

【形态特征】乔木。枝常具刺；小枝嫩时密被灰白色绒毛；二年生枝条具稀疏绒毛，紫褐色。叶片菱状卵形，边缘有粗锐锯齿，幼叶上下两面均密被灰白色绒毛，老叶上面无毛而有光泽，下面微被绒毛或近于无毛。伞形总状花序，总花梗和花梗均被灰白色绒毛；苞片膜质，两面均微被绒毛；萼筒外密被灰白色绒毛，萼片三角卵形，全缘，两面均密被绒毛；花瓣宽卵形白色；雄蕊 20 枚，花药紫色；花柱基部微具毛。果实褐色，有淡色斑点，基部具带绒毛果梗。花期 5 月，果期 9~10 月。

【适宜生境】中生植物。抗干旱，耐寒，通常作各种栽培梨的砧木。

【资源状况】作为园林绿化植物，阴山地区有少量栽培。

【入药部位】■中药：果实（棠梨）。

　　　　　　■蒙药：果实（哲日里格 – 阿丽玛）。

【采收加工】8~9 月果实成熟时采摘，晒干或鲜用。

【功能主治】■中药：棠梨敛肺，涩肠，消食；用于咳嗽，泻痢，食积。

　　　　　　■蒙药：哲日里格 – 阿丽玛祛巴达干热，止泻；用于巴达干热，巴达干宝日，胸腹灼痛，吐酸水，厌食，口渴。

【用法用量】■中药：棠梨 15~30g。

　　　　　　■蒙药：哲日里格 – 阿丽玛多入丸、散服。

山荆子

山定子、林荆子、山丁子、乌日勒

Malus baccata (L.) Borkh.

【标本采集号】1509211508290l2LY

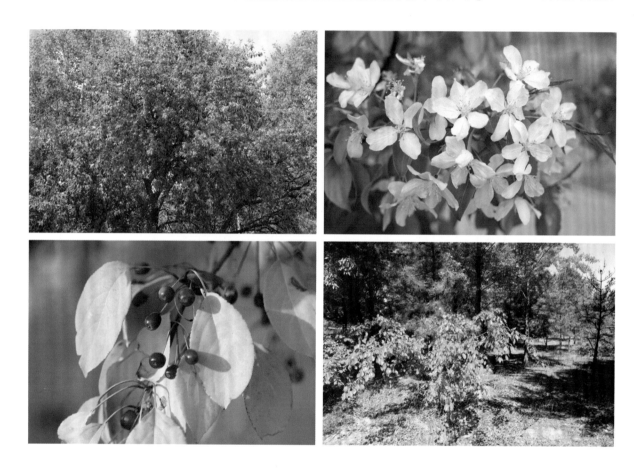

【形态特征】乔木。幼枝细，无毛。叶椭圆形或卵形，先端渐尖，稀尾状渐尖，基部楔形或圆形，边缘有细锐锯齿，幼时微被柔毛或无毛；叶柄幼时有短柔毛及少数腺体，不久即脱落；托叶膜质，披针形，早落。花4~6朵组成伞形花序，无花序梗，集生枝顶；花梗无毛；苞片膜质，线状披针形，无毛，早落；萼筒外面无毛，萼片披针形，先端渐尖，比被丝托短；花瓣白色，倒卵形，基部有短爪；雄蕊15~20枚；花柱基部有长柔毛。果近球形，红色或黄色，萼片脱落。花期5月，果期9月。

【适宜生境】中生植物。生于落叶阔叶林带的河流两岸谷地，为河岸杂木林的优势种；也见于山地林缘及森林草原带的沙地。

【资源状况】分布于包头市（土默特右旗）。少见。作为园林绿化植物，阴山地区亦有较广泛栽培。

【入药部位】■中药：果实（山荆子）。

【采收加工】秋季成熟时采摘，切片，晾干。

【功能主治】■中药：山荆子涩肠止泻，消炎解毒；用于泻痢，胃肠炎，各种感染性疾病。

【用法用量】■中药：山荆子15~30g，或研末服，或酿酒服。

苹 果 西洋苹果、苹果－阿拉木日都
Malus pumila Mill.

【标本采集号】150203190525019LY

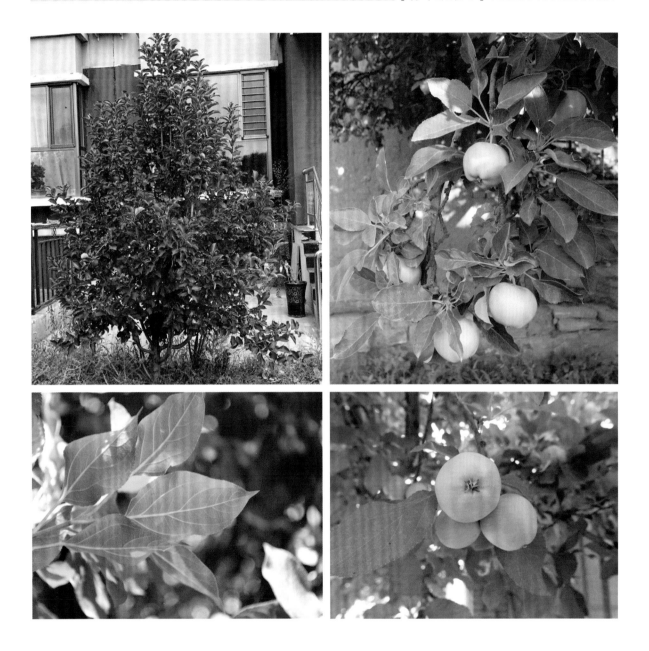

【形态特征】乔木。幼枝密被绒毛。叶椭圆形、卵形或宽椭圆形，基部宽楔形或圆形，具圆钝锯齿；叶柄粗，被短柔毛；托叶披针形，密被短柔毛，早落。伞形花序集生枝顶；花梗密被绒毛；苞片线状披针形，被绒毛；被丝托外面密被绒毛；萼片三角状披针形或三角状卵形，全缘，两面均密被绒毛，萼片比被丝托长；花瓣倒卵形，白色，含苞时带粉红色；雄蕊约等于花瓣之半；花柱下半部密被灰白色绒毛。果实扁球形，顶端常有隆起，萼片宿存，果柄粗短。花期 5 月，果期 8~10 月。

【适宜生境】中生植物。适于土层深厚、富含有机质、通气排水良好的沙质土壤栽培。

【资源状况】作为水果，阴山地区有少量栽培。

【入药部位】■中药：果实（苹果）。

【采收加工】早熟品种7~8月采收，晚熟品种9~10月采收，保鲜，包装贮藏，及时调运。

【功能主治】■中药：苹果生津润肺，解暑除烦，健脾开胃，醒酒；用于肺热咳嗽，暑热烦渴，不思饮食。

【用法用量】■中药：苹果适量，生食，或捣汁服，或熬膏服。

花 红 沙果、林檎、敖拉纳
Malus asiatica Nakai

【标本采集号】150221150914103LY

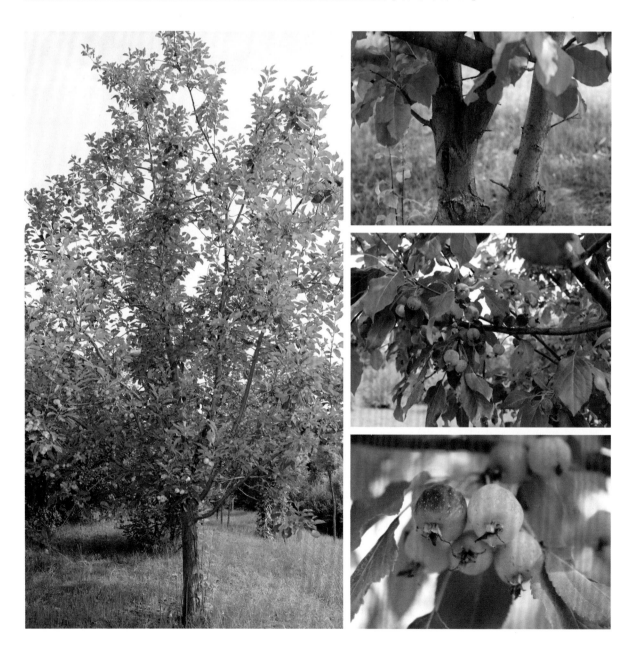

【形态特征】小乔木。嫩枝密被柔毛，老枝无毛。叶卵形或椭圆形，边缘有细锐锯齿，上面有短柔毛，渐脱落，下面密被短柔毛；叶柄具短柔毛；托叶披针形，早落。伞形花序集生枝顶；花梗密被柔毛；被丝托钟状，外面密被柔毛；萼片三角状披针形，内外两面密被柔毛；花瓣倒卵形或长圆状倒卵形，淡粉色；雄蕊花丝长短不等，比花瓣短；花柱基部具长绒毛，比雄蕊较长。果实卵状扁球形或近球形，黄色或红色，先端渐窄，不隆起，基部陷入，宿存萼肥厚隆起。花期 5 月，果期 9~10 月。

【适宜生境】中生植物。喜光，耐寒，耐干旱，也能耐一定的水湿和盐碱。

【资源状况】作为水果，阴山地区有较广泛栽培。

【入药部位】■中药：果实（林檎）。

【采收加工】8~9 月果实将成熟时采摘，鲜用或切片晒干。

【功能主治】■中药：林檎下气宽胸，生津止渴，和中止痛；用于痰饮积食，胸膈痞塞，消渴，霍乱，吐泻腹痛，痢疾。

【用法用量】■中药：林檎 30~90g，或捣汁服；外用适量，研末调敷。

楸 子

海棠果、海红、海棠 – 吉秘斯

Malus prunifolia (Willd.) Borkh.

【标本采集号】150223150518166LY

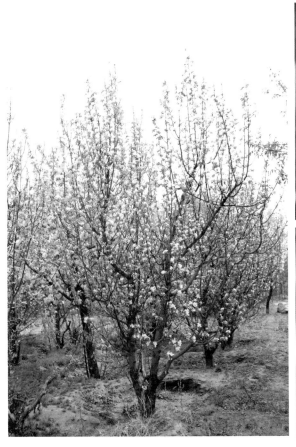

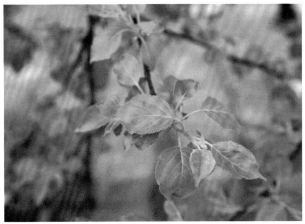

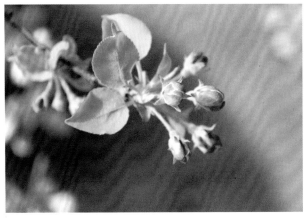

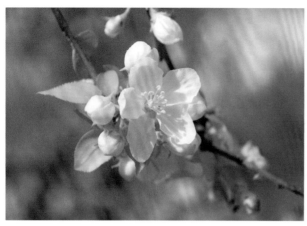 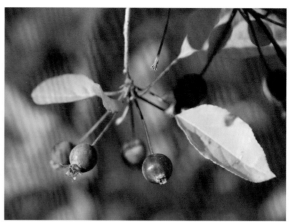

【形态特征】小乔木。嫩枝密被短柔毛，老枝无毛。叶卵形或椭圆形，有细锐锯齿，幼时两面中脉及侧脉具柔毛；叶柄嫩时密被柔毛，老时脱落。花 4~10 朵，近似伞房花序；花梗被短柔毛；苞片线状披针形，微被柔毛，早落；被丝托外面被柔毛，萼片披针形或三角披针形，两面均被柔毛，萼片比被丝托长；花瓣倒卵形或椭圆形，白色，含苞未放时粉红色；雄蕊长约为花瓣的 1/3；花柱基部具长绒毛，比雄蕊较长。果实卵圆形，红色，顶端渐窄，稍隆起，宿萼肥厚，果柄细长。花期 5 月，果期 9~10 月。

【适宜生境】中生植物。适应性强，耐寒，抗旱，耐湿，是苹果的优良砧木。

【资源状况】作为园林绿化植物，阴山地区广泛栽培。

【入药部位】■中药：果实（楸子）。

【采收加工】8~9 月成熟时采摘，鲜用。

【功能主治】■中药：楸子生津，消食；用于口渴，食积。

【用法用量】■中药：楸子 15~30g。

西府海棠

红林檎、黄林檎、海红

Malus micromalus Makino

【标本采集号】150203200709003LY

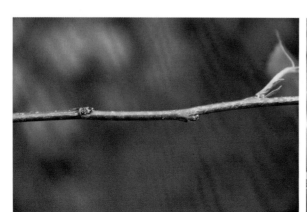 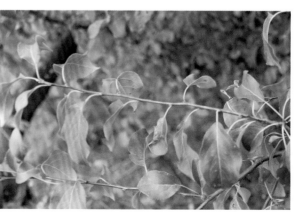

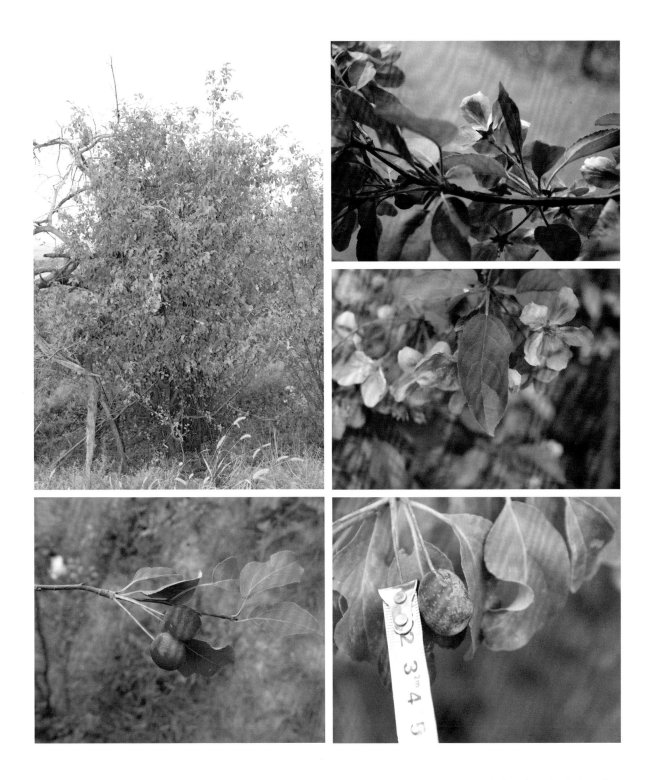

【**形态特征**】小乔木，高达 2.5~5m。小枝细弱，圆柱形，嫩时被短柔毛，老时脱落，紫红色或暗褐色，具稀疏皮孔。叶片长椭圆形，边缘有尖锐锯齿，嫩叶被短柔毛；托叶膜质。伞形总状花序，有花 4~7 朵，集生于小枝顶端，花梗嫩时被长柔毛；苞片膜质，线状披针形，早落；萼筒外面密被白色长绒毛；萼片全缘，内面被白色绒毛，外面较稀疏，萼片与萼筒等长或稍长；花瓣近圆形，基部有短爪，粉红色；雄蕊约 20 枚；花柱 5 个。果实近球形，红色。花期 5 月，果期 9 月。

【适宜生境】中生植物。生于山地。

【资源状况】作为园林绿化植物，阴山地区有少量栽培。

【入药部位】■中药：果实（海红）。

【采收加工】夏、秋二季果实成熟时采摘，除去杂质，晒干。

【功能主治】■中药：海红止痢；用于泻痢。

【用法用量】■中药：海红 6~12g。

蚊子草
合叶子、黑白蚊子草、塔布拉嘎 – 额布斯
Filipendula palmata (Pall.) Maxim.

【标本采集号】150927180708003LY

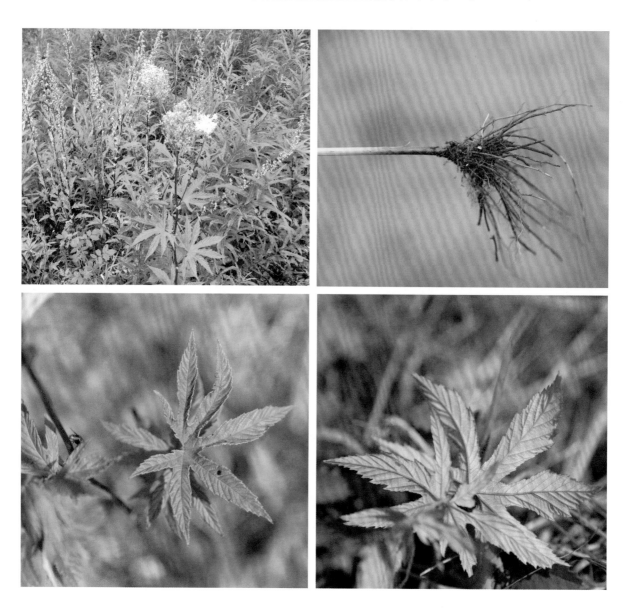

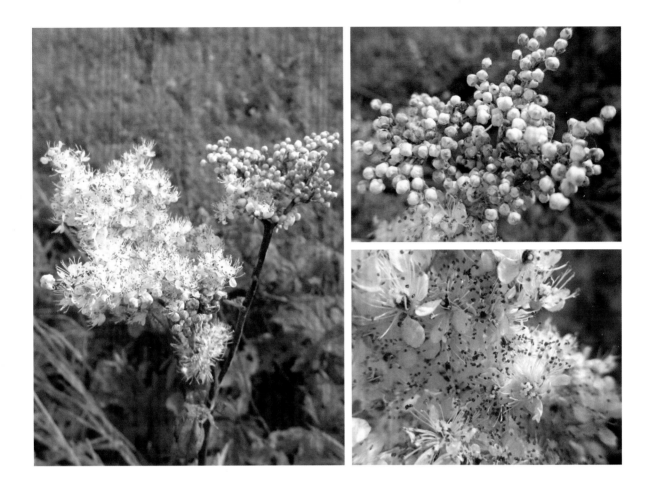

【形态特征】多年生草本。茎有棱，近无毛或上部被短柔毛。叶为羽状复叶，有小叶 2 对，叶柄被短柔毛或近无毛，顶生小叶特别大，裂片披针形至菱状披针形，顶端渐狭或三角状渐尖，边缘常有小裂片和尖锐重锯齿，上面绿色，无毛，下面密被白色绒毛，侧生小叶较小；托叶大，草质，绿色，半心形，边缘有尖锐锯齿。顶生圆锥花序；花梗疏被短柔毛，以后脱落无毛；花小而多；萼片卵形，外面无毛；花瓣白色。瘦果半月形，沿背腹两边有柔毛。花期 7 月，果期 8~9 月。

【适宜生境】中生植物。生于森林带的山地河滩沼泽草甸、河岸杨、柳林及杂木灌丛，亦散见于林缘草甸及针阔混交林下。

【资源状况】分布于乌兰察布市（察哈尔右翼前旗、察哈尔右翼中旗）、呼和浩特市（和林格尔县）。少见。

【入药部位】■中药：全草。

【采收加工】夏、秋二季采挖，洗净，晒干。

【功能主治】■中药：全草祛风止痛，镇惊；用于痛风，风湿性关节炎，癫痫。

【用法用量】■中药：全草 9~15g；外用适量，捣敷，或研末撒。

光叶蚊子草
绿叶蚊子草、诺干－塔布拉嘎－额布斯
Filipendula palmata (Pall.) Maxim. var. *glabra* Ldb. ex Kom.

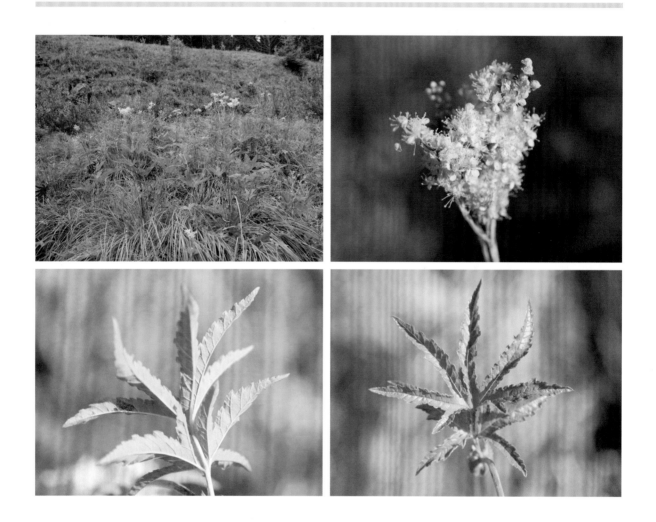

【形态特征】多年生草本，高 1~1.5m。具横走根状茎与多数须根。茎被极短柔毛或以后脱落几无毛。单数羽状复叶，顶生小叶较大，掌状深裂；叶上面暗绿色，通常无毛或有稀疏短柔毛，下面淡绿色，被短柔毛，沿脉较密，其余部分几无毛；侧生小叶较小。顶生大型圆锥花序，着生多数小白花；萼片三角状卵形，花后反折；花瓣倒卵状椭圆形，基部有短爪；雄蕊多数；心皮 6~8 个，离生。瘦果椭圆状镰形，沿背、腹缝线有睫毛。花期 6~7 月，果期 8~9 月。

【适宜生境】湿中生植物。生于海拔 800~1300m 山谷溪边、灌丛下。

【资源状况】分布于乌兰察布市（卓资县）、呼和浩特市（回民区、土默特左旗、武川县、新城区）、包头市（固阳县、九原区、石拐区、土默特右旗）。少见。

【入药部位】■中药：全草、叶、花。

【采收加工】夏季枝叶茂盛时采收全草，除去杂质，晒干；夏季枝叶茂盛时采摘叶，晒干；夏季采摘花，阴干。

【功能主治】■中药：全草祛风止痛，镇惊；用于痛风，风湿性关节痛，癫痫。叶外用于冻伤，烧伤。花止血；用于各种出血。

【用法用量】■中药：全草 9~12g。叶、花外用适量，煎汤洗，或研末调敷患处。

华北覆盆子 古力格日 – 布格日勒哲根
Rubus idaeus L. var. *borealisinensis* Yu et Lu

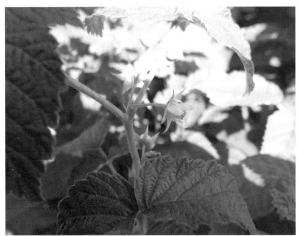
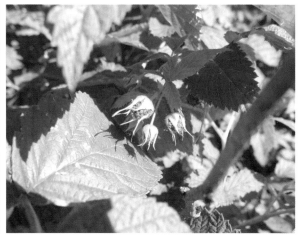
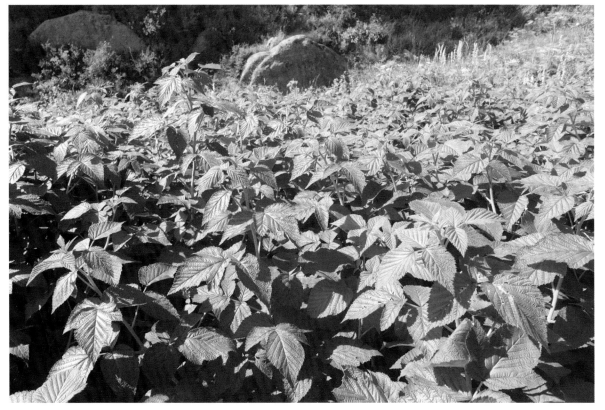

【形态特征】灌木。枝紫红色或红褐色，幼时被短柔毛，疏生皮刺。羽状复叶，小叶卵形或宽卵形，先端渐尖，基部圆形或近心形，边缘有不规则锯齿或重锯齿，上面无毛或疏生柔毛，下面密被灰白色绒毛，顶生小叶较大，侧生小叶较小，基部偏斜；叶柄有皮刺；托叶狭条形，被短柔毛。伞房状花序顶生或腋生；总花梗、花梗、花萼均密被绒毛状短柔毛、腺毛和疏密不等的针刺；花白色；萼片卵状披针形，先端尾尖；花瓣匙形，基部具爪。聚合果近球形，多汁液，红色。花、果期7~9月。

【适宜生境】中生植物。生于山地林缘、灌丛、草甸。

【资源状况】分布于乌兰察布市（察哈尔右翼中旗、凉城县）。少见。

【入药部位】■中药：全草。

■蒙药：全草（古力格日－布格日勒哲根）。

【采收加工】7、8月采割全草，晒干。

【功能主治】■中药：全草祛风湿；用于风湿性腰腿痛。

■蒙药：古力格日－布格日勒哲根解表，止咳，调元；用于瘟疫。

【用法用量】■中药：全草15~30g。

■蒙药：古力格日－布格日勒哲根多入汤、散剂服。

库页悬钩子

沙窝窝、白背悬钩子、矛日音－布格日勒哲根、矛日音－布勒吉日根
Rubus sachalinensis Lévl.

【标本采集号】150921150825029LY

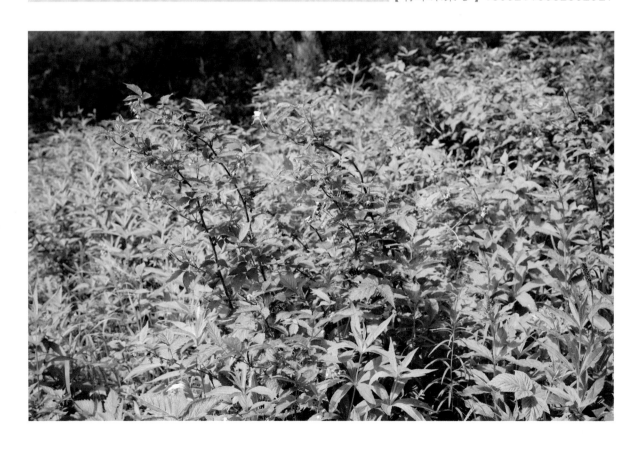

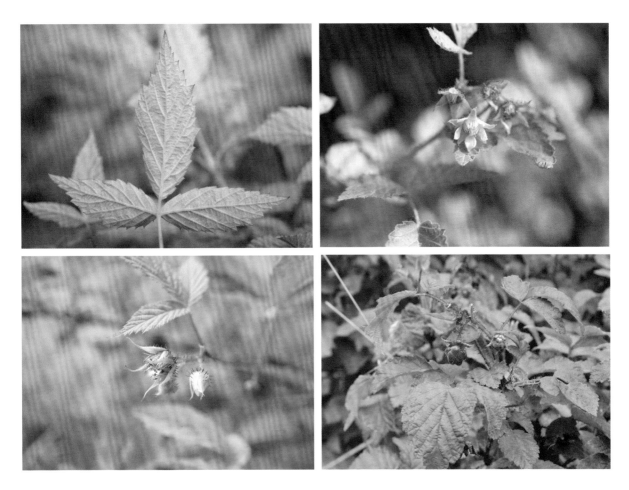

【形态特征】矮小灌木。小枝具柔毛，老时脱落，被较密黄色、棕色或紫红色直立针刺，并混生腺毛。小叶常 3 枚，卵形、卵状披针形或长圆状卵形；叶柄被柔毛、针刺或腺毛；托叶线形，被柔毛或疏腺毛。伞房花序，稀单花腋生；花序轴和花梗被柔毛，密被针刺和腺毛；花萼密被柔毛，具针刺和腺毛，萼片三角状披针形，边缘常具灰白色绒毛；花瓣舌状或匙形，白色；花丝与花柱近等长；花柱基部和子房被绒毛。果实卵圆形，成熟时红色；核有皱纹。花期 6~7 月，果期 8~9 月。

【适宜生境】中生植物。生于山地林下、林缘灌丛、林间草甸和山谷。

【资源状况】分布于乌兰察布市（凉城县、卓资县）、呼和浩特市（土默特左旗、武川县）、包头市（土默特右旗）。常见。作为蒙药，阴山地区亦有少量栽培。

【入药部位】■中药：茎叶（库页悬钩子）、根、果实。
　　　　　　■蒙药：茎（博日乐吉根）。

【采收加工】7、8 月采收茎叶、根，晒干；秋季采收成熟果实，放入沸水中烫后，捞出，晒干。

【功能主治】■中药：库页悬钩子止血，解毒，消炎，祛痰；用于吐血，鼻衄，痢疾。根止血止带；用于久痢滑泻不止。果实益肾，固精，缩尿；用于遗精，遗尿，尿频。
　　　　　　■蒙药：博日乐吉根清热，止咳，调元；用于感冒，未成熟热，搏热，咳嗽，赫依热。

【用法用量】■中药：库页悬钩子茎叶、根 15~30g。果实 9~12g，亦可食用。
　　　　　　■蒙药：博日乐吉根多入汤、散剂服。

石生悬钩子 地豆豆、莓子、哈达音－布格日勒哲根
Rubus saxatilis L.

【标本采集号】150921150827038LY

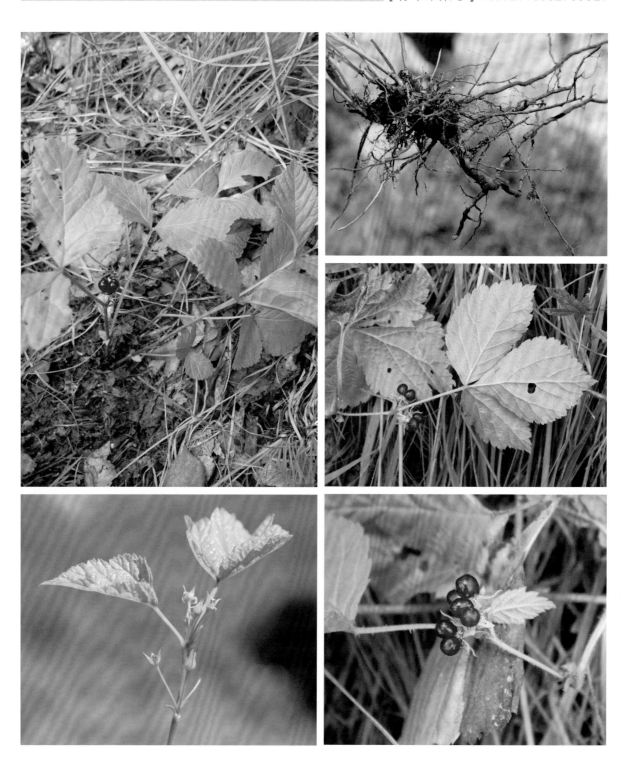

【形态特征】多年生草本。茎细，不育茎有鞭状匍枝，具小针刺和疏柔毛。复叶常具 3 枚小叶，小叶卵状菱形或长圆状菱形，侧生小叶有时 2 裂；托叶离生，花枝托叶卵形或椭圆形，匍匐枝托叶披针形或线状长圆形，全缘。花成束或排成伞房花序；花序轴和花梗均被小针刺和稀疏柔毛；花萼陀螺形或果期为盆形，萼片卵状披针形；花瓣小，匙形或长圆形，白色；雄蕊多数，先端钻状而内弯；雌蕊 5~6 枚。果球形，成熟时红色，小核果较大；核长圆形，具蜂窝状孔穴。花期 6~7 月，果期 8~9 月。

【适宜生境】中生植物。生于山地林下、林缘灌丛、林缘草甸和石质山坡，亦可见于林区的沼泽灌丛中。

【资源状况】分布于乌兰察布市（察哈尔右翼中旗、卓资县）、呼和浩特市（武川县）、包头市（土默特右旗）、巴彦淖尔市（乌拉特前旗）。常见。

【入药部位】■中药：全草、果实。

■蒙药：茎（哈达音 – 布格日勒哲根）。

【采收加工】夏、秋二季采收全草，晒干，切段；秋季采收成熟果实，放入沸水中浸泡，捞出，晒干。

【功能主治】■中药：全草补肝健胃，祛风止痛；用于急性肝炎，食欲不振，风湿性关节炎。果实补肾固精；用于遗精。

■蒙药：哈达音 – 布格日勒哲根止咳，清热，调元；用于感冒，未成熟热，搏热，咳嗽，赫依热。

【用法用量】■中药：全草 6~9g。果实 10~15g。

■蒙药：哈达音 – 布格日勒哲根多入汤、散剂服。

路边青 水杨梅、乌金丹、高哈图如
Geum aleppicum Jacq.

【标本采集号】150222180712023LY

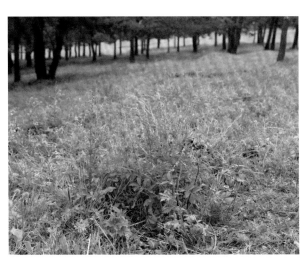 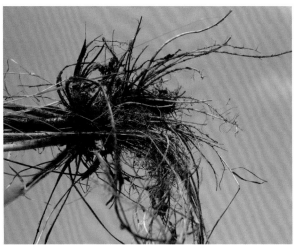

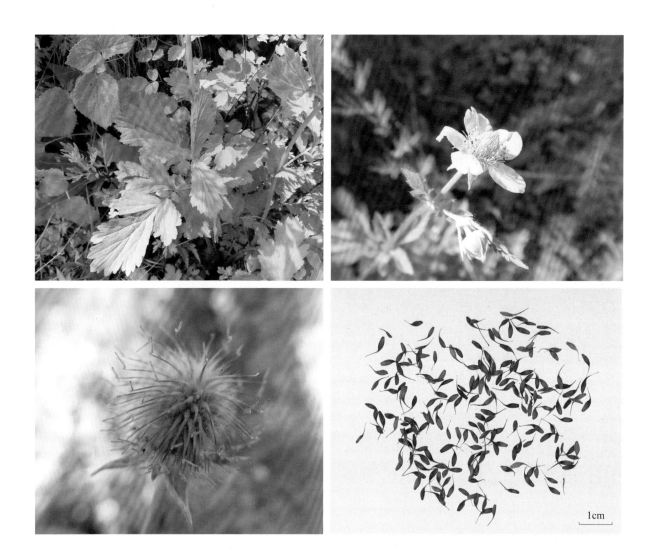

【形态特征】多年生草本。须根簇生。茎直立，被开展粗硬毛。基生叶为大头羽状复叶，叶柄被粗硬毛，小叶大小极不相等，顶生小叶最大，边缘有不规则粗大锯齿；茎生叶羽状复叶，向上小叶逐渐减少；茎生叶托叶大，绿色，叶状，卵形。花序顶生；花梗被短柔毛或微硬毛；花瓣黄色，比萼片长；萼片卵状三角形，顶端渐尖，副萼片狭小，披针形，外面被短柔毛及长柔毛；花柱顶生。聚合果倒卵球形，瘦果被长硬毛。花期6~7月，果期8~9月。

【适宜生境】中生植物。生于林缘草甸、河滩沼泽草甸、河边。

【资源状况】分布于乌兰察布市（凉城县、卓资县）、呼和浩特市（武川县）、包头市（固阳县、土默特右旗）。常见。

【入药部位】■中药：全草（蓝布正）。

【采收加工】夏、秋二季采挖，洗净，晒干。

【功能主治】■中药：蓝布正益气健脾，补血养阴，润肺化痰；用于气血不足，虚痨咳嗽，脾虚带下。

【用法用量】■中药：蓝布正9~30g。

金露梅
金腊梅、金老梅、哈日－本玛、乌日阿拉格
Potentilla fruticosa L.

【标本采集号】150921150826036LY

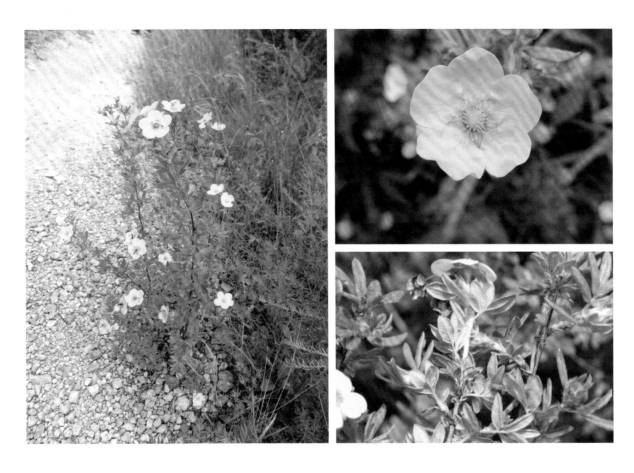

【形态特征】灌木。多分枝，小枝红褐色，幼时被长柔毛。羽状复叶，叶柄被绢毛或疏柔毛；小叶长圆形、倒卵状长圆形或卵状披针形，边缘平坦或稍反卷，全缘，先端急尖或圆钝，基部楔形，两面疏被绢毛或柔毛或近无毛；托叶薄膜质，宽大，外面被长柔毛或脱落。花单生或数朵生于枝顶；萼片卵形，先端急尖至短渐尖；花瓣黄色，宽倒卵形；花柱近基生，棒状，基部稍细，顶端缢缩，柱头扩大。瘦果近卵圆形，熟时褐棕色，外被长柔毛。花期 6~8 月，果期 8~10 月。

【适宜生境】耐寒中生植物。生于山地河谷、灌丛、林下、林缘，为河谷沼泽灌丛的建群种或伴生种，也常散生于落叶松林及云杉林下的灌木丛中。

【资源状况】分布于乌兰察布市（察哈尔右翼后旗、察哈尔右翼中旗、丰镇市、凉城县、兴和县、卓资县）、呼和浩特市（和林格尔县、土默特左旗、武川县）、包头市（固阳县、土默特右旗）、巴彦淖尔市（乌拉特前旗）。常见。

【入药部位】■中药：花、叶（金老梅）。

　　　　　　■蒙药：茎枝（阿拉坦－乌日利格）。

【采收加工】夏季采叶，晒干；花盛开时采摘，晒干；夏、秋二季采收带花茎枝，晒干。

【功能主治】■中药：花健脾化湿；用于消化不良，浮肿，赤白带下，乳腺炎。金老梅清暑热，益脑清心，
调经，健胃；用于暑热眩晕，两目不清，胃气不和，食积，月经不调。

■蒙药：阿拉坦－乌日利格消食，止咳，消肿，燥协日乌素；用于消化不良，咳嗽，水肿，
协日乌素病，乳腺炎。

【用法用量】■中药：花 6~10g，或泡水代茶饮。金老梅 5~15g；外用适量，捣敷。

■蒙药：阿拉坦－乌日利格多入丸、散服。

银露梅
银老梅、白花棍儿茶、萌根－乌日阿拉格
Potentilla glabra Lodd.

【标本采集号】150921150827004LY

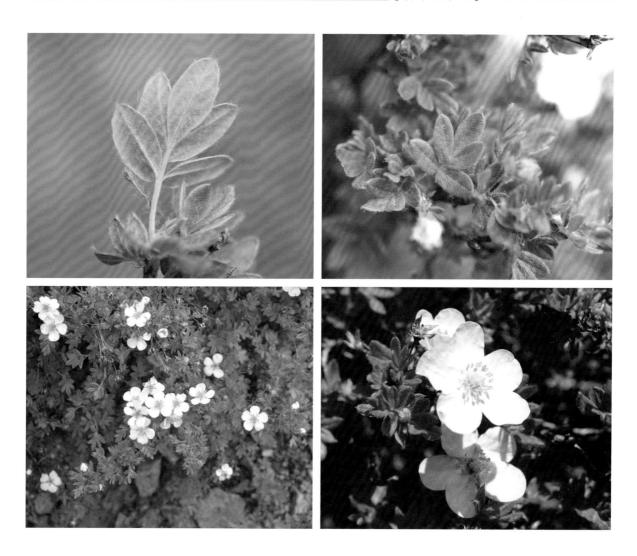

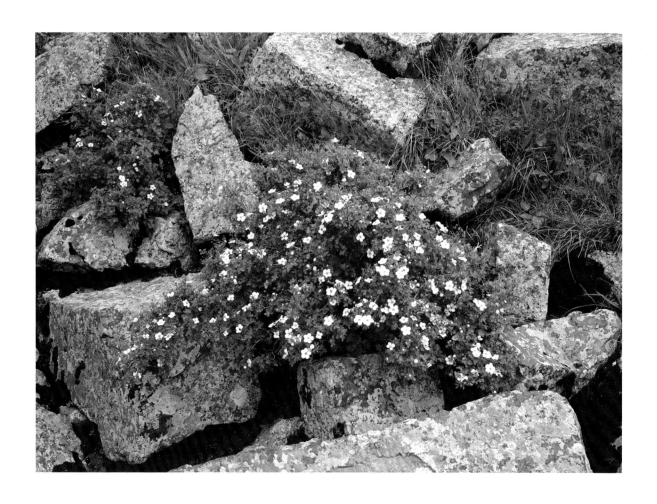

【形态特征】灌木，高达 2m。小枝灰褐或紫褐色，疏被柔毛。羽状复叶，有 3~5 枚小叶，上面 1 对小叶基部下延与叶轴合生，叶柄被疏柔毛；小叶椭圆形，全缘，边缘平坦或微反卷，两面疏被柔毛或近无毛；托叶外被疏柔毛或近无毛。单花或数朵顶生；花梗细长，疏被柔毛；萼片卵形，副萼片披针形，比萼片短，外面被疏柔毛；花瓣白色；花柱近基生，棒状，基部较细，在柱头下缢缩，柱头扩大。瘦果被毛。花期 6~8 月，果期 8~10 月。

【适宜生境】耐寒中生植物。多生于海拔较高的山地灌丛中。

【资源状况】分布于乌兰察布市（卓资县）。常见。

【入药部位】■中药：花及茎叶（银老梅）。

　　　　　　■蒙药：茎枝（孟根 – 乌日利格）。

【采收加工】夏季花期采摘花序、叶，分别阴干；夏、秋二季采收带花茎枝，阴干。

【功能主治】■中药：银老梅行气止痛，利水消胀；用于风热牙痛，牙齿松动，胸腹胀满，水液停聚。

　　　　　　■蒙药：孟根 – 乌日利格消食，止咳，消肿，燥协日乌素；用于消化不良，咳嗽，水肿，乳腺炎，协日乌素病。

【用法用量】■中药：银老梅 6~9g；外用适量，擦患处。

　　　　　　■蒙药：孟根 – 乌日利格多配方用。

白毛银露梅

华西银露梅、华西银腊梅

Potentilla glabra Lodd. var. *mandshurica* (Maxim.) Hand. -Mazz.

【标本采集号】150221140814220LY

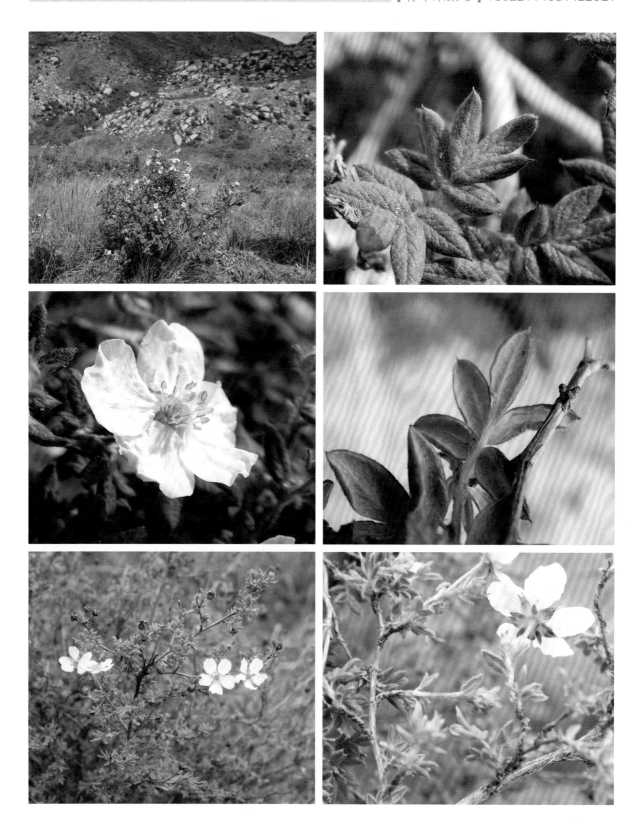

【形态特征】灌木。多分枝，树皮纵向条状剥裂；小枝棕褐色，被疏柔毛或无毛。单数羽状复叶，上面1对小叶基部常下延与叶轴汇合，小叶上面疏生绢毛，下面密生绢毛或毡毛；托叶膜质，淡黄棕色，基部与叶枕合生，抱茎。花常单生叶腋或数朵排成伞房花序状；花梗纤细，疏生柔毛；萼筒钟状，外疏生柔毛，副萼片条状披针形，萼片卵形，先端渐尖，外面疏生长柔毛，里面密被短柔毛；花瓣白色；花柱侧生，无毛，柱头头状，子房密被长柔毛。花、果期6~9月。

【适宜生境】耐寒中生植物。生于山地灌丛或高山灌丛。

【资源状况】分布于包头市（土默特右旗）。少见。

【入药部位】■中药：花及茎叶（银老梅）。

　　　　　　■蒙药：茎枝（孟根 – 乌日利格）。

【采收加工】夏季花期采摘花序、叶，分别阴干；夏、秋二季采收带花茎枝，阴干。

【功能主治】■中药：银老梅行气止痛，利水消胀；用于风热牙痛，牙齿松动，胸腹胀满，水液停聚。

　　　　　　■蒙药：孟根 – 乌日利格消食，止咳，消肿，燥协日乌素；用于消化不良，咳嗽，水肿，乳腺炎，协日乌素病。

【用法用量】■中药：银老梅6~9g；外用适量，擦患处。

　　　　　　■蒙药：孟根 – 乌日利格多配方用。

小叶金露梅　小叶金老梅、吉吉格 – 乌日阿拉格
Potentilla parvifolia Fisch.

【标本采集号】150823150826011LY

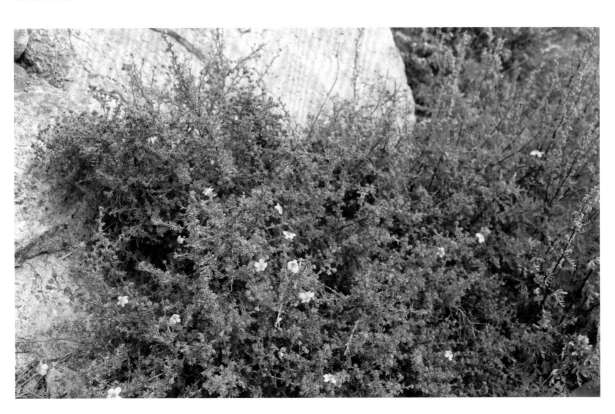

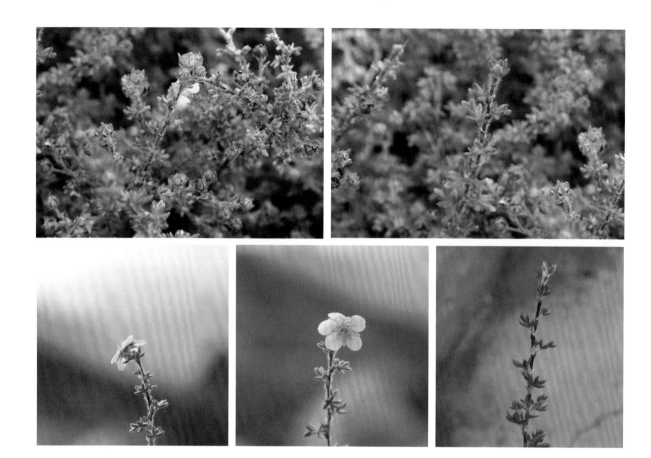

【形态特征】灌木。小枝灰或灰褐色，幼时被灰白色柔毛或绢毛。羽状复叶，基部 2 对常较靠拢似
掌状或轮状排列；小叶小，披针形，边缘全缘，反卷，两面绿色，被绢毛，或下面粉
白色，有时被疏柔毛；托叶全缘，外面被疏柔毛。单花或数朵顶生；花梗被灰白色柔
毛或绢状柔毛；萼片卵形，先端急尖，副萼片披针形，短于萼片或近等长，外面被绢
状柔毛或疏柔毛；花瓣黄色，宽倒卵形；花柱近基生，棒状，基部稍细，在柱头下缢
缩，柱头扩大。瘦果被毛。花期 6~8 月，果期 8~10 月。

【适宜生境】旱中生植物。多生于草原带的山地与丘陵砾石质坡地，也见于荒漠区的山地。

【资源状况】分布于包头市（达尔罕茂明安联合旗、土默特右旗）、巴彦淖尔市（乌拉特后旗、乌
拉特前旗、乌拉特中旗）。常见。

【入药部位】■中药：花或叶（小叶金老梅）。

　　　　　　■蒙药：茎枝（吉吉格 – 乌日阿拉格）。

【采收加工】6~7 月采花，7~9 月采叶，晒干或鲜用；夏、秋二季采收带花茎枝，阴干。

【功能主治】■中药：小叶金老梅利湿，止痒，解毒；用于寒湿脚气，痒疹，乳腺炎。

　　　　　　■蒙药：吉吉格 – 乌日阿拉格消食，止咳，消肿，燥协日乌素；用于消化不良，咳嗽，
水肿，协日乌素病，乳腺炎。

【用法用量】■中药：小叶金老梅 6~15g；外用适量，鲜品捣敷。

　　　　　　■蒙药：吉吉格 – 乌日阿拉格多入丸、散服。

二裂委陵菜

叉叶委陵菜、阿叉－陶来音－汤乃

Potentilla bifurca L.

【标本采集号】150921150825033LY

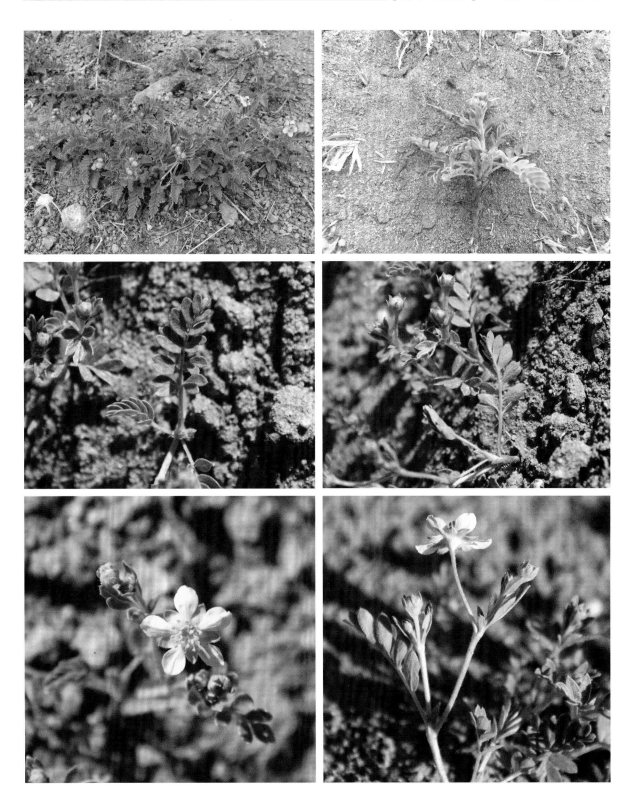

【形态特征】多年生草本或亚灌木。花茎直立或上升，被疏柔毛或硬毛。基生叶羽状复叶，叶柄密被疏柔毛和微硬毛：小叶无柄，对生，稀互生，椭圆形或倒卵状椭圆形，基部楔形或宽楔形，两面贴生疏柔毛；下部叶的托叶膜质，褐色，被微硬毛或脱落几无毛，上部茎生叶的托叶草质，绿色，卵状椭圆形，有齿或全缘。近伞房状聚伞花序顶生；萼片卵形，先端渐尖；花瓣黄色，倒卵形；花柱侧生，棒形，基部较细，顶端缢缩，柱头扩大。瘦果光滑。花、果期5~8月。

【适宜生境】旱生植物。是草原及草甸草原的常见伴生种，在荒漠草原带的小型凹地、草原化草甸、轻度盐化草甸、山地灌丛、林缘、农田、路边等生境中也常有零星生长。

【资源状况】分布于阴山地区各地。常见。

【入药部位】■中药：全草。

【采收加工】夏、秋二季采收，切碎，晒干。

【功能主治】■中药：全草凉血止血，止痢；用于功能失调性子宫出血，产后出血过多，痢疾。

【用法用量】■中药：全草15~30g；外用适量，鲜品捣敷。

长叶二裂委陵菜

高二裂委陵菜、地红花、黄瓜香、陶日格－阿叉－陶来音－汤乃
Potentilla bifurca L. var. *major* Ldb.

【标本采集号】150204190516009LY

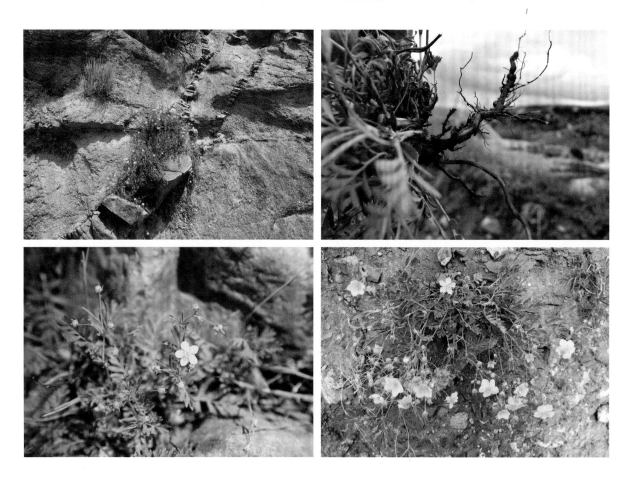

【形态特征】多年生草本或亚灌木，植株高大。叶柄、花茎下部伏生柔毛或脱落几无毛；小叶片带形或长椭圆形，顶端圆钝或2裂。花序聚伞状；花朵较大，直径1.2~1.5cm；花瓣黄色，倒卵形；花柱侧生，棒形，基部较细，顶端缢缩，柱头扩大。瘦果光滑。花、果期5~9月。

【适宜生境】旱中生植物。生于耕地道旁、河滩沙地、山坡草甸。

【资源状况】分布于乌兰察布市（化德县、集宁区、商都县）、包头市（东河区、九原区、昆都仑区、青山区、石拐区）。常见。

【入药部位】■中药：全草。

【采收加工】夏、秋二季采收，切碎，晒干。

【功能主治】■中药：全草凉血止血，止痢；用于功能失调性子宫出血，产后出血过多，痢疾。

【用法用量】■中药：全草9~15g，鲜品加倍。

蕨 麻 鹅绒委陵菜、河篦梳、若劳萨森、陶来音－汤乃
Potentilla anserina L.

【标本采集号】150822190612075LY

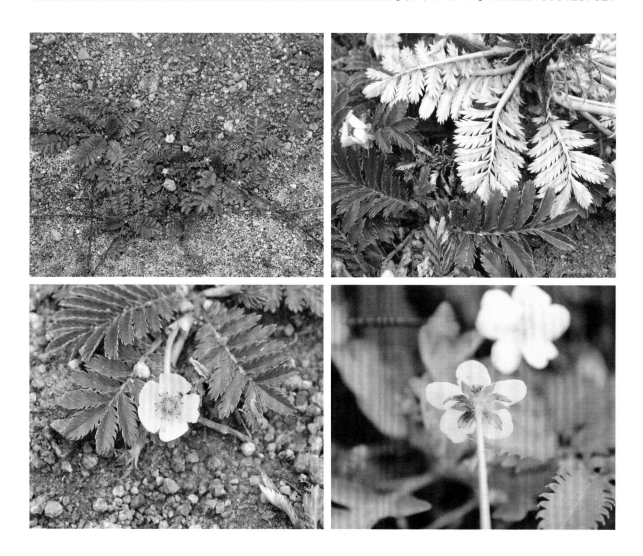

【形态特征】多年生草本。茎匍匐，外被伏生或半开展疏柔毛。基生叶为间断羽状复叶，叶柄被伏生或半开展疏柔毛；小叶片边缘有多数尖锐锯齿或呈裂片状；基生叶和下部茎生叶托叶膜质，和叶柄连成鞘状，上部茎生叶托叶草质，多分裂。单花腋生，花梗被疏柔毛，花瓣黄色，花柱侧生。瘦果近肾形，稍扁，褪色，表面微有皱纹。花、果期5~9月。

【适宜生境】湿中生耐盐植物。为河滩及低湿地草甸的优势植物，常见于苔草草甸、矮杂类草草甸、盐化草甸、沼泽化草甸等群落中，在灌溉农田上也可成为农田杂草。

【资源状况】分布于阴山地区各地。常见。

【入药部位】■中药：块根（蕨麻）。

　　　　　　■蒙药：块根（陶赖音－汤乃）。

【采收加工】夏、秋二季采挖，除去杂质，洗净泥土，晒干。

【功能主治】■中药：蕨麻补气血，健脾胃，生津止渴；用于脾虚泄泻，病后贫血，营养不良，水肿，风湿痹痛。

　　　　　　■蒙药：陶赖音－汤乃止泻，清热，强身；用于热泻，身倦乏力。

【用法用量】■中药：蕨麻15~30g。

　　　　　　■蒙药：陶赖音－汤乃多入丸、散服。

灰叶蕨麻 *Potentilla anserina* L. var. *sericea* Hayne

【标本采集号】150825150904059LY

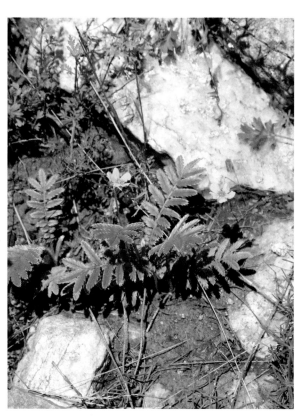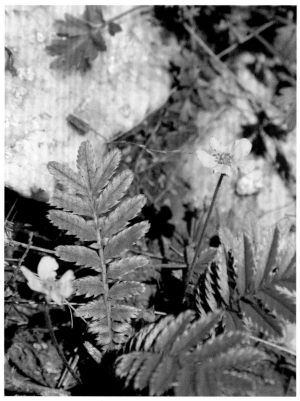

【形态特征】多年生草本，植株呈灰白色。茎匍匐，在节处生根，常着地长出新植株，花茎、叶柄被平展白色绢状柔毛。小叶对生或互生，小叶片通常椭圆形、倒卵椭圆形或长椭圆形，边缘有锯齿或呈裂片状，小叶两面密被紧贴灰白色绢状柔毛，或上面比下面毛较疏呈灰绿色。单花腋生；花瓣黄色，倒卵形，顶端圆形；花柱侧生，小枝状，柱头稍扩大。瘦果近肾形，稍扁，褪色，表面微有皱纹。花、果期 5~9 月。

【适宜生境】生于海拔 500~3700m 的山坡草地、草甸、阴湿处。

【资源状况】分布于乌兰察布市（察哈尔右翼中旗）、巴彦淖尔市（乌拉特后旗）。少见。

【入药部位】■中药：块根（蕨麻）。

【采收加工】夏、秋二季采挖，除去杂质，洗净，晒干。

【功能主治】■中药：蕨麻补气血，健脾胃，生津止渴，利湿；用于病后贫血，营养不良，脾虚腹泻，风湿痹痛。

【用法用量】■中药：蕨麻 15~30g。

多裂委陵菜

细叶委陵菜、白马肉、奥尼图－陶来音－汤乃

Potentilla multifida L.

【标本采集号】150921150826038LY

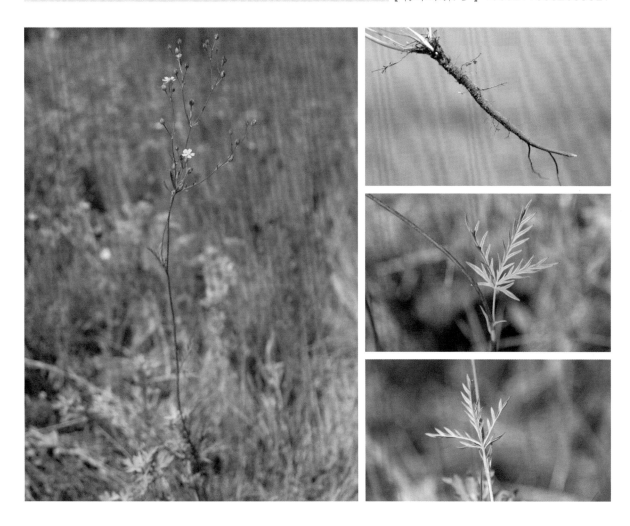

【形态特征】多年生草本。根稍木质化。花茎上升，被紧贴或开展短柔毛或绢状柔毛。基生叶羽状复叶，小叶片对生，稀互生，羽状深裂几达中脉，向基部逐渐减小，裂片带形，边缘向下反卷，上面伏生短柔毛，中脉、侧脉下陷，下面被白色绒毛；茎生叶 2~3 枚，与基生叶形状相似；基生叶托叶膜质，或脱落几无毛；茎生叶托叶草质，2 裂或全缘。花序为伞房状聚伞花序；萼片三角状卵形；花瓣黄色，顶端微凹；花柱圆锥形，近顶生，基部具乳头膨大，柱头稍扩大。瘦果平滑或具皱纹。花、果期 7~9 月。

【适宜生境】中生植物。生于山地草甸、林缘。

【资源状况】分布于乌兰察布市（卓资县）。少见。

【入药部位】■中药：全草（细叶委陵菜）。

【采收加工】夏、秋二季采挖，洗净，切段，晒干。

【功能主治】■中药：细叶委陵菜清热利湿，止血，杀虫；用于肝炎，崩漏，蛲虫病；外用于出血。

【用法用量】■中药：细叶委陵菜 15~30g；外用适量，研末敷。

多茎委陵菜 猫爪子、宝都力格－陶来音－汤乃
Potentilla multicaulis Bge.

【标本采集号】150823150826027LY

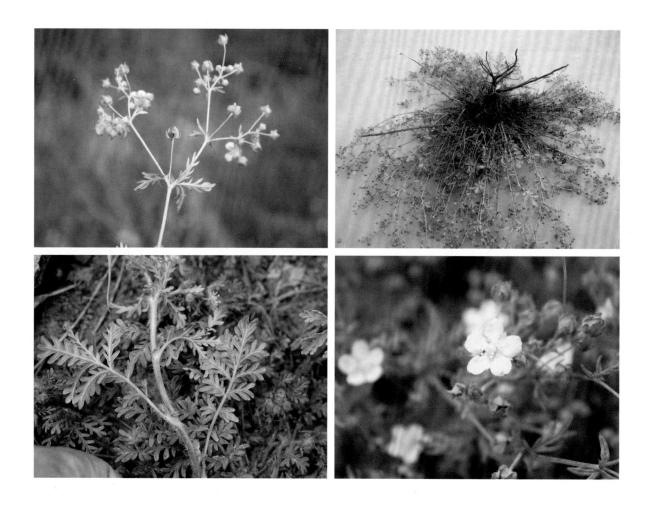

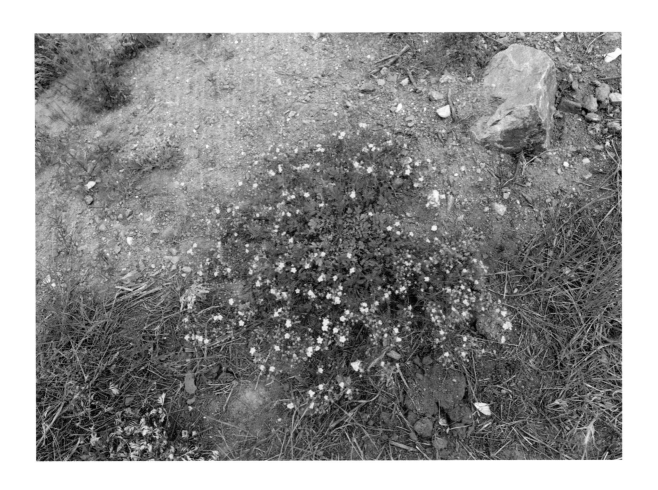

【形态特征】多年生草本。根粗壮。花茎多而密集丛生，上升或铺散，常带暗红色，被白色柔毛。基生叶为羽状复叶，叶柄暗红色，被白色长柔毛，小叶片对生，茎生叶与基生叶形状相似，但小叶对数较少；基生叶托叶膜质，棕褐色，外面被白色长柔毛；茎生叶托叶草质，绿色，全缘，卵形，顶端渐尖。聚伞花序多花，初开时密集，花后疏散；萼片三角卵形，顶端圆钝；花瓣黄色，顶端微凹，比萼片稍长或长达1倍；花柱近顶生，基部膨大。瘦果卵球形，有皱纹。花、果期6~8月。

【适宜生境】中旱生植物。草甸草原伴生植物。生于农田边、向阳砾石坡、滩地。

【资源状况】分布于乌兰察布市（察哈尔右翼前旗、察哈尔右翼中旗、化德县、商都县、兴和县）、包头市（固阳县、石拐区）、巴彦淖尔市（乌拉特前旗）。常见。

【入药部位】■中药：全草。

【采收加工】夏、秋二季采收，晒干。

【功能主治】■中药：全草止血，杀虫，祛湿热。

【用法用量】■中药：全草5~10g，或研末、浸酒服；外用鲜品适量，煎汤洗，或捣烂敷患处。

西山委陵菜

柴布日-陶来音-汤乃

Potentilla sischanensis Bge. ex Lehm.

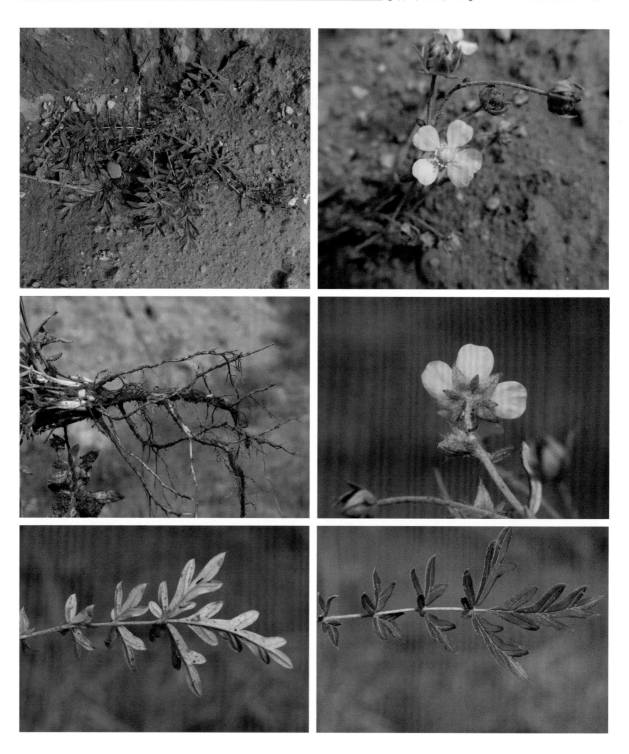

【形态特征】多年生草本。花茎丛生，直立或上升，被白色绒毛及稀疏长柔毛。基生叶为羽状复叶，叶柄被白色绒毛及稀疏长柔毛，小叶卵形，羽状深裂几达中脉，茎生叶无或苞叶状；基生叶托叶膜质，褐色，茎生叶托叶亚革质，绿色，下面密被白色绒毛。聚伞花序疏生；花梗有对生小型苞片，疏被柔毛；萼片三角状卵形，副萼片披针形，短于萼片或几等长；花瓣黄色；花柱近顶生，基部微膨大，柱头稍扩大。瘦果卵圆形，熟后有皱纹。花、果期5~8月。

【适宜生境】旱中生植物。多生于山地阳坡、石质丘陵的灌丛和草原。

【资源状况】分布于乌兰察布市（兴和县）、呼和浩特市（土默特左旗）、包头市（石拐区）。常见。

【入药部位】■中药：全草。

【采收加工】夏、秋二季采收，晒干。

【功能主治】■中药：全草清热解毒，祛风利湿，息风定痫；用于赤痢腹痛，久痢不止，痔疮出血，痈肿疮毒。

【用法用量】■中药：全草10~15g。

轮叶委陵菜 道给日存－陶来音－汤乃
Potentilla verticillaris Steph. ex Willd.

【标本采集号】150221140715027LY

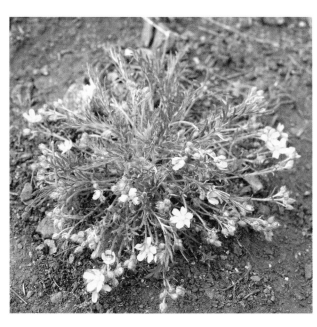
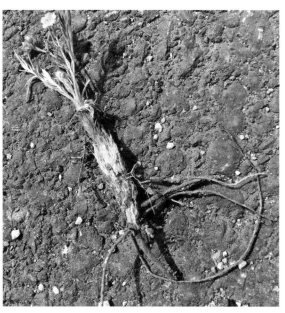

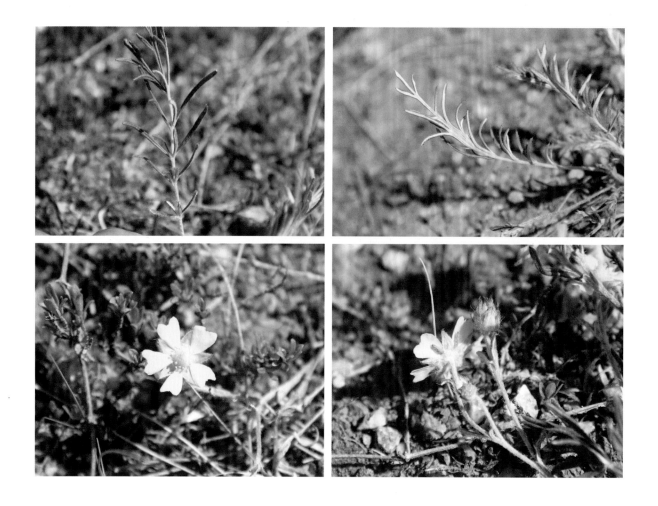

【形态特征】多年生草本。根长圆柱形。花茎丛生，直立，被白色绒毛及长柔毛。基生叶 3~5 枚，小叶片羽状深裂或掌状深裂，叶边反卷，上面绿色，被疏柔毛或脱落几无毛，下面被白色绒毛，茎生叶 1~2 枚，掌状 3~5 全裂，裂片带形；基生叶托叶膜质，褐色，外面密被白色长柔毛，茎生叶托叶卵状披针形，全缘，下面密被白色绒毛。聚伞花序疏散；萼片长卵形，顶端渐尖，副萼片狭披针形，外被白色绒毛及长柔毛；花瓣黄色，宽倒卵形，顶端微凹；花柱近顶生，基部膨大，柱头扩大。花、果期 5~9 月。

【适宜生境】旱生植物。生于山地草原和灌丛及典型草原群落中。

【资源状况】分布于乌兰察布市（察哈尔右翼前旗、察哈尔右翼中旗、丰镇市、化德县、集宁区、商都县）、呼和浩特市（和林格尔县）、包头市（固阳县、土默特右旗）。常见。

【入药部位】■中药：全草。

【采收加工】夏、秋二季采收，晒干。

【功能主治】■中药：全草清热解毒，凉血止痢；用于赤痢腹痛，久痢不止，痔疮出血，痈肿疮毒等。

【用法用量】■中药：全草 9~15g，或研末、浸酒服；外用鲜品适量，煎汤洗，或捣烂敷患处。

委陵菜

翻白草、野鸡膀子、珠热牙各巴、希林－陶来音－汤乃

Potentilla chinensis Ser.

【标本采集号】150921150826033LY

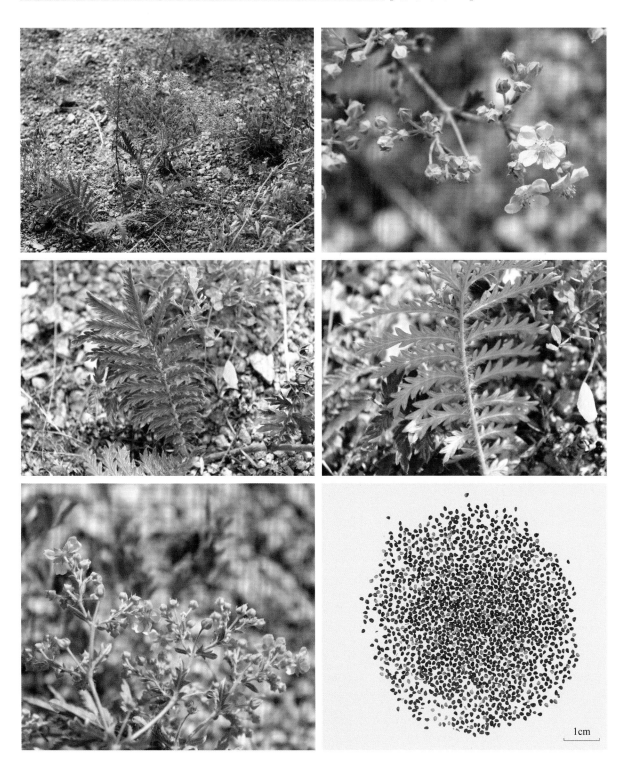

【形态特征】多年生草本。根粗壮，稍木质化。花茎直立或上升，被稀疏短柔毛及白色绢状长柔毛。基生叶为羽状复叶，小叶对生或互生，边缘羽状中裂，裂片三角卵形，被短柔毛或脱落，中脉下陷，茎生叶与基生叶相似；基生叶托叶近膜质，褐色，茎生叶托叶草质，绿色，边缘锐裂。伞房状聚伞花序，基部有披针形苞片，外面密被短柔毛；萼片三角卵形；花瓣黄色，顶端微凹，比萼片稍长；花柱近顶生，基部微扩大，柱头扩大。瘦果卵球形，深褐色，有明显皱纹。花、果期 7~9 月。

【适宜生境】中旱生植物。为草原、草甸草原的偶见伴生种，也见于山地林缘、灌丛中。

【资源状况】分布于乌兰察布市（化德县、集宁区、商都县、卓资县）、呼和浩特市（武川县）、包头市（固阳县）。常见。

【入药部位】■中药：全草（委陵菜）。

■蒙药：全草（希林 – 陶来音 – 汤乃）。

【采收加工】夏季采挖，洗净，晒干或鲜用。

【功能主治】■中药：委陵菜凉血止痢，清热解毒；用于久痢不止，赤痢腹痛，痔疮出血，疮痈肿毒。

■蒙药：希林 – 陶来音 – 汤乃凉血，止泻；用于宝日热，搏热，脉热，热泻。

【用法用量】■中药：委陵菜 15~30g；或研末、浸酒服；外用适量，煎汤洗，或捣敷，或研末撒。

■蒙药：希林 – 陶来音 – 汤乃多配方用。

大萼委陵菜 白毛委陵菜、大头委陵菜、都如特 – 陶来音 – 汤乃
Potentilla conferta Bge.

【标本采集号】150221150813275LY

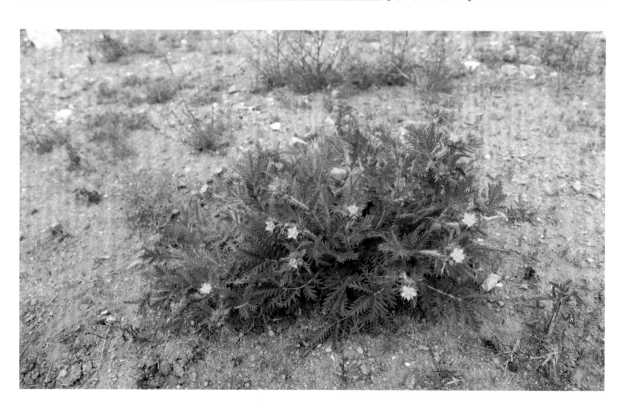

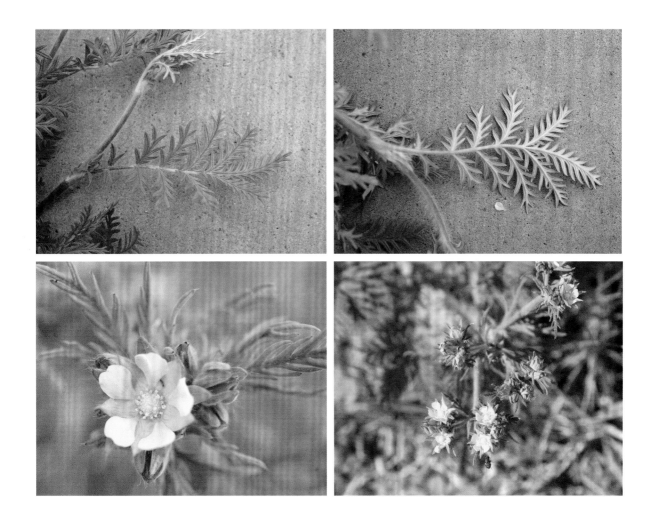

【形态特征】多年生草本。花茎直立或上升，被短柔毛及开展白色绢状长柔毛。基生叶为羽状复叶，叶柄被短柔毛及开展白色绢状长柔毛，小叶披针形，边缘羽状中裂，但不达中脉，裂片三角状长圆形；茎生叶与基生叶相似。聚伞花序多花至少花；花梗密被短柔毛；萼片三角状卵形或椭圆状卵形，花后增大，副萼片披针形，比萼片稍短或近等长，在果期显著增大；花瓣黄色，倒卵形；花柱圆锥形，基部膨大，柱头微扩大。瘦果卵圆形或半球形。花期 6~7 月，果期 7~8 月。

【适宜生境】旱生植物。为常见的草原伴生植物，生于典型草原及草甸草原。

【资源状况】分布于乌兰察布市（察哈尔右翼后旗、察哈尔右翼中旗、化德县、集宁区、商都县）、包头市（固阳县、土默特右旗）、阿拉善盟（阿拉善左旗行政区）。常见。

【入药部位】■中药：根（白毛委陵菜）。

■蒙药：全草（都如特 – 陶来音 – 汤乃）。

【采收加工】夏季采挖根或全草，洗净，切片，晒干。

【功能主治】■中药：白毛委陵菜凉血止血；用于崩漏，鼻衄。

■蒙药：都如特 – 陶来音 – 汤乃凉血，止泻；用于宝日热，搏热，脉热，热泄。

【用法用量】■中药：白毛委陵菜 10~15g，或研末服，3~6g。

■蒙药：都如特 – 陶来音 – 汤乃多入丸、散服。

雪白委陵菜

白萎陵菜、假雪委陵菜、查干－陶来音－汤乃

Potentilla nivea L.

【标本采集号】150222180608004LY

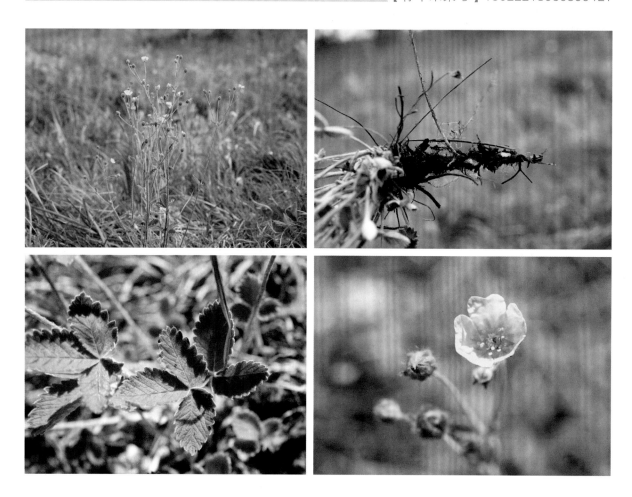

【形态特征】多年生草本，高 5~20cm。茎基部包被褐色老叶残余，茎斜升或直立，不分枝，带淡红紫色，被蛛丝状毛。掌状三出复叶，基生叶的叶柄长 2~7cm，被蛛丝状毛；小叶近无柄，椭圆形或卵形，边缘有圆钝锯齿，上面绿色，疏生伏柔毛，下面被雪白色毡毛；托叶膜质，披针形。聚伞花序生于茎顶；花萼被绢毛及短柔毛，萼片卵状或三角状卵形，长约 3.5mm；花瓣黄色，倒心形；子房近椭圆形，无毛；花柱顶生，向基部渐粗，花托被柔毛。花期 7~8 月，果期 8~9 月。

【适宜生境】耐寒旱中生植物。生于山地草甸、灌丛或林缘。

【资源状况】分布于乌兰察布市（丰镇市）、包头市（固阳县、土默特右旗）。少见。

【入药部位】■中药：根（雪白委陵菜）。

【采收加工】秋季采挖，洗净，晒干。

【功能主治】■中药：雪白委陵菜清热利湿，止痛，补虚。

【用法用量】■中药：雪白委陵菜 10~15g，或研末服，3~6g。

白萼委陵菜

白叶委陵菜、草杜仲、三出委陵菜、沙嘎吉钙音－萨日布
Potentilla betonicifolia Poir.

【标本采集号】150902190528009LY

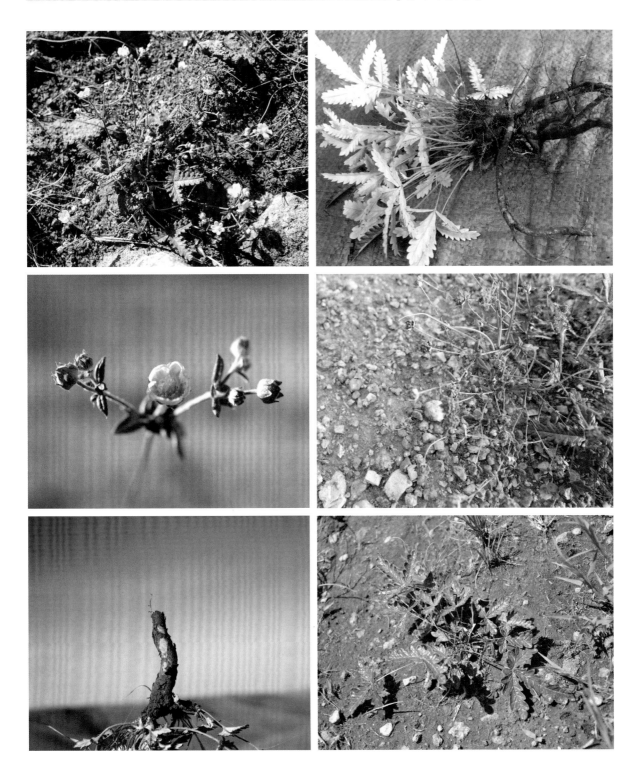

【形态特征】多年生草本。根木质化，直伸。花茎被蛛丝状毛或近无毛。基生叶为掌状三出复叶；叶柄带暗紫红色，有光泽，疏生蛛丝状毛；小叶无柄，革质，矩圆状披针形，边缘有圆钝或锐尖粗大牙齿，上面暗绿色，下面密被白色毡毛；托叶披针状条形。聚伞花序生于花茎顶部；花梗被蛛丝状毛；花萼被蛛丝状毛和长柔毛，副萼片条状披针形，萼片披针状卵形；花瓣黄色，倒卵形；花托密生长柔毛，子房椭圆形，无毛，花柱顶生。瘦果椭圆形，稍扁，表面有皱纹。花期5~6月，果期6~8月。

【适宜生境】砾石生旱生植物。生于向阳石质山坡、石质丘顶及粗骨质土壤上，可在砾石丘顶上形成群落片段。

【资源状况】分布于乌兰察布市（察哈尔右翼前旗、集宁区）。少见。

【入药部位】■中药：地上部分（三出叶委陵菜）。

■蒙药：地上部分（塔古音－胡勒）。

【采收加工】夏季割取地上部分，扎成把，晒干。

【功能主治】■中药：三出叶委陵菜利水消肿；用于水肿。

■蒙药：塔古音－胡勒止泻，清热，强身；用于热泻，身倦乏力。

【用法用量】■中药：三出叶委陵菜10~15g，或入丸、散服。

■蒙药：塔古音－胡勒多配方用。

菊叶委陵菜

蒿叶委陵菜、沙地委陵菜、希日勒金－陶来音－汤乃

Potentilla tanacetifolia Willd. ex Schlecht.

【标本采集号】150221140517097LY

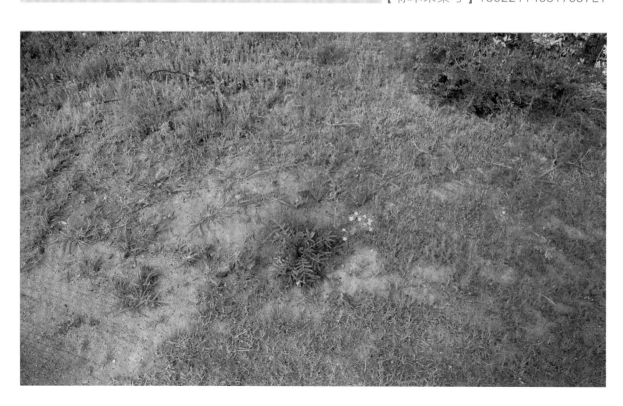

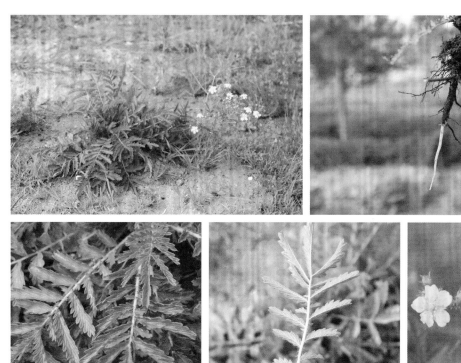

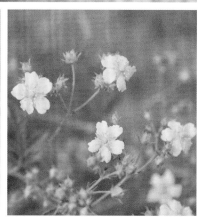

【形态特征】多年生草本。根粗壮。花茎直立或上升，被柔毛及稀疏腺体。基生叶羽状复叶，叶柄被柔毛，小叶互生或对生，边缘有缺刻状锯齿，上面伏生疏柔毛或密被长柔毛，下面被短柔毛，叶脉伏生柔毛或被稀疏腺毛，茎生叶与基生叶相似；基生叶托叶膜质，褐色，外被疏柔毛。伞房状聚伞花序；萼片三角卵形，副萼片披针形，比萼片短或近等长，外被短柔毛和腺毛；花瓣黄色，顶端微凹；花柱近顶生，圆锥形，柱头稍扩大。瘦果卵球形，具脉纹。花、果期7~10月。

【适宜生境】中旱生植物。为典型草原和草甸草原的常见伴生植物。

【资源状况】分布于乌兰察布市（察哈尔右翼前旗、察哈尔右翼中旗、丰镇市、化德县、商都县、兴和县）、呼和浩特市（和林格尔县、托克托县）、包头市（土默特右旗）。常见。

【入药部位】■中药：全草。
 ■蒙药：全草（希日勒金－陶来音－汤乃）。

【采收加工】夏、秋二季采收，鲜用或晒干。

【功能主治】■中药：全草清热解毒，止血止痢，祛风除湿；用于急性肠炎，痢疾，吐血，便血，崩漏，感冒，肺炎，咽喉肿痛，风湿性关节炎；外用于外伤出血，痈疖肿毒。
 ■蒙药：希日勒金－陶来音－汤乃凉血，止泻；用于宝日热，搏热，脉热，热泻。

【用法用量】■中药：全草9~15g；外用适量，鲜品捣敷，或研末撒患处。
 ■蒙药：希日勒金－陶来音－汤乃多入丸、散服。

腺毛委陵菜

粘委陵菜、乌斯图－陶来音－汤乃

Potentilla longifolia Willd. ex Schlecht.

【标本采集号】150222180609049LY

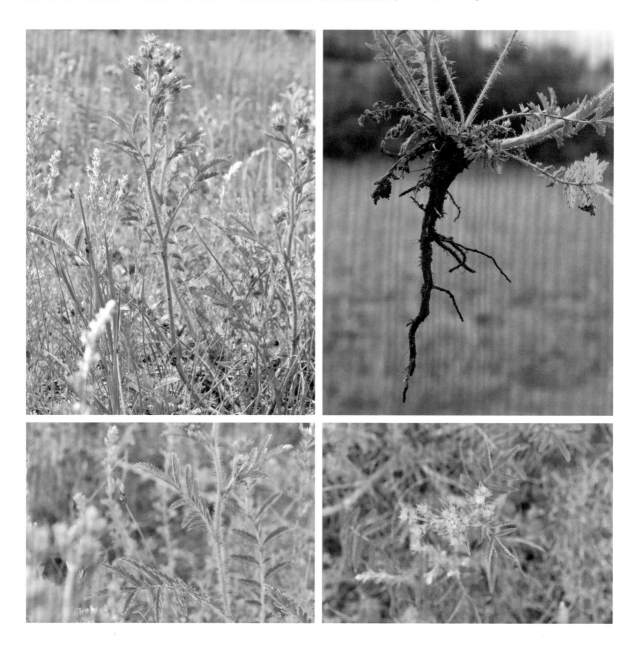

【形态特征】多年生草本。花茎直立或微上升，被短柔毛、长柔毛及腺体。基生叶羽状复叶，有小叶 4~5 对，叶柄被短柔毛、长柔毛及腺体，小叶无柄，小叶长圆状披针形，有缺刻状锯齿，下面被短柔毛及腺体，沿脉疏生长柔毛，茎生叶与基生叶相似；基生叶托叶膜质，茎生叶托叶草质，绿色。伞房花序集生于花茎顶端，少花；花梗短；萼片三角状披针形；花瓣宽倒卵形，先端微凹，果时直立增大；花柱近顶生，基部具乳头，柱头不扩大。瘦果光滑。花期 7~8 月，果期 8~9 月。

【适宜生境】中旱生植物。为草原和草甸草原的常见伴生种。

【资源状况】分布于乌兰察布市（察哈尔右翼前旗、凉城县、兴和县）、包头市（固阳县、土默特右旗）。常见。

【入药部位】■中药：全草、根。

　　　　　　■蒙药：全草（昂给鲁玛-博日殃古）。

【采收加工】夏季采挖全草，分段，洗净，晒干或鲜用；秋季采挖根，洗净，晒干。

【功能主治】■中药：全草清热解毒，止血止痢，祛风除湿；用于痢疾，急性肠炎，吐血，便血，崩漏，感冒，咽喉肿痛，风湿性关节炎，痈疖肿毒；外用于外伤出血，痈疖肿毒。根祛风湿，解毒；用于痢疾，风湿筋骨疼痛，瘫痪，癫痫，疮疥。

　　　　　　■蒙药：昂给鲁玛-博日殃古凉血，止泻；用于宝日热，搏热，脉热，热泻。

【用法用量】■中药：全草 15~30g，或研末、浸酒服；外用适量，煎汤洗，捣敷，或研末敷。根 0.5~1g，或研末、浸酒服；外用适量，煎汤洗，捣敷，或研末撒。

　　　　　　■蒙药：昂给鲁玛-博日殃古多配方用。

蛇含委陵菜　蛇含、五爪龙、五皮风
Potentilla kleiniana Wight et Arn.

【标本采集号】150203190906038LY

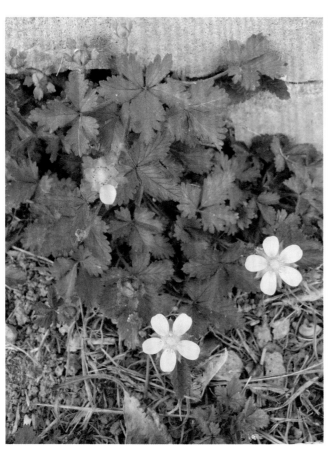
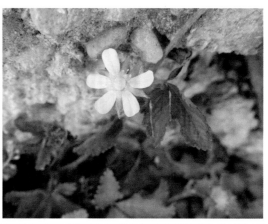
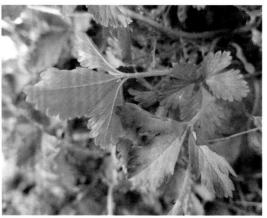

【形态特征】一、二年生或多年生宿根草本。花茎上升或匍匐。基生叶为近鸟足状 5 小叶，小叶倒卵形，有锯齿，下部茎生叶有 5 小叶，上部茎生叶有 3 小叶，小叶与基生小叶相似。聚伞花序密集枝顶如假伞形；花梗下有茎生叶如苞片状；萼片三角状卵圆形，副萼片披针形；花瓣黄色，倒卵形，长于萼片。瘦果近圆形，具皱纹。花、果期 4~9 月。

【适宜生境】生于海拔 400~3000m 的田边、水旁、草甸及山坡草地。

【资源状况】分布于包头市（东河区、九原区、昆都仑区、青山区）。少见。

【入药部位】■中药：全草（五爪龙）。

【采收加工】5 月和 9~10 月采挖，抖净泥沙，除去杂质，晒干。

【功能主治】■中药：五爪龙清热，解毒，止咳，化痰；外用于疮毒，痈肿，蛇虫咬伤。

【用法用量】■中药：五爪龙 30~60g，或浸酒；外用适量，煎汤洗，或研末调敷，或捣烂外敷。

朝天委陵菜 铺地委陵菜、伏委陵菜、鸡毛菜、诺古音 – 陶来音 – 汤乃
Potentilla supina L.

【标本采集号】150926180526043LY

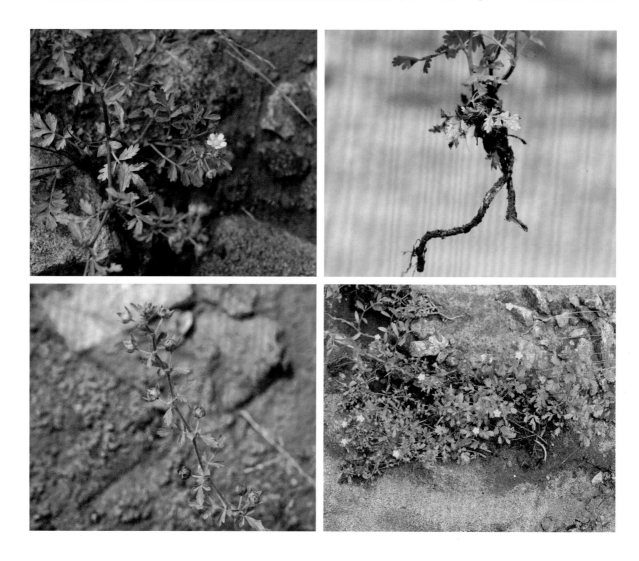

【形态特征】一、二年生草本。主根细长，并有稀疏侧根。茎平展，上升或直立，叉状分枝，被疏柔毛或脱落。基生叶羽状复叶，叶柄被疏柔毛或脱落，小叶互生或对生，小叶片长圆形，茎生叶与基生叶相似；基生叶托叶膜质，褐色，外面被疏柔毛或几无毛，茎生叶托叶草质，有齿或分裂。花茎上多叶，下部花自叶腋生，顶端呈伞房状聚伞花序；萼片三角卵形；花瓣黄色，倒卵形，顶端微凹；花柱近顶生，基部乳头状膨大，花柱扩大。瘦果长圆形，表面具脉纹。花、果期 5~9 月。

【适宜生境】轻度耐盐的旱中生植物。生于草原区及荒漠区的低湿地上，为草甸及盐化草甸的伴生植物，也常见于农田、路旁。

【资源状况】分布于阴山地区各地。常见。

【入药部位】■中药：全草。

【采收加工】夏季枝叶繁茂时采挖，除去杂质，扎成把，晒干。

【功能主治】■中药：全草清热，止血；用于肠炎，痢疾，感冒发热，各种出血，肺结核，动脉粥样硬化。

【用法用量】■中药：全草 6~15g；外用适量，煎汤熏洗。

星毛委陵菜

无茎委陵菜、纳布塔嘎日－陶来音－汤乃
Potentilla acaulis L.

【标本采集号】150223140903078LY

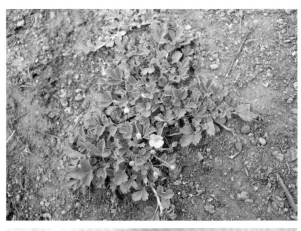
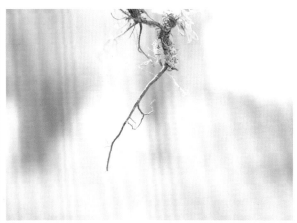
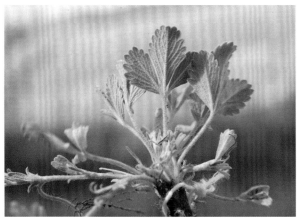
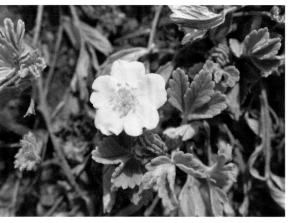

【形态特征】多年生草本,高2~10cm,全株被白色星状毡毛,呈灰绿色。根状茎木质化,横走,棕褐色,被伏毛,节部常可生出新植株。掌状三出复叶,叶柄纤细;小叶近无柄,倒卵形,先端圆形,基部楔形,边缘中部以上有钝齿;托叶草质,与叶柄合生,顶端2~3条裂,基部抱茎。聚伞花序,有花2~5朵,稀单花;花瓣黄色,宽倒卵形,先端圆形或微凹;花托密被长柔毛,子房椭圆形,无毛,花柱近顶生。瘦果近椭圆形。花期5~6月,果期7~8月。

【适宜生境】旱生植物。生于典型草原带的沙质草原、砾石质草原及放牧退化草原。

【资源状况】分布于阴山地区各地。常见。

【入药部位】■中药:全草。

【采收加工】夏、秋二季采收,晒干。

【功能主治】■中药:全草清热解毒,止血止痢。

【用法用量】■中药:全草10~15g,或研末、浸酒服;外用鲜品适量,煎汤洗,或捣烂敷患处。

莓叶委陵菜

稚子莲、奥衣音－陶来音－汤乃

Potentilla fragarioides L.

【标本采集号】150921150826043LY

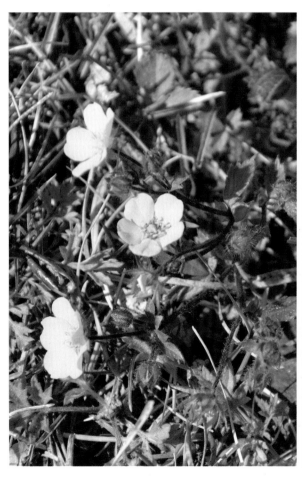
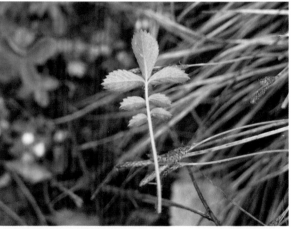
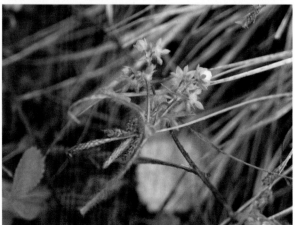

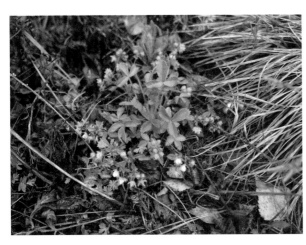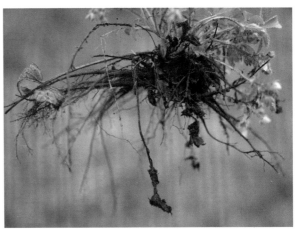

【形态特征】多年生草本。花茎多数，丛生，被长柔毛。基生叶羽状复叶，叶柄被疏柔毛，小叶有
短柄、倒卵形、两面绿色，下面沿脉较密，锯齿边缘有时密被缘毛，茎生叶常有 3 小
叶，小叶与基生叶小叶相似；基生叶托叶膜质，褐色，外面有稀疏长柔毛，茎生叶托
叶草质、绿色、卵形、全缘、外被疏柔毛。伞房状聚伞花序顶生；萼片三角状卵形，
副萼片长圆状披针形，与萼片近等长；花瓣黄色，先端圆钝或微凹；花柱近顶生。瘦
果近肾形，有脉纹。花期 5~6 月，果期 6~7 月。

【适宜生境】中生植物。生于山地林下、林缘、灌丛、林间草甸，稀见于草甸化草原，一般为伴生种。

【资源状况】分布于乌兰察布市（卓资县）、巴彦淖尔市（乌拉特后旗）。少见。

【入药部位】■中药：根及根茎（莓叶委陵菜）。

【采收加工】夏季采收，洗净，晒干。

【功能主治】■中药：莓叶委陵菜益中气，补阴虚，止血；用于疝气，干血痨，崩漏，产后出血，
子宫肌瘤出血。

【用法用量】■中药：莓叶委陵菜 9~15g。

绢毛匍匐委陵菜 绢毛细蔓委陵菜、五爪龙、哲乐图－陶来音－汤乃

Potentilla reptans L. var. *sericophylla* Franch.

【标本采集号】150221150520205LY

【形态特征】多年生匍匐草本，常具纺锤状块根。茎匍匐，被柔毛，节部常生不定根。掌状三出复
叶，侧生小叶常 2 深裂，顶生小叶较大，小叶椭圆形或倒卵形，边缘中部以上有大圆
齿状锯齿或牙齿，上下面被绢状伏柔毛；基生叶的托叶近膜质，条形，茎生叶的托叶
草质，卵形或卵状披针形，有不规则分裂或齿。花单生于叶腋，被柔毛；花萼各部均
被绢毛状伏柔毛，副萼片条状椭圆形；萼片披针形；花瓣黄色，宽倒卵形，先端微凹；
子房椭圆形，无毛。花期 5~6 月。

【适宜生境】旱中生植物。散生于山地草甸、草甸草原及山地沟谷。

【资源状况】分布于包头市（土默特右旗）。常见。

【入药部位】■中药：全草（绢毛细蔓委陵菜）。

【采收加工】秋季采收，除去泥土，晒干。

【功能主治】■中药：绢毛细蔓委陵菜清热利湿，止血，杀虫；用于肝炎，崩漏，蛲虫病；外用于外伤出血。

【用法用量】绢毛细蔓委陵菜 15~30g；外用适量，研末敷患处。

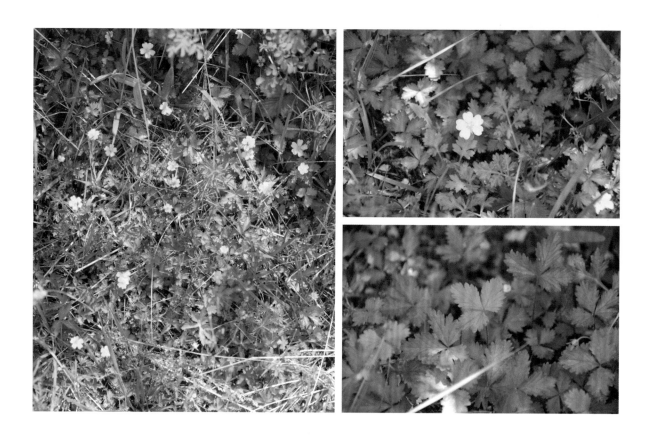

匍枝委陵菜

鸡儿头苗、蔓萎陵菜、哲勒图 – 陶来音 – 汤乃
Potentilla flagellaris Willd. ex Schlecht.

【标本采集号】150221130716143LY

【形态特征】多年生匍匐草本。根细而簇生。匍匐枝被柔毛。基生叶掌状 5 出复叶；小叶片披针形，卵状披针形或长椭圆形，边缘有 3~6 枚缺刻状急尖锯齿，下部 2 枚小叶有时 2 裂，伏生短毛；基生叶托叶膜质，褐色，外面被稀疏长硬毛，纤匍枝上托叶草质，绿色，卵披针形，常深裂。单花与叶对生，被短柔毛；萼片卵状长圆形，顶端急尖；花瓣黄色，顶端微凹或圆钝。成熟瘦果长圆状卵形，表面呈泡状突起。花、果期 6~8 月。

【适宜生境】中生植物。生于山地林间草甸及河滩草甸，也可见于落叶松林及桦木林下的草本层中。

【资源状况】分布于包头市（土默特右旗）。常见。

【入药部位】■中药：全草（匍枝委陵菜）。

【采收加工】夏、秋二季采收，除去泥土，晒干。

【功能主治】■中药：匍枝委陵菜清热解毒。

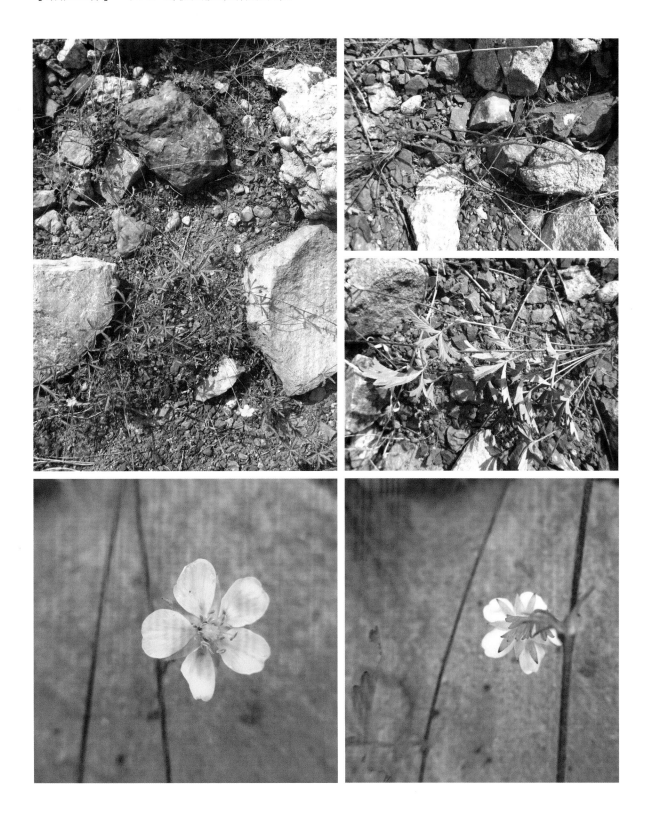

地蔷薇 追风蒿、直立地蔷薇、图门－塔那
Chamaerhodos erecta (L.) Bge.

【标本采集号】150921150826025LY

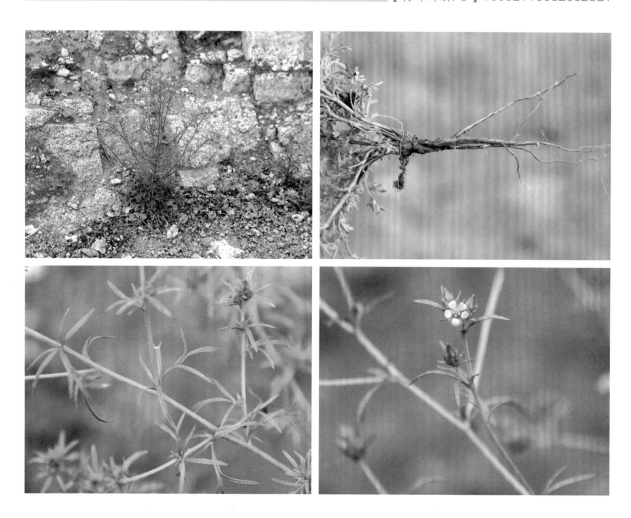

【形态特征】一、二年生草本。根木质。茎直立或弧曲上升，常在上部分枝。基生叶密生，二回羽状3深裂，侧裂片2深裂，中央裂片常3深裂，二回裂片具缺刻或3浅裂，小裂片条形，全缘，果期枯萎，托叶形状似叶；茎生叶似基生叶，3深裂，近无柄。聚伞花序顶生，具多花，二歧分枝形成圆锥花序；萼筒倒圆锥形；花瓣倒卵形，白色或粉红色，基部有短爪；花丝比花瓣短；心皮10~15个，离生，花柱侧基生，子房卵形。瘦果卵形，深褐色，先端具尖头。花、果期7~9月。

【适宜生境】中旱生植物。生于草原带的砾石质丘坡、丘顶及山坡，也生于沙砾质草原，在石质丘顶可成为优势植物，组成小面积的群落片段。

【资源状况】分布于乌兰察布市（察哈尔右翼中旗、凉城县、卓资县）、呼和浩特市（武川县）、包头市（固阳县、石拐区、土默特右旗）、巴彦淖尔市（乌拉特前旗、乌拉特中旗）。常见。

【入药部位】■中药：全草（地蔷薇）。

【采收加工】夏、秋二季采收全草，晒干。

【功能主治】■中药：地蔷薇祛风除湿；用于风湿性关节炎。

【用法用量】■中药：地蔷薇外用适量，煎汤洗患处。

阿尔泰地蔷薇

阿拉泰音－图门－塔那

Chamaerhodos altaica (Laxm.) Bge.

【标本采集号】150222180509025LY

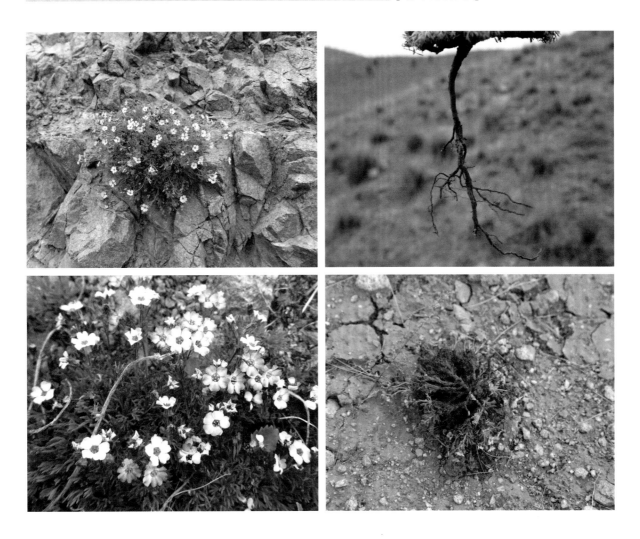

【形态特征】亚灌木，高 5~6cm。茎多数，平铺地上，形成垫状灌丛，外皮褐色，顶端有老叶的残余，全株有长柔毛及短腺毛。基生叶多数，条形，3 深裂，裂片全缘或 2~3 深裂。花单生或 3~5 朵组成聚伞花序；苞片及小苞片条形；萼筒筒状，绿色或红紫色，萼片卵状披针形，几与萼筒等长或较短，外有长柔毛及短腺毛；花瓣倒卵形至宽卵形，紫色或红紫色，无毛；雄蕊比花瓣短；心皮 6~10 个，离生。瘦果长圆形，褐色，无毛。花、果期 5~7 月。

【适宜生境】耐寒砾石生旱生植物。生于山地、丘陵的砾石质坡地与丘顶,可形成占优势的群落片段。

【资源状况】分布于乌兰察布市(察哈尔右翼后旗、化德县、集宁区、四子王旗)、包头市(固阳县)、巴彦淖尔市(乌拉特中旗)。常见。

【入药部位】■中药:全草。

【采收加工】夏、秋二季采收,晒干。

【功能主治】■中药:全草祛风湿。

【用法用量】■中药:全草外用适量,煎汤洗患处。

草 莓 凤梨草莓、古哲勒哲根纳
Fragaria×ananassa Duch.

【标本采集号】150824180505001LY

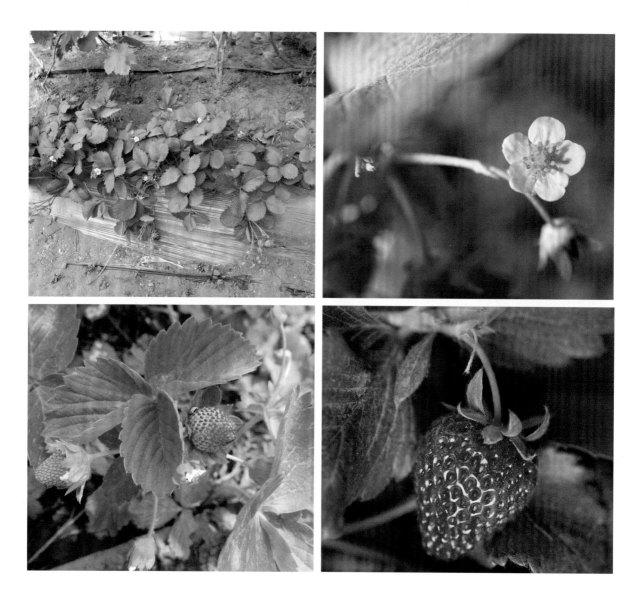

【形态特征】多年生草本。茎匍匐地面，长度短于叶或近相等，密被开展黄色柔毛。叶三出，小叶具短柄，质地较厚，顶端圆钝，基部阔楔形，侧生小叶基部偏斜，边缘具缺刻状锯齿，锯齿急尖，上面深绿色，几无毛，下面淡白绿色，疏生毛，沿脉较密；叶柄密被开展黄色柔毛。聚伞花序，花序下面具一短柄的小叶；花两性；萼片卵形；花瓣白色，近圆形或倒卵状椭圆形，基部具不明显的爪；雄蕊20枚，不等长；雌蕊极多。聚合果大，鲜红色，宿存萼片直立，紧贴于果实；瘦果尖卵形，光滑。花期6~7月，果期7~8月。

【适宜生境】中生植物。适宜生于肥沃、疏松的中性或微酸性土壤中，过于黏重的土壤不宜栽培；沙土多施厩肥，勤灌水，也可种草莓。

【资源状况】作为水果，阴山地区有栽培。

【入药部位】■中药：果实。

【采收加工】夏、秋二季果实成熟时采收，除去杂质，晒干。

【功能主治】■中药：果实祛痰止咳，除湿止痒；用于咳嗽痰多，湿疹，肾结石。

【用法用量】■中药：全草9~12g；外用适量，煎汤搽患处。

黄刺玫　重瓣黄刺玫、格日音－希日－扎木尔
Rosa xanthina Lindl.

【标本采集号】150921150527005LY

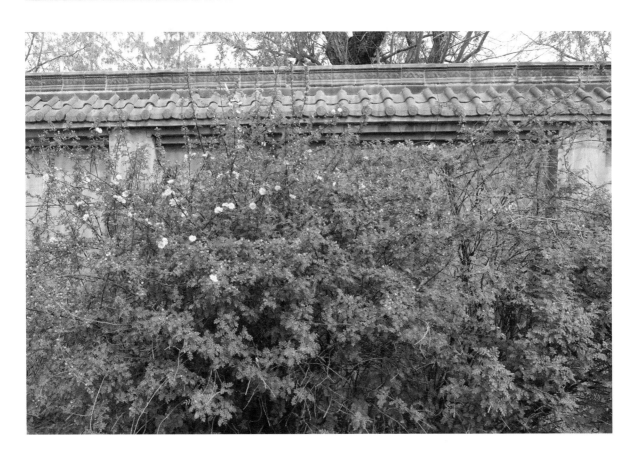

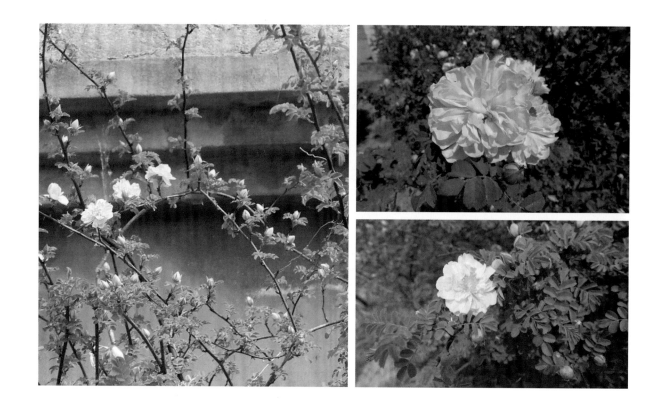

【形态特征】灌木。枝密集，披散；小枝无毛，有散生皮刺，无针刺。小叶7~13枚，小叶宽卵形，边缘有圆钝锯齿，上面无毛，下面幼时被稀疏柔毛，渐脱落；叶轴和叶柄有稀疏柔毛和小皮刺；托叶带状披针形，大部贴生叶柄，离生部分耳状，边缘有锯齿和腺。花单生叶腋，重瓣或半重瓣，黄色，无苞片；花萼外面无毛，萼片披针形，全缘，内面有稀疏柔毛；花瓣宽倒卵形，先端微凹；花柱离生，被长柔毛，微伸出萼筒，比雄蕊短。蔷薇果近球形，熟时黑褐色，无毛，萼片反折。花期5~6月，果期7~8月。

【适宜生境】喜暖中生植物。生于落叶阔叶林区和草原带的山地，也散生于石质山坡。

【资源状况】作为园林绿化植物，阴山地区有少量栽培。

【入药部位】■中药：花、果实。

　　　　　　■蒙药：果实（夏日－扎木日－其其格）。

【采收加工】四季采收含苞欲放的花蕾，晒干或烘干；夏季果实红熟时采摘，晒干。

【功能主治】■中药：花理气，活血，调经，健脾，消肿；用于消化不良，月经不调，气滞腹痛，乳痈，跌打损伤。果实养血活血，固精涩肠，缩尿，止泻；用于滑精，遗尿，小便频数，脾虚泻痢，脉管炎，高血压，头晕。

　　　　　　■蒙药：夏日－扎木日－其其格解毒，祛协日乌素，清热；用于毒热，热性协日乌素病，肝热，巴木病。

【用法用量】■中药：花3~6g。果实9~15g。

　　　　　　■蒙药：夏日－扎木日－其其格多配方用。

单瓣黄刺玫

马茹子、野生黄刺玫、希日－扎木尔

Rosa xanthina Lindl. f. *normalis* Rehd. et Wils.

【标本采集号】150207190511005LY

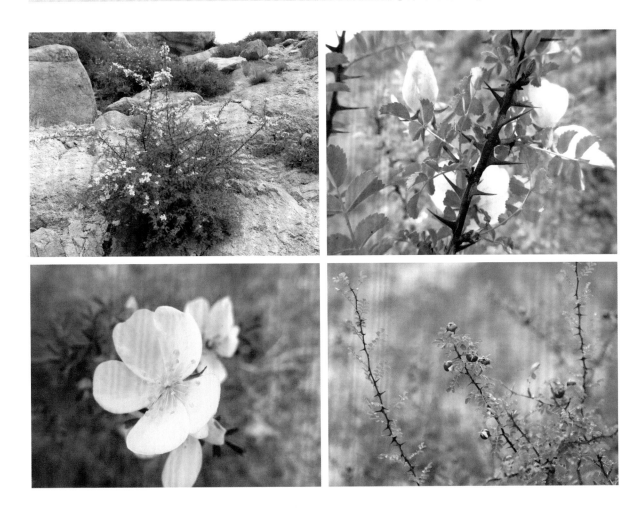

【形态特征】直立灌木，高 2~3m。枝粗壮，密集，披散；小枝无毛，有散生皮刺，无针刺。小叶 7~13 枚；小叶片宽卵形，边缘有圆钝锯齿，上面无毛；叶轴、叶柄有稀疏柔毛和小皮刺；托叶带状披针形，离生部分呈耳状，边缘有锯齿和腺。花单生于叶腋，单瓣，黄色，无苞片；花瓣 5 片，宽倒卵形，先端微凹，基部宽楔形；花柱离生，被长柔毛，稍伸出萼筒口外部，比雄蕊短很多。果近球形，紫褐色，无毛，花后萼片反折。花期 5~6 月，果期 7~8 月。

【适宜生境】喜暖中生植物。生于落叶阔叶林区及草原带的山地，是山地灌丛的建群种，也可散见于石质山坡。

【资源状况】分布于乌兰察布市（化德县、商都县）、包头市（固阳县、九原区、石拐区）、巴彦淖尔市（磴口县、乌拉特前旗）。常见。作为园林绿化植物，阴山地区广泛栽培。

【入药部位】■中药：花、果实。

　　　　　　■蒙药：果实（夏日－扎木日－其其格）。

【采收加工】花期采花，阴干；夏季果实红熟时采摘，晒干，除去毛刺。

【功能主治】■中药：花健脾理气，活血，调经，消肿；用于消化不良，气滞腹痛，乳痈，月经不调，跌打损伤。果实固精涩肠，缩尿，止泻，养血，活血；用于滑精，遗尿，小便频数，脾虚泻痢，高血压，头晕，脉管炎。

　　　　　　■蒙药：夏日－扎木日－其其格清热，解毒，祛协日乌素；用于毒热，热性协日乌素病，肝热，巴木病。

【用法用量】■中药：花 3~6g。果实 5~10g，或入丸、散服。

　　　　　　■蒙药：夏日－扎木日－其其格多配方用。

玫 瑰　刺玫花、萨日钙－其其格
Rosa rugosa Thunb.

【标本采集号】150222180829050LY

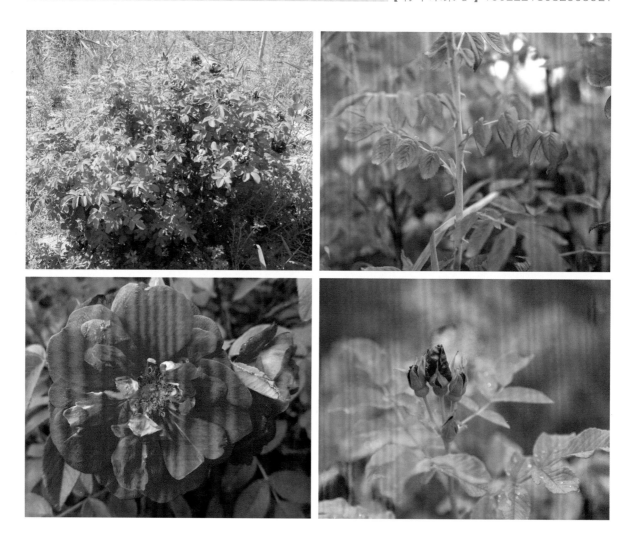

【形态特征】灌木，高达 2m。茎粗壮，丛生；小枝密生绒毛、针刺和腺毛，有淡黄色皮刺，皮刺外被绒毛。小叶椭圆形，有尖锐锯齿，上面无毛，叶脉下陷，下面灰绿色，叶柄和叶轴密被绒毛和腺毛，托叶大部贴生于叶柄，边缘有带腺锯齿，下面被绒毛。花单生于叶腋或数朵簇生；苞片卵形，边缘有腺毛，外被绒毛；花梗密被绒毛和腺毛；萼片卵状披针形，常有羽状裂片而扩展成叶状；花瓣紫红色至白色，半重瓣至重瓣，倒卵形；花柱离生，被毛。蔷薇果扁球形，熟时砖红色，萼片宿存。花期 6~8 月，果期 8~9 月。

【适宜生境】中生植物。适生于疏松肥沃的壤土或轻壤土中。

【资源状况】作为园林绿化植物，阴山地区广泛栽培。

【入药部位】■中药：花（玫瑰花）。

■蒙药：花（扎木日 – 其其格）。

【采收加工】5~6 月盛花期前采摘已充分膨大但未开放的花蕾，文火烘干或阴干；或采后装入纸袋，放置石灰缸内，封盖，每年梅雨期更换石灰。

【功能主治】■中药：玫瑰花理气活血，散瘀止痛；用于肝胃气痛，胸腹胀满，新久风痹，吐血，咯血，月经不调，赤白带下，乳痈，肿毒。

■蒙药：扎木日 – 其其格镇协日，消食，镇赫依；用于赫依协日症，巴达干协日症，消化不良，脉病，咳嗽，胃协日症。

【用法用量】■中药：玫瑰花 3~10g，浸酒或泡茶饮。

■蒙药：扎木日 – 其其格多配方用。

山刺玫 野玫瑰、刺玫蔷薇、刺玫果、扎木日
Rosa davurica Pall.

【标本采集号】150925150527008LY

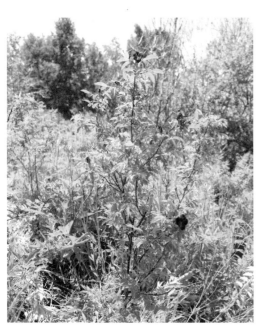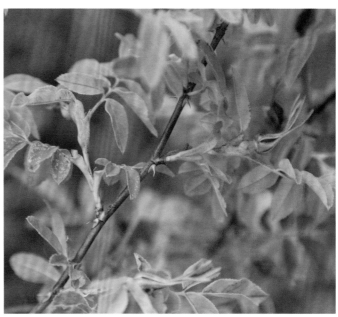

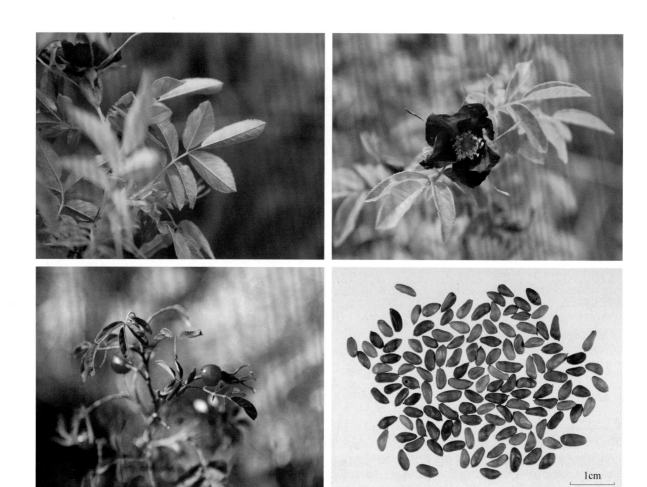

【形态特征】直立灌木。小枝无毛，有带黄色皮刺，皮刺基部膨大。小叶7~9枚，小叶长圆形，有单锯齿或重锯齿，上面无毛，中脉和侧脉下陷，下面灰绿色，有腺点和稀疏短毛；叶柄和叶轴有柔毛、腺毛和稀疏皮刺；托叶大部贴生于叶柄，离生部分卵形，边缘有带腺锯齿。花单生于叶腋，或2~3朵簇生；花瓣粉红色，先端不平整；花柱离生，被毛，短于雄蕊。蔷薇果熟时红色，平滑，宿萼直立。花期6~7月，果期8~9月。

【适宜生境】中生植物。生于山地林下、林缘及石质山坡，亦见于河岸沙质地。

【资源状况】分布于乌兰察布市（察哈尔右翼中旗、凉城县）、呼和浩特市（和林格尔县）。常见。

【入药部位】■中药：花（刺玫花）、果实（刺玫果）、根（刺玫根）。

　　　　　　■蒙药：果实（哲日力格－扎木日）。

【采收加工】夏季果实红熟时采摘，晒干，除去毛刺；花期采花，阴干；秋季采收根，洗净，晒干。

【功能主治】■中药：刺玫花止血，理气，解郁，调经；用于吐血，血崩，肋间神经痛，痛经，月经不调。刺玫果健脾理气，消食；用于消化不良，食欲不振，脘腹胀满，小儿食积。刺玫根止咳祛痰，止痢，止血；用于慢性支气管炎，肠炎，细菌性痢疾，功能失调性子宫出血，跌打损伤。

　　　　　　■蒙药：哲日力格－扎木日清热，解毒，祛协日乌素；用于毒热，热性协日乌素病，肝热，巴木病。

【用法用量】■中药：刺玫花 3~6g，刺玫果、刺玫根 9~15g。

　　　　　　■蒙药：哲日力格 – 扎木日单用 3~5g，或入丸、散服。

美蔷薇　油瓶瓶、高要 – 蔷会
Rosa bella Rehd. et Wils.

【标本采集号】150926180902078LY

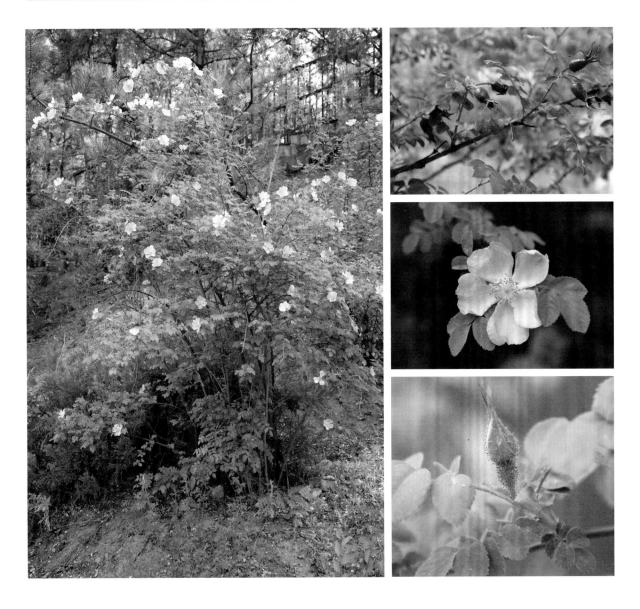

【形态特征】灌木。小枝散生直立、基部稍膨大的皮刺，老枝常密被针刺。小叶 7~9 枚，稀 5 枚，小叶椭圆形、卵形或长圆形，有单锯齿；小叶柄和叶轴无毛或有稀疏柔毛，有散生腺毛和小皮刺；托叶大部贴生于叶柄，离生部分卵形，边缘有腺齿，无毛。花单生或2~3 朵集生；苞片卵状披针形，边缘有腺齿，无毛；花梗与花萼均被腺毛；萼片卵状披针形，全缘，外面有腺毛，短于雄蕊。蔷薇果椭圆状卵圆形，顶端有短颈，熟时猩红色，有腺毛，宿萼直立。花期6~7月，果期8~9月。

【适宜生境】中生植物。生于山地林缘、沟谷及黄土丘陵的沟头、沟谷陡崖上，为建群种，可形成以美蔷薇为主的灌丛。

【资源状况】分布于乌兰察布市（察哈尔右翼前旗、兴和县）、呼和浩特市（和林格尔县）。常见。

【入药部位】■中药：花、果实。

　　　　　　■蒙药：花、果实（高要－蔷会）。

【采收加工】夏季果实红熟时采摘，晒干，除去毛刺；花期采花，阴干。

【功能主治】■中药：花理气，活血，调经，健脾，消肿；用于消化不良，气滞腹痛，月经不调，气滞腹痛，乳痛，跌打损伤。果实养血活血，固精涩肠，缩尿，止泻；用于滑精，遗尿，小便频数，脾虚泻痢，脉管炎，高血压，头晕。

　　　　　　■蒙药：高要－蔷会解毒，祛协日乌素，清热；用于毒热，热性协日乌素病，肝热，巴木病。

【用法用量】■中药：花外用适量，鲜品捣敷患处。果实5~10g，或泡酒。

　　　　　　■蒙药：高要－蔷会多配方用。

大叶蔷薇 陶日格－扎木日
Rosa macrophylla Lindl.

【标本采集号】150921150826037LY

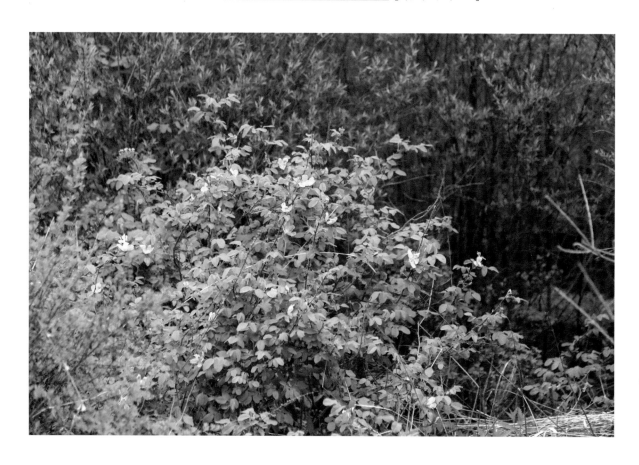

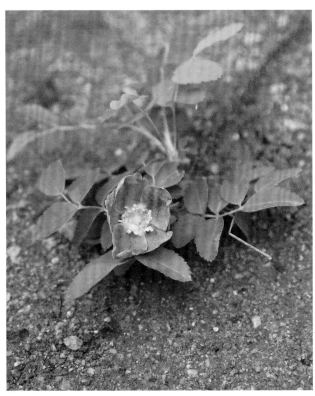
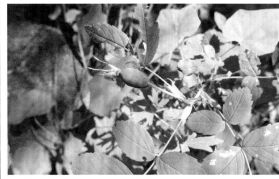
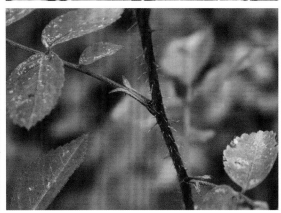

【形态特征】灌木。小枝粗壮，有散生或成对直立的皮刺或无刺。小叶长圆形，有尖锐单锯齿，上面叶脉下陷，无毛，下面有长柔毛，小叶柄和叶轴有长柔毛，稀有疏腺毛和散生小皮刺，托叶离生部分卵形，边缘有腺齿，通常无毛。花单生或 2~3 朵簇生；苞片 1~2 枚，边缘有腺毛；花梗与花萼均密被腺毛；萼片卵状披针形，伸出花瓣；花瓣深红色，倒三角状卵形，先端微凹；花柱离生，被柔毛，短于雄蕊。蔷薇果长圆状卵圆形，顶端有短颈，熟时紫红色，有光泽，宿萼直立。花期 6~7 月，果期 8~9 月。

【适宜生境】中生耐寒植物。见于针叶林地带及草原区较高的山地，散生于林下、林缘和山地灌丛中。

【资源状况】分布于乌兰察布市（察哈尔右翼中旗、卓资县）、巴彦淖尔市（乌拉特前旗）。常见。

【入药部位】■中药：果实、花。

■蒙药：果实（陶日格 – 扎木日 – 吉木斯）。

【采收加工】夏季果实红熟时采摘，晒干，除去毛刺；花期采花，阴干。

【功能主治】■中药：果实固精涩肠，缩尿，止泻，养血，活血；用于滑精，遗尿，小便频数，脾虚泻痢，高血压，头晕，脉管炎。花健脾理气，活血，调经，消肿；用于消化不良，气滞腹痛，乳痈，月经不调，跌打损伤。

■蒙药：陶日格 – 扎木日 – 吉木斯清热，解毒，祛协日乌素；用于毒热，热性协日乌素病，肝热，巴木病。

【用法用量】■中药：果实 6~9g，或入丸、散服。花 3~6g。

■蒙药：陶日格 – 扎木日 – 吉木斯单用 3~5g，或入丸、散服。

月季花
月月红、四季花、斗雪红、萨日乃－其其格
Rosa chinensis Jacq.

【标本采集号】150204191005022LY

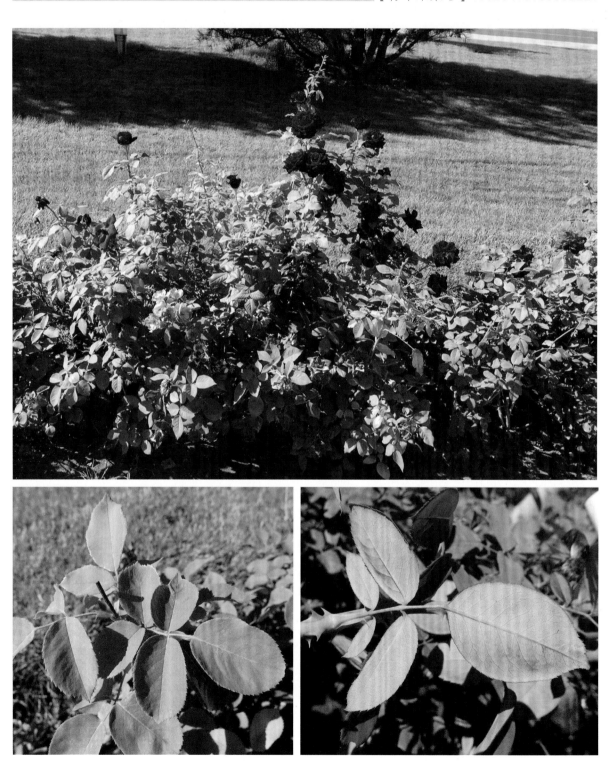

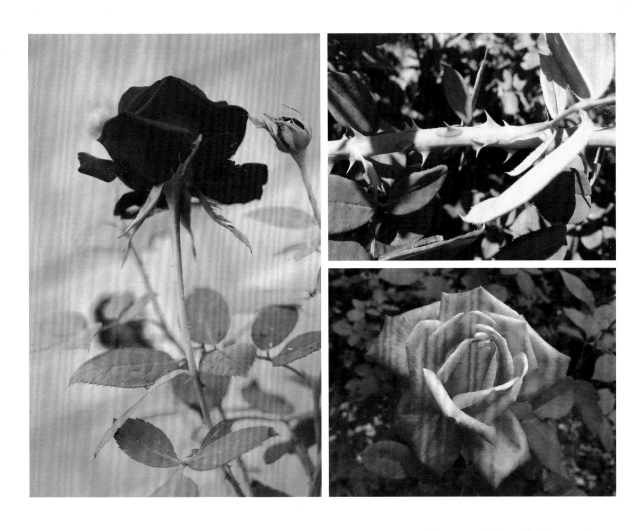

【形态特征】直立灌木。小枝有短粗的钩状皮刺或无刺。小叶 3~5 枚，小叶宽卵形或卵状长圆形，有锐锯齿；总叶柄较长，有散生皮刺和腺毛；托叶大部贴生于叶柄，顶端分离部分耳状。花几朵集生，稀单生；萼片卵形，先端尾尖，常有羽状裂片；花瓣重瓣至半重瓣，红色、粉红色或白色，倒卵形，先端有凹缺；花柱离生，伸出花萼，约与雄蕊等长。蔷薇果卵圆形，熟时红色。花、果期 5~9 月。

【适宜生境】中生植物。适应性强，耐寒耐旱，对土壤要求不严格，但以富含有机质、排水良好的微带酸性沙壤土为好。喜欢阳光，喜欢温暖。

【资源状况】作为园林绿化植物，阴山地区有较广泛栽培。

【入药部位】■中药：花（月季花）、叶（月季花叶）、根（月季花根）。

【采收加工】夏、秋二季选晴天采收半开放的花朵，及时摊开晾干或用微火烘干；叶、根夏、秋二季采收，洗净，晾干。

【功能主治】■中药：月季花活血调经，散毒消肿；用于月经不调，痛经，跌打损伤，痈疽肿毒，淋巴结结核（未溃破）。月季花叶活血消肿；用于淋巴结结核，跌打损伤。月季花根活血调经；用于白带异常，遗精，跌打损伤。

【用法用量】■中药：月季花 3~6g，鲜品 9~15g，或开水泡服；外用适量，鲜品捣敷患处，或干品研末调搽患处。月季花叶外用适量，捣烂敷患处。月季花根 3~5g。

绵 刺

蒙古包大宁、虎楞－好衣热格

Potaninia mongolica Maxim.

【标本采集号】150824180821017LY

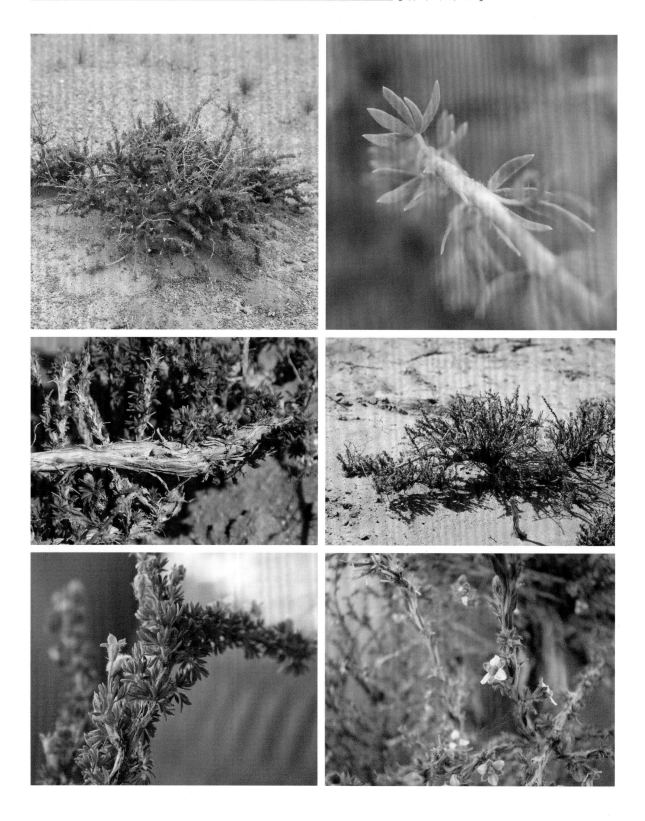

【形态特征】小灌木，高 30~40cm，各部有长绢毛。茎多分枝，灰棕色。复叶具 3 或 5 枚小叶片，稀仅有 1 枚小叶，先端急尖，基部渐狭，全缘，中脉及侧脉不显；叶柄坚硬，宿存呈刺状；托叶卵形。花单生于叶腋；苞片卵形；萼筒漏斗状，萼片三角形，先端锐尖；花瓣卵形，白色或淡粉红色；雄蕊花丝比花瓣短，着生于膨大花盘边上，内面密被绢毛；子房卵形，具胚珠 1 枚。瘦果长圆形，浅黄色，外有宿存萼筒。花期 6~9 月，果期 8~10 月。

【适宜生境】旱生植物。生于戈壁和覆沙碎石质平原，常形成大面积的荒漠群落。在砂质荒漠中，强度耐旱，极耐盐碱。

【资源状况】分布于巴彦淖尔市（磴口县、乌拉特中旗）。少见。

【入药部位】■中药：枝叶（绵刺）。

【采收加工】秋季采摘枝叶，阴干。

【功能主治】■中药：绵刺收敛，止血，凉血，解毒，杀虫，消肿，消炎，止痢；用于咯血，吐血，齿龈出血，尿血，崩漏带下，赤白痢疾，功能失调性子宫出血，疥疮痈肿，痔疮，滴虫阴道炎等。

【用法用量】■中药：绵刺 6~12g；外用适量。

龙芽草　仙鹤草、黄龙尾、地仙草、淘古如乐 – 额布苏

Agrimonia pilosa Ldb.

【标本采集号】150221140621201LY

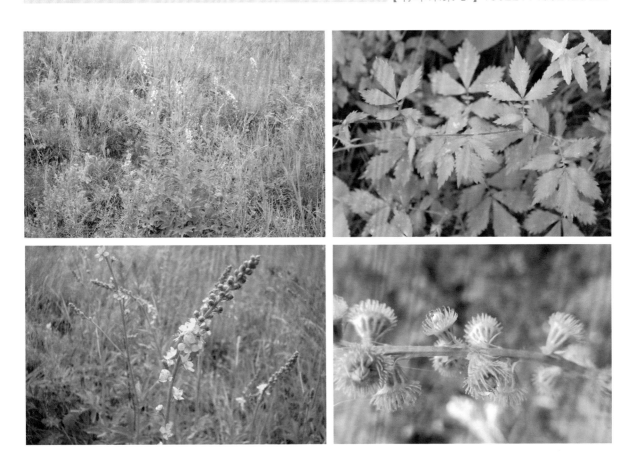

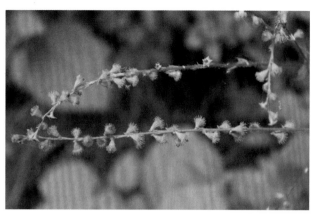
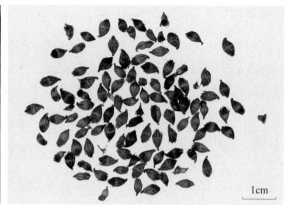

1cm

【形态特征】多年生草本。叶为间断奇数羽状复叶，常有小叶 3~4 对，杂有小型小叶；小叶倒卵形至倒卵状披针形，具锯齿。穗状总状花序，花瓣黄色，长圆形；雄蕊 5 至多枚，花柱 2 个。瘦果倒卵状圆锥形，顶端有数层钩刺。花期 6~7 月，果期 8~9 月。

【适宜生境】中生植物。散生于山地林缘草甸、低湿地草甸、河边、路旁，主要见于落叶阔叶林地区，往南可进入常绿阔叶林北部。

【资源状况】分布于呼和浩特市（武川县）、包头市（土默特右旗）、巴彦淖尔市（乌拉特前旗）。常见。

【入药部位】■中药：地上部分（仙鹤草）。

【采收加工】夏、秋二季茎叶茂盛时采割，除去杂质，干燥。

【功能主治】■中药：仙鹤草收敛止血，截疟，止痢，解毒，补虚；用于咯血，吐血，崩漏下血，疟疾，血痢，痈肿疮毒，阴痒带下，脱力劳伤。

【用法用量】■中药：仙鹤草 6~12g；外用适量。

地 榆

蒙古枣、黄瓜香、赤地榆、马软枣、苏都－额布斯

Sanguisorba officinalis L.

【标本采集号】150921140808005LY

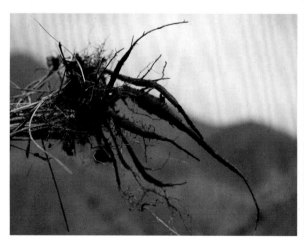
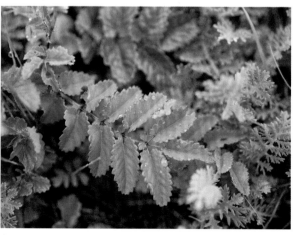

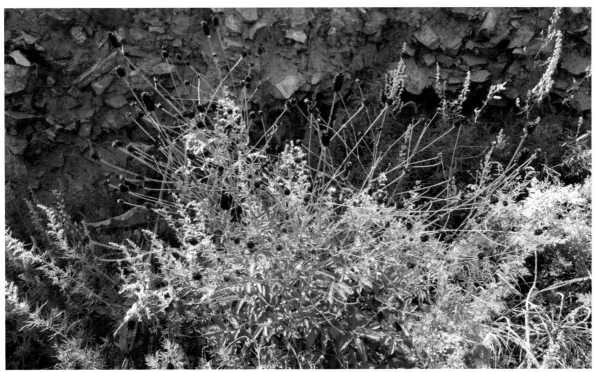

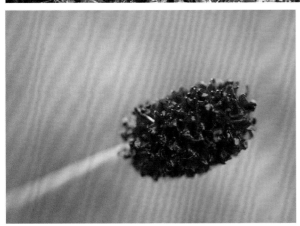

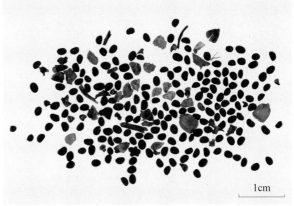

1cm

【形态特征】多年生草本，高达 1.2m。茎有棱，无毛。基生叶为羽状复叶，小叶 4~6 对，叶柄无毛；小叶有短柄，无毛；茎生叶较少，小叶有短柄，长圆形，先端急尖；基生叶托叶膜质，褐色，外面无毛，茎生叶托叶草质，半卵形，有尖锐锯齿。穗状花序椭圆形，从花序顶端向下开放，花序梗光滑；苞片膜质，比萼片短，背面及边缘有柔毛；萼片 4 枚，紫红色；雄蕊 4 枚，与萼片近等长或稍短；子房无毛，柱头盘形，具流苏状乳头。瘦果包藏于宿存萼筒内，有 4 棱。花期 7~8 月，果期 8~9 月。

【适宜生境】中生植物。生于林下，在草原区则见于河滩草甸及草甸草原中，但分布最多的是森林草原地带。

【资源状况】分布于乌兰察布市（察哈尔右翼后旗、察哈尔右翼前旗、察哈尔右翼中旗、凉城县、四子王旗、卓资县）、呼和浩特市（武川县）、包头市（固阳县、土默特右旗）、巴彦淖尔市（乌拉特后旗、乌拉特前旗）。常见。

【入药部位】■中药：根（地榆）。

【采收加工】春季将发芽时或秋季植株枯萎后采挖，除去须根，洗净，干燥或趁鲜切片干燥。

【功能主治】■中药：地榆凉血止血，解毒敛疮；用于便血，痔血，血痢，崩漏，水火烫伤，痈肿疮毒。

【用法用量】■中药：地榆 9~15g；外用适量，研末涂敷患处。

长叶地榆

绵地榆、那布其日和格－苏都－额布斯

Sanguisorba officinalis L. var. *longifolia* (Bertol.) Yü et Li

【标本采集号】150825150904201LY

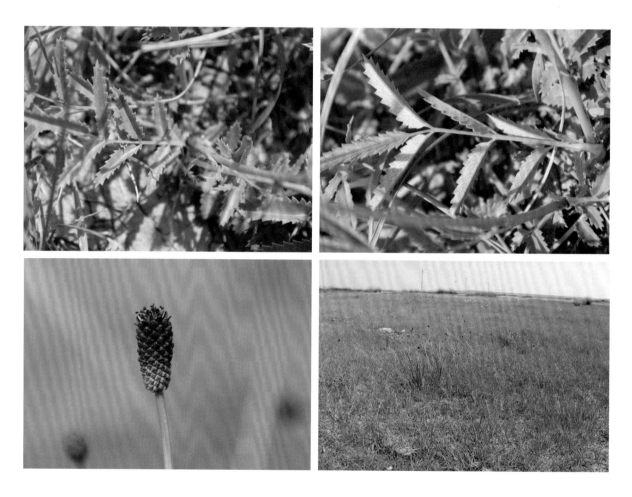

【形态特征】多年生草本，全株光滑无毛。根粗壮。茎直立，上部有分枝，有纵细棱和浅沟。基生叶小叶带状长圆形至带状披针形，基部微心形、圆形至宽楔形，茎生叶较多，与基生叶相似，但更长而狭窄；花穗长圆柱形，长 2~6cm，直径通常 0.5~1cm，雄蕊与萼片近等长。瘦果有 4 条纵脊棱，被短柔毛。花期 7~8 月，果期 8~9 月。

【适宜生境】中生植物。生于山坡草地、溪边、灌丛、湿草地及疏林中。

【资源状况】分布于巴彦淖尔市（乌拉特后旗）。少见。

【入药部位】■中药：根（地榆）。

【采收加工】春季将发芽时或秋季植株枯萎后采挖，除去须根，洗净，干燥或趁鲜切片干燥。

【功能主治】■中药：地榆凉血止血，解毒敛疮；用于便血，痔血，血痢，崩漏，水火烫伤，痈肿疮毒。

【用法用量】■中药：地榆 9~15g；外用适量，研末涂敷患处。

榆叶梅
额勒伯特 – 其其格
Amygdalus triloba (Lindl.) Ricker

【标本采集号】150222180508008LY

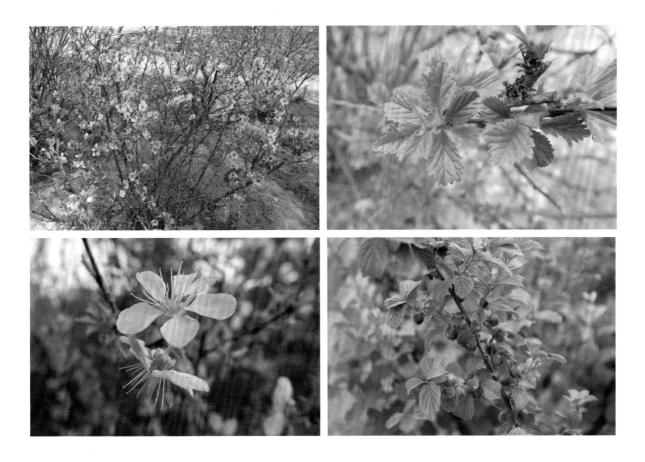

【形态特征】灌木，稀小乔木，高 2~3m。小枝无毛或幼时微被柔毛。短枝上的叶常族生，一年生枝上的叶互生，叶宽椭圆形或倒卵形，先端短渐尖，常 3 裂，基部宽楔形，上面具疏柔毛或无毛，下面被柔毛，具粗锯齿或重锯齿；叶柄被柔毛。花 1~2 朵，先叶开放。萼筒宽钟形，无毛或幼时微具毛，萼片卵形或卵状披针形，无毛，近先端疏生小齿；花瓣近圆形或宽倒卵形，粉红色。核果近球形，顶端具小尖头，熟时红色，被柔毛；果肉薄，熟时开裂；核近球形，具厚硬壳，两侧几不压扁，顶端钝圆，具不整齐网纹。花期 5 月，果期 6~7 月。

【适宜生境】中生植物。生于坡地或沟旁乔木、灌木林下或林缘。

【资源状况】作为园林绿化植物，阴山地区广泛栽培。

【入药部位】■中药：种子。

【采收加工】■果实成熟时采收，晒干。

【功能主治】■中药：种子润燥，滑肠，下气，利水；用于肠燥便秘，食积气滞，腹胀，水肿，脚气病，
小便不利。

【用法用量】■中药：种子 5~10g。

重瓣榆叶梅　小桃红、高要 – 额勒伯特 – 其其格

Amygdalus triloba (Lindl.) Ricker f. *multiplex* (Bge.) Rehd.

【标本采集号】150822190506033LY

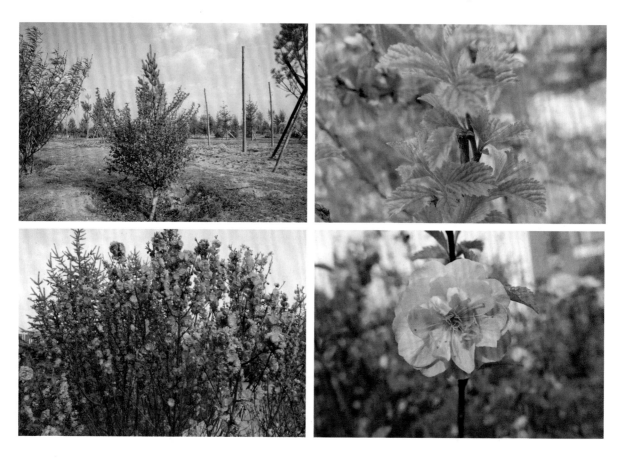

【形态特征】灌木，稀小乔木，高 2~5m。枝紫褐色或褐色，幼时无毛或微有细毛。叶片宽椭圆形
或倒卵形，先端渐尖，常 3 裂，基部宽楔形，边缘具粗重锯齿，上面被疏柔毛或近无
毛，下面被短柔毛；叶柄被短柔毛。花 1~2 朵，腋生，先叶开放；花梗短或几无梗；
萼筒钟状，无毛或微被毛，萼片常 10 枚，卵形或卵状三角形，具细锯齿，花瓣重瓣，
粉红色，宽倒卵形或近圆形；雄蕊约 30 枚，短于花瓣；心皮 1 个，稀 2 个，密被短
柔毛。核果近球形，红色，具沟，有毛；果肉薄，成熟时开裂；核具厚硬壳，表面有
皱纹。花期 5 月，果期 6~7 月。

【适宜生境】中生植物。生于海拔 2100m 以下的干旱阳坡及半阳坡的林缘灌木丛中。

【资源状况】作为园林绿化植物，阴山地区广泛栽培。

【入药部位】■中药：种子。

【采收加工】夏季果实成熟时采割，晒干，搓出种子，除去杂质。

【功能主治】■中药：种子润燥，滑肠，下气，利水；用于肠燥便秘，食积气滞，腹胀，水肿，脚气，小便不利。

【用法用量】■中药：种子 5~10g。

长梗扁桃 山樱桃、长柄扁桃、柄扁桃、布衣勒斯
Amygdalus pedunculata Pall.

【标本采集号】 150221150817009LY

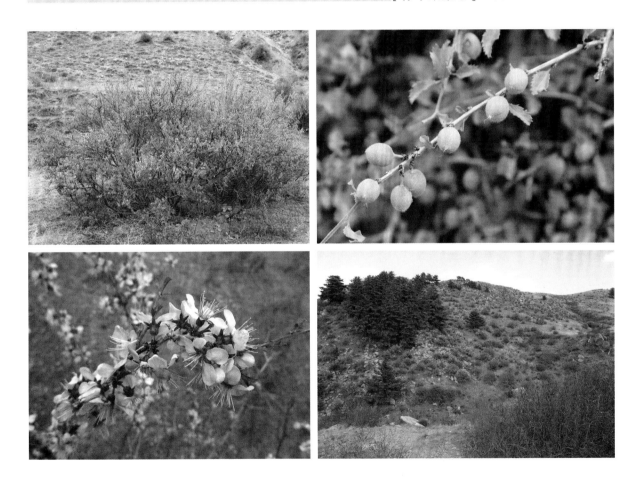

【形态特征】灌木，高 1~1.5m。树皮灰褐色，稍纵向剥裂，嫩枝浅褐色，常被短柔毛。单叶互生或簇生于短枝上，叶片倒卵形，边缘有锯齿，上面绿色，被短柔毛，下面淡绿色，被短柔毛；叶柄被短柔毛。花单生于短枝上；花梗被短柔毛；萼筒宽钟状，外面近无毛，萼片三角状卵形，边缘有疏齿，花后反折；花瓣粉红色，基部有短爪；雄蕊多数；子房密被长柔毛，花柱细长，与雄蕊近等长。核果近球形，稍扁，成熟时暗紫红色，顶

端有小尖头，被毡毛；果肉薄、干燥；核宽卵形，平滑或稍有皱纹。种子稍扁，棕黄色。花期 5 月，果期 7~8 月。

【适宜生境】中旱生植物。生于干草原及荒漠草原地带，多见于丘陵地向阳石质斜坡及坡麓。

【资源状况】分布于包头市（固阳县、土默特右旗、石拐区）、巴彦淖尔市（乌拉特前旗、乌拉特中旗）。常见。

【入药部位】■中药：种仁（郁李仁）。

【采收加工】夏、秋二季采收成熟果实，除去果肉及核壳，取出种子，晒干。

【功能主治】■中药：郁李仁润燥滑肠，下气，利水；用于津枯肠燥便秘，食积气滞，腹胀，水肿，脚气病，小便不利。

【用法用量】■中药：郁李仁 6~10g，或入丸、散服。

蒙古扁桃　山樱桃、土豆子、乌兰－布衣勒斯
Amygdalus mongolica (Maxim.) Ricker

【标本采集号】150825140726201LY

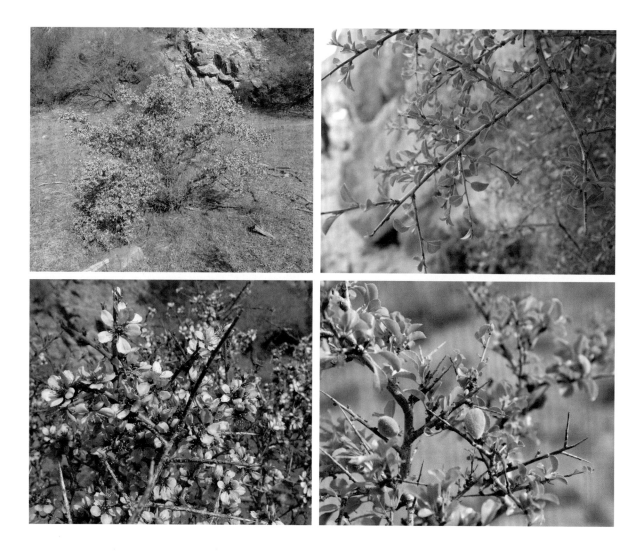

【**形态特征**】灌木，高达 2m。小枝顶端变成枝刺；嫩枝被短柔毛。短枝上的叶多簇生，长枝上的叶互生；叶宽椭圆形，两面无毛，有浅钝锯齿，侧脉约 4 对。花单生，稀数朵簇生短枝上；花梗极短；萼筒钟形，无毛，萼片长圆形，与萼筒近等长，顶端有小尖头，无毛；花瓣倒卵形；子房被柔毛，花柱细长，几与雄蕊等长，具柔毛。核果顶端具尖头，外面密被柔毛；果柄短；果肉薄，熟时开裂，离核；核卵圆形，顶端具小尖头，基部两侧不对称，腹缝扁，背缝不扁，光滑，具浅沟纹，无孔穴。花期 5 月，果期 8 月。

【**适宜生境**】旱生植物。生于荒漠区和荒漠草原区的低山丘陵坡麓、石质坡地及干河床。

【**资源状况**】分布于乌兰察布市（丰镇市、集宁区）、包头市（土默特右旗）、巴彦淖尔市（磴口县、乌拉特后旗、乌拉特中旗）。常见。

【**入药部位**】■中药：种仁（蒙古扁桃）。

【**采收加工**】夏、秋二季采收成熟果实，除去果肉及核壳，取出种子，晒干。

【**功能主治**】■中药：蒙古扁桃润肠通便，止咳化痰；用于咽干，干咳，支气管炎，阴虚便秘。

【**用法用量**】■中药：蒙古扁桃 3~9g。

桃　毛桃、白桃、陶古日

Amygdalus persica L.

【标本采集号】150822190717056LY

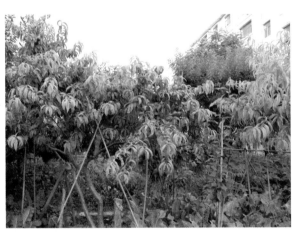
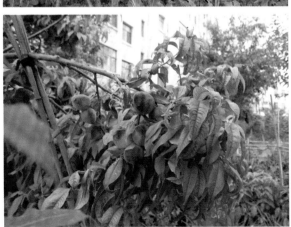
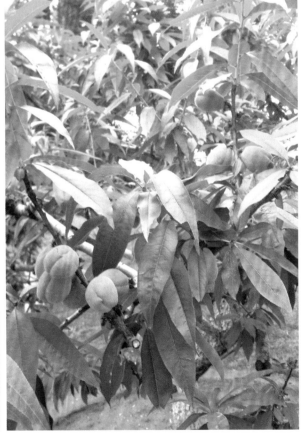

【形态特征】乔木。冬芽 2~3 个簇生，叶芽居中，两侧花芽。叶披针形，先端渐尖，基部宽楔形，具锯齿。花单生，先叶开放。花瓣长圆状椭圆形或宽倒卵形，粉红色，稀白色；花药绯红色。核果卵圆形，成熟时向阳面具红晕；果肉多色，多汁，有香味，甜或酸甜。花期 5 月，果期 7~8 月。

【适宜生境】中生植物。生于山坡杂木林中或山谷沟边。

【资源状况】作为水果，阴山地区有少量栽培。

【入药部位】■中药：种仁（桃仁）。

　　　　　　■蒙药：种仁（桃高日）。

【采收加工】秋季采收成熟果实，除去果肉及核壳，取出种子，晒干。

【功能主治】■中药：桃仁活血祛瘀，润肠通便，止咳平喘；用于经闭痛经，癥瘕痞块，肺痈肠痈，跌打损伤，肠燥便秘，咳嗽气喘。

　　　　　　■蒙药：桃高日通经，镇协日，燥脓，止咳。

【用法用量】■中药：桃仁 5~10g。

　　　　　　■蒙药：桃高日多入丸、散服。

山 桃

野桃、山毛桃、哲日勒格－陶古日

Amygdalus davidiana (Carr.) C. de Vos

【标本采集号】150222180508014LY

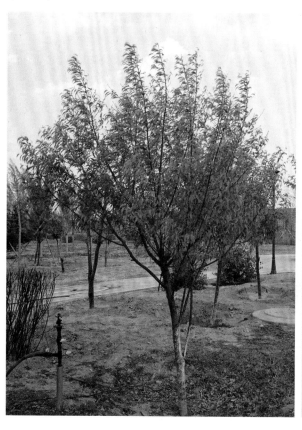
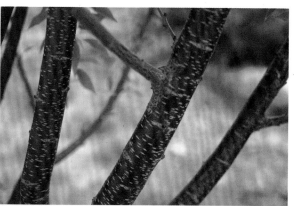
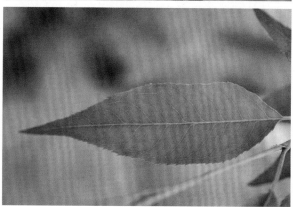

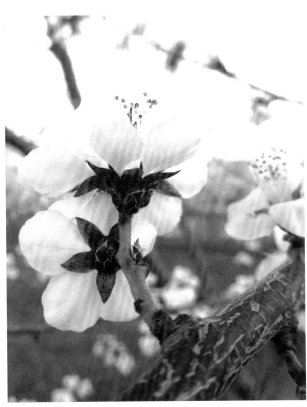
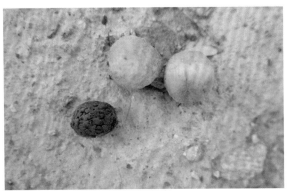
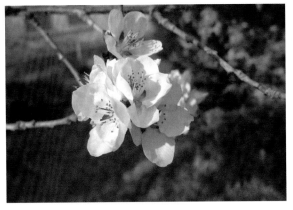

【形态特征】乔木，高达 10m。树皮暗紫色，光滑；小枝细长，幼时无毛。叶卵状披针形，先端渐尖，基部楔形，两面无毛，具细锐锯齿；叶柄无毛，常具腺体。花单生，先叶开放。花梗极短或几无梗；花萼无毛，萼筒钟形，萼片卵形，紫色；花瓣倒卵形或近圆形，粉红色，先端钝圆。核果近球形，熟时淡黄色，密被柔毛，果柄短而深入果洼；果肉薄而干，不可食，成熟时不开裂；核球形或近球形，两侧不压扁，顶端钝圆，基部平截，具纵、横沟纹和孔穴，与果肉分离。花期 4~5 月，果期 7 月。

【适宜生境】中生植物。生于草原带的向阳山坡。

【资源状况】作为园林绿化植物，阴山地区有较广泛栽培。

【入药部位】■中药：种仁（桃仁）。

■蒙药：种仁（哲日勒格 – 陶古日）。

【采收加工】秋季采收成熟果实，除去果肉及核壳，取出种子，晒干。

【功能主治】■中药：桃仁活血祛瘀，润肠通便，止咳平喘；用于经闭痛经，癥瘕痞块，肺痈肠痈，跌打损伤，肠燥便秘，咳嗽气喘。

■蒙药：哲日勒格 – 陶古日通经，镇协日，燥脓，止咳。

【用法用量】■中药：桃仁 5~10g。

■蒙药：哲日勒格 – 陶古日多入丸、散服。

杏 普通杏、归勒斯
Armeniaca vulgaris Lam.

【标本采集号】150921140810015LY

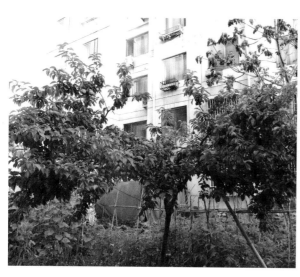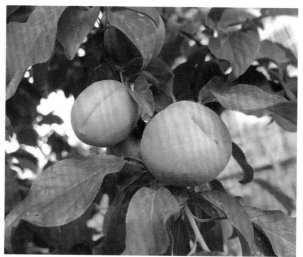

【形态特征】乔木，高达5~8(12)m。小枝无毛。叶宽卵形，有钝圆锯齿，两面无毛或下面脉腋具柔毛；叶柄无毛，基部常具1~6个腺体。花单生，先叶开放。花梗被柔毛；花萼紫绿色，萼筒圆筒形，基部被柔毛，萼片卵形，花后反折：花瓣白色而带红晕；花柱下部具柔毛。核果球形，熟时白、黄或黄红色，常具红晕，微被柔毛；果肉多汁，熟时不开裂；核两侧扁平，顶端钝圆，基部对称，稍粗糙或平滑，腹棱较钝圆，背棱较直，腹面具龙骨状棱。种仁味苦或甜。花期5月，果期7月。

【适宜生境】中生植物。适应性强，深根性，喜光，耐旱，抗寒，抗风，寿命长。

【资源状况】作为水果，阴山地区有较广泛栽培。

【入药部位】■中药：种子（苦杏仁）。

　　　　　　■蒙药：种子（归勒斯）。

【采收加工】夏季采收成熟果实，除去果肉及核壳，取出种子，晒干。

【功能主治】■中药：苦杏仁降气止咳平喘，润肠通便；用于咳嗽气喘，胸满痰多，肠燥便秘。

　　　　　　■蒙药：归勒斯止咳，祛痰，平喘，燥协日乌素，生发；用于感冒，咳嗽，哮喘，协日乌素病，便秘，脱发。

【用法用量】■中药：苦杏仁5~10g，生品入煎剂后下。

　　　　　　■蒙药：归勒斯多配方用。

西伯利亚杏
山杏、西伯日－归勒斯
Armeniaca sibirica (L.) Lam.

【标本采集号】150121180506003LY

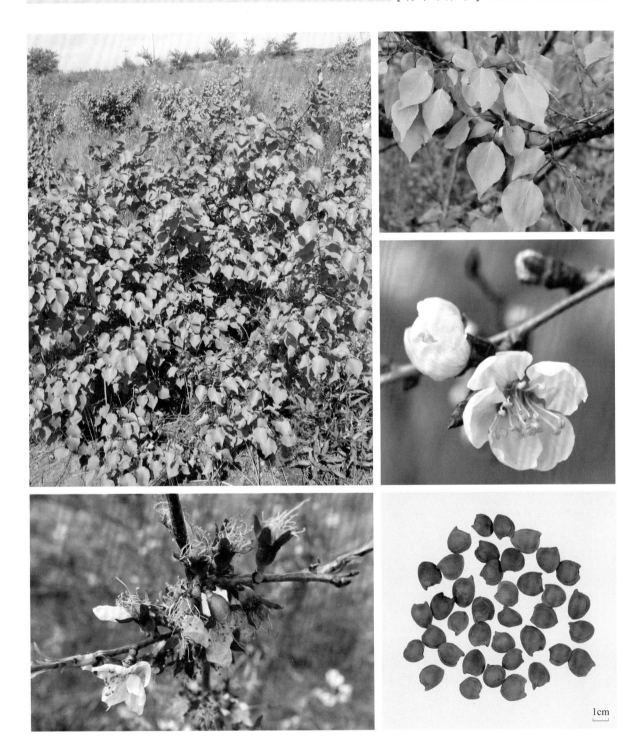

【形态特征】小乔木或灌木，高 1~2（4）m。小枝灰褐色或淡红褐色，无毛或被疏柔毛。单叶互生，叶片宽卵形或近圆形，边缘有细钝锯齿，两面无毛或下面脉腋间有短柔毛。花单生，近无梗；花瓣白色或粉红色，宽倒卵形或近圆形，基部有短爪；雄蕊多数；子房椭圆形，被短柔毛，花柱顶生，与雄蕊近等长。核果近球形，两侧稍扁，黄色而带红晕，被短柔毛，果梗极短；果肉较薄而干燥，离核，成熟时开裂；核扁球形，表面平滑，腹棱增厚有纵沟，沟的边缘形成 2 条平行的锐棱。花期 5 月，果期 7~8 月。

【适宜生境】旱中生植物。生于森林草原地带及其邻近的落叶阔叶林地带边缘。

【资源状况】分布于乌兰察布市（凉城县、兴和县、卓资县）、呼和浩特市（土默特左旗、武川县）。常见。

【入药部位】■中药：种仁（苦杏仁）。

【采收加工】夏季采收成熟果实，除去果肉及核壳，取出种子，晒干。

【功能主治】■中药：苦杏仁降气止咳平喘，润肠通便；用于咳嗽气喘，胸满痰多，肠燥便秘。

【用法用量】■中药：苦杏仁 5~10g，生品入煎剂后下。

山 杏 苦杏仁、杏子、野杏、合格仁－归勒斯
Armeniaca ansu (Maxim.) Kostina

【标本采集号】150928180606122LY

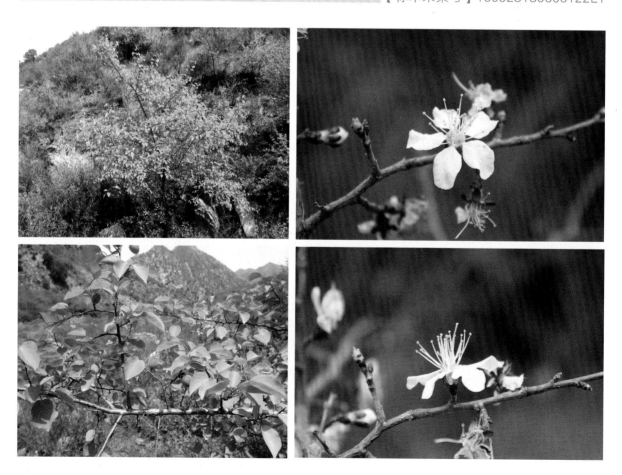

【形态特征】小乔木，高 1.5~5m。树皮暗灰色，纵裂；小枝暗紫红色，被短柔毛或近无毛，有光泽。单叶互生，叶片宽卵形至近圆形，基部截形，近心形，稀宽楔形。花单生；花瓣粉红色，宽倒卵形；雄蕊多数，长短不一。果实近球形，稍扁，顶端尖；果核扁球形，平滑，腹棱增厚有纵沟，边缘有 2 条平行的锐棱，背棱增厚有锐棱。花期 5 月，果期 7~8 月。

【适宜生境】中生植物。多散生于向阳石质山坡。

【资源状况】分布于乌兰察布市（察哈尔右翼后旗、化德县）、包头市（固阳县、土默特右旗）、巴彦淖尔市（乌拉特前旗）。常见。作为园林绿化植物，阴山地区亦有较广泛栽培。

【入药部位】■中药：种仁（苦杏仁）。

【采收加工】夏季采收成熟果实，除去果肉及核壳，取出种子，晒干。

【功能主治】■中药：苦杏仁降气止咳平喘，润肠通便；用于咳嗽气喘，胸满痰多，肠燥便秘。

【用法用量】■中药：苦杏仁 5~10g，生品入煎剂后下。

李 中国李、李子、乌兰－归勒斯
Prunus salicina Lindl.

【标本采集号】1502021905110020LY

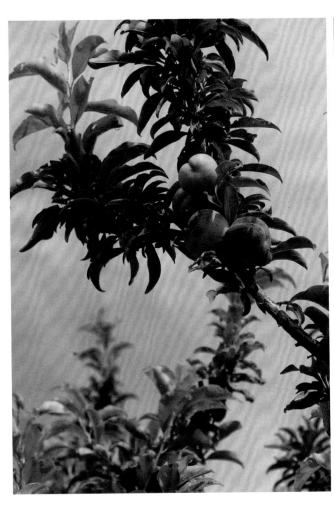
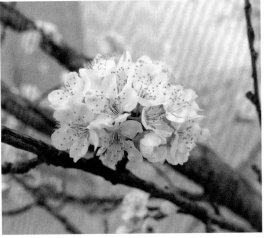
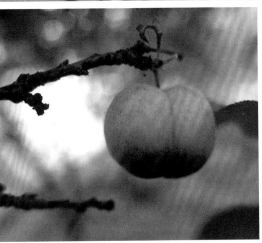

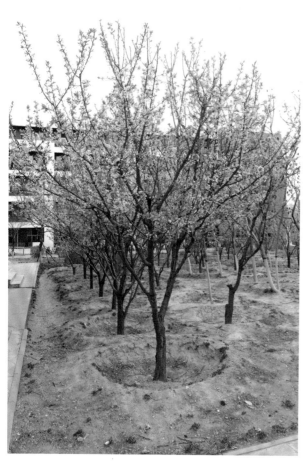
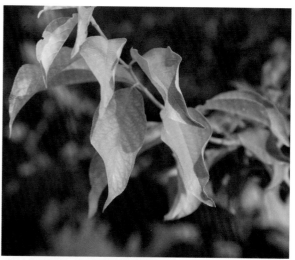
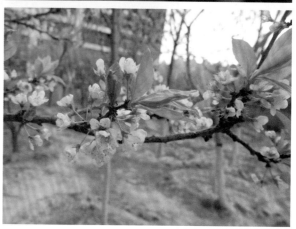

【形态特征】乔木。叶矩圆状倒卵形，边缘有细密、圆钝重锯齿，叶柄近顶端有 2~3 个腺体。花先
叶放，通常 3 朵簇生；萼筒钟状，裂片卵形，边缘有细齿；花瓣白色，矩圆状倒卵形；
雄蕊多数，约与花瓣等长。核果卵球形，先端常尖，基部凹陷，有深沟，绿色、黄色
或浅红色；果核有皱纹。花期 5 月，果期 7~8 月。

【适宜生境】中生植物。生于山坡灌丛中、山谷疏林中或水边、沟底、路旁等处。

【资源状况】作为水果，阴山地区有较广泛栽培。

【入药部位】■中药：种仁（李核仁）、根（李根）。

【采收加工】夏季采收成熟果实，除去果肉及核壳，取出种子，晒干；春季采挖根，洗净泥土，晒干。

【功能主治】■中药：李核仁活血祛瘀，滑肠，利水；用于跌打损伤，瘀血作痛，大便燥结，浮肿。
李根清热解毒，利湿，止痛；用于牙痛，消渴，痢疾，白带异常。

【用法用量】■中药：李核仁 3~9g；外用适量，研末调敷。李根 6~15g；外用适量，烧存性研末调敷。

欧 李

乌拉奈、酸丁、乌拉嘎纳

Cerasus humilis (Bge.) Sok.

【标本采集号】150207190621209LY

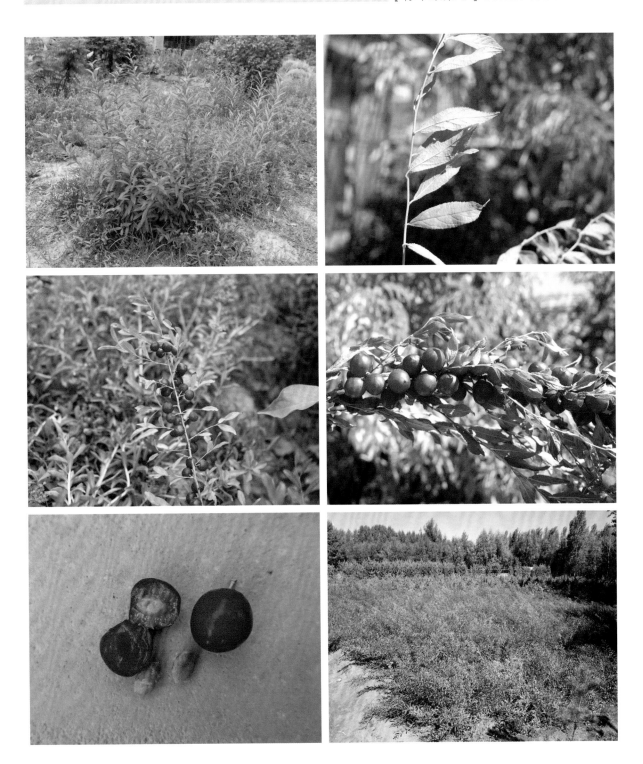

【形态特征】小灌木或灌木。高达 1.5m。小枝被短柔毛。冬芽疏被短柔毛或几无毛。叶倒卵状长圆形或倒卵状披针形，有单锯齿或重锯齿，上面无毛，下面浅绿色，无毛或被稀疏短柔毛，侧脉 6~8 对；叶柄无毛或被稀疏短柔毛；托叶线形，边有腺体。花单生或 2~3 朵簇生，花叶同放；花梗被稀疏短柔毛；萼筒外面被稀疏柔毛，萼片三角状卵形；花瓣白色或粉红色，长圆形或倒卵形；花柱与雄蕊近等长，无毛。核果近球形，熟时红或紫红色；核除背部两侧外无棱纹。花期 5 月，果期 7~8 月。

【适宜生境】中生植物。生于山地灌丛或林缘坡地，也见于固定沙丘，广泛分布于我国落叶阔叶林地区。

【资源状况】作为园林绿化植物，包头市（东河区、九原区、昆都仑区、青山区）有少量栽培。

【入药部位】■中药：种仁（郁李仁）。

【采收加工】夏、秋二季采收成熟果实，除去果肉及核壳，取出种子，晒干。

【功能主治】■中药：郁李仁润燥滑肠，下气，利水；用于津枯肠燥便秘，食积气滞，腹胀，水肿，脚气病，小便不利。

【用法用量】■中药：郁李仁 6~10g，或入丸、散服。

毛樱桃
山樱桃、山豆子、哲日勒格 - 应陶日
Cerasus tomentosa (Thunb.) Wall.

【标本采集号】152921130617022LY

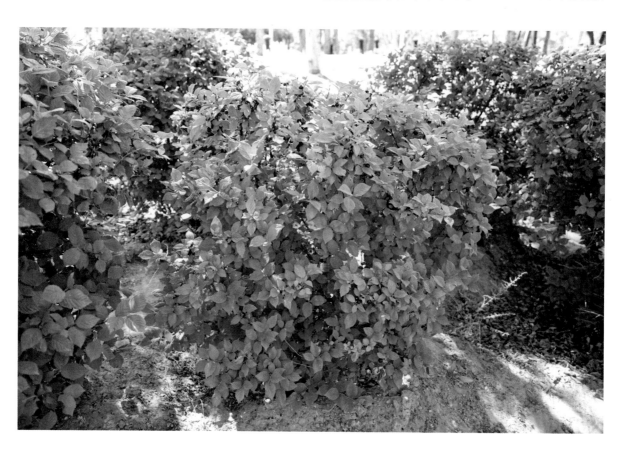

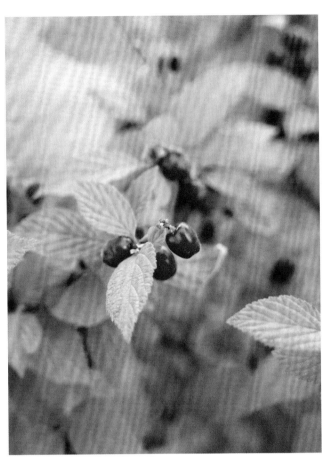
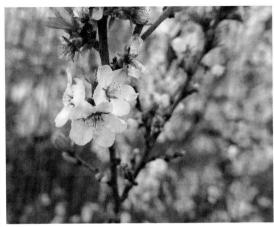
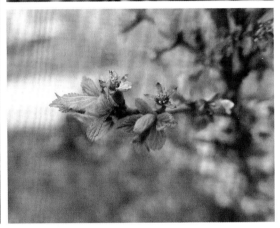

【形态特征】灌木。嫩枝密被绒毛至无毛。冬芽疏被柔毛或无毛；叶卵状椭圆形，边缘有急尖锯齿，上面被疏柔毛，下面灰绿色，密被灰色绒毛至稀疏，侧脉4~7对；叶柄被绒毛至稀疏；托叶线形，被长柔毛。花单生或2朵簇生，花叶同放、近先叶开放或先叶开放；花梗长达2.5mm或近无梗；萼筒管状或杯状，外被柔毛或无毛；花瓣白色或粉红色，倒卵形；雄蕊短于花瓣；花柱伸出，与雄蕊近等长或稍长，子房被毛或仅顶端或基部被毛。核果近球形，熟时红色；核棱脊两侧有纵沟。花期5月，果期7~8月。

【适宜生境】中生植物。生于山地灌丛间。

【资源状况】作为园林绿化植物，阴山地区有较广泛栽培。

【入药部位】■中药：种仁。

【采收加工】夏、秋二季采收成熟果实，除去果肉及核壳，取出种子，晒干。

【功能主治】■中药：种仁润燥滑肠，下气，利水；用于津枯肠燥便秘，食积气滞，腹胀，水肿，脚气病，小便不利。

【用法用量】■中药：种仁3~9g，或入丸、散服。

稠 李

臭李子、稠梨子、矛衣勒

Padus racemosa (Lam.) Gilib.

【标本采集号】150921150825067LY

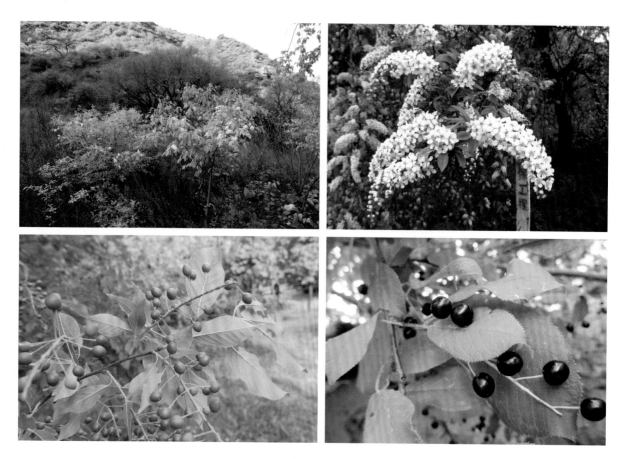

【形态特征】落叶乔木，高可达 15m。树皮粗糙而多斑纹，老枝紫褐色。叶片边缘有不规则锐锯齿，两面无毛；叶柄幼时被短绒毛，以后脱落近无毛，顶端两侧各具腺体 1 个；托叶膜质，线形。总状花序有多花，基部有 2~3 枚叶，叶片与枝生叶同形，较小；花梗无毛；萼筒钟状，萼片三角状卵形；花瓣白色，先端波状，有短爪，比雄蕊长近 1 倍；雄蕊多数，花丝长短不等，2 轮；雌蕊 1 枚，心皮无毛，柱头盘状，花柱长不及长雄蕊的一半。核果顶端有尖头，红褐色至黑色，光滑，果梗无毛；萼片脱落；核有褶皱。花期 5~6 月，果期 8~9 月。

【适宜生境】中生植物。生于河溪两岸、山地杂木林中及沙地。

【资源状况】分布于乌兰察布市（丰镇市、凉城县、商都县、卓资县）、巴彦淖尔市（乌拉特前旗）。常见。作为园林绿化植物，阴山地区亦有较广泛栽培。

【入药部位】■中药：果实（樱额）。

【采收加工】秋季果实成熟时，色泽变黑时采摘，除去果肉，洗净，晒干。

【功能主治】■中药：樱额健脾，止泻；用于腹泻，痢疾。

【用法用量】■中药：樱额 9~15g。